肺脏不洁论

刘荣奎　主编

U0194129

科学技术文献出版社
SCIENTIFIC AND TECHNICAL DOCUMENTATION PRESS

·北京·

图书在版编目（CIP）数据

肺脏不洁论/刘荣奎主编．—北京：科学技术文献出版社，2021.2

ISBN 978 - 7 - 5189 - 7662 - 1

Ⅰ．①肺… Ⅱ．①刘… Ⅲ．①肺病（中医）—研究 Ⅳ．①R256.1

中国版本图书馆 CIP 数据核字（2021）第 032469 号

肺脏不洁论

策划编辑：杜新杰　　　　责任编辑：杜新杰　　　　责任校对：赵　瑗　　　　责任出版：张志平

出 版 者　科学技术文献出版社
地　　址　北京市复兴路 15 号　邮编　100038
编 务 部　（010）58882938，58882087（传真）
发 行 部　（010）58882868，58882870（传真）
邮 购 部　（010）58882873
官方网址　www. stdp. com. cn
发 行 者　科学技术文献出版社发行　全国各地新华书店经销
印 刷 者　河北文盛印刷有限公司
版　　次　2021 年 2 月第 1 版　2021 年 2 月第 1 次印刷
开　　本　787 × 1092　1/16
字　　数　416 千
印　　张　18
书　　号　ISBN 978 - 7 - 5189 - 7662 - 1
定　　价　178.00 元

《肺脏不洁论》
编委会

主 编

刘荣奎

副主编

刘　洋	季秀丽	刁恩军
廖登玲	王博容	谭镇岳
李　雯	章炳生	张明亮
许　旻	杨建新	郑同莉
刘丹丽		

编 审

谢冀松	郑永明	张若维
	刘维明	崔文成

编 委

冯　婷	王　静	聂贺贺
刘军伟	邱关丽	孙　梅
来馨玮	盛云姣	高桂芳
商和儒	黄潇雅	边富华

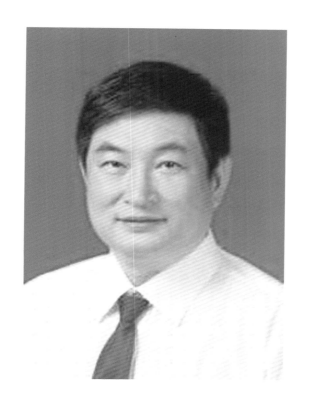

刘荣奎简介

刘荣奎，主任中医师，山东中医药大学兼职教授，硕士研究生导师，山东省五级中医药师承教育项目指导老师，济南市中医医院副院长，济南市政协委员，享受国务院政府特殊津贴专家，山东省名中医药专家，山东省名老中医药工作室专家，山东国医杰出精英，山东中医重点专科肺病专业学科带头人，"荣耀医者"国医杰出贡献奖，山东省济南市中西结合防治重大呼吸疾病临床研究中心学术带头人，济南市杰出中医药人才，济南市科技领军人才，济南市人民政府讲师团讲师，山东省及济南市高级职称评委，济南市政府首席保健专家，山东省卫健委肺病质控中心副主任，济南市肺病质控中心主任。国家中医医师协会委员，山东中医医师协会副主任委员，山东医师协会肺病分会副主任委员，山东中医疼痛专业委员会副主任委员，山东省心功能研究会健康与养生专业委员会副主任委员，济南市中医药学会肺病专业委员会主任委员，济南市医学会副主任委员，济南市医学会呼吸专业委员会副主任委员等。

主持科研 6 项，作为第一主研人获济南市政府科技进步二等奖 1 项、三等奖 2 项；出版著作 3 部；发表论文 30 余篇。曾获国家专利发明 1 项。

从医 30 余年来，致力于临床一线，积累了丰富经验，对内科常见病，尤其是疑难杂症的中医治疗有独特见地。总结经验，创新理论出版《肺病记忆理论及肺热论》，丰富和发展了中医辨证体系，并以肺热论为理论指导，以肺病科医师及学生为主体成立了"城顶学术流派"，带出了一支队伍，创立并壮大了一个科室，创造并完善了一种理论，创立了济南市"冬病夏治"这一名牌。

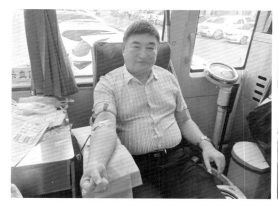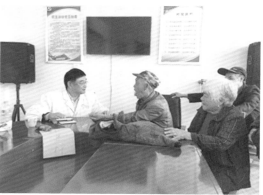

刘荣奎教授参加公益献血及扶贫就诊

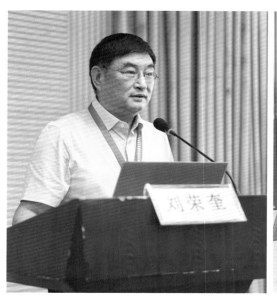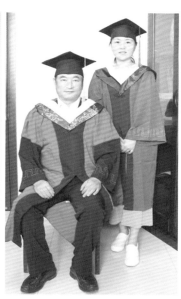

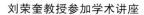

刘荣奎教授参加学术讲座　　　　　刘荣奎教授与学生在一起

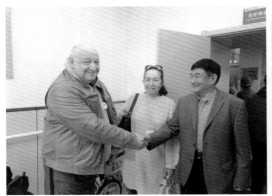
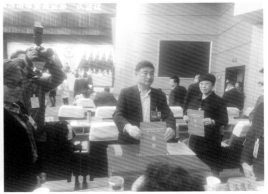

刘荣奎教授参与外事活动及政协工作

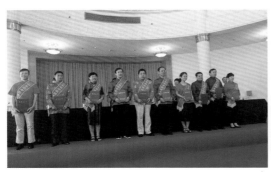
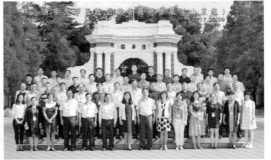

山东省名中医药专家颁奖现场　　　　　　刘荣奎教授于清华大学学习

前　言

　　中医药是具有原创优势的科技资源，也是我国实现自主创新颇具潜力的领域。坚持中医药的自主创新，需要每个中医人的不懈努力。

　　刘荣奎教授从医30多年来，在长期的临床一线实践中认真负责，一丝不苟，坚持按时出专家门诊，进行病房查房及临床带教工作，工作量曾连续14年居全院之首；改进了传统的"冬病夏治、穴位贴敷"疗法，从而使"冬病夏治、穴位贴敷"疗法成为济南市中医医院的名牌项目。并通过大量的临床观察，提出了凡急性肺病患者均以"肺热"常见、肺病是有记忆性的，从而形成了独特的理论体系——肺热理论和肺病记忆理论，为最终建立其学术体系奠定了基础，并开创了学术流派——城顶流派，造福一方，为中医学的创新与发展贡献力量。

　　刘荣奎教授根据自身临床经验及肺脏的生理功能、病理变化，提出了以外邪犯肺、肺热、肺痰、肺瘀、肺浊、肺毒为证候要素的"肺脏不洁论"。本书分为两篇，第一篇是"肺脏不洁总论"，主要介绍肺脏的生理特性、病理特点及肺脏不洁理论的形成与发展、肺脏不洁的病理特点、常见症候分型与中医诊治方药。第二篇是"肺脏不洁论的临床应用"。详细介绍了肺脏不洁论在肺系常见疾病中的作用及相关研究，总结了现代药物在肺系常见疾病中的临床应用。

　　本书由刘荣奎教授及其学生耗时1年余完成，是对刘教授经验、学术思想的一次详尽的阶段性总结，是对中医学理论体系的一次创新与发展，不仅促进了肺系理论的研究与发展，也对肺系疾病的临床诊断与治疗具有指导意义。

编　者

2020年11月

目　录

上篇　肺脏不洁总论

下篇　肺脏不洁论的临床运用

上篇 肺脏不洁总论

第一章 肺脏基础理论

第一节 肺脏的结构与生理功能

肺，位居胸中，左右各一，呈分叶状，质疏松。与心同居膈上，上连气管，通窍于鼻，与自然界之大气直接相通。与大肠、皮、毛、鼻等构成肺系统。在五行属金，为阳中之阴脏。主气司呼吸，助心行血，通调水道。在五脏六腑中，位居最高，为五脏之长。肺与四时之秋相应。

一、肺的解剖形态

1. 肺的位置和形态 中医学将呼吸系统也称肺系，包括鼻、咽、喉、气管（气道）、肺脏等组织器官。肺在胸中，分左右两叶，上与气道相连，通于喉，开窍于鼻。肺呈白色，其虚如蜂窠。《难经》四十二难曰："肺重三斤三两，六叶两耳。"肺在诸脏中位置最高。《素问·痿论》中说："肺者，脏之长也，为心之盖也。"《灵枢·九针》也说："肺者，五脏六腑之盖也。"因此，《类证治裁》直言"肺为华盖"。

2. 肺的经脉循行：手太阴肺之脉，起于中焦，下络大肠，还循胃口。上膈属肺，从肺系横出腋下，下循臑内行少阴心主之前，下肘中循臂内上骨下廉，入寸口上鱼际，循鱼际出大指之端。其支者从腕后直出次指内廉，出其端。

二、肺的生理功能

1. 肺主气 肺主气是肺主呼吸之气和肺主一身之气的总称。"肺藏魄，属金，总摄一身之气"（《周氏医学丛书·脏腑标本药式》）。人身之气均为肺所主，所以说："诸气者，皆属于肺"（《素问·五脏生成论》），"肺主一身之气"（《医门法律·明胸中大气之法》）。肺主气，包括主呼吸之气和主一身之气两个方面。

（1）肺主呼吸之气：肺主呼吸之气是指肺通过呼吸运动，吸入自然界的清气，呼出体内的浊气，实现体内外气体交换的功能。"肺……一呼一吸，与天气相通。"（《医原》）肺为呼吸器官，具有呼吸功能。"天气至清，全凭呼吸为吐纳，其呼吸之枢则以肺为主。"

肺为体内外气体交换的场所。肺吸入自然界的清气，呼出体内的浊气，实现了体内外气体的交换。通过不断地呼浊吸清，吐故纳新，促进气的生成，调节着气的升降出入运动，从而保证了人体新陈代谢的正常进行。所以说："肺叶百莹，谓之华盖，以复诸脏。虚如蜂窝，下无透窍，吸之则满，呼之则虚，一呼一吸，消息自然。司清浊之运化，为人身之橐空格。"（《医宗必读·改正内景脏腑图》）。橐箭，古代冶炼用以鼓风吹火的装备，犹今之风箱。橐，外面的箱子；箭，里面的送风管，以此来类比肺的呼吸运动。

总之，"肺为呼吸器官，一吸氧气纳入，一呼碳气吐出，肺予以换气转血，实司人身重要功能"（《中国医药汇海·论肺之功用》）。中医学认为，呼吸运动不仅靠肺来完成，还有赖于肾的协作。肺为气之主，肾为气之肺主呼，肾主纳，一呼一纳，一出一入，才能完成呼吸运动。肺司呼吸的功能正常，则气道通畅，呼吸调匀。若病邪犯肺，影响其呼吸功能，则现胸咳嗽、喘促、呼吸不利等症状。

（2）肺主一身之气：肺主一身之气是指肺有主持、调节全身各脏腑之气的作用，即肺通过呼吸而参与气的生成和调节气机的作用。"人身之气，禀命于肺，肺气清肃则周身之气莫不服从而顺行。"（《医门法律·肺痈肺痿门》）

肺主一身之气的生理功能具体体现在两个方面：

①气的生成方面：肺参与一身之气的生成，特别是宗气的生成。人体通过呼吸运动，把自然界的清气吸入于肺，又通过胃肠的消化吸收功能，把饮食物变成水谷精气，由脾气升清，上输于肺。自然界的清气和水谷精气在肺内结合，积聚于胸中的上气海（上气海，指膻中，位于胸中两乳之间，为宗气汇聚发源之处），便称之为宗气。宗气上出喉咙，以促进肺的呼吸运动；贯通心脉，以行血气而布散全身，以温养各脏腑组织和维持它们的正常功能活动，在生命活动中占有重要地位，故起到主一身之气的作用。因此，肺呼吸功能健全与否，不仅影响宗气的生成，而且也影响着全身之气的生成。

②对全身气机的调节方面：所谓气机，泛指气的运动，升降出入为其基本形式。肺的呼吸运动，是气的升降出入运动的具体体现。肺有节律的一呼一吸，对全身之气的升降出入运动起着重要的调节作用。故曰："肺为四脏之上盖，通行诸脏之精气，气则为阳，流行脏腑，宣发腠理，而气者皆肺之所主"（《太平圣惠方·卷第六》），"肺为相傅之官，治节出焉。统辖之气，无经不达，无脏不转，是乃肺之充，而肺乃气之主也"（《辨证奇闻·痹证门》）。

肺主一身之气的功能正常，则各脏腑之气旺盛。反之，肺主一身之气的功能失常，会影响宗气的生成和全身之气的升降出入运动，表现为少气不足以息、声低气怯、肢倦乏力等气虚之候。

（3）肺主一身之气与肺主呼吸之气的关系：肺主一身之气和呼吸之气，实际上都隶属于肺的呼吸功能。肺的呼吸调匀是气的生成和气机调畅的根本条件。如果肺的呼吸功能失常，势必影响宗气的生成和气的运动，那么肺主一身之气和呼吸之气的作用也就减弱了，甚则肺丧失了呼吸功能，清气不能入，浊气不能出，新陈代谢停止，人的生命活动也就终结了。所以说，肺主一身之气的作用，主要取决于肺的呼吸功能。但是，气的不足和升降出入运动异常，以及血液运行和津液的输布排泄异常，也可影响肺的呼吸运动，而出现呼吸异常。肺朝百脉：肺朝百脉是指全身的血液都通过经脉而聚会于肺，通过肺的呼吸，进行体内外清浊之气的交换，然后将富含清气的血液输送至全身的作用，即肺协助心脏推动血液在脉管内运行的作用。全身的血液，都要通过经脉而流经于肺，通过肺的呼吸进行气体交换，然后再输布全身。"食气入胃，浊气归心，淫精于脉，脉气流经，经气归于肺，肺朝百脉，输精于皮毛。"（《素问·经脉别论》）

肺朝百脉的生理作用为助心行血。肺主气，心主血，全身的血和脉，均统属于心。心脏的搏动，是血液运行的基本动力。血的运行，又依赖于气的推动，随着气的升降而运行到全身。肺主一身之气，贯通百脉，调节全身的气机，故能协助心脏主持血液循环。所以，血液的运行，亦有赖于肺气的敷布和调节。"人之一身，皆气血之所循行，气非血不和，血非气不运。"（《医学真传·气血》）肺助心行血的作用，说明了肺与心在生理病理上反映了气和血的密切关系。若肺气虚衰，不能助心行血，就会影响心主血脉的生理功能，而出现血行障碍，如胸闷心悸、唇舌青紫等症状。

2. 肺主行水　肺主行水，是指肺的宣发和肃降对体内水液输布、运行和排泄的疏通和调节作用。由于肺为华盖，其位最高，参与调节体内水液代谢，所以说"肺为水之上源，肺气行则水行"（《血证论·肿胀》）。

肺主行水的作用：人体内的水液代谢，是由肺、脾、肾，以及小肠、大肠、膀胱等脏腑共同完成的。肺主行水的生理功能，是通过肺气的宣发和肃降来实现的。肺气宣发，一是使水液迅速向上向外输布，布散到全身，外达皮毛，"若雾露之溉"以充养、润泽、护卫各个组织器官；二是使经肺代谢后的水液，即被身体利用后的废水和剩余水分，通过呼吸、皮肤汗孔蒸发而排出体外。肺气肃降，使体内代谢后的水液不断地下行到肾，经肾和膀胱的气化作用，生成尿液而排出体外，保持小便的通利。这就是肺在调节水液代谢中的作用，也就是肺的通调水道的生理功能。如果肺气宣降失常，失去行水的职能，水道不调，则可出现水液输布和排泄障碍，如痰饮、水肿等。

3. 肺朝百脉　"肺朝百脉"见于《素问·经脉别论》中"食气入胃，浊气归心，注精于脉，脉气流经，经气归于肺，肺朝百脉，输精于皮毛，毛脉合精"一文。"百脉"泛指众多血脉；"朝"义有二：一指"朝向"，但这种"朝向"是双向的，一方面，肺既受百脉朝会，另一方面肺又使血液流向百脉，即血液有赖于肺气的敷布和调节而循环于全身；二指"潮动"，即肺使百脉之气血如潮汐涨落般运行，按时循经流注，盛衰有序。所谓肺朝百脉，是指全身的血液都通过百脉流经于肺，经肺的呼吸，进行体内外清浊之气的交换，然后再通过肺气宣降作用，将富有清气的血液通过百脉而输送到全身，并保持全身百脉之气血潮汐涨落般循经运行。

全身的血脉均统属于心，心气是血液循环运行的基本动力。而血液的运行，又赖于肺气的推动和调节，即肺气具有助心行血的作用。肺通过呼吸运动，主持一身之气，贯穿百脉，调节全身气机，从而促进血液运行。肺朝百脉，助心行血的作用，说明了肺与心在生理病理上反映气与血的密切关系。"人之一身，皆气血所循行，气非血不和，血非气不运。"（《医学真传·气血》）肺气充沛，宗气旺盛，气机调畅，则血运正常。若肺气虚弱或壅塞。不能助心行血，则可导致心血运行不畅，甚至血脉瘀滞，出现心悸胸闷、唇青舌紫等症；反之，心气虚衰或心阳不振，心血运行不畅，也能影响肺气的宣通，出现咳嗽、气喘等症。

4. 肺主治节　"肺主治节"语出《素问·灵兰秘典论》"肺者，相傅之官，治节出焉"一文。"治"，即治理；"节"即调节。肺主治节，是指肺气具有治理和调节肺之呼吸及全身之气、血、水的作用。其具体生理作用主要表现在以下三个方面。

（1）对肺脏基本生理功能的高度概括：肺主气司呼吸，肺脏对整个人体上下表里之气的生成及活动都有主持和调节作用。脏腑气机活动的基本形式是升降出入，肺有节律的呼吸，对全身气机的升降出入运动起着重要的调节作用。肺主宣发与肃降，可推动全身气血津液的运行。肺又是经脉之气运行的终归和始源。肺朝百脉，一是受百脉朝会，全身血液均要流经于肺；一是令百脉如潮，使百脉之气血如潮水般有规律地运行。

（2）肺对其他脏腑的辅助协调作用："肺者，相傅之官。"相傅者，辅助、协调之义。如肺气贯心脉，能辅助心脏推动血液的运行，卫阳外固于表，可摄心液而强心神；肝生于左，肺藏于右，肝气左升，肺气右降，故可助肝调畅气机，疏达气血，协调肝胆疏泄；肺司呼吸而摄纳清气，又主行水，能辅脾化生水谷精气、输布津液；肺主呼气，肾主纳气，肺为水之上源，肾为主水之脏，肺属金，肾属水，金水相生。因此，肺可辅肾蒸化、升降水液，纳气、藏精；肺气肃降有助于胃气通降及大肠传导；肺脏尚能协助小肠泌别清浊，辅助膀胱通利水道，摄纳尿溲。可见，肺在"十二脏之相使"中具有重要地位。

（3）肺对人体生命节律性具平衡节度作用：人体生命活动的基本特征之一是具有节律性，诸如呼吸节律、心搏节律、寝寐节律、卫气运行节律、营血循行节律、气机升降出入节律、二便排泄节律及月经盈泻节律等，都有一定的节度和规律。它们是由各脏腑协调活动而完成的，但诸脏腑协调活动的节奏由肺所统领、控制，这是基于肺之基本生理功能和对其他脏腑独特的辅助、协调作用而实现的。治节者，"治"，治理，可引申为平衡之意；"节"，指节度、节制之义，"治节"，即是平衡节度的意思。故"肺主治节"又指肺对人体生命节律性具有平衡节度作用，亦即主持、调控正常的生命节律。

肺的主治节的生理作用，不是通过鼓舞，而是通过制约来实现的，这与肺的肃降功能密切相关。肺气之行，犹如法令之出，举国咸遵守之。凡有违反者，即由肺气削伐（清肃）之。只要气无混乱，自然互生互化，而得和平。正如《血证论》所说："肺之令主行治节，以其居高，清肃下行，天道下际而光明，故五脏六腑皆润利而气不亢，莫不受其制节也。"这也可看作是肺主一身之气的一种特殊表现形式。

5. 肺主宣发、肃降　肺的气机升降出入特点，古人概括为"宣降"。也就是说肺在"娇"和"肃"的环境下通过其"宣"（向上、向外）"降"（向下、向内）的协调运动来实现其生理功能（主气、行水等）。但由于肺居五脏之上，谓之"华盖"，依据在上者当降的特点，肺的气机当是以"降"为主。生理上肺从自然界吸入的清气以及由脾上输于肺的水谷精气均须下降，"若雾露之溉"以敷布全身。而且其下降运动，不仅使全身得到清气、津液的滋养，且使水液不断下输膀胱，维持水液代谢。此外，肺气的"降"还可推动饮食糟粕下行，促进肠道的传导和排泄（肺与大肠相表里）。并且，肺气下降还可制约肝气，防止肝气升动太过（金克木）。所以说，"降"概括性地描述了肺气运动的主要趋向。同时，"娇"

"肃""降"三者是互为前提的。肺的"降"促进水液下行、推动糟粕传导和排泄浊气，有利于创造肺内"清肃"的环境而维持其"娇嫩"的特质；肺内清肃洁净的环境，才能保证肺内道路通畅，有利于肺气宣降运动。

（1）宣：也称宣发，即宣通、发散之意。宣发是后世医家对肺使气和水谷精微，布散于全身，内而脏腑，外而皮毛，布散卫气，调节腠理开合，保持肺气通达等功能的概括。《灵枢·决气》曰："上焦开发，宣五谷味，熏肤，充身，泽毛，若雾露之溉，是谓气。"其中的"宣"即为此意。《灵枢·痈疽》云："上焦出气，以温分肉而养骨节，通腠理"，也指出了肺气宣发，输精于皮毛等作用。肺主一身之气，气宜通畅，郁滞即病。

肺主宣发是指肺将人体新陈代谢所必需的营养物质布散全身，并保持气道通畅。通过肺气的宣发，布气于全身，并将脾传到肺的水谷精微也输至全身，布输卫气、外达皮毛，以温养分肉，充养皮肤，调节腠理。故喻嘉言在《医学实在易》中说："凡脏腑经络之气，皆肺气所宣。"

宣发功能正常的对保证人体气液代谢，维护人体生命活动正常有重要的影响，对人体的免疫功能也起着十分明显的调节作用。肺的宣发又为其发挥清肃和下降功能的前提。肺合于皮毛，司腠理开合，人体皮肤是抵御外邪的一道屏障。宣发功能正常，卫气达于皮毛，腠理致密则易拒邪于外。

（2）肃：肃原指肃杀，后世医家将它引申为清肃。肺在五行属金，清肃是金的属性之一，故有"金气清肃"之说。清肃指肺具有清除废浊之物的作用。

肺通过一定渠道将代谢过程中产生的废浊之物排除于外的功能与肺主气、司呼吸、通调水道、外合皮毛，与大肠相表里等理论有着密切的联系。如肺合皮毛，皮肤上遍布的"气门"有散气、调节呼吸的呼浊吸清的作用；通过汗孔的出汗也可排除代谢产物，逐邪于外；如肺与大肠相表里，水谷中的糟粕经大肠传导下行经魄门排出体外。大肠中的废浊之气也可通过矢气排出。这些也都与肺的清肃功能分不开的。

（3）降：即下降，它也是肺的特性之一。肺位居于上焦，脏象学说认为：肺为五脏六腑之华盖，位置至高，故其气以下降为顺。肺主下降是指肺气具有向下通降的特点。通过肺气的下降，与下焦肝的上升，及中焦脾升、胃降相顺应，使人体气机升降有序，通畅调达，保持生命活动的蓬勃生机。肺气通降顺利，则肺能顺利地吸入清气，呼出浊气，完成吐故纳新；通过肺气的下降，敷布的津液、水谷精微也运行有序，最终精微归肾，余浊归膀胱、大肠，完成清浊之运此正如《素问·经脉别论》中所述："……通调水道，下输膀胱，水精四布，五经并行。"

三、肺与其他脏腑之间的关系

1. 肺与心　肺心同居上焦，肺主气，心主血；肺主呼吸，心主行血。肺与心之间主要体现为气和血的关系。在生理上，肺主胸中之宗气，贯通心脉以助心行血；而心主一身之血脉，百脉聚会于肺，两者相互配合，保证气血的正常运行，以维持脏腑组织的功能活动。所以说，气为血之帅，气行则血行；血为气之母，血滞气亦滞。气属阳，血属阴，血液的运行，虽为心所主，但必须依赖肺气的推动。肺所生成的宗气，贯通心脉，得到心血的运载，才能输布到全身。因此，肺与心、气与血是相互依存，相互为用的。如果只有血而无气的推动，则血失统帅而瘀滞不行。如果只有气而无血的运载，则气无所依附而涣散不收。在病理上，若心血不足，不能充养于肺，可引起肺气亦虚，最终导致心肺气虚；表现为心悸气短、咳喘无力，动则尤甚，胸中憋闷，语声低微，少气懒言，面色淡白，自汗神疲等症状。同时，肺气虚弱或肺失宣降，尚可影响心主血脉功能异常，而导致血液运行瘀滞；表现为胸闷少气，心悸怔忡，或胸中憋闷刺痛，痛引肩背内臂，口唇青紫，舌质淡暗或见痛点瘀斑，脉象细涩或结代等症状。反之，心血瘀阻，导致气机不利，亦可影响肺之宣发与肃降功能，出现咳嗽气促、不得平卧等肺气上逆的病理现象。如类似于慢性阻塞性肺气肿、慢性肺源性心脏病、肺栓塞、心肌病、贫血性心脏病、冠状动脉粥样硬化性心脏病、心绞痛、心源性哮喘等疾患。

2. 肺与脾　肺司呼吸，主一身之气；脾主运化，则水道通利；脾气健运，则运化水液。因此，肺与脾的关系主要体现在气的生成和津液的输布两个方面。

（1）气的生成：在生理上，肺主气，脾生气。肺司呼吸而吸收自然界清气，脾主运化而化生水谷精气，上输于肺，两者结合化为宗气。宗气为全身之气的主要物质基础，布达全身以维持人体正常的生命活动。脾所化生的水谷精气等营养物质，必须依赖肺气的宣发和肃降才能输布全身。而肺主宗气的生成，则须不断依靠脾运化的水谷精微来供给，故脾能助肺益气。因而有"肺为主气之枢，脾为生气之源"之说。总之，肺司呼吸和脾主运化的功能是否健旺，与气之盛衰有十分密切的关系。在病理上，脾气虚弱，运化无能，水谷精气化源不足，无以上输养肺，则可导致肺气虚弱，出现食欲不振、脘腹作胀、大便溏泄、少气懒言、咳喘痰多等脾虚肺弱之证，习惯上又称之为"土不生金"。治疗宜健脾益气，也称此为"培土生金"之法。反之，久病咳喘，肺气虚弱，宣降无力，亦可累及脾土，而导致脾失健运，出现咳喘无力、自汗易感冒、纳食呆滞、腹胀便溏等肺弱脾虚之证，治疗时仍应从后天之本着手而补脾益气。

（2）水液代谢：在生理上，肺主行水而通调水道，脾主运化水湿，均为维持水液代谢的重要脏器。具体而言，水谷化生的津液由脾上输于肺，通过肺的宣发和肃降而布散至周身，下输于膀胱。而肺之宣降赖脾气运化以资助，脾之运化水湿靠肺气宣降以协助。肺与脾在津液的生化，输布过程中是密切配合和相互为用的。在病理上，若脾失健运，水湿不化。聚湿生痰、而为饮为肿，影响及肺，则肺失宣降，而出现咳嗽、喘息、痰多等症状，故言"其标在肺，其本在脾"。因此，又有"脾为生痰之源，肺为贮痰之器"之说。反之，肺病日久，其气虚弱，失于宣降，水道不利，导致水液代谢障碍，则水湿停聚，脾阳受困，继而可出现水肿、倦怠、腹胀、便溏等脾之运化水湿功能失调。

3. 肺与肝　肺主肃降，肝主升发，则肝升肺降，气机调畅，气血流行，脏腑安和。所以，肺与肝的关系，主要体现在气机升降和气血运行两个方面。

（1）气机升降：在生理上，肺居膈上，在上者其气肃降；肝居膈下，在下者其气升发。肝气从左上升，肺气从右下降，升降得宜，则气机舒展。人体精、气、血、津液运行以肝肺为枢转，以维持人体气机的正常升降运动。在病理上，若肺肝的气机升降失常，则可导致肝失疏泄，气机郁结，气郁化火，肝火灼肺，肺失清肃，而出现胁肋灼痛、急躁易怒、咳嗽咯血等肝火犯肺的证候，此也称之为"木火刑金"。如果肺失清肃，影响及肝，则肝失条达，疏泄不利，除出现咳嗽少痰之症外，兼见胸胁引痛胀满、头晕胀痛、面红耳赤等肺燥伤肝的证候，此又称之为"金乘肝木"。

（2）气血运行：在生理上，肝藏血，主疏泄，调节全身之血；肺主气，主治节，治理调节全身之气。而肺调节全身之气的功能，又需要得到血的濡养；肝调节全身之血的功能，又必须依赖气的推动。总之，维持全身气血的正常运行，虽然是依赖心所主，但又需要肺主气、主治节与肝藏血、主疏泄功能的协助。在病理上，如果肺肝的功能失调，使气机阻滞，则可导致气滞血瘀的病症，出现胸腹胀闷、胁下疼痛、癥瘕鼓胀等症状。

4. **肺与肾** 肺主宣降，通调水道，为水之上源；肾阳气化，升清降浊，为主水之脏。肺主呼气，肾主纳气。肺属金，肾属水，金能生水；肾阴为人体阴液之本，能滋养于肺，即水能润金。所以肺与肾的关系，主要体现在呼吸运动、水液代谢和阴液互资三个方面

（1）呼吸运动：在生理上，肺司呼吸，肾主纳气。人体的呼吸运动，虽然由肺所主，但在呼吸过程中需要肾的纳气功能协助才能完成，即肾气对于吸入之气具有摄纳作用。只有肾气充盛，吸入之清气才能经过肺之肃降而下纳于肾，肺肾相互配合，共同完成呼吸的生理活动，故有"肺为气之主，肾为气之根"之说。在病理上，若肾气不足，摄纳无权，则气浮于上；或肺气虚损，久病及肾，导致下元虚亏，气失摄纳，皆能引起吸入之气不能归根，而出现呼吸浅表、气喘急促、张口抬肩、呼多吸少、动则尤甚、腰膝酸软等肾不纳气之证。

（2）水液代谢：在生理上，肺为水之上源，肾为主水之脏。在水液代谢过程中，肺与肾之间存在着源和流的关系。肺主行水而通调水道，水液只有经过肺的宣发和肃降，才能使在上之水液宣降有度，水津布散到全身各组织器官之中，浊液下归于肾而输入膀胱。肾主水，肾中阳气对水液具有气化而升清降浊的功能，又主开合，下归于肾之水液，通过肾阳气化，则使清者升腾，通过三焦回流体内；浊者化为尿液而输入膀胱，再从尿道排出体外。肺之与肾，一上一下，升降相因，相互为用，共同维持水液代谢的平衡，故有"其本在肾，其末在肺"之说。在病理上，若肺失宣降，水道不利，久必及肾；反之，若肾不主水，水湿泛溢，又可上射于肺。两者相互影响，导致水液代谢失调而均可出现水肿。具体举例而言，如风邪袭表犯肺，引起肺气宣降失职，不得通调水道，下输膀胱，导致风遏水阻，风水相搏，泛滥于肌表，而形成风水；可表现为恶风发热，小便不利，面目悉肿等症状。风水既成，亦可由肺及肾，出现水肿蔓延全身上下内外、腰痛尿少等症状若肾阳不足，气化失司，关门不利，水液停聚，则不仅外溢肌肤而为水肿，尚可寒水射肺，出现咳嗽气喘、不得平卧等症状。

（3）阴液互资：在生理上，从五行属性而言，肺肾为金水相生之脏；若从阴液本身而言，肺肾又有标本资生的关系。肺阴肃降，阴液下输，滋养于肾；肾阴为人体阴液之根本，对各脏腑组织具有滋养濡润的作用，肾阴充盛，循经上润于肺，则能保证肺气清宁，宣降正常。故有"肺气之衰旺，全恃肾水充足，不使虚火炼金，则长保清宁之体"之说。在病理上，若肺阴受损，久必下竭肾阴，导致肾阴亏损反之，肾阴亏虚，阴虚火旺，虚火上灼肺阴，致使肺失清润。两脏阴液互损，最终形成肺肾阴虚之证。临床上可表现为干咳少痰，或痰中带血，声音嘶哑，咽喉干燥，形体消瘦，腰膝酸软，或见两颧发赤。骨蒸潮热，烦躁盗汗，男子梦遗，女子经闭，舌红少苔，脉象细数等阴虚内热之象。现代医学的肺结核病之中后期患者，常可见此证候。

5. **肺与大肠** 肺为脏，属阴；大肠属腑，为阳。肺与大肠则通过手太阴经与手阳明

经的相互络属，两者在生理功能上的密切配合。构成一组脏腑阴阳表里关系。

（1）大肠的生理功能

1）主传导糟粕：在生理上，大肠接受小肠下移的食物残渣，再吸收多余的水分，形成粪便而由肛门排出体外。在病理上，大肠传导功能异常，可表现粪便在质地、数量和排便次数的异常变化。若湿热蕴结大肠，可出现腹痛、里急后重、下利赤白黏冻；或暴注下泄、色黄而臭、肛门灼热等症状。

2）主燥化津液：在生理上，大肠再吸收由小肠下输的食物残渣中的部分剩余水分（即燥化津液），使糟粕干燥成形而排出。在病理上，如果大肠燥化太过，则肠燥失润，导致大便干结，传导不利，而出现腹痛便秘；若大肠燥化不及，则水分无力吸收，导致水粪杂下，而出现大便溏泻或滑脱不禁等症状。

（2）肺与大肠的表里关系　肺与大肠相表里的关系反映在生理功能上的密切联系，主要体现在两个方面。

1）传导方面：在生理上，传导糟粕虽属大肠本身的生理功能，而肺气的清肃下降也是保证其传导功能正常的重要条件。唐容川所言之"调大便必须调肺气"是有一定的临床指导意义的。在病理上，两者相互影响。若肺气虚弱，失于肃降，则推动无力，津不下达，导致大肠失润而传导不利，可出现气虚便秘。若大肠实热，上熏于肺，导致肺失肃降而肺气上逆，可出现咳喘胸满。

2）呼吸方面：在生理上，肺主司呼吸运动，其气清肃下降，为其主要生理功能和特性。由于肺气与大肠经络相连，气化相通，所以肺的呼吸运动也受着大肠传导功能的影响，即使大肠的传导通畅，也使肺气清肃、呼吸匀调。肺与大肠在生理上的关系，可以概括为"肺主降，则腑气通；腑气通，则肺气降"。在病理上，肺与大肠也相互影响。若肺司呼吸功能异常，累及大肠，导致传导障碍，可出现便秘或腹泻。如外邪犯肺，则肺失肃降，临床上既可表现为肺气上逆之咳嗽气喘，又可见大肠传导异常之腹泻，这种情况在现代医学之小儿支气管肺炎中还是相当常见的。若大肠热结，上灼于肺，导致肺气不降，可出现呼吸急迫、咳嗽气喘。临床上主张使用大黄通腑以清肃肺气，治疗肺部感染而大大提高疗效者，也是基于此理论指导下的具体应用。

第二节　肺脏的生理特性

一、肺为华盖

"肺为藏之盖也。"（《素问·病能论》）"盖"，即伞，"华盖"，原指古代封建帝王出行时所用的车盖。肺位于胸腔，在五脏六腑中居位最高，覆盖心脏（心为"君主"）和诸脏腑，为脏腑之外卫；肺主一身之表，外合皮毛，宣发卫气，抵御外邪，护卫肌表；肺又主一身之气，调节气机。肺气顺则五脏六腑之气亦顺，故有"肺者，脏之长也"（《素问·痿论》）之说，因此，《内经》喻肺为华盖。《灵枢·九针论》说："肺者，五脏六腑之盖也。"

由于肺位最高，与外界相通，故温邪外侵，首先被犯；肺又外合皮毛，风寒燥湿外袭，皮毛受邪，亦内合于肺。故肺为诸邪易侵之脏。

肺通过气管、喉、鼻直接与外界相通。因此，肺的生理功能最易受外界环境的影响。如自然界风、寒、暑、湿、燥、火"六淫"之邪侵袭人体，尤其是风寒邪气，多首先入肺而导致肺卫失宣、肺窍不利等病变，由于肺与皮毛相合，所以病变初期多见发热恶寒、咳嗽；鼻塞等肺卫功能失调之候。

二、肺为娇脏

娇，娇嫩、脆弱之意。因其柔嫩，故不耐寒热；因其脆弱，则易为邪伤。肺为清虚之体，外合皮毛，开窍于鼻，与天气直接相通。故六淫等外邪侵袭体内，无论从口鼻而入，还是从皮毛而入，均易犯肺致病。此外，肺居最高，为华盖而覆盖诸脏，又为百脉之所朝，凡他脏腑之寒热病变，最易上攻于肺。又因肺叶娇嫩，不耐寒热，故易受邪侵。所以无论外感、还是内伤或是他脏病变，多易侵袭或累及于肺而为病，发生咳嗽、气喘、咯血、失音、肺痨、肺痿等病证，故称之为"娇脏"。

1. 从生理结构上讲，肺脏"清虚娇嫩"　肺脏清虚，吸之则满，呼之则虚，此有别于其他四脏之形态结构，是肺主气司呼吸的结构基础。《素问·太阴阳明论》和《难经·三十三难》均称："肺得水而浮。"丁雨等指出：现代解剖学表明肺质软而轻，呈海绵状，富有弹性，内含空气，比重小于1，故浮水不沉。

肺脏娇嫩，从其脏器质地来看比较柔软、湿润光滑而富有弹性与延展性，充气时尤见空虚、单薄，娇嫩柔软。正如吴敦序所说："肺叶娇嫩，通过口鼻直接与外界相通，且外合皮毛，易受邪侵，不耐寒热，故有'娇脏'之称。"

2. 从生理功能上讲"娇者蒸蒸日上"　清代吴仪洛在《成方切用·卷七》中提出"肺主气，肺气旺则四脏之气皆旺"的观点，以强调肺主气对于人身的重要性。小儿之肺从胚胎形成至出生后长成的整个时期处于"动"的阶段。王烈认为此阶段所具有的极为明显的特性，中医概括为"肺为娇脏"。娇者艳丽，说明其蒸蒸日上，生长发迅速；娇者难耐，又说明抵抗力较差。且不论中医以"肺为娇脏"概括小儿肺特性的论断是否由来已久，就"娇者艳丽，蒸蒸日上"而言，还有一些相近似的论述。如民国时期医家吴克潜在《大众医药·卫生门》中言："肺居五脏最高之部位，因其高，故曰盖。因其主气，为一身之纲领。恰如花开向荣，色泽流霞，轻清之体，华然光采，故曰华盖。"此处"华"的解释颇合王烈所言"艳丽，蒸蒸日上"之意。

刘熙在《释名·释形体》中道："肺，勃也，言其气勃郁也。"《广雅·释训》言："勃勃，盛也""勃郁"既有意为"风回旋貌"，又有"旺盛、茂盛"之说《中文形音义综合大字典》曰："肺为五脏之一，内脏皆有肉无骨故从肉部，又以市为音，象草木茂盛状；肺为五脏之中最大者，呼吸时不断张闭有如草木之功，有茂盛之意，故从市声。"此可从肺生理功能推测：肺主一身之气，肺外合皮毛，主宣发，推动卫气、津液和部分水谷精微输布全身皮毛肌腠，以"熏肤，充身，泽毛，若雾露之溉"（《灵枢·决气》）。王稷认为草木植被可视为大地之皮毛，肺则若树之根系疏通土壤使之透气充养，草木葱茏，生机勃勃。可见，所谓"娇者艳丽，蒸蒸日上"实为对肺主气之生理功能的表述。

3. 从发病角度讲"娇"指"易损"　肺为清虚之体，不容纤芥。开窍于鼻，外合皮毛，直接与天气相通，故六淫、病气、毒雾、粉尘等外邪侵袭机体，无论从口鼻，还是从皮毛而入，均能犯肺而为病。故肺为诸邪易侵之脏。叶天士在《临证指南医案·肺痹》中指出：肺"凡六淫之气，一有所著，即能致病，其性恶寒恶热、恶燥恶湿，最畏火风。邪著则失其清肃降令，遂痹塞不通爽矣。"叶天士《温热论·温病大纲》中的开篇之语即为"温邪上受，首先犯肺，逆传心包"。清代江涵暾在《笔花医镜·脏腑证治肺部》中言肺"其性娇嫩"。现代医家吕维柏也说："娇就是娇嫩的意思，肺虽属金，但反不如肝木刚强。称肺为娇脏，是因为肺既怕火，也怕水；既怕热，也怕寒；而且还怕燥。因为肺脏能为这么多的病邪所侵犯，因而称为娇脏。"

再者，肺居高位，为华盖而覆盖诸脏，又为百脉之所朝，凡其他脏腑的病变易上及于肺。元代滑寿在《难经本义·四十九难》中提出"肺主皮毛而在上，是为嫩脏，故形寒饮冷则伤肺。"陈修园在《医学三字经·咳嗽第四》说："肺为脏腑之华盖，呼之则虚，吸之则满，只受得本然之正气，受不得外来之客气，客气干之则呛而咳矣；只受得脏腑之清气，受不得脏腑之病气，病气干之亦呛而咳矣。"清代程钟龄的《医学心悟·咳嗽》也提到'肺体属金，譬若钟然，钟非叩不鸣，风寒暑湿燥火六淫之邪，自外击之则鸣，劳欲情志，饮食炙煿之火自内攻之则亦鸣。"张星平等根据临床实际情况发现他脏乘侮肺的情况较多见，而肺乘肝、肺侮心却相对少见。由此进一步认识"肺为娇脏"，提出"五脏非均衡性"的理论。

无论外感、内伤或其他脏腑病变，皆可波及于肺而引发多种肺系病症，加之肺是唯一与外界相通的脏腑，外邪入侵，必首当其冲。可见，肺之"易损"并非仅仅指外邪易犯，亦是言其发病因素及致病途径之多重。

4. 从治疗用药上讲"娇"指"难耐" 清代程钟龄在《医学心悟·咳嗽》中说"肺为娇脏，攻击之剂，即不任受，而外主皮毛，最易受邪。"徐灵胎在《医学源流论·伤风难治论》也指出："肺为娇脏，寒热皆所不宜。太寒则邪气凝而不出，太热则火烁金而动血，太润则生痰饮，太燥则耗精液，太泄则汗出而阳虚，太涩则气闭而邪结。"故肺系疾病的治疗当以"治上焦如羽，非轻不举"为法则，用药以轻清、宣散为贵。过寒过热过润过燥之剂皆所不宜。尤其是久咳气喘之人，治疗多使用滋润调和之剂，缓而图之。

综上所述，众医家对"肺为娇脏"的理解虽不尽相同，但均是建立在医疗实践中整体认识肺藏象的基础之上，是从不同层面对现代肺藏象理论中肺为华盖、主气司呼吸、朝百脉主治节、在体合皮、其华在毛等理论的概括。肺脏"清虚娇嫩"指肺清虚不容纤芥，质地娇嫩"易损"指外感、内伤及他脏病变等多途径多因素均可伤及肺而为病，尤其是外邪进犯，肺首当其凉"难耐"则是指肺不耐剽悍攻伐之剂，治疗肺系疾病时，用药需灵活配伍以达到祛邪而不伤正的目的。故"肺为娇脏"这一理论对于肺系疾病及肺系相关疾病的防治工作有着重要的指导意义。

三、肺主卫表

卫指卫气，亦指人体卫外功能。卫气行于脉外，遍布于体表，其功能之一就是防御外邪。但卫气的产生，与肺直接相关。肺吸入自然之清气与水谷之精气相结合而形成宗气，宗气出于胸中，行于脉内为营气，行于脉外为卫气。卫气之所以能外达体表，也依赖于肺的宣发功能。肺行卫气达于肌表，一方面护卫体表，另一方面温养腠理毫毛，并司汗孔开合，故谓肺主卫，又称肺主表，或者合称"肺主卫表"。

《内经》有"肺主皮毛"的理论，皮为肺之合，毛为肺之华，这是肺主卫表在结构理论上的对应关系。但肺主卫表还有更深的生理关系，它不只限于"皮毛"，还包括了"腠理"，并将肺、三焦、膀胱联系为一个功能整体。

卫气虽由上焦宗气分出，但其根源仍在下焦。肾中元气，是形成宗气的内在基础。肾中元气，一方面经三焦上达于肺，而三焦与腠理相关，实际上元气是循体内外各腠理间隙而蒸腾向上的；另一方面肾合膀胱，元气外出其腑，行于足太阳之经，太阳主表，故此元气循经而达于肌表，与肺主宣发行于皮肤之卫气，经三焦而弥漫腠理之气，三者相互汇合。故《灵枢·脉经》中指出："太阴者，行气温于皮毛者也。"《灵枢·本脏》记载："肾合三焦膀胱，三焦膀胱者，腠理毫毛其应。"《金匮要略·脏腑经络先后病脉证》曰："腠者，是三焦通会元真之处，为血气所注。"于是邪气袭表者，上则与肺应，入里则犯肺，而有咳嗽气逆；下则与膀胱应，入里则阻碍膀胱气化，而有小便不利。《血证论》记载："太阳之气，外主皮毛，内合于肺"，"皮毛者肺之合也，故凡肤表受邪，皆属于肺。"这是按脏腑辨证而言者。若按《伤寒论》六经辨证，则表证属太阳，内合膀胱之腑。可见，肺与膀胱实际上存在着气化相交的关系，而其中又离不开津液代谢。故肺主宣发，将卫气和津液输布于体表，则为汗出；所余之津气，循经而下，经肾成尿，以达膀胱而排出。又有所余之津气，由肾为之气化蒸腾向上，经三焦复归于肺。如是，则津液与气构成了一个内外上下的大循环。

由此可见，体表卫气，上系于肺，下通膀胱。外邪袭表，既可上犯肺，亦可下犯膀胱。然究竟发为太阴表证还是太阳表证，则有寒温之不同。温病学诞生之后，于外感证有了伤寒与温病之分歧，认为寒为阴邪，故先下传于足经；温为阳邪，故先上传于手经。而于表证，在伤寒则为太阳病证，在温病则为太阴表证。故《温病条辨》中指出："伤寒之恶寒，太阳属寒水而主表，故恶风寒；温病之恶寒，肺合皮毛而亦主表，故亦恶风寒也。"可见，"肺主卫表"与"太阳主表"两个概念并不矛盾，两者相合才能形成关于"卫表"的完整理论。

四、肺为阳中之阴，通于秋气

心与肺皆居于胸中，胸中属阳，故云心肺均居于阳位。然心与肺又有阴阳之分。心属火，通于夏气，故为阳，即称"心为阳中之阳"或"心为阳中之太阳"。肺属金，通于秋气，故为阴，称为"阳中之阴"或"阳中之太阴"。《素问·金匮真言论》云："背为阳，阳中之阴，肺也。"《素问·六节藏象论》云："肺……为阳中太阴，通于秋气。"

1. 肺为阳中之阴　此处"阳"是指位置，故知肺之所居属阳。肺居阳位，故上接天气，以行呼吸；外合皮毛，以宣卫津。肺之本体，则因其居阳位而得清虚之质，可纳无形之清气，不受有形之浊物。故《医贯》说："肺为清虚之府，一物不容，毫毛必咳。"因肺居阳位，故能覆盖诸脏腑之上，而为一身之护卫。外邪来犯，肺先挡之；内邪外达，亦由肺出。肺主卫表，卫气属阳，表也属阳，故人卫虚者，责之于肺；病在表者，亦多责之于肺。表者，肌肤毫毛也，头面也，胸中也。肌肤毫毛者，内外之阳；头面者，上下之阳；胸中者，脏腑之阳也。故病在诸阳，皆归于肺。风为阳邪，易袭阳位。《素问·太阴阳明论》记载："伤于风者，上先受之。"故风证在表在上，症见恶风、汗出、头痛、咽痒等；在脏腑则应于肺，为咳嗽、气逆等。

肺虽居阳位，然其性清凉，其气主收敛、肃降，生理特性属阴，故称肺为"阳中之阴"。与之相匹，心为阳中之阳。就胸中而言，一为阳脏，一为阴脏，阴阳既济，方能维持生理平衡。肺的清凉、敛降之特性，可制心火之炎上，防其亢烈之害，又收心火向下以与肾水相交，是亦生理之必需。同时，肺位至高，高者必下；一身气血津液上升至肺，必归于"升已而降"，与下焦肾气之"降已而升"相呼应，构成机体气血津液升降相因之循环模式。若风热之邪犯肺，伤其清凉之体，肺不得行肃杀之令，不得掌敛降之职，则不仅肺气不得下降而上逆，且周身气血津液皆沸腾于上，其肾与膀胱反不得气化环转之机，气逆于上则喘，水停于下则肿，小便不利。

2. 肺通于秋气　秋气者，金气也。金性清凉肃杀，故时令至秋，则暑去而凉生，果成而草木皆凋。人体肺脏，亦属于金，主肃降下行，为阳中之阴，与秋气相应。秋气之肃杀。是对夏气盛长太过的削减；肺乃清虚之体，性喜清润而气主降。肺气之肃降，是对心火上炎太过的制约。肺与秋气相通，故肺气应秋而旺。肺气之旺，非气血之旺，是肺的制约功能之充分体现。亦犹秋气之旺，乃肃杀之令严明也。时至秋日，人体气血运行亦随"秋收"之气而衰落，逐渐地向"冬藏"过渡。故养生家至秋亦应顺其气而渐收，正如《素问·四气调神大论》所云："秋三月……使志安宁，以缓秋刑；收敛神气，使秋气平；无外其志，使肺气清，此秋气之应，养收之道也。"否则，"逆之则伤肺，冬为飧泄，奉藏者少。"治疗上则应注意，在秋季不可过于发散肺气，而应助其收降方为顺。此外，肺与西方、燥、白色、金、辛味等有内在的联系。如秋金之时，燥气当令，燥邪易伤肺之津液，使肺失清肃而见干咳、口鼻干燥等症状。又如，肺为风寒之邪所束的表证，常用麻黄、桂枝等辛散解表之药治之，使在表之邪从汗而解。

第三节　肺脏的病理特点

一、肺脏基本病理变化

肺脏病变有虚实之分，虚则多为气虚和阴津不足，实则多由风寒、燥热、痰湿袭肺所致。

1. 肺失宣肃　肺的宣发和肃降，是肺气升降出入运动的两个方面，两者虽有区别，又相互影响，有宣有肃方能使肺的生理功能正常。肺气宣发和肃降失常，多由外邪袭表所犯，或因痰浊内阻肺络，或因肝升太过，气火上逆犯肺等所致，也可由于肺气不足，或肺阴亏虚等因素而成。

（1）肺气不宣：肺气不宣是指肺气宣发功能失调的病理变化。肺气不宣，可以导致下列病理变化：

呼吸不畅：肺之宣肃正常则呼吸调匀，肺气失宣，气机不利，呼吸不畅，则可出现鼻塞、咳嗽等。

卫气壅滞：肺合皮毛，肺主气，宣发卫气于皮毛。肺失宣发，卫气壅滞，毛窍闭塞而见恶寒、发热、无汗等。

肺气不宣与肺气不利：肺气不宣与肺气不利大致相同，但通常肺气不宣多对外感病证而言，肺气不利多对内伤杂病而言。

（2）肺失清肃：肺失清肃是指肺气清肃下降功能失调的病理变化。肺气失于清肃下降的功能，使肺气下降和清洁呼吸道的功能减退，临床上表现为胸闷、气促、咳嗽、痰多等。咳嗽日久，肺气损伤，肃降失常，可进一步导致肺气上逆。肺气上逆是肺气清肃失司，气机上逆的病理变化。肺气上逆与肺失清肃相同，但咳嗽气逆较肺失清肃为甚。

肺气失宣或肺失清肃，均可导致肺气上逆而气喘，通调水道功能失职，而出现尿少、水肿等症。其进一步发展，亦均能耗伤肺气和肺阴，导致肺气虚损或肺阴不足。

2. 肺气虚　肺气虚，又称肺气不足，是指肺气虚弱而致呼吸功能减退，卫外失司的病理变化。肺气虚的病机特点为肺气不足，卫表不固，其病变性质为虚，其寒也微。多因肺失宣肃，日久不复，或因久病气虚，或劳伤过度，耗损肺气所致。肺气不足除气虚的一般改变外，主要表现以下病理变化：

（1）呼吸功能减退：肺气虚则体内外气体交换出入不足，可出现咳嗽、气短、声低、息微，甚则喘促、呼吸困难等症。

（2）水液停聚：肺主行水，为水之上源。肺气虚不能通调水道，影响水液的输布代谢而咳痰清稀甚则聚痰成饮，甚至出现水肿。

（3）卫阳虚弱：肺气虚损，卫气不足，卫外功能低下，腠理不固，而致表虚自汗、畏寒等。

3. 肺阳虚　肺阳虚，又称肺气虚寒，是指阳气亏虚，肺失温煦，虚寒内生而致宣肃功能减退的病理变化。肺阳虚的病机特点为肺失温煦，宣肃失司，其病变性质为虚为寒。

肺阳虚多由内伤久咳、久哮，肺气耗损所致。肺气虚寒、气不布津，水饮不化。其主要病理变化为：

（1）肺气虚寒，卫阳不足，易致阳虚外感，而现恶寒、身痛、无汗、四肢不温、声低气怯等症。

（2）肺气虚寒，水津不布，聚而为饮为水，而现咳痰稀薄，状若白沫，甚则水肿。

所谓"肺痿，吐涎沫而不咳者，其人不咳，必遗尿，小便数……此为肺中冷。"（《金匮要略·肺痿肺痈咳嗽上气病脉证并治》）"肺劳虚冷，痰澼水气，昼夜不得卧，头不得近枕，上气，胸满，喘息气绝。"（《备急千金要方·肺脏脉论》）

（3）肺气虚寒，通调水道之功失司而现肢体浮肿，小便不利等。

肺气虚与肺阳虚：肺阳虚多由肺气虚发展而来，两者均有肺气虚之病理变化，但肺阳虚尚有阴寒内生之形寒肢冷，咳吐涎沫等阳虚之状。肺气虚，其病轻浅，虚而无寒；肺阳虚，其病深重，虚而且寒。

4. 肺阴虚　肺阴虚，又称肺阴不足，是指阴液亏虚，虚热内生，而致肺失清润，宣肃失职的病理变化。肺阴虚的病机特点为阴津不足，宣肃失职，其病变性质为虚为热。

肺阴虚多因久病亏耗，劳伤过度所致，多见于久病体弱者。其主要病理变化为：

（1）肺阴不足，久病不愈，正气不足，卫表不固，易感外邪，而致阴虚外感，内有阴虚，外有表邪。

（2）肺阴不足，阴虚火旺，灼伤肺络，而致咳吐或痰中带血，潮热颧红等。

（3）肺阴不足，子盗母气，累及脾胃，脾胃纳运失职，化源不足，而致纳呆、便溏、消瘦等。

肺阴亏损：肺阴亏损是指肺的阴津亏损和阴虚火旺的病理变化。多由于燥热之邪灼肺，或痰火内郁伤肺，或五志过极化火灼肺，以及久咳耗伤肺阴所致。阴津亏损，肺燥失润，气机升降失司，或阴虚而内热自生，虚火灼伤肺络而出血，可出现一系列干燥失润及虚热见症。如干咳无痰或痰少而黏、气短、潮热盗汗、颧红升火、五心烦热，甚则痰中带血等。肺脏阴虚津亏，久延不复，常损及于肾，而致肾阴虚。

肺是气机升降出入的门户，为气之主，职司呼吸，参与调节水液代谢。天气通于肺，肺与外界息息相通，极易感受外邪而发病。一般说来，肺的病理变化有邪实和正虚之分，其邪实者，或为热壅，或为痰阻，或为水积，或为血瘀；其正虚者，或为气虚，或为阴虚，或为气阴两虚。肺之虚证多由实证转变而来，亦有虚实错杂之候。

二、肺脏的病理特点

1. 肺为娇脏，外邪易侵　肺位最高故称华盖，肺叶娇嫩而有"娇脏"之名。因其为华盖，且主皮毛而开窍于鼻，凡外邪袭入，不从皮毛而客，必由鼻窍而入，故六淫外邪最易侵袭肺卫。又肺为清轻之地，最不耐外邪（包括六淫、毒气、烟雾、粉尘等）之侵扰，如人稍遇刺激性气味或烟雾，即发生咳嗽或呛咳，这是肺为娇脏的又一明证。以六淫外邪为例，凡风寒、风热、风湿、燥邪皆可犯肺，若风寒束表致肺卫失宣，则见恶寒发热、头身疼痛、咳嗽、鼻塞流涕等；若风热犯肺致肺失宣肃，其症便见恶寒发热、咽喉疼痛或肿痛、口渴有汗、咳嗽痰黄等；若燥邪犯肺则最易损伤肺津，除见发热微恶风寒外，还可见咽干鼻燥、干咳无痰或痰黏难咳，甚或喘息胸痛；若就温热邪气而言，亦有"温邪上受，首先犯肺"之说，以其风温邪热犯肺，外则卫气郁阻，皮毛开合不利，而内则肺气不宣，肃降失职。故见发热微恶寒、咳嗽或胸痛等肺卫失宣之证，如急性支气管炎、肺炎链球菌肺炎、病毒性肺炎等与风温有关。

2. 易虚易实，易寒易热　肺主一身之气，为宗气生成之所，宗气走息道而助呼吸，且能贯心脉而行气血。脾胃所化的营卫之气和肺所吸入之清气相结合，才能发挥濡养五脏六腑、四肢百骸之作用，故人体中营养物质的生成和输布，均有赖肺主气功能的正常。若咳喘既久、形劳太过或脾胃化源不足，均易引起肺气虚弱之证，然肺气既虚，必宗气生成不足，宗气虚则一身之气也虚，且无以主司呼吸，症见气短不足以息、遇劳加剧、咳声不扬、咳痰无力、声低息微、神疲乏力等，如慢性支气管炎、肺气肿、肺心病、肺结核等。肺性喜濡润而恶燥，故其阴津最易为伤，凡劳损久咳、邪热久恋、燥邪所伤、内火郁积等皆可耗伤或灼伤肺阴。然肺阴既亏，常必致阴虚火旺，而火旺又反耗肺阴，故呼吸病中肺阴亏虚之证尤为常见，临床除见干咳无痰，或痰少而黏，或痰中带血、口干咽燥、声音嘶哑等症外，还可见一派虚火内炽之象，如午后潮热、颧红盗汗、五心烦热、脉细数等，如肺结核、肺癌等常见此证。肺病以肺之气阴虚多见，而肺脏虚寒证亦可见，这是因为肺易受寒邪所侵，加之又易成气虚之证，寒邪伤人易损阳气，而气虚日久亦易发展成阳气不足之虚寒证。肺脏虚寒证除见气虚表现外，主要兼见形寒肢冷、鼻涕清稀如水、咳嗽痰液稀薄等，如肺痿即以肺脏虚寒为基本病理变化。

肺主宣发肃降，无宣发则无以肃降，失于肃降则宣发不能，两者相反相成。若外邪束表犯肺，肺失宣肃，其气闭郁而不得宣散，则可致风寒或风热在表之邪入里从火热而化，成肺热壅盛之实证。然痰郁闭肺，久而化火；或素嗜辛辣烟酒热物，火热郁积于肺等，亦可形成火热郁肺之实证。由于邪热壅肺致肺之宣肃无权、气逆于上，故临床见喘息气粗、痰黄质稠、壮热口渴、咽喉肿痛，或张口抬肩，或鼻翼翕动等，如急性支气管炎、急性肺炎、急性咽喉炎及扁桃体炎等。若火灼肺络，还可见咯血，如支气管扩张等。或火热炽盛，肺络瘀阻，热壅血瘀，蕴酿成痈；症见胸部隐痛，咳唾脓血或咳痰腥臭如米粥，如肺脓肿。肺病易成实证的另一面，即是常易成痰浊阻肺和饮停胸胁之实证。肺主肃降的另一意义，就是通调水道，水道通调则肺内清中之浊可下输膀胱，若肺失肃降，水道不得通调则清中之浊不能下输，必积于肺中便成痰成饮；痰浊阻肺，气道不畅，则见咳喘、气促、痰多等症，多见于急性支气管炎、支气管哮喘、肺炎等肺病；若饮停胸胁，气机受阻，症见胸胁胀满疼痛、动则加剧等，如渗出性胸膜炎。

肺为娇脏不仅体现为外邪易侵，亦表现在肺系病易形成寒证、热证的病理特点上。风寒易侵而外寒之证易见，肺气易虚则内寒之证易成；肺气易郁闭不宣，外邪易入里化热；又痰浊瘀血郁积，亦易从热化。故言肺病具有易寒易热的病理特点。

3. 宣降失常，气易上逆 宣降失常是肺病的基本病理变化，而肺气上逆则是这一病理变化的必然结果。临床常表现为咳、喘、哮等症。肺主气除表现在宗气的生成方面外，还体现在对气机升降的调节，而气机的升降则以宣发肃降为基本形式。又肺司呼吸亦与宣发肃降的功能密切相关，宣之则呼，肃之则吸，故宣肃正常则呼吸平稳。凡外邪束肺，痰饮、瘀血、粉尘、虫蛊阻肺，皆可致肺气闭郁而使肺气失宣；若脏气受损，纳气功能减退，则可致肺失肃降。肺失宣发与肺失肃降往往同时并见，很难截然分开，然两者均可产生肺气上逆的病理结果。临床上凡肺气上逆表现为咳嗽声宏、喘息气粗、哮吼或伴外感表证等肺气郁闭之实证，可认为系由肺气失宣所致；若肺气上逆表现为咳声不扬、气短息微、动则气促等肾不纳气虚证，则视为肺失肃降。肺失宣肃还可影响肺参与水液代谢的能力。肺的宣发功能失常，营卫气血不能正常输布，不仅可致肺卫功能下降，还可导致水液泛溢肌肤，而见面浮肢肿之症。若肺的肃降失司，则不能正常通调水道，致水液（清中之浊）停留肺中而成痰饮，从而引起各种肺系病证。

4. 虚实夹杂，痰瘀易结 肺病不仅易虚易实，而且具有易形成虚实夹杂证的病理特点。如肺卫功能低下者，易为外邪所侵，外寒闭肺，可致肺气不足；而肺气不足，既可聚湿生痰成饮，又可使血行不畅，而成血瘀之证。外感邪热入里或痰饮血化热，易耗伤肺津；而肺之津液不足，虚火内炽，则可煎熬津液而成痰等。肺朝百脉，主生成宗气，宗气贯心脉而行气血，若外邪、痰饮、虫毒、粉尘等闭郁肺气，致肺生成宗气能力下降，则不能正常推动血液的运行，而使肺部血液发生瘀积。由于在病理上，肺为"贮痰之器"，痰性黏腻，每易与瘀积相互交结，而成痰瘀交阻之证。各种急慢性肺部病证均具有这一病理特点，而其中尤以肺癌、肺心病等最为突出。

第二章　肺脏不洁理论的形成与发展

第一节　中医理论依据

一、肺为娇脏，易感外邪

"肺为娇脏"最早记载于宋元方书《鸡峰普济方·咳嗽》，其曰："古人言肺病难愈而喜卒死者，肺为娇脏，怕寒而恶热，故邪气易伤而难治。"中医学认为：肺为娇脏，主要表现在以下三个方面：肺为清虚之体，且居高位，为诸脏之华盖，百脉之所朝，外合皮毛，开窍于鼻，与天气直接相通；六淫外邪侵犯人体，不论是从口鼻而入，还是侵犯皮毛，皆易于犯肺而致病；叶天士《温热论》中的开篇之语即为"温邪上受，首先犯肺，逆传心包"，他脏之寒热病变，亦常波及于肺，以其不耐寒热，易于受邪，凡其他脏腑的病变易上及于肺。故无论外感、内伤或其他脏腑病变，皆可累及于肺而为病，加之肺是唯一与外界相通的脏腑，外邪入侵，必首当其冲。因此，风、寒、暑、湿、燥、火、毒邪均可侵犯肺脏，引发多种肺脏病症。从现代临床医学来看，呼吸系统是与外界直接沟通的器官，所以大气中的各种有害物质包括理化和生物性致病因子均可直接进入呼吸系统，许多职业性呼吸系统疾病是由于吸入工业粉尘所致，大气污染、吸烟等因素已被公认为慢性支气管炎、肺气肿、肺心病和肺部癌肿的主要病因。

二、病理产物，易于积聚

1. 肺气宣降失调　《素问·六微旨大论篇》指出："升降出入，无器不有"，说明人体各个脏器都在进行着升降出入的运动。气的升降出入运动平衡失常，称为气机失调。《素问·六微旨大论篇》提及："非出入则无以生长壮老已，非升降则无以生长化收藏"，"出入废则神机化灭，升降息则气立孤危。"由此说明，气机失调能变生出多种疾病。

肺气者，肺之精气也，主要表现为肺主气、司呼吸、主宣发肃降、通调水道、朝百脉主治节的功能活动。《素问·至真要大论》指出："诸气膹郁，皆属于肺。"其指多种原因引起的肃降无权，肺气上逆，气结胸中，症见胸部满闷、咳喘气逆，病皆归属于肺。肺脏气机失调主要表现为气滞、气逆，即肺脏宣降失调。肺的宣发障碍，可见鼻塞、流涕、咳喘、胸闷等症；如果肺失宣发引起布散津液功能减弱，使津液停滞于肺则成痰，甚则溢于肌肤而为水肿。肺失清肃则会影响肺主气、司呼吸、通调水道等功能，可见咳嗽、气逆、水肿、痰饮内阻、小便不利等症状。由此可见，肺脏宣发肃降功能障碍，不仅可见肺系病症状,同时影响到津液代谢,引发痰饮、水液等病理产物积聚。

2. 肺瘀血　肺朝百脉,全身血液通过诸脉流经于肺,经过肺的呼吸运动进行气体交换,使百脉之气血如潮水般周期性运行周身。当外邪犯肺或内伤伤肺,肺朝百脉不利,对血、脉的调节失司,则血液循环不利,形成肺瘀。肺主治节,助心行血,《难经》指出:"心主血,肺主气,血为荣,卫为气……通行经络,荣周于外。"肺主治节表现在四个方面:治理调节呼吸运动,调理全身气机,治理调节血液的运行,治理调节津液代谢。血液的正常运行需要肺气的推动。若肺失宣降,则血的运行受到影响而成瘀。外感六淫之邪侵袭肺卫,七情内伤伤肺,肺失宣降,行气行血功能障碍而成痰成瘀,久病损及肺之血络,均可导致肺瘀的发生。

3. 肺痰阻　"肺为贮痰之器",肺痰的产生,可分为外感生痰和内伤生痰两方面。不论外感还是内伤,均可导致肺脏宣降失司、通调水道功能下降而生痰。

(1)外感而生痰:肺为娇脏,主皮毛,外感风寒、风热之邪,侵袭皮毛和肌腠,影响肺脏宣降功能。寒邪袭肺,气不布津,津液凝聚生痰;风热之邪,内郁于肺,则凝津成痰。因此不论风寒还是风热,皆可侵犯于肺而生痰。

(2)肺内伤生痰:肺主通调水道,肺的宣发肃降作用对体内津液的输布、运行和排泄有疏通和调节作用。《素问·经脉别论》指出:"饮入于胃,游溢精气,上输于脾,脾气散精,上归于肺,通调水道,下输膀胱,水精四布,五经并行。"由此可见,人体的水液依赖于肺的疏通和调节,以维持动态平衡。故有"肺为水之上源"之说。当肺脏自病或者其他脏腑病变影响到肺时,导致肺失宣降、通调水道、输布津液的功能失常,则出现津液停滞,不归正化,聚湿生痰的病理局面。痰贮于肺,肺气不利,气阻痰停,引发咳嗽、咳痰。

4. 肺浊　肺浊是指外感或内伤因素下,引发肺脏功能失调和气血运行失常,使肺脏生成或病理产物(痰、湿、瘀)不能及时排出,伏积体内,并通过人体非正常气化作用杂合而成,该物质虽然由痰、湿、瘀杂合而成,但已发生了质的变化,已非痰、非湿、非瘀。王传博等医家认为,慢性阻塞性肺疾病久病不愈,主气司呼吸功能失常,气道萎陷,气机受阻,肺失宣肃,肺气不得宣通,清气难升,浊气不降,滞于胸中,故浊气既慢性阻塞性肺疾病的发病因素,也是慢性阻塞性肺疾病的病理因素。

5. 肺毒　肺毒是指外感或内伤之邪影响肺脏的生理功能,致使机体感受外邪、气血津液失调而产生的有毒害物质,肺毒常兼夹它邪为患,形成风毒、热毒、湿毒、燥毒、痰毒、瘀毒、浊毒等。陈玉龙等认为毒是慢性阻塞性肺疾病病理进展过程中的关键因素。如痰毒、瘀毒可以直接阻滞气道,损伤肺系,并可蒙蔽清窍,阻滞血脉,进而引起昏迷、心悸等症。

6. 病理产物,互为影响　由于气、血、津液均为构成和维持人体生命活动的基本物质,故三者生理上密切联系,病理上相互影响。气机失调则行血、行津功能障碍,产生瘀血、痰阻、津停;若脏腑气化功能失常,水液代谢障碍,水津停滞而成痰饮,痰饮内停影响气机之宣肃,且易耗气伤血,造成气滞、血瘀两种病理变化;而瘀血又反过来影响津液输布,聚而生痰,《金匮要略·水气病》曰:"经为病,血不利则为水,名曰血分","先病水,后经水断,名曰水分"。痰瘀、浊毒互为因果,又相互转化,同时,气滞、血瘀、痰阻、浊毒常兼挟致病，使病情缠绵难愈。

三、内生之物，是为不洁

1. **肺积内生** 肺积在现代临床医学来讲属于肺癌，《难经》记载"肺之积，名曰息贲，在右胁下，覆大如杯。久不已，令人洒淅寒热，喘咳，发肺壅"。其是由正气虚损，阴阳失调，六淫之邪乘虚入肺，邪滞于肺，导致肺功能失调，肺气阻郁，宣降失司，气机不利，运行受阻，津液失于输布，津聚为痰，痰凝气滞，瘀阻络脉，于是痰气瘀毒胶结，日久形成肺部积块。因此，肺积产生为局部属实的疾病，为肺脏不洁的表现。《杂病源流犀烛》中说："邪积胸中，阻塞气道，气不得通，为痰……为血，皆邪正相搏，邪既胜，正不得制之，遂结成形而有块。"说明肺积实证为气滞、血瘀、毒聚而产生的病理变化，其致病因素为浊邪。肺积的生成，也会引起气滞、血瘀、痰阻、毒聚等病理产物，故其病理产物亦为浊邪。

2. **悬饮内生** 悬饮，在现代临床医学中可称为"胸腔积液"，为饮邪停留胁肋部而见咳唾引痛的病证。《金匮要略·痰饮咳嗽病脉证并治》曰："饮后水流在胁下，咳唾引痛，谓之悬饮。"证见胁下胀满，咳嗽或唾涎时两胁引痛，甚则转身及呼吸均牵引作痛，心下痞硬胀满，或兼干呕、短气，头痛目眩。王莉珍指出恶性胸腔积液的病因病机多为脾阳不足，脾不能为胃行其津液，上归于肺，则水津停滞，积而成饮，饮聚成痰，痰阻气滞，痰与体内蕴毒相结而成。因此，悬饮内生可视为肺脏不洁的表现。

四、肺脏不洁，波及脏腑

1. **肺病及脾** 生理方面，肺主通调水道，脾主运化水液，脾吸收的水液上输于肺，通过肺的宣发肃降作用布散周身。病理方面，若肺气虚弱或邪气束肺，宣发宣肃失调，湿停中焦，脾阳受困，出现水肿、腹胀、便溏等症，是为肺失宣降、肺病及脾。因此在治疗中上焦痰饮病时往往脾肺同治，以宣肺利气、健脾除湿为原则。

2. **肺失宣降，病及大肠** 肺与大肠互为表里。肺气肃降正常则大肠气机调畅，糟粕得以排出，肺气的正常肃降有助于大肠的传导下行。故"肺者，相傅之官，治节出焉"。若肺气虚而推动无力，则肺气壅遏肃降失司，则大肠传导迟缓，引起排便困难。若痰热蕴肺，不能通调津液于大肠，则肠燥腑气不通，引起便秘，正如《石室秘录·卷三》说："大便闭结者，人以为大肠燥甚，谁知是肺气燥乎？肺燥则清肃之气不能行于大肠，而肾经之水仅足自顾，又何能旁流以润溪涧哉。"若肺热移于大肠而使大肠传导功能失调，则可引起泻痢。《素问·咳论》云："肺咳不已，则大肠受之。"

以上均说明，肺失宣降，病及大肠，最终肺肠同病。

五、代谢之物，是为不洁

肺为人体内外气体交换的主要器官。《庄子·刻意》曰："吹呴呼吸，吐故纳新。"意指肺脏可吐出浊气，呼入清气，所产浊气，是为不洁。肺通过宣发作用将体内浊气排出，浊气为肺脏新陈代谢的产物。从现代医学来讲，空气由气道进入肺泡，氧气从肺泡进入毛细血管的血液，经循环送遍全身，同时，组织代谢产生的二氧化碳经血液循环运至肺部而排出体外。因此，肺脏的代谢产物，实为不洁之物。

肺脏主皮毛，可宣发卫气，调节汗孔的开阖，控制着汗液的排出肺的宣发功能失常，则卫气不能充达皮肉，则皮肤失于温养，正常功能难以发挥。肺脏宣发肃降功能失调则司外功能受损，腠理开合失司，出现自汗、盗汗等证。清代徐大椿《医略六书·杂病证治》曰："肺虚气耗，不能摄火，而热浮于外，故发热口干、自汗不止焉。"说明肺脏病变影响机体的体温，可导致汗出不止。汗液的排出，可视为肺脏不洁的表现。

第二节　现代研究与发展

从现代临床医学来看，呼吸系统尤其是肺易感染细菌、病毒等病原微生物，引起肺实变；呼吸系统病变引起的肺细胞组织病理改变等均为肺脏不洁的表现。

一、肺实变

肺实变是由于各种原因造成的肺内气体消失，肺组织呈现实质性改变，其主要原因为细菌、病毒感染引起的肺部炎症。细菌性肺炎是最常见的感染性疾病之一，主要由于感染肺炎链球菌、金黄色葡萄球菌、肺炎克雷伯菌等引起。辛美云等指出：金黄色葡萄球菌肺炎患者行纤维支气管镜可见气管、支气管黏膜充血肿胀，黄白色脓性分泌物附着，不同程度的黏膜糜烂，部分黏膜呈发黑坏死样病变。病毒性肺炎是由上呼吸道病毒感染、向下蔓延所致的肺部炎症，常见于感染流行性感冒病毒、副流感病毒、腺病毒、鼻病毒、冠状病毒等。因此，肺感染病原微生物引起肺实变，实属肺脏不洁。

近期，肆虐于武汉的新型冠状病毒性肺炎是感染新型冠状病毒引发的肺炎，新型冠状病毒是从未在人体中发现的冠状病毒新毒株，为一种变异的冠状病毒（β属），引起此次疫情的新型冠状病毒不同于已发现的 SARS 冠状病毒和 MERS 冠状病毒等，因此国际卫生组织命名为新型冠状病毒。此病传染性强，易于流行，多经过飞沫传播。影像学表现为：双肺外缘多发斑片状的阴影，进而形成大片状的磨玻璃样的模糊边界影，最后可以发展成为肺实变。中医学认为，新型冠状病毒属于疫病范畴，为外感疫疠邪气所引起的，具有强烈传染性且易引起流行的一类急性热性疾病。其主要致病因素为湿、毒，核心病机为湿疫毒蕴。因此，新冠病毒性肺炎无论从传染源、传播途径、病理改变，还是中医致病因素、主要病机，均为肺脏不洁的表现。

社区获得性肺炎是指在医院外由病毒、细菌、支原体等多种微生物感染所引起的一种感染性疾病，其主要临床表现为咳嗽、咳痰、胸痛等。社区获得性肺炎伴肺实变的重要病理表现为炎症因子损伤毛细血管内皮细胞，微血栓形成，微循环障碍，同时可伴有血浆纤维蛋白原、血黏度增高等，致使升降失职，瘀血内停而成实变。中医认为此为"瘀血"征象，且久病必瘀，痰瘀互结，故社区获得性肺炎伴肺实变多有瘀血阻络之证。瘀是构成社区获得性肺炎肺实变的病理基础，其包括血瘀和瘀血，前者指血行不畅、血停为瘀，后者是指血行不畅的病理产物。血瘀日久可致瘀血，瘀血阻滞又可导致血行不畅，正如《寿世新编》中说"肺气和，则血脉利；肺气病，则血脉瘀；血脉瘀，则肺病益甚"，指出肺病与血瘀可互为因果、相互促进，因此我们说"瘀"贯穿于社区获得性肺炎伴肺实变一病之始终，为肺脏不洁的表现。

二、病理改变

随着现代科学技术的发展，支气管镜的应用较为广泛，其揭示造成慢性咳喘的基本病理改变为：赘生在各级气管内增生的炎性组织、溃疡、息肉等。肺间质纤维化的病理改变为：诸多致病因素激发各种细胞活素、组胺、氧化剂等形成免疫复合物与肺泡巨噬细胞、淋巴细胞、中性粒细胞和成纤维细胞等共同聚集于肺间质，形成肺间质炎症，致使肺间质成纤维细胞和过量的胶原蛋白沉积，产生疤痕和肺组织的破坏。有医家指出，慢阻肺气流受限可导致肺过度充气，肺功能检查可表现为肺总量、功能残气量和残气容积增高、肺活量减低。其中，肺总量、功能残气量增高即是肺中浊气积聚不散、壅滞于肺所致。以上病理改变均可说明肺浊内生，肺脏不洁。

第三章　肺脏不洁的病理特点

第一节　外邪犯肺

导致肺病的外邪包括六淫邪气、虫蛊（瘵虫）、疠气及特异之邪等。

一、六淫邪气

六淫，即风寒暑湿燥火六种外感病邪的统称。在正常情况下的风寒暑湿燥火称为"六气"，是自然界六种不同气候的正常变化。健康的人体对这些自然的变化有一定的适应能力，所以六气不会致病。当气候变化异常，非其时而有其气，或六气太过与不及，加之人体抵抗力低下，不能适应外界气候的变化时，这时六气就成为能够伤害人体的"六淫"邪气。

六淫致病特点有：一是外感性。六淫为病多侵犯肌表、皮毛，或自口鼻而入，或两者同时受邪即所谓"外感六淫"；如《素问·咳论》说："皮毛者，肺之合也。皮毛先受邪气，邪气以从其合也。"二是季节性。六淫致病，多与季节气候有关，发生时令性的常见病、多发病。如春季多风病，夏季多暑病，长夏多湿病，秋季多燥病，冬季多寒病等。如《素问·金匮真言论》说："春善病鼽衄，夏善病胸胁，长夏善病洞泄寒中，秋善病风疟，冬善病痹厥。"形成了一个四季发病的规律，即各个季节中的"主气"；三是地域性。六淫致病与生活、工作的区域环境密切相关。如西北多燥病，东北多寒病，江南多湿热为病，久居潮湿环境多湿病，长期高温环境作业多燥热或火邪为病；四是兼邪性。六淫致病，既可单独袭人、又可两种以上同时侵犯人体发病，如风寒、寒湿、风寒湿等；五是转化性。六淫致病，不仅能相互影响，其病证可在一定条件下相互转化，如寒邪入里，日久可化热等。

肺为娇脏，不耐寒热，最怕燥邪，易为邪侵，罹患疾病。六淫是肺系疾病的最常见病因，外邪侵袭，或从口鼻而入，或从皮毛而受，肺卫受邪，肺气壅遏不宣，清肃之令失常，肺气出入升降失调，引起肺系疾患。

1. 风　风，四季皆有之，但以春天为主，故为春之主气，系由气温或气压变化引起大气流动而形成。正常情况下称之为风气，反常或逢人体虚者而致病者则谓之风邪。《素问·风论》云："风者善行而数变"，概括说明了风的基本特点是轻扬善动，急骤多变，故凡临床表现与风的特点相合，或发病前确与风的袭扰有关者，均可视为风邪致病。"风邪上受，易犯肺卫"，说明风邪致病与肺病的形成关系较为密切。

风邪四时皆可伤人，常为六淫、杂气致病之先导，故有"风为百病之长"之说。常具体表现为风邪每易与他邪相合，如寒、湿、热诸邪多依附风邪侵犯人体，故临床常见风寒、风热等相兼之证。若风寒犯表则见恶寒发热，无汗不渴，头身疼痛，咳嗽痰稀，鼻塞流涕，苔白脉紧等症。若风热侵袭则见发热微恶风寒，有汗口渴，咽喉肿痛，咳嗽痰稠，鼻涕黄稠，苔黄脉数等症。肺病中因风寒或风热兼邪为病因最为常见，如急性上呼吸道感染、急性咽喉炎、急性扁桃体炎、各种肺炎、各种鼻炎等。

风邪之性属阳，具有易袭肺卫、轻扬开泄的致病特点。风为邪，其性清扬，具有升发、向上、向外、主动等特征，故属阳邪。以其同类相求则阳邪易伤阳位，故最易侵袭人体头面、肺卫、肌表、阳经等在上在表之部位。又因其性升发、轻扬向外，故易致腠理开泄，卫阳失司而津液外泄。所以，肺病因风邪而致者尤其多见，临床常表现为头项强痛、鼻塞流涕、头面微肿、喉肿咽痛、渐渐恶风、翕翕发热、溅溅汗出等症状。

此外，风性善行数变及风性动摇振掉的致病特点，亦可表现在肺病的某些急症或变证之中。如肺炎链球菌肺炎、金黄色葡萄球菌肺炎大多起病急骤，入里迅速，甚者可直陷心包，而见神昏、烦脱、循环衰竭等危重症

2. 寒　寒为冬令主气，系指自然界气温偏低而言。寒气本为自然界正常气温现象，然一旦气温骤降、寒冷太过，超出人体对自然的适应能力；或天时应暖而反寒，或偶处高寒之地，或贪凉饮冷，且又适值人体正气偏虚，即可导致人体感寒病生，如此便谓之寒邪。所谓"形寒饮冷伤肺"，即是说寒邪最易致肺系病的发生。寒邪有内外之分，外寒系指由口鼻、肌表而入者，常称之为"伤寒"。内寒是指人体功能状态低下，阳气失却温煦的病理反应。

寒与热相较而言，则热为阳而寒为阴，且寒邪凝滞收引、澄澈清冷，与水同类，故属阴邪。阴邪伤人，阳气御之，而阳气在抗御外来之寒邪的同时，必然造成自身的耗损，故说寒邪易伤人阳气。如外寒袭表，卫阳被遏，则见恶寒、发热、无汗等症。若过度饮食寒凉，必损伤脾肺之阳气，而症见咳嗽痰白而稀，或背部恶寒，即所谓"阴盛则阳病"。外寒伤人阳气。若失于调治，必致人体阳气日损而终成内寒之证。而平素阳气不足之人则又易为外寒所伤。又寒邪耗伤阳气，阳气失于温煦或运化无力，水液代谢失常，可致水湿、痰饮内停之证丛生。

寒性收引凝滞、主痛，系指寒气具有使水或物体凝结收缩的特性。如水得寒而为冰，物体遇寒则收缩等。寒邪若伤人亦常表现为这一特点。正常情况下，气血的运行有赖阳气的推动和温煦作用，故有"血得温则行，得寒则凝"之训。如寒邪伤表，毛窍收敛，腠理闭塞，卫阳郁遏，临床可见恶寒发热、无汗脉紧等症。又寒邪伤人，若凝滞血脉，致血行不畅，筋脉挛急，而临床表现为各种痛症。就肺病而言，主要表现为外感的头身痛及胸痛等，如上呼吸道感染、肺炎链球菌肺炎等。

寒性澄澈清冷，其致病则表现为排泄物清冷稀薄。诸如痰液清稀或涕稀如水，不为外感风寒，便是肺卫阳虚。咳痰稀薄，或为外寒束肺，或肺脏虚寒，肺病因外寒或内寒而致者较为多见，如过敏性鼻炎、慢性支气管炎、支气管哮喘、阻塞性肺气肿、慢性肺源性心脏病、慢性咽炎（虚寒喉痹）等。

3. 暑 暑是夏季的特有邪气，其性火热。一般入伏以后，天气炎热，此种气候下产生的火热之邪称为暑邪，暑邪致病就是暑病，或称为中暑。暑邪有以下致病特点：一是暑为阳邪，其性炎热。暑是夏季的炎热邪气，因此暑邪侵犯人体会出现一派热性征象，如高热、面红目赤、心烦、小便短赤、脉洪大等症。二是暑邪易伤津耗气。暑为阳邪，性善升散，再加上火热加之于人体，迫汗外泄，正所谓阳加于阴谓之汗，汗出过多则伤津耗气。气伤则乏力困倦，少气无力；津伤则口干舌燥欲饮，小便短赤等。三是暑易夹湿。这一特点和季节有关，夏季不仅炎热，而且多雨潮热，热蒸湿郁，湿热相参，故此，暑邪侵犯不仅可见发热汗出、口渴、烦躁，还有乏力、不欲食、恶心呕吐、大便不爽等。

4. 湿 湿为长夏主气，系指空气中湿度偏重而言。虽以长夏之季易感，然若天气阴雨连绵、地域卑下、久居水湿、或水上作业、或涉水淋雨等，亦可致湿邪伤人为病。湿邪亦有内外之分。一般而言，湿邪致肺病，以内湿为主，如脾湿生痰，凡肺之痰饮皆与之相关。

湿与水同类，其形有质，且重着黏滞趋下，故属阴邪。湿性黏腻滞着，易缠遏气机，在肺病中可表现为胸部痞闷、头重如裹、痰黏不易咳出、鼻涕黏腻不爽等。湿为阴邪，最易困阻脾阳，脾阳失运，水湿停聚，成痰成饮，表现于肺则为痰多、饮停胸胁，如慢性支气管炎、胸膜腔积液等。脾失健运，水湿内渍，泛溢肌肤，可见面浮肢肿、双下肢凹陷性水肿等，如肺源性心脏病合并心衰等。湿性重浊，意指沉重重着、秽浊浑浊，肺病中主要表现痰液、鼻涕稠浊或秽浊，如肺痈之咳痰如米粥、急性鼻炎及肥厚性鼻炎等鼻涕稠浊。

5. 热（火） 热为夏令之主气，即自然界气温偏高。虽于夏季易感，然若春温而热、秋凉而温燥、冬寒而反温，亦可致热邪感人生病。或有素嗜辛辣烟酒，或痰湿、瘀血积久化热，均可形成内热之证。各种肺炎、急性鼻炎、咽喉炎、扁桃体炎、急性气管或支气管炎等因热邪所致者甚为多见。

热与寒相较而言，其性躁动向上，故属阳邪。火热之性燔灼，且热蒸于内而迫津外泄，必致阴液耗伤，所谓"阳胜则阴病"。津液外泄而气随液耗，或津液既亏而气无以化生，均可导致正气虚损。临床上火热之邪为病，除表现为发热或高热、恶热等一派热象外，往往伴见咽干、口舌干燥、喜饮、尿赤、便秘及少气懒言、倦怠乏力等气阴两伤之证。各种急性发热性肺病，如肺炎链球菌肺炎、葡萄球菌肺炎、军团菌肺炎、肺脓肿等，其疾病进展过程中常会出现因热邪而致之气阴两虚证。

火热之性炎上，既指临床所见之热势弛张、向外发散（如发热、灼热、燥热）等征象，亦指火热之邪具有向上升腾、致病肿痛的特点。如急性扁桃体炎、急性咽喉炎等，即系由火性炎上的特点所致。

心令主夏，其气为热，心主血，故火热之邪每易伤人营血，迫血妄行，而见咯血之症，如肺结核、支气管扩张咯血等。热邪不仅可以迫血妄行，而且可以腐败血肉而为痈脓，如肺病中的肺脓肿、脓胸、化脓性扁桃体炎。

温热之邪为病还具有发病急骤、传变迅速、变化多端的临床特点。临床表现为邪在卫分时间短暂，很快即传入气分，甚或直犯营血，灼伤营阴，扰乱心神。如肺炎链球菌肺炎，初起恶寒发热，很快即高热不恶寒，甚则病情迅速恶化而出现烦躁、嗜睡、意识模糊、面色苍白等阳脱危象。

6. 燥　燥为秋季主气，系指空气中湿度小而言。若于秋令感邪生病，则多系燥邪所致。凡秋初夏热之气犹未尽退，且久晴无雨，秋阳以暴，多为燥与热相合客犯人体，其病则属热燥。凡深秋近冬之际，秋风肃杀，燥邪常与寒邪合犯人体，其病便是凉燥。

燥胜则干，易伤津液。燥与湿相对而言，燥言空气中含水分不足，而湿则正好相反，系指空气中含水汽有余。燥既为水分不足，实与干涩同义，干涩枯涸必然易伤机体之津液，津液亏损，皮毛肌肤失于濡润，脏腑孔窍无以滋养，则表现出干涩、干燥、津液不足的症状和体征，如皮肤干涩、鼻干咽燥、口唇燥裂、舌干少津、小便短少、大便干结等。燥为秋令主气，其气与肺相通。肺为"娇脏"，其性喜润恶燥，且燥邪伤人多从口鼻而入，故燥邪最易伤肺。燥邪伤肺，致肺燥津伤，使肺之宣发肃降功能失职，从而见于咳少痰、或痰黏难咳、或痰中带血，以及喘息胸满等症，如发生于秋季之上呼吸道感染、支气管炎、支气管扩张等。

二、虫蛊（瘵虫）

虫蛊概言之即指寄生虫，或分而言之则"虫"为寄生虫，而"蛊"即蛊毒，多因摄食为寄生虫所污染之食物，或接触含蛊毒之疫水而感染。如肺吸虫病，即因生食或半生食含有肺吸虫活囊蚴的蟹、沼虾、水生昆虫等而感染，临床可见咳嗽、胸痛、咳棕红色果酱样痰等症状。而肺血吸虫病，则是因皮肤接触疫水所致。此外，肺、胸膜阿米巴病及卡氏肺囊虫病等，亦因寄生虫感染所致。

瘵虫在《千金方》则称之为"肺虫"，后世亦有称之为"瘵虫"者。其作为病因概念与现代医学之结核杆菌相当。主要引起肺结核及肺外结核病症。临床表现为潮热、盗汗、消瘦、咳嗽、咯血等症状。

瘵虫具有明显的传染性。唐以前将此所致之病证，称之为"尸注"或"传尸"，其意以为此病具有较强的传染性，多为直接接触患者而被传染，如"或问病吊丧而得，或朝走暮游而逢"；亦有"死后复传旁人，乃至灭门者"。虽然如此然因生活条件落后、居住拥挤、营养不良、医学知识贫乏等，亦为本病发生传染的重要因素。瘵虫在肺病中主要导致肺结核（肺痨）。

三、疠气

疠气是一类具有强传染性的邪气，又称为疫气、疫毒、戾气、异气、毒气等。疠气可以通过空气传播，从口鼻而入；也可通过饮食传入；也可因蚊虫叮咬而进入人体。疠气侵犯所致的疾病称为疫病、温病、瘟疫等。疠气的致病特点有以下几方面：一是传染性强。疠气可以通过各种方式进入人体，一般侵袭力很强，无论老少都易感染。二是发病急骤，病情危重。疠气是一种致病能力很强的邪气，一旦接触就会立即侵入人体，导致疾病发生，发病后变化迅速，防治稍有不妥就会直陷入血，使病势危笃。三是一气一病，症状相似。因为一种病气引起一种疫病，故当某一种病气流行时其临床症状基本相似，故《素问》称："无问大小，症状相似。"

四、特异之邪

特异之邪即当今人们所称之过敏原。

1. 特异之邪属于外感病邪的范畴　某些花草树木开花时所散发的气味，或烹调、油漆及他人吸烟使周围人所感到异味的刺激,新装满的房屋及家具的气味,过于潮湿或干燥的环境及气温的过冷过热,或食海腥鱼虾,都是这种病邪致病的因素。特异之邪也是从肌表、口鼻而入,具有季节性、地域性致病的特点。而且这种特异之邪可以单独致病,如支气管哮喘;也可与风邪相兼,与风寒相兼致病,如过敏性鼻炎;或更与燥热相兼致病,如咳嗽变异性哮喘;或与风寒或风热相兼致病,如荨麻疹等。

如上所述,过敏原具有外感六淫致病的共同特点,所以这种特异之邪也归属外感病邪的范畴。但其性质和致病特征又与六淫不同,有独自的特点,应加以认识,以便临证采取相应的治疗措施。

2. 特异之邪的性质及致病特征　根据过敏性疾病的临床表现分析,这种特异之邪属阴,其性郁滞,易损阳气,阻遏气机,损伤脾肺。

(1)阻滞气机,损伤肺脾功能。气机,即气的升降出入运动。人体脏腑、经络、官窍的功能运动全赖于气的升降出入运动。特异之邪易阻滞气机,使人体气的上下出入运动不利。如影响肺气向上升宣、向外布散以及向内向下清肃通降的功能。这样,一是影响了肺主呼吸的作用,使肺吸清呼浊的作用失常而产生气喘、呼吸困难,如支气管哮喘;或着重影响了肺气清肃的功能,而导致肺气上逆而咳,如咳嗽变异型哮喘。二是影响了肺气通过宣发肃降以输布津液的作用,而导致津液内停而化为痰饮。另外,脾胃升降失调导致脾失健运,也可聚湿生痰上输于肺,既可阻滞气道,使痰液不易咳出(如咳嗽变异性哮喘),甚至还导致胸憋、气喘、呼吸困难、不能平卧(如支气管哮喘),并可致水湿停于鼻窍而鼻塞不通。气不摄津,津液外溢,则清涕自流不止,如过敏性鼻炎;气机不利,也可导致风夹湿邪犯于肌腠之间而成斑疹块,瘙痒难忍,如荨麻疹;或血行不畅而瘀于皮下,如过敏性紫癜。

(2)发病突然,消失迅速,呈阵发性发作。这种特征与风邪及肝气郁滞的特征相似,但后者不但变化快而且有善动不居、游移不定的特点。如风湿痹症表现为游走性关节疼痛、痛无定处,肝气郁滞也表现为憋闷或闷痛的部位不定。这都是与过敏性疾病只有"数变"而没有"善行"的特征所不同之处。

(3)发病与季节、地域环境密切相关。一般外感疾病都有季节性和地域性的特点,但特异之邪致病有比六淫致病季节性、地域性更强的特点。如过敏性鼻炎一般都在每年8~9月份发病,到时即发病,过时即缓解;荨麻疹多在春秋发病;支气管哮喘的发病季节虽不尽相同,但对每个该病患者来说也都有固定的发病季节,有的每到冬季发病,有的每到夏季发病,也有的每到春、秋发病。而且过敏性疾病也有在此处发病急剧,到彼处症状自然消失的特点。

(4)多在夜间发病。根据中医阴阳学说的观点,夜晚阴气盛,机体的生理功能以抑制为主。特异之邪为阴邪,同气相求,在夜晚致使阴气更盛,抑制阳气,人体肺气宣发肃降、吸清呼浊的功能更低,而导致咳嗽或气喘、呼吸困难多在此时发作。故支气管喘、咳嗽变异性哮喘多具有夜间发作的特点。

(5)特异之邪会导致咳嗽、哮喘的发作或加重。咳嗽、气喘、胸憋、呼吸困难都是人体气机不利、肺气宣发肃降功能失调所致。香烟、油漆或烹调所散发出来的气味,或鱼虾海腥之品,都属特异之邪的性质,都可导致人体气机不利、肺气宣发肃降功能失调而引起咳嗽、气喘、胸憋、呼吸困难的发生。

（6）多兼局部或周身瘙痒的症状。特异之邪夹风邪侵袭皮毛肌腠而导致局部发痒，如过敏性鼻炎发病时多有鼻痒、眼痒的症状；咳嗽变异性哮喘多有咽痒即咳的特点，而且咽痒是导致咳嗽产生的诱发因素，只有缓解咽痒才能止住咳嗽的发作；支气管哮喘也多有咽痒的兼症。荨麻疹、过敏性鼻炎、过敏性紫癜等过敏性皮肤病更是都有瘙痒难忍的特点。

第二节　肺热

一、肺热的含义

1.“热”的含义　从广义上讲，凡具有阳性致病特性的外邪，或（和）具有阳性发病特点的病证变化，都属于“热”。《素问·阴阳应象大论》云：“阳盛则热。”广义的热，可有内外、虚实、真假、局部与全身的不同。而狭义的“热”，在不同的语境和词组中可表示不同的含义。“热邪”多表示病因，“化热”是病理过程，“热证”是临床证候等。

2.“肺热”的含义　肺热是指具有阳性发病特点的肺部病理改变。“肺热”的内涵包括：在肺系疾病的急性期，以热性病证多见。热可与风邪相兼形成风热犯肺，也可以兼夹寒邪，出现一系列寒热错杂的表现；热邪可煎熬津液，生成痰液，使痰热郁于肺脏；或“伏火郁蒸血液，血被煎熬而成瘀”；或热邪灼伤血络，形成各种出血症状。肺喜润勿燥，邪热易伤津液，故润燥滋阴需贯穿始终。根据“肺热”轻重程度的不同，可将其归纳为温、热、火、炎、毒进行辨证论治。

二、肺热的理论渊源

1.《内经》热病理论　从《内经》十数篇热病的篇章来看，热性疾病名称包括热病、伤寒、温病（病温）、病暑等，各篇所论之病虽各有特点，但其外感外热则一。热病之名显然是取自疾病有明显的热象，热病实可包罗不同名称的多种发热疾病，堪为外感发热疾病的总称。《内经》中论述的热病都有起病急、病情变化快和病程短的特点，这与内伤导致的发热之证是不同的。

2.《伤寒论》热病理论　《伤寒论》中肺热可见咳嗽，甚至气喘、胸闷、汗出、烦躁等症。如小柴胡汤证之“发潮热”；栀子豉汤证之“心中懊憹”等。肺的基本功能是主宣发与肃降，此为肺要完成所有功能的基础。而肺脏娇嫩，五行属金，火克金，所以肺最容易被热所扰，从而影响肺的基本功能，出现咳嗽、气喘、咳痰黄稠等症状。

《伤寒论》还谈到了另外一种肺热证候，即热与水饮两种因素互结形成的大结胸证。何以言此证为肺中饮热互结？大陷胸丸由大黄、甘遂、芒硝、杏仁、葶苈子、白蜜共六味药物组成，由大陷胸汤加杏仁、葶苈子、白蜜组成。杏仁、葶苈子皆入肺经，可利肺中水饮、开宣肺气。据此判断，饮热互结于肺是大陷胸丸的病机，与治疗寒饮内停之小青龙汤证可对比分析。

3. 温病学热病理论　温病肺热证多见于现代医学的肺部感染，尤其是急性期。现代中医在治疗肺部的感染性疾病时，以温病学理论为指导，取得了良好的疗效。肺热证发生发展遵循温病卫气营血传变规律。肺热证多由外感风热之邪引发，初起邪在卫分，卫分之邪不解即传入气分。气分证阶段，是肺热证的主要病理阶段，出现邪热郁肺、痰热壅肺、肺热腑实、肺热络伤等肺热证常见证型。此期持续时间长，为肺热证治疗的关键阶段，若在此期辨证准确，治疗得当，则病变可不传，趋向痊愈；若邪热过盛，正不胜邪，或失治误治，则热邪深入营血甚或逆传心包，出现多种危重证候。肺经郁热不解，可由气入血，损伤肺络而出现咯血、衄血见症；肺气郁闭，血流不畅，可见面唇青紫，舌有瘀斑。病情严重者热邪内陷心营，出现神昏谵语或昏愦不语的危重后果。

4. 现代医家对肺系热性疾病的论述　杨志旭认为，肺热病是以风热之邪为病因，以热郁肺脏，肺失宣降为病机，以急性发热、咳喘、胸痛等为主要表现的痒（热）病类疾病，与西医学的肺部急性炎性病变类似。在临床治疗中，中药不仅有抗病原体的作用，还可以提高机体免疫能力。王志龙等认为，西医的肺部感染性疾病是指由于细菌等病原体引起的肺系炎症，包括急性气管—支气管炎、肺炎、肺脓肿等，是呼吸系统的常见病和多发病。此病多归属中医温病学中的风温病和《伤寒论》六经中的太阳病。

三、肺热之来路

中医学理论认为，疾病是病邪侵袭机体，机体与病邪发生反应从而表现于外的一系列症状、体征。肺为华盖，其质娇嫩，易被邪扰，多种病因均可造成肺系热性疾病。

温邪：温为邪气致病，是生物性致病因素。温为阳邪，其性主动，温邪在气分耗气，伤津液，可出现口渴、小便不利、大便秘结等各种津液不足的症状，其入血具有耗散性，并且可动血发斑。

叶天士《温热论》曰："温邪上受，首先犯肺，逆传心包。"对温邪致病的论述中用了"上受"两字，认为温邪是从上部进入人体致病的。吴鞠通《温病条辨》曰："温病由口鼻而入，自上而下，鼻通于肺，始手太阴。"认为温邪是由口鼻传入人体的。这是因为口鼻是人体与外界交通的通道。温邪自口鼻传入人体，与口鼻等呼吸道直接相通的就是肺，所以温邪侵入人体首先侵犯的是肺。温邪易犯肺脏，初起以肺的功能失调为主，临床以发热、咳嗽、咳痰、喘急、胸痛、舌红苔黄、脉数为主要见症；后期可表现为肺实质损害，出现肺络受损、气阴耗伤等证。

热邪与火邪：孙广仁主编《中医基础理论》论六淫邪气时，是将火邪和热邪同时论述的：具有炎热、升腾等特性的外邪，称为（火）热之邪。如《素问·五运行大论》说："其在天为热，在地为火……其性为暑。"火热之邪都具有暑的性质，两者相较而言，热为阳，火为阴，所以热邪偏于散，火邪偏于聚。热邪致病，症状多为全身性、弥漫性；火邪致病，症状多为局部的、结聚的。

火（热）之邪可分内外、虚实、真假、局部与全身。根据八纲属性将"热"区分为实热与虚热者，在虚热实热之间还可发生转化、兼夹，如火热之邪煎熬津液，阴津耗伤，产生虚热等。火热之邪伤肺，可出现咳痰色白质黏或黄，喘粗气促，口干，或有咽痛咽干，或有发热，小便黄，大便偏干，舌红，苔黄，脉数等症。

风邪：《素问·太阴阳明论》说："故犯贼风虚邪者，阳受之。"风气易伤阳位，以人体上下部位划分阴阳，上属阳，下属阴。以五脏来分阴阳，肺为华盖，属阳中之阴，故风邪易侵袭人体肺脏。风为百病之长，可与其他邪气相合为病，与热邪相合为风热之邪。风热之邪伤肺，临床表现为发热重、恶寒较轻，咳嗽，口渴，舌边尖红，苔微黄，脉浮数等。

寒邪：寒邪具有寒冷、凝结、收引的特性。寒为冬季主气，地属北方。寒邪易阻滞气机，损伤阳气，气血津液运行失常，从而产生一系列临床症状。寒邪使气机郁滞不畅，难以宣散发越，而致郁热内生，即"因郁致热"。"郁则气滞，气滞久则必化热。"肺气郁滞不宣，邪气不得外解，郁久必然热盛。寒郁化热，气机阻滞严重，多伴明显喘息症状。

暑邪：暑邪具有炎热、升散、易兼湿邪的特点。《素问·热论》指出："先夏至日者为病温，后夏至日者为病暑。"暑邪在六气中的季节性是最强的。《素问·气交变大论》云："岁火太过，炎暑流行，肺金受邪。"暑邪易侵袭肺脏。暑性属阳，侵袭人体可出现一系列阳热性症状。《素问·生气通天论》言："因于暑，汗，烦则喘喝，静则多言，体若燔炭，汗出而散。"此句指出，若感暑邪，可出现壮热汗多、喘息气粗、心烦口渴等证候。暑邪易伤阴津，也可迫津外泄，若汗出过多，气随津脱，可致气虚。若肺络受损，则会出现咳嗽、咯吐鲜血症状，此可称为"暑瘵"。

湿邪：湿为阴邪，其性重浊黏滞，易闭阻气机，阻碍阳气的输布，蒙蔽清窍，其来源有内外。外湿多见于长夏雨季；脾失健运，津液不运，聚而成湿，此为内湿。外感湿邪，邪郁而造成的气机不畅，或情志不舒，饮食不节，食积伤食，皆易生热化火。湿与热，两邪相合，湿热交蒸，湿中蕴热，热中夹湿，湿得热则动，热得湿则滞，夏秋之季，湿热之邪弥漫空间，易由呼吸所受。湿邪致病起病缓慢，病性缠绵，病程长，疗程长，临床症状多见重浊。另外，痰饮的形成与湿邪有较大关系。

燥邪：燥邪具有干燥、收敛的特性。肺气通于秋，燥邪是秋季的主要邪气。口鼻与肌表是其侵入人体的通路，燥邪易伤津液，出现干咳少痰，或痰中带血等症状。《素问·六元正纪大论》中"燥行令，余火内格，肿于上"，此言燥邪可以化火。燥邪侵袭人体，耗伤津液，若津液亏虚严重，致阴虚内热，则邪从火化。燥邪伤肺，津液耗伤症状最为突出，如口鼻干燥、痰少难咳等。

肝系之热伤肺：肝司疏泄，不喜郁滞。若情志失调，肝失疏泄，气机郁滞，日久可化生火热。肝火上逆，影响肺基本的宣降功能，可出现咳喘等症状，若肺络被热所伤，可有出血现象；肝火若犯胃腑，可致胃气上逆，从而影响肺气肃降出现咳喘；对于自身肝阳偏亢或肝郁化火者，若六淫邪气侵袭肺卫，肺气因被抑而虚，亦可发生木火刑金的情况；尚有肝气上逆挟心火上炎，灼伤肺络之病机。

阳明之热伤肺：阳明胃为多气多血之经，多见燥热证，胃热可致肺热或同时发病，临床表现为咳嗽，气喘声粗，兼见口渴、呃逆、便干、脉数等症状。此时在清泄肺热的同时应兼清胃腑火热，石膏、栀子等为常用药物。

肾之热伤肺：肺肾两脏为母子之脏，金水相生。若肺阴津亏虚，不能滋养肾水，肾阴亏虚，虚火上炎，克伐肺金，可表现为阴虚咳嗽。此证属肾咳，治疗的重点在肾而不在肺，滋补肾阴是最基本的治则。

心之热伤肺：肺脏五行属金，心主火，金畏火。心火克伐肺金，影响到肺的宣发肃降功能，可致肺气上逆而咳。另外，从手少阴心经的走行看，其支脉联络咽喉与肺脏，心火可循经传变，影响肺脏而致病。

四、肺热之出路

1. 汗法　《素问·六元正纪大论》曰："火郁发之。"肺热性疾病可"汗之，令其疏散也"，临床常用辛凉之法。因辛能散，散可宣发郁闭，凉可清热，邪热得清，肺卫郁闭得开而三焦通畅，营卫调和，津液输布正常，可微微有汗出而表解，肺热可消。

2. 吐法　饮食自倍，脾胃乃伤，或脾胃运化失常，饮食难以消化，均可形成食积。阳明胃为燥土，食郁得阳明之燥化，化为食火，其上逆可熏蒸肺脏；食积于中致水液运化失常，不化之津液化为痰，痰火相合，上干清窍，痰热伤肺，致喘息、怔忡、咳嗽。此肺脏痰热，来源于中焦食积，初得之时，未伤气血，可用吐法急祛邪，祛除病因，则痰热易清，病情易复。

3. 下法　在急性热病过程中，当邪热传入阳明大肠后，与肠道糟粕搏结，燥屎内阻，腑气不通，痞满燥实已成，气机已滞，实热已生。浊气不能下趋，反而上逆于肺，肺气不利，故见喘促气粗；邪热循经上干于肺，并煎灼津液而成痰，形成痰热阻肺。张仲景通腑泻热法以大承气汤为其代表方，体现了上病下取、釜底抽薪的中医治疗法则。临床在治疗阳明腑实的肺热证时，泄下通腑，肺热得清，则肺复清肃，诸症可消。

4. 和法　肺系疾病有时持续不愈，可累及其他脏腑，出现多脏合病。常常出现脏腑功能失调，气血逆乱，虚实夹杂，寒热错杂等病证。故治法应寒热并用、补泻兼施、表里同治。

5. 清法　热在气分，辛透清热法，常选用石膏、知母、竹叶、栀子等清热泻火之品为主；热初入营，凉营透气法，常配合金银花、薄荷、荆芥等清泄之品；热入营血，清营凉血法，常选用生地黄、牡丹皮、丹参等清热凉血药物为主；气血两燔，凉血清气法，常选用清气分热与清营凉血的药物组合成方；热甚毒炽，清热解毒法，常选用清热泻火解毒之品，如黄连、黄芩、黄柏、栀子等；脏腑郁热，随脏清泄法，常用黄连、黄芩、黄柏、栀子、石膏等清热泻火药；阴伤热余，清热养阴法，常用清热养阴药物，如青蒿、生地黄、知母、地骨皮等。

五、肺热类肺病的范围

肺热证类见诸中医的感冒、咳嗽、肺热病、哮病、喘病、肺痈、肺胀等，包括感冒的风热证，咳嗽、肺热病、肺痈（初期）的风热犯肺证，咳嗽、哮病、喘病、肺胀的痰热壅肺证等。大致分为风热证/风热犯肺证、痰热壅肺证、肺热炽盛证等。

1. 风热证/风热犯肺证　症状：①恶风或并发热；②鼻塞、流浊涕，或鼻窍干热；③头昏、头胀甚至头痛，或肢体酸楚；④口干甚则口渴；⑤咽干甚则咽痛；⑥舌尖红，或舌苔薄白干或薄黄，或脉浮数。多见诸中医的感冒、咳嗽、肺热病、肺痈（初期），西医的感冒、急性气管支气管炎（简称急支）、社区获得性肺炎（简称肺炎）早期等。咳嗽、肺热病、肺痈（初期）及急支、肺炎早期的风热证多称为风热犯肺证。不同疾病的风热犯肺证临床表现尤其是主要临床表现有所不同，如急支、肺炎尚有咳嗽，痰黄或白黏，或痰少、咳痰不爽甚至难咳，或干咳等。

2. 痰热壅肺证　也称痰热郁肺证，症状：①咳嗽；②痰黄或白干黏，或咳痰不爽；③发热，或口渴；④大便秘结；⑤舌质红，或舌苔黄或黄腻，或脉数或滑数。多见诸急支、肺炎、弥漫性间质性肺病（简称间质性肺病）、特发性肺纤维化（简称肺纤维化）、慢性阻塞性肺疾病（简称慢阻肺）、慢性呼吸衰竭（简称呼衰）、慢性肺源性心脏病（简称肺心病）、支气管哮喘（简称哮喘）、支气管扩张（简称支扩）等。不同疾病的痰热壅肺证临床表现尤其是主要临床表现有所不同。

肺热炽盛证少见，其本质与痰热壅肺证类同，多见诸急支、肺炎等。症状：①干咳或少痰，或喘息；②口鼻气热；③发热，或口渴；④咽干热甚至红肿热痛；⑤大便秘结；⑥舌质红，或舌苔黄，或脉数或滑数。肺热炽盛证与痰热壅肺证的区别为肺热炽盛证无痰或少痰而热重，临床实际上常以痰热壅肺证表达。

第三节　肺痰

一、肺痰的概述

肺痰是在痰邪病理基础上与五脏中的肺脏密切相关的以肺系病证特点兼有痰邪致病特点相复合的病理产物，肺痰一旦形成，又可成为肺系病证的致病因素。因此，对于肺痰概念的理解，简言之就是：肺痰既是病理产物同时又是致病因素。临床中，肺痰往往通过不同性质的多种肺系病证或证候表现出来。

1. 肺痰分类、表现和特点　肺痰和痰邪的关系，是部分和整体的关系，即肺痰是痰邪的一部分，肺痰本身就属于痰邪。因此对于肺痰的分类，我们依然可以参考痰邪的分类来进行。痰的分类方式有多种，从病因或者产生角度分为风痰、寒痰、湿痰、燥痰、热痰；从导致脏腑发生病变或者与脏腑有特殊联系性角度分为五脏之痰；从有形无形、广义狭义等角度也可将痰分为不同类型。在此笔者拟结合五脏之痰中的肺痰和有形无形、广义狭义、内痰外痰、显现隐伏共五个方面来对肺痰进行分类，将肺痰分成有形之肺痰和无形之肺痰、狭义之肺痰和广义之肺痰、肺之外痰和肺之内痰、显现之肺痰和隐伏之肺痰。所以，古往今来所框定的这四种痰邪的分类形式依然适用于肺痰，而且肺痰借助于这种素有的分类框架，能够更好的探索和解释临床中一些复杂的肺系疾病。

痰的分类中，由于有形之痰、狭义之痰、外痰和显现之痰基本一致，而无形之痰、广义之痰、内痰和隐伏之痰基本一致。所以，肺痰也就从这两大方面来进行分类。

有形之肺痰、狭义之肺痰、肺之外痰、显现之肺痰共同点：是肺部渗出物和呼吸道分泌物，经咳吐而出的黏液样或泡沫样之有形之物。是视之可见、闻之有声的痰液。临床上多表现为咳嗽吐痰、喉中痰鸣等。特点是有声有物，显而易见。

无形之肺痰、广义之肺痰、肺之内痰、隐伏之肺痰共同点：是肺系病中那些只见痰的征象，不见其形质的痰病。是由于肺失通调引起的水液代谢失调之后所产生的病理产物。临床上多表现为干咳、气短、胸闷憋喘、头昏目眩、精神不振，乏力，舌苔腻，脉象滑，甚至出现嗜睡、昏睡等病理状态等。特点是无痰可见，在原有肺系疾病基础上出现的痰病征象。

2. 肺痰的产生机制 肺痰的产生，根据病因可分为外感生痰和内伤生痰两方面。不论外感还是内伤，均可导致肺脏宣肃失司、通调水道功能下降而生痰。内伤生痰中，根据肺痰的来源不同，又可分为脏腑生痰、血瘀化痰、气虚和气滞生痰三大方面。脏腑生痰方面，肺痰的产生或者形成，根据自脏和他脏的分类，可以分成肺脏生痰和他脏生痰贮藏于肺两类。而血瘀化痰、气虚和气滞生痰则是因血液和气机失于正常运行而导致痰邪产生，痰邪可以来源于肺脏和其他脏腑。下面进行详细阐述。

（1）外感生痰：肺主皮毛，外感风寒、风热或风燥之邪，侵袭皮毛和肌腠，影响肺脏宣降功能。寒邪袭肺，气不布津，津液凝聚为痰；风热之邪，内郁于肺，则蒸液成痰；风燥相合，燥伤肺阴，敷布津液功能失司，导致炼液成痰。因此不论风寒、风热还是风燥，皆可影响到肺而产生肺痰。

（2）肺脏生痰：肺的生理功能是主气，司呼吸，通调水道。肺主通调水道，是指肺的宣发和肃降作用对体内津液的输布、运行和排泄有疏通和调节的作用。《素问·经脉别论》言："饮入于胃，游溢精气，上输于脾，脾气散精，上归于肺，通调水道，下输膀胱，水精四布，五经并行。"可见，人体内的水液虽由脾胃而来，但水液的输布、运行和排泄，又依赖于肺的疏通和调节，以维持动态的平衡。故有"肺为水之上源"之说。当肺脏自病或者其他脏腑病变影响到肺时，导致肺宣降失司、通调水道、敷布津液的功能失常，则可以出现津液停滞，不归正化，聚湿生痰的病理局面。痰贮于肺，肺气不利，痰涌气道而发，必致咳嗽咳痰。

可见，肺脏生痰是由于肺脏自身病变致使对水液的行水能力下降，导致痰湿产生，留伏于肺形成肺痰。

（3）他脏生痰：他脏功能失调亦可导致痰的产生，痰一旦产生，随气升降，无处不到，可上干于肺，并潴留于肺，化生肺痰，产生疾病。这一过程主要与脾、肾、肝及三焦密切相关。

1）脾运化失常，化生不利，痰湿内生：脾胃为后天之本，气血生化之源。胃功能健运，则胃受纳腐熟、脾运化升清功能正常而化生水谷精微物质。脾运化食物和运化水液，可为化生精、气、血、津液提供充足的原料，以营养五脏六腑、四肢百骸，使其发挥正常的功能。脾气在水液的升降输布中发挥着转输作用，使之上行下达，畅通无阻，从而维持水液代谢的平衡。若脾功能失常，必然导致水液在体内聚集为痰为饮。如患者平素嗜食肥甘厚味及辛辣油，影响脾胃，水谷不化，谷反为滞，水反为湿，使痰湿阻滞。另外，过食生冷寒凉，脾阳失展，思虑或劳倦过度也可伤脾影响其正常生理功能，导致痰湿产生。故说"脾为生痰之源"。

2）肾元不足，阴阳偏衰，间接生痰：肾主水，为水下之源。水液的正常运行离不开肾气的蒸化作用和肾阴肾阳的协调平衡。肾气的蒸化作用和肾阴肾阳的推动调控作用的协调，对于维持体内水液代谢平衡是非常重要的。各种原因导致肾阳不足时，其蒸腾气化水液的能力下降，水湿停聚，凌心射肺则心慌、胸闷、憋喘、咳嗽、呼吸困难、不能平卧。肺受水饮影响，输布功能失常，从而产生痰湿，与水饮相合而为痰饮水湿，留于肺，胶结为害。肾阴不足时，阴不制阳，虚火内生，煎熬津液成痰，痰邪随气机升降到达于肺，影响肺的生理功能。

3）肝失疏泄，气机不利，津液化痰：肝司疏泄，调达气机，疏泄情志，同时可疏泄津液和调节气血的正常分布，一旦疏泄失职，则百病即生。《内经》言："百病生于气也"，指出疾病的产生往往与肝失疏泄密切相关。平素情志不遂，忧思气结，或郁怒伤肝，导致肝失疏泄，气机郁滞，气滞则导致津液运行失调从而生成痰湿。此外，气滞日久可化火，火热炼津液为痰。形成之痰又加重气机阻滞，从而导致疾病形成恶性循环。

4）三焦不利，气化失司，痰湿内生："三焦者，决渎之官，水道出焉"是三焦运行水液的生理概括。全身的水液代谢以三焦为通道，才能正常的升降出入。三焦气化不利，则水液运化失常，水湿停聚，或为痰，或为饮，出现相关脏腑病证。

（4）血瘀化痰：血瘀化痰，首先要从血与津液的关系说起。血和津液都由饮食水谷精微所生，两者之间可相互转化、相互资生，即所谓的"津血同源"。津液的病变会导致血液的病变，如血液的形成，同时血液的病变也会导致津液的病变，产生痰邪。《金匮要略·水气脉证病治》云："血不利则为水。"血瘀之后，津液运行不畅而生痰。张景岳在《景岳全书》中对痰与血气、津液之间的关系进行了非常详细的论述："痰即人之津液，无非水谷之所化，此痰亦既化之物，而非不化之属也，但化得其正，则形体强，营卫充，而涎本皆血气；若化失其正，则脏腑病，津液败，而血气即成痰涎。"血生痰的核心机制在于脉中津液的不能正常运行和布散。正如唐容川在《血证论》中所言"血积既久，亦能化为痰水"。

津液是血液化生的组成部分，中焦水谷化生的津液，在心肺作用下，进入脉中，与营气相合，变化为血。如《灵枢·决气》指出："中焦受气取汁，变化而赤，是谓血。"其次，布散于肌肉、腠理等处的津液，也可以不断地渗入孙络，以化生和补充血液。如《灵枢·痈疽》说："中焦出气如露，上注溪谷，而渗孙脉，津液和调，变化而赤为血。"血液行于脉中，脉中津液可以渗出脉外而化为津液，以濡润脏腑组织和官窍，也可弥补脉外津液的不足，有利于津液的输布代谢。

总之，津液进入脉中，与营气结合，便化生血液；血液中的津液，与营气分离而渗出脉外，便化为津液。脉中脉外，有进有出，有分有合，就是津液与血液相互转化的生理病理基础。

由于津液和血液在生理上密切联系，病理上也势必会相互影响。津液的病变可以导致血液的病变如血瘀的形成，同时血液的病变也会导致津液的病变，表现之一就是痰邪的产生。张景岳在《景岳全书·杂证谟》中对痰与血气、津液之间的关系进行了非常详细的论述："痰即人之津液，无非水谷之所化，此痰亦既化之物，而非不化之属也，但化得其正，则形体强，营卫充，而痰涎本皆血气；若化失其正，则脏腑病，津液败，而血气即成痰涎。"而《金匮要略·水气脉证并治》则直言"血不利则为水"。所以，血瘀之后，津液运行不畅而生痰，痰病系血，血病系痰，痰瘀互结，络脉不畅，出现一系列病理变化。

另一方面，痰湿与血瘀具有相似的病理特性。中医学认为痰湿具有重着黏滞的特性，与血瘀具有高黏、高凝的病理特性一致。中医学中瘀血是指体内有血液停滞，包括离经之血积存体内，或血运不畅，阻滞于经脉及脏腑内的血液。处于高黏滞状态的血液还没有达到停滞的状态，还不属于瘀血的范畴，故而我们名之曰血瘀状态，这也是主张从瘀论治的学者认为的前瘀血状态。由此可见，血液高黏滞状态与中医痰湿证具有更一致的表现。从痰论治比从瘀论治更符合中医理论。因此可以认为高黏滞血症是中医痰湿的一种表现形式而不是瘀血的表现形式。甚至，更有研究者指出，血瘀的同时必有痰浊形成，化痰也兼能化瘀。认为痰瘀两者，同源而互衍，胶着互结，交互为患。这一理论扩大了祛痰法的治疗范围。

简言之，血瘀化痰的核心机制在于脉中的津液不能正常的运行或者布散，而出现的类似于痰湿特性重着黏滞的临床特点，甚至有一部分患者出现典型痰湿水饮的表现，这也就是痰瘀相关的理论基础。正如唐容川在《血证论》中所言"血积既久，亦能化为痰水"。

（5）气虚和气滞生痰：由于气和津液之间特殊的生理联系，因此除了上述四个方面的机制之外，从气和津液之间的病理联系角度也可导致肺痰的产生。气对津液有推动、温煦、气化和固摄作用。当气的功能失司时容易出现气虚或者气滞，这两方面也可导致肺痰的产生。简单分析如下，气虚时，对津液的推动和温煦能力下降，导致津液停聚，若停留于肺，则成肺痰；气滞时，对津液的运行能力下降，也可导致津液停聚于肺而形成肺痰。

二、肺痰存在的依据研究

肺痰是客观存在的，不论是从理论上分析、症状上判断，还有从疗效上验证，都能够科学的说明。

1. 理论上分析　前述肺痰的产生机制中，根据肺痰的来源不同，可分为外感生痰、脏腑生痰和血瘀化痰三大方面。不论是外感生痰、脏腑生痰还是血瘀化痰，都有其明确的机制和道理。其中，在脏腑生痰中，肺脏生痰能够直接形成痰贮存于肺的情况，而他脏生痰，则是由其他脏腑功能失调导致痰邪产生，痰邪既生，随气升降，无处不到，到达并停留于肺，为害百端，便形成不同的肺系病证，出现不同程度的临床表现症状。而血瘀化痰方面，则是根据痰邪和血瘀相同的病理特性之一，都具有黏腻、易凝滞的特性所进行的分析和推理。这与中医学的取象和推演络绎法有所相似。因此，从理论上进行分析，肺痰具备明确的产生机制，也就有了其客观存在的前提。

2. 症状上判断　肺痰是有其独特的临床表现的。结合前述肺痰之分类将其症状分为两大方面，有形肺痰之症状和无形肺痰之症状。有形肺痰的症状是咳嗽吐痰，喉中痰鸣。临床上表现为有声有物，显而易见。这种痰是肺部渗出物和呼吸道分泌物，经咳吐而出的黏液样或泡沫样之有形之物。是视之可见，闻之有声的痰液。

而无形肺痰的症状则没有外观明显的痰液，但是依然有肺系病证和痰邪同时相关的症状，如单纯咳嗽，气喘，胸闷，眩晕头昏，精神不振，甚至嗜睡、昏睡状态，舌苔腻，脉象滑等。这种痰并没有痰液的外在表现，但是仍然属于由肺失通调引起的水液代谢失调之后所产生的病理产物所致，所以归属为无形之肺痰。无形之肺痰多在原有肺系病基础上出现的痰病征象，结合四诊运用化痰药后能收到良好疗效。

有学者在对痰证的流行病学进行专项研究之后，运用多元逐步判别的方法，第一次建立起痰证的诊断标准。该诊断标准分为主要指标和次要指标两方面。其中主要指标有如下症状或体征：咳痰，喉中有痰鸣音，舌苔腻，脉象滑；次要指标有如下症状或体征：眩晕，嗜睡，肥胖，口干不欲饮，恶心呕吐。该学者通过大量的文献及临床研究后发现，该指标对痰证诊断的准确性、灵敏性和特异性均很高，可达92%以上。故临床中，我们完全可以将此标准来作为痰证辨证的参考依据。不管是从主要指标还是次要指标，都能反映出有形和无形之痰的特点。如果将这个标准缩小至肺脏上同样适用，所以从症状上判断也支持肺痰的存在。

3. 疗效上验证　由于肺系病证的主症是咳、痰、喘，因此在临床治疗中，化痰药就成为非常重要的一大类治疗药物。有人通过检索1999—2011年共12年的医学文献后，对肺系病化痰药的用药规律进行了研究，按照寒痰证、热痰证、湿痰证、燥痰证这四种证型对临床常见的呼吸系统疾病例如慢性阻塞性肺疾病、支气管哮喘、支气管扩张症、肺间质纤维化和肺癌五种疾病进行化痰药规律性研究，发现这些常见的肺系疾病应用化痰药后确实会收到不错的疗效。同时总结后还发现，在温化寒痰的中药中，以半夏、白芥子和白前这三种药应用较多；在清热化痰的中药中，以川贝母、浙贝母、瓜蒌、桔梗和前胡这五种药应用较多。从归经来说，这些药多归肺经，因此从该类药物的角度来看也提示肺痰存在。反之，一些祛风除湿、通经达络的药物如雷公藤、青风藤、伸筋草、穿山龙则没有用来化痰，且多不归肺经。临床中就化痰药的应用比例来讲，一般是清热化痰药较温化寒痰药为多。之所以化痰药有如此广泛的应用，其依据就是其有明确的临床疗效。

同时，鉴于血瘀化痰、痰瘀互结、相互为病的病理特点，临床中对一些有瘀血症状（面色紫暗、口唇和爪甲青紫、舌质紫暗，或舌有瘀斑、瘀点，或舌下脉络迂曲青紫扩张）的肺病患者在应用化痰类中药后，发现瘀血症状会减轻或消失。而对这些瘀血患者应用活血化瘀类中药之后，发现其肺病症状咳嗽、憋喘也出现不同程度减轻和好转。可见痰瘀相关确实存在。邓铁涛老谈到痰瘀时曾说："痰是瘀的初期阶段，瘀是痰浊的进一步发展。"

三、无形之肺痰

肺系病与痰关系密切。咳痰是肺系病证的常见症状。但是临床中并非所有的肺系病证患者都伴有咳痰症状，比如干咳、喘促、胸闷、嗜睡、昏蒙，或者颜面晦暗、唇甲发绀，舌苔腻脉滑等，这些症状并非是有形之肺痰所致，但是从辨证角度而言，依然属于痰湿之邪的范畴，于是无形之肺痰就应运而生。

1. 有形、无形之肺痰同源互化　无形之肺痰其实和有形之肺痰一样，共同产生并存在于肺中。两者都源于津液不归正化，一旦形成，留存于肺，变幻百端，产生各种病证。若痰停留在与外界相通的器官，如气管、食管、胃肠，就可排除体外，视之可见；停留在体表组织，如皮下，则触之可及；但如停留于肺脏，既不能排出体外，又不能突出体表，不为肉眼所见，则归属为无形之肺痰。正如有学者认为肺痰之有形无形的区别在于凝聚、留伏的部位不同而可见或不可见。

有形之肺痰与无形之肺痰两者可分而不可离，共同为病。有形之肺痰内伏于肺可化为无形之肺痰，无形之肺痰外达于气管排出体外则为有形之肺痰。

2. 无形之肺痰与血瘀关系密切　从生理上讲，津血同源。血行脉中，津处脉外，津液渗注脉中，即成为血液的组成部分。血液中的水液成分可出脉外，成为津液成分。可见津液其实是同时运行于脉中脉外的。当脉中的津液受到邪气影响时，就会出现不能正常运行的情况，从而影响血液的正常运行，导致血液出现我们所谓的高黏滞状态，但尚未达到停滞的状态，故我们名之血瘀，而不是瘀血。由于这种血瘀的状态是脉中的津液病变即痰邪所致，而脉中的痰邪并不能像有形之痰那样随咳嗽吐出，所以我们认为即是无形之痰所致。同时，从性状而言，血瘀状态更加类似于痰湿之邪重浊黏腻的病性，以致许多学者甚至认为高黏滞血症其实是中医学中痰湿的一种表现形式，而不是瘀血的表现形式。正是津血同源的特殊性，使得无形之痰与血瘀的关系相当密切。无形之痰处于脉中即可导致血瘀，无形之痰出于脉外，若外达于气管排出体外则为有形之肺痰，若内伏于肺不为肉眼所见则为无形之肺痰。

3. "痰瘀"之痰多指无形之痰　"痰瘀同源""痰瘀相关""痰瘀互结""痰瘀互化"等说法在中医医籍中随处可见。痰和瘀如此密切的联系基础仍是"津血同源"，生理上特殊的联系势必会导致病理上的密切相关。津液与血液中任何一方的运行失常均可影响对方，而痰和瘀分别是机体水液、血液代谢障碍的病理产物，一种病理产物的生成必然为另一种病理产物的产生创造条件。正如有学者所言："因为津液凝滞可成痰，而瘀血的形成又往往由于血中的痰浊阻滞化生，痰瘀相因而生，循环往复，两者胶结，缠绵难解"。因此，由"津血同源"就可以推导出痰瘀之间密切的联系，甚至从某种意义上讲，就可以说是"痰瘀同源"。由于"同源"就势必会出现"相关""互结"和"互化"的病理，名老中医邓铁涛谈到痰瘀之间的关系时曾说："痰是瘀的初期阶段，瘀是痰浊的进一步发展"。痰瘀互结导致多种肺系疑难病证的出现。在临床进行治疗时就必须痰瘀同治。但值得注意的是，在肺病科临床方面，痰瘀两者有相互掩盖的倾向，外在症状的显露要有一定的过程，血瘀者不一定有痰饮水滞的表现，而痰饮水滞者也未必有瘀血的表现。

一般情况下，"痰瘀"之痰多指的是无形之痰。这是因为唯有无形之痰能够行于脉中。无形之痰与湿邪相似，"致病则具有湿邪致病之重浊黏滞的特性，造成病势缠绵，病程较长，其病多反复发作而缠绵难愈，久之则从瘀"。这与另一学者观点不谋而合"机体由痰阻到瘀血的病理变化是一种主要矛盾的转化，在于痰浊混于血中，随痰浊蕴结的量变而产生质变，形成瘀血"。

4. 无形之肺痰致病特点

(1) 范围广，病种多，表现杂：无形之肺痰为病，涉及多种肺系病证，如咳嗽、哮病、喘证、肺痨、肺痈、肺胀、肺痿等。既有病情轻者，亦有病情危重者。其临床表现较多，除干咳、气喘、胸闷、眩晕头昏、精神不振，甚至嗜睡、昏睡状态等肺系症状外，尚可伴有颜面晦暗或萎黄，目胞黯黑，眼睑下如卧蚕，形体肿胖，头身困重，咽中如有异物梗塞，心下痞闷，舌体胖大，舌质暗淡，舌苔多厚腻，脉象濡或滑等广义之痰症状。

(2) 与肺络关系密切，痰瘀久，多入络：由于津血的密切关系，导致痰和瘀之间也存在着密切的联系。古今诸多医家在对痰证的治疗进行经验总结时对"宿痰久，多夹瘀；顽痰久，多入络"的观点多持赞同态度。痰一旦产生，即成为一种病理产物，但这种病理产物又能成为导致包括肺脏在内脏腑病变的致病因素。而且在一些慢性久病咳喘的患者中，大多都存在着"痰瘀互结""痰瘀阻络"的病机特点。理论和临床中，瘀阻络经常被提及，而痰阻络多被忽视。既然痰瘀同源，津血同源，瘀能够广泛的致病，那痰也能够广泛的致病。比如慢性阻塞性肺疾病，既有全身各处瘀血的表现，也有全身各处痰的表现。这与肺络密切相关。肺络乃肺中运行气血津液的最小通道之一，《说文》对"络"做了如下解释："络，絮也"，言其细密繁多，纵横交错，网络全身。并且，络脉广泛而深入的分布于脏腑组织之中，难以见到，故与脏腑关系尤为重要。

肺朝百脉，百脉之精气朝会于肺脏，血脉和则肺气畅。肺病日久不愈，气滞痰湿血瘀潴留，肺朝百脉功能失司，导致络脉瘀滞，就出现"痰瘀久，多入络"的病理。故叶天士在慢性咳嗽临证中常辅以活血调营、通络逐瘀之法。俾气血调和，肺之生理功能便可顺利恢复。正如唐容川在《血证论》所说："盖人身气道，不可有塞滞，内有瘀血，则阻碍气道，不得升降，是以壅而为咳……须知痰水之壅，由瘀血使然，但去瘀血，则痰水自消。"

四、肺痰的诊断依据

有形之肺痰有形可见、有声可闻、有味可嗅，临床表现为咳痰、喉中有痰鸣音，或听诊检查时可闻及哮鸣音。

无形之肺痰则无形可察、无声可闻、无味可嗅，以干咳、气喘、胸闷、眩晕头昏、精神不振，甚至嗜睡、昏睡状态等症为主，部分患者可见颜面萎黄，目胞黯黑，眼睑下肿如卧蚕，形体肿胖，头身困重，咽中如有异物梗塞，心下痞闷，舌体胖大，舌质暗淡，舌苔多厚腻，脉象濡或滑；或者兼见颜面晦暗、唇甲发绀等症。

五、肺痰治疗原则

肺痰的治疗，应分清邪正虚实，判断病情是属外感还是内伤所致。

外感所致者，当解表宣肺，按病邪性质分为风寒、风热和风燥论治，可适当佐以化痰治疗。内伤所致者，病性多属邪实正虚。标实为主者，治以祛邪治标，本虚者，需结合肺、脾、肾、肝、三焦等脏腑的不同，分别施治。详细方法如下。

1. 治痰　痰有寒热之别，结合病性与病程长短，分别配合应用清肺化痰、温肺化痰、导痰豁痰等法。

2. 治气　宋代庞安常曾言："善治痰者，不治痰而先治气"。治气，临证时当分清虚实之别。实则泻之，采用畅达气机、解郁行气的方法；虚则补之，采用益气的方法，补益肺肾之气、脾胃之气。

3. 治瘀　关幼波认为："治痰必活血，血活则痰化；治血（瘀）必治痰，痰化血易行"。临床中，多配以具有活血化瘀效用的中药，对肺痰的消除有促进作用。

4. 通肺络　许多慢性咳喘患者，多伴有中医学血络瘀阻的症状，如唇甲发绀，面色黛黑，舌质暗红、紫暗或有瘀斑瘀点，脉涩，此属瘀血和痰浊相夹为患。治疗时应在治痰的同时配合宣肺、通络之品，如当归、川芎、地龙、丝瓜络、橘络等以增强活血化瘀之效。

5. 祛风　部分哮病患者起病突然，时发时止，反复发作，与风邪"善行数变"之性质相符，辨病属风痰为患。治疗时可加用祛风化痰之药，如徐长卿、防风、苍耳子、皂角、僵蚕、蝉蜕、地龙、露蜂房等。尤其是虫类药，走窜入络、搜剔逐邪，可祛肺经伏邪，增强平喘降逆之功，并擅长祛风解痉，化痰通络。

第四节　肺瘀

一、肺瘀定义

肺瘀定义有四个义项。

1. **病理产物**　肺瘀是在瘀血病理基础上与五脏中的肺脏密切相关的以肺系病证特点兼有瘀血致病特点相复合的病理产物。

2. **致病因素**　肺瘀是血阻滞于肺系脉络，造成气机、津液、血液运行障碍，产生肺系病证与血病证并见的一种致病因素。

3. **证候**　肺瘀亦称瘀血阻肺，是存在于多种肺系疾病中的，以瘀血阻滞肺络、气血津液运行障碍为病理基础的，肺系症状与血瘀症状并见的一种证候。

4. **病名**　肺瘀病是由于外感或内伤因素引发肺系气血津液运行障碍所致瘀血阻肺或痰瘀阻肺，以憋喘、咳嗽、胸痛、咳痰、咯血甚至癥积为主要临床表现的疾病。

虽然多种肺系病证均包含瘀血阻肺这一证型，但整体来看，肺具有完整的发生、传变、转归过程，在这一过程中，始终存在着损伤、障碍与修复、调节的矛盾斗争，亦即邪正斗争；具有一定的病理演变规律，有较固定的临床症状和体征，有诊断要点和与相似疾病的鉴别点；能够反映疾病全过程的总体属性、特征和规律。

二、肺瘀病病因

1. **感受六淫之邪**　风邪侵袭肺卫，可致宣肃失司，气机不利，血行不畅；寒邪入于肺络，血液遇寒则凝；热邪煎熬津液成痰，痰阻肺络成，或直接煎熬血液成瘀；感受暑湿之邪，湿阻气机，血行不畅成瘀，湿热灼津成痰，痰阻肺络亦可成瘀；邪损伤肺系血络，血溢脉外而成瘀。

2. **感受疫疬之邪**　疫疬之气是一类具有强烈传染性的病邪，自口鼻而入侵袭人体。自鼻而入者，"肺气通天鼻""天气通于肺"，由呼吸道传染者伤及肺络，故临床常见高热、咳嗽、咳痰甚或痰中带血、肺实变等，如传染性非典型肺炎（SARS）、甲型流感等都属此类。

3. **内伤七情**　七情是指人体喜、怒、忧、思、悲、恐、惊七种情志变化。七情致病，先自脏腑郁发，外形于肢体，故称七情内伤。

悲忧伤肺，造成肺气滞或肺气虚。滞则宣肃失常，气机逆乱，津液输布受阻，津聚成痰，痰阻肺络而成瘀；虚则推动无力，或宗气生成不足，血行无力而成瘀。

郁怒伤肝，肝气不舒，反侮肺金，肺络受损，发为咳嗽，甚则咯血。多思伤脾，母病及子，土不生金；惊恐伤肾，恐则气散，肾不纳气，子病及母，均可加重肺系疾病。

4. **痰瘀阻络**　痰浊、瘀血既是病理产物，又是致病因素。津液输布代谢失常，或过食肥甘厚味瘀滞脾运，均可生痰。痰有有形、无形之分，有形之痰出于肺、咳于外，无形之痰阻滞于络脉壅塞气机，阻滞络道，为病甚杂。痰浊黏滞易阻，络中气血流注受阻，血滞为瘀；痰浊停聚于脉络内外，阻滞肺络气机，气滞则血。瘀血阻滞络道，致使络中之津不能经心化赤为血而郁于络中，络外之津也不能还流于络内而聚于脉外，郁积日久，逐渐化生痰浊；同时血瘀于络脉内外，阻滞络中气机，气不化津，津凝而产生痰浊。痰瘀胶结，阻滞肺络，又成为新的病理因素，致使肺络疾病缠绵难除。

5. 环境之毒

（1）可吸入性颗粒物（PM2.5）：随着环境监测的逐步深入，PM2.5 正在为国人所熟知。粒径 <25μm 的微粒可直接进入支气管，对肺泡气体交换造成严重影响，能够诱发支气管炎、哮喘急性发作以及心血管疾病。吸入的颗粒通过支气管和肺泡进入循环系统，颗粒中所含的重金属及有害气体可溶于血液中，随血液循环遍及全身，造成全身性中毒反应。粒径越小的颗粒，其危害性也越大。另外，PM2.5 悬浮于空气中时间较长，且播散范围广，漂移距离远，影响城市空气质量，对人体健康特别是呼吸系统健康构成的严重威胁。

（2）吸烟：吸烟直接或间接引发慢性支气管炎、慢性阻塞性肺疾病甚至肺癌已是众所周知。烟毒辛燥、入肺，直入肺络，久则耗气伤阴。烟毒因虚而留滞，瘀、痰、毒结聚肺络痰阻络则肺胀，喘满；瘀血化水为肿为喘；毒瘀化火，灼伤血络，则咯血频作。

（3）其他：如过敏原及其他吸入性毒素。

6. 久病肺虚　若内伤久咳、久喘、久哮等肺系慢性疾患，迁延失治，痰浊潴留，伏着于肺，肺气不畅肺络不通，而成肺瘀。

三、肺瘀病病机

外感六淫之邪侵袭肺卫，七情内伤直接或间接伤肺，气血津液运行障碍而成痰成瘀，久病损及肺之血络，均可导致肺瘀病的发生。气血津液运行输布障碍是肺瘀病发生发展的根本。

肺气最易受扰，肺气运行障碍是血和津液运行障碍的先导，所以说气的运行障碍是肺瘀病的起点。对于肺瘀病，所有病理因素、病机变化其最终结果都是血的运行障碍，所以说血的运行障碍是肺瘀病的终点。由于痰的产生和病理作用是肺瘀病过程中密不可分的部分，所以说津液的运行障碍是肺瘀病的中心环节。

1. 气的运行障碍　肺主一身之气，肺气参与宗气生成推动血液循行的作用。肺的呼吸功能健全与否直接影响着宗气的生成，若肺主气功能失调，宗气生成不足，则血循推动无力而成瘀。气有一息之不运，则血有一息之不行。关于气机失常致瘀，《灵枢·刺节真邪》有云："宗气不下，脉中之血，凝而留止。"《素问·调经论》说："五脏之道，皆出于经隧，以行血气，血气不和，百病乃变化而生。"经隧即为脉道，气血不和则脉道不通。

气机的调畅与否，正是血液能否正常循行的关键环节。《仁斋直指方》中说："盖气为血帅也，气行则血行，气滞则血滞，气温则血温，气寒则血寒，气有一息之不运，则血有一息之不行。"《血证论·阴阳水火血气论》云："运血者，即是气。"《本草纲目》卷五十二言："故曰气者血之帅也。气升则升，气降则降；气热则行，气寒则凝。"血液的正常运行，决定于气的推动作用和固摄作用之间的协调平衡。肺主降而肝主升，两者相互协调，是全身气机调畅的关键环节。

肺气运行障碍主要由于：①肺的宣发布散和朝会百脉功能与肝的疏泄功能相配合，

到达推动和促进血液正常运行的作用。若肝升太过或肺降不及，则气火上逆，出现"肝气乘肺"或"肝火犯肺"，气机逆乱，血随气升，表现为咳逆上气，伴有面红，目赤，头痛，甚则咯血等病理现象。②外邪犯肺，致肺失宣肃，气机不利。③痰浊、瘀血、水饮等病理产物导致气道不畅。④因情志过极、久病正虚、过劳损伤等因素导致肺之阴阳亏虚，肺气不足，运行乏力。

2. 津液的运行障碍　肺主宣发肃降，并通过其宣发肃降功能对体内水液的输布、运行和排泄起疏通调节作用，若肺气郁滞，则津液内停生痰。痰浊阻滞，气机不畅，则血滞生瘀，痰瘀互为因果。正如《素问·调经论》篇所言："孙络水溢，则经有留血。"《灵枢·百病始生》所言："凝血蕴里而不散，津液涩渗，著而不去。"

当肺脾肾三脏及三焦等脏腑气化功能失常时，水液代谢障碍，水津停滞形成痰浊或水饮。痰饮内停影响气机之宣肃，且易耗气伤血，造成气滞或气虚两种病理变化，由气滞或气虚而致瘀。而瘀血又反过来影响津液输布，聚而生痰。《金匮要略·水气病》言："经为病，血不利则为水，名曰血分"，"先病水，后经水断，名曰水分"。痰和瘀作为病理产物及致病因子，是人体阴精为病的不同形式，是同源异物。痰瘀互为因果，两者可相互转化，兼挟致病，使病情错综复杂。痰瘀互结，阻于肺络，终成"肺瘀"。痰瘀伏肺，胶结不解，使得咳喘缠绵难愈，反复发作。

"痰瘀同源"其生理基础是"气血同源"，津血均由水谷精微转化而来，其生成、运化布散又都离不开气机的推动，两者既可相互转化，又可相互干预。津凝为痰，血滞为瘀，气机通畅则津血运行俱通畅，气机受阻则津血成痰成瘀。同时，痰瘀交阻又加重气机阻滞，如此恶性循环。

3. 血的运行障碍　肺朝百脉，使百脉之气血如潮水般周期性运行周身，阐述了肺与血、脉之间的密切关系。当外邪袭肺或内伤干肺，朝百脉不利，对血、脉运动的调节失司，血液循环不利，则肺瘀形成。肺主治节，助心行血，《难经》言："心主血，肺主气，血为荣，卫为气……通行经络，荣周于外。"肺主治节表现在四个方面：治理调节呼吸运动，调理全身气机，治理调节血液的运行，治理调节津液代谢。血之循行离不开肺气推动。若肺气亏虚或滞，宣肃失司，则血的运行受到影响而成。

肺为娇脏，不耐寒热，易被邪侵。《素问·咳论》云："岁金太过，燥气流行……咳逆甚而血溢"，是言燥邪损伤肺络，血溢脉外而成瘀。寒入肺之血络，血液遇寒则凝，而成肺之瘀血。热邪煎熬血液，血行凝滞成为瘀血。

四、肺瘀病主要临床表现及辨证要点

1. 咳嗽　瘀阻肺络，肺失宣肃，气机上逆，冲激声门而发为咳嗽。辨证要点是咳嗽的频率、音质、发作时间以及病程。咳嗽时作，昼多于夜，咳而急剧、声重，或咽痒而咳，多属外感风寒或风热侵袭肺络引起；病势缓而病程长者，多属气虚；咳声粗浊多为风热或痰热伤津。早晨咳嗽阵发性加剧，咳嗽连声重浊，痰出咳减者，多为痰湿或痰热咳嗽。

2. 咳痰　辨证要点是痰的量、色、质地、黏稠度、气味。咳而无痰或少痰者多属燥热伤肺；痰多且稀薄者多属痰湿；痰白而稀者属风寒；痰黄且质黏难咳者属热；痰白黏而成丝者属燥；痰白清稀透明呈泡沫样者属寒、属气虚。

3. 气喘　辨证要点是患者的年龄、体质、原发病以及气息的强弱。痰瘀互结，阻于肺络，因外感六淫，饮食不节，情志所伤，劳倦等因素而引发，以致痰随气升，气机受阻，痰气搏结，气道不畅，肺管拘挛，气机不利，宣肃失司，引发痰鸣气促。

喘有虚、实、寒、热之分。青壮年气喘实证偏多；中老年人气喘虚证偏多；体实气盛者多属实证；体弱气虚者常年气喘，遇劳遇寒即发者，多数虚证；重病大病之后，或产后失血，或手术外伤失血，而出现气喘，多属虚证，甚至是元气败绝、阴阳离决之危候。就临床症状与体征方面而言，喘而声高气粗，呼吸深长，脉浮大滑数有力者为实喘；喘而气弱息微，呼吸浅表，心慌气怯，脉微弱或浮大中空者为虚喘。喘而以呼出为快，多病在肺；喘而以深吸为快，多病在肾；喘因情志诱发或加重，多为肝气犯肺。

4. 胸痛　辨证要点是胸痛的性质、部位及伴随症状。"不通则痛"，瘀血、痰浊、水饮等病理产物或寒、热等外感邪气阻塞肺络，影响气血循行，气滞血瘀而致痛，多属实证或本虚标实证。

胸痛伴胸闷，心前区压榨感，多为痰阻、气滞；刺痛，痛处固定不移，夜间痛甚，多为血瘀阻滞；胸痛伴发热、咳嗽，咳时痛甚，或见咯血，为热伤肺络；胸痛隐隐，咳嗽声低，多为肺气亏虚。

5. 咯血　辨证要点是咯血的量、色、痰的状态及伴随症状。多种因素致肺络受损，血溢脉外：①咳嗽时咯出，或见痰中带血，咳痰多呈黄色，亦有大量咯血者，色鲜红，伴咽干或痛，口干口渴，溲赤便干，或有身热，舌红，黄或焦黑起刺，脉洪大或洪数者为肺热壅盛；②咯血每因情志因素而诱发，色鲜红，或痰中带血，伴有头晕胀痛，阵发性咳嗽，胁肋胀痛，胸闷，咽干口苦，急躁易怒，溲赤，舌红，苔薄黄，脉弦数者为肝火犯肺；③咯血迁延难愈，血量不大，色暗红或褐色，痰白质稀，咳嗽声低，肢冷畏寒，面色㿠白，心悸气怯，倦息无力，食少便，少气懒言，舌淡苔薄白，脉沉细或芤者为气不摄血；④咳痰带血或吐血沫，心悸，咳逆倚息，难以平卧，唇甲发绀，胸闷刺痛，目眶黧黑，面色晦暗，舌紫暗或有瘀点瘀斑，脉沉弦或结代者为瘀血阻络。

五、治疗原则

治疗当根据邪实与正虚的不同，有侧重地分别选用扶正与祛邪的不同治则。邪实者，根据病邪的性质，分别采取宣肺解表，理气活血；化痰祛瘀，活血通络。正虚者，当以补肺、健脾、养心、益肾为主，或气阴兼调或阴阳兼顾。虚实夹杂者当扶正与祛邪兼顾。

六、分证论治

1. 气滞血瘀（初期）

（1）病机概要：外感风寒或风热侵犯肺卫，致肺失宣肃，气机不利，滞而生瘀；或情志郁结，肝气犯肺。

（2）治则：外感所致者宜宣肺解表，理气活血。肝郁所致者宜疏肝解郁，理气活血。

2. 气虚血瘀（初期）

（1）病机概要：肺气不足或脾气亏虚，致宗气生成不足，运血无力而成瘀。

（2）治则：补肺健脾，活血化瘀。

3. 痰瘀阻肺(中期)

(1)病机概要：由于肺气郁滞或肺气不足，宣肃失司，津液布散失常而成痰；或热邪、燥邪、暑邪灼津，直接成痰；疫疠之邪灼津为痰，疫疠之毒阻于经络；或因脾虚，水湿代谢失常而成。痰阻肺络而成瘀。

(2)治则：肃肺化痰，活血化瘀。并根据热象的有无酌加清热之品。疫病之邪引发者加清热解毒及扶正之品。

4. 瘀热络伤(中晚期)

(1)病机概要：痰瘀日久化热，热伤肺络，致血溢脉外。

(2)治则：清肺泄热，涤痰祛瘀。并酌加凉血止血之剂。

5. 肺肾两虚(晚期)

(1)病机概要：水之上下二源俱虚，气化失常，水液代谢障碍，水津停滞行成痰浊或水饮。痰饮内停影响气机之宣肃，且易耗气伤血，而致肺瘀。水饮与血可影响心脏的正常功能，导致心脉不通，而表现为心脏证候。

(2)治则：补肺益肾，化饮逐瘀。出现心脏证候者，酌加宽胸理气、活血通痹之品。

附：肺血瘀证

肺血是由肺精所化生，肺血是肺脏生理功能活动的营养物质，它与肺气依存互根，肺血既能资助肺气，又赖肺气促其生成。具体可分为肺经之血和肺脏之血。

1. 肺血的概念

(1)肺经之血：《素问·经脉别论》记载："食气入胃，散精于肝，淫气于筋。食气入胃，浊气归心，淫精于脉，脉气流经，经气归于肺，肺朝百脉，输精于皮毛。毛脉合精，行气于府，府精神明，留于四脏，气归于权衡。"不仅说明了食物精微在体内的输布概况，更指出了肝、心、肺三脏在血液循环中的重要作用。"肺朝百脉"为肺血的研究奠定了理论基础。肺为脏腑之华盖，六腑通过经脉隶属于五脏，而五脏除脾外，其经脉皆上注于肺，《灵枢·营气》指出肺脉为十二经脉之首，气血始从"太阴出"，又"复出太阴"，从而得肺之宣降而潮运周身之经脉。手太阴肺经为十二经脉之起始而受百脉之朝会，肺脉实际上是全身百脉血液运行的起始部位，肺与经脉的联系构成了"肺朝百脉"的生理学基础。所谓肺朝百脉，即肺能使人体全身经络、经别、毛脉之气血朝会于肺，经肺的呼吸，进行体内外清浊之气的交换，然后再将富含清气的血液通过百脉输送到全身。"肺朝百脉"的生理功能使肺在血的运行中发挥了重要作用。

(2)肺脏之血：《景岳全书》云："五脏皆有气血，而其纲领则肺出血也。"《灵枢·营卫生会》亦曰："中焦亦并胃中，出上焦之后，此所受气者，泌糟粕，蒸津液，化其精微，上注于肺脉，乃化而为血。以奉生身，莫贵于此，故独得行于经隧。"可见，古代医家早就认识到机体的新鲜血液先在肺内产生，然后经肺脉循行全身，把新鲜血液输布全身以营养机体脏腑组织。

肺主一身之气，心主一身之血，血的运行有赖于气的推动，宗气上出喉咙以助肺司呼吸，下贯心脉以推动全身百脉的血液运行，维持周身百脉对组织血流灌注。血无气无以行，气无血无以用，肺脏之主气功能和肺脏所藏之血是相辅相成、相互为用的。

2. 肺血的生理功能

（1）滋润濡养本脏：《难经·二十二难》："血主濡之"，这是对血的营养和滋润作用的简要概括。全身各部分（内脏、五官、九窍、四肢、百骸）无一不是在血的濡养作用下发挥其生理作用的，故《素问·五脏生成》云："肝受血而能视，足受血而能步，掌受血而能握，指受血而能摄"。结合肺的生理功能，可以认为"肺受血而能息"。

（2）神志活动"魄"的物质基础：血液是神志活动的物质基础，《灵枢·营卫生会》云："血者，神气也。"血液供给充足，则人体神志活动正常，《灵枢·平人绝谷》亦说："血脉和利，精神乃居。"《灵枢·本神》云："生之来，谓之精。……并精而出入者，谓之魄。"魄者，五神之一，系指与生俱来、人所固有的本能意识、感觉和动作，在人们的精神、意识和思维活动中占有重要位置，如《中西汇通医经精义》云："人生血肉块然，阴之质也，有是质，即有宰是质者，秉阴精之至灵，此谓之魄。"《素问·宣明五气》记载："肺藏魄。"即魄既以精为物质基础，又藏之于肺，为肺血所濡养。如果肺血亏虚，魄神失养，则"百合病恍惚不宁，魄受扰也，魇魔中恶，魄气所掩也"。

3. 肺血的病理变化　当各种原因导致肺络空虚、肺络损伤或血液妄行时，就会导致肺血病证。正如《三因极一病证方论·失血叙论》说："夫血犹水也，水由地中行，百川皆理，则无壅决之虞。血之周流于人身荣、经、府、俞，外不为四气所伤，内不为七情所郁，自然顺适。万一微爽节宣，必至壅闭，故血不得循经流注，荣养百脉，或泣或散，或下而亡反，或逆而上溢，乃有吐、衄、便、利、汗、痰诸证生焉。"故由于寒凝、热灼、痰阻、气滞及气虚等引起的为肺血瘀证。

4. 肺血瘀证　肺血瘀是指肺血的循行迟缓和不流畅的病理状态。气滞而致血行受阻，或气虚而血运迟缓，或痰浊阻于脉络，或寒邪入血，血寒而凝，或热邪入血，煎熬血液等，均可以形成血瘀，其中包含气滞血瘀证、气虚血瘀证、痰阻血瘀证、肺热血瘀证、肺寒血瘀证等。

因气滞致瘀者，是由于外邪引发咳喘，痰浊阻于气道，气机阻滞，气滞日久导致血瘀，瘀血内生，停于脉络，阻塞气道，使气滞更甚，又加重瘀血。正如《沈氏尊生书》指出："气运乎血，血本随气周流，气滞则血凝矣。"

因气虚致瘀者，是由肺系疾病常反复发作，缠绵难愈，久则导致肺气亏虚，肺气亏虚则无力推动血液的运行，血行不畅，瘀阻于肺而致血瘀。

因痰致瘀者，是由痰邪内停于肺而阻塞气道，血行为之不畅而郁阻肺脉形成血瘀，终致痰瘀互结。如《血证论》所云："痰水之壅，瘀血使然。"说明痰邪郁肺可致肺血瘀阻的病机。肺主输布津液，因病津液停滞则为痰，故有"肺为贮痰之器"的说法，痰阻日久则肺络痹阻为瘀。说明痰邪阻肺可致肺血瘀阻的病机。

因寒致瘀者，"形寒饮冷则伤肺"，肺系疾病发展过程中，或内有痰饮复感风寒，或肺之阳气不足虚寒内生，寒邪客于肺则可影响肺气的宣降，使肺气郁闭，血行不畅而致瘀，另外，因寒性凝涩、收引，寒邪停于肺，可使肺络运行不畅而产生血瘀，此即《内经》所谓"血气者，寒则涩而不能流。"王清任《医林改错》亦谓："血受寒则凝结成块。"

因热致瘀者，因在肺系疾病在其不同阶段，可因痰郁化热，或外感风热等，致使邪热壅肺，灼炼阴血，使血液黏稠度增高，运行不畅，从而因热致瘀，即《重订广温热论·

清凉法》所谓："因伏火郁蒸血液，血被煎熬而成瘀。"王清任《医林改错》亦谓："血受热则煎熬成块。"

肺血瘀证临床表现主要有两个方面：一为肺系病症如咳嗽，喘促，或伴喉间哮鸣，咳血或咯血，或咳吐脓血，或痰中带血，胸闷胸痛，水肿等；二为血瘀病症如久咳久喘难愈，顽哮，咯血，胸痛有定处，面色晦黯，舌质紫黯或黯淡或青紫，舌边尖有瘀点或瘀斑，舌下静脉迂曲或怒张，肌肤甲错，甚则口唇发绀，颈静脉怒张等。

5. 肺血瘀与肺血虚的关系

（1）肺血虚可致肺血瘀：血行于脉，如营血亏虚，脉道不充，血行亦失其畅达之性，每易涩滞成。《灵枢·天年》谓："血气虚，脉不通。"《景岳全书·胁痛》曰："凡人之气血犹源泉也，盛则流畅，少则壅滞。故气血不虚则不滞，虚则无有不滞者。"血循于脉中流布全身，除了气的推动、脉管的约束、阳气的温煦之外，还必须有充足的血量以灌脉道。脉道得以充实则血顺畅。若营血亏损、血枯不荣，无以充脉，则脉道干涩，脉内血鼓动无力不能推动血运行全身，血之运行亦失于流畅，日久血枯停留于局部成。《医论·十三篇》亦云："譬如江河之水，浩浩荡荡，岂能阻塞，惟沟浍溪谷水浅泥瘀，遂至壅塞。"理即如此。《读医随笔·虚实补泻论》曰："叶天士谓久病必治络，病久气血推行不利，血络之中必有凝………"古人有"久病入络"之说，久病多虚，气血不足，无力运行，势必影响络脉渗灌而致瘀。因此，肺血虚常可导致肺血瘀之变。

（2）肺血瘀必见肺血虚：血喜畅通，不通则生瘀血。血即为邪气，包括离经之血蓄积体内，或脉管内的血液瘀而不流，血脉不畅。瘀血本身即是"败血"，已无濡养作用可言；且血不去，阻滞脉道，进一步影响血的运行，脏腑经络无以营养，也必然影响新血生成，久而产生血虚。《素问·举痛论》曰："脉涩则血虚"。《医学正传·噎膈》曰："瘀血，积而久也，血液供耗。"《血证论·瘀血》亦曰："血不去，反阻新血之化机"，"血不去，新血且无生机，况是干血不去，则新血断无生理，故此时诸虚毕见。"此即瘀血导致血虚，如疟母、癥积等疾患停滞于内，新血无以化生，可导致血虚之证。故《三因极一病证方论》卷九曰："瘀蓄在内，使人面黄唇白。"离经之血，亦属血范围，也可导致血虚。《血证论·瘀血》曰："吐衄，便漏，其血无不离经。凡系离经之血，与荣养周身之血，已绝而不合此血在身，不能加于好血，反而阻新血之化机。"可见肺血瘀必然导致肺血虚。

（3）肺血虚、肺血瘀相兼：《血证论·吐血》曰："顾旧血不去，则新血断然不生，而新血不生，则旧血亦不能自去也。"可见血虚、血瘀相互影响，互为因果，所以血虚、血瘀往往相兼为病。颜德馨说："血虚者常兼有瘀血，盖血液盈余则流畅，若病久营血耗损，血脉空枯，无余以流，则艰涩成，而血内滞，势必阻遏新血生长，反复不已，可致血虚而瘀愈发加剧。治宜养血药与活血药配伍，以养血活血，祛生新。"

由于肺血瘀必见肺血虚，肺血虚、肺血瘀相兼，故在慢性阻塞性肺病、肺间质纤维化等的治疗过程，要注意活血养血双向调节。由于肺血虚可致肺血瘀，故在血虚咳嗽、血虚哮喘的治疗，在养血的同时，宜配伍活血祛瘀之品。

第五节　肺浊

一、"浊"之渊薮

在中医基础理论中，"浊"之概念没有得到应有重视和诠释。有学者认为清浊是《内经》的基本概念，清浊表示生理物质的稀稠、体液的阴阳升降、病因病证的寒热、病机方面。对此，笔者深以为是，特别是以"浊"论病因和病证，大有用处。然则，"浊"之为邪，所来何自呢？《素问·阴阳应象大论篇》曰："清阳为天，浊阴为地；清阳出上窍，浊阴出下窍；清阳发腠理，浊阴走五脏；清阳实四肢，浊阴实六腑；清阳为气，浊阴为味。"《太清调气经》云："浊者，因五脏而出之"，强调五脏浊邪主要是五脏内生之邪。生理状态下，五脏代谢都会产生自身代谢产物，这些代谢产物保持"生成－清除"的动态平衡。如果这种平衡被打破，代谢产物便会积而为害，便成为"浊邪"。简而言之，浊邪是一类具有黏滞、秽浊性质的病理产物，既可以内生，也可以由外邪转化而来。其为病，属于实邪为害范畴。《灵枢·阴阳清浊》云："清者其气滑，浊者其气涩"，说明浊邪不仅本身有毒，而且还可壅阻脉道，或与其他邪气相兼为害。特别是随着年龄增长，脏器功能减弱，机体清除机制衰弱，浊邪壅滞，漫淫五脏，既可造成本脏（系统）的损害，也可影响其他脏器（系统），所致疾病更加多样。

二、"浊"在历代文献中的含义

1. 生理含义　此处讲"浊"的生理概念，用来形容机体物质的性质特点，即稠厚或者浑浊。这里所说的物质，既有生理状态下机体本身的基本构成物质，也包括机体的代谢产物。如"清阳为天，浊阴为地"（《素问·阴阳应象大论》）。"营卫相随，阴阳已和，清浊不相干，如是则顺之而治。"（《灵枢·五乱第三十四》）这里的"浊"指出阴气具有重浊的特点，相对应质地轻清的阳气而言，稠厚、晦暗以及寒冷是阴的特有属性，体现出凝聚、滋润的作用，故而用"浊阴"的说法以冠之。清阳、浊阴互不相干，同时又相互协调，清升浊降，如此则阴平阳秘，机体的正常状态得以维持。

水谷精微，这是"浊"的又一生理含义。因为相对于"气"来讲，像宗气、营气、卫气以及脏腑之气等，水谷精微亦即谷气就相对显得稠厚、滋润，如"其浊气出于胃，走唇舌而为味"（《灵枢·邪气藏府病形》），所指即是水谷精微。而"人受气于谷，谷入于胃，以传于肺，五藏六府，皆以受气，其清者为营，浊者为卫，营在脉中，卫在脉外"（《灵枢·营卫生会第十八》），之中的"浊"却又指的是水谷精微中较为稠厚的部分，是与"清"相对而言，不是特定概念。

此外，"故清阳出上窍，浊阴出下窍"（《素问·阴阳应象大论》）以及"此受五藏浊气，名曰传化之府"（《素问·五脏别论》）所讲的"浊"，则是针对机体的代谢产物，其性质大都污秽、浑浊，视为糟粕，因此被称为"浊"。

2. 病理含义　古代文献中"浊"也时常用来指代病理物质，即邪气。如"清气在下，则生飧泄；浊气在上，则生腹胀"（《素问·阴阳应象大论》）。这里的浊气也是指饮食物被消化、吸收以后的稠厚部分，但浊当降不降，反而干扰于上，那么就会成为邪气，导致䐜胀的发生。

以"浊"指代病邪，这是《伤寒杂病论》中的常见表述，像"清邪居上，浊邪居下"，以及"胃中苦浊"等。此外，张仲景也常用"浊"来命名一些病理产物或者排泄物，如痰、脓等，例如"浊唾腥臭""时时吐浊""吐浊涕"。

"便浊""精浊"，这是以"浊"来描述小便、精液的浑浊。正如《张氏医通》中说："小便白淫白浊，皆由劳伤于肾，故心肾不交泰，水火不升降……"还有王肯堂《证治准绳》中"浊病在精道"，也是此意。

清·叶天士在《外感温热》中讲到，"湿与温合，蒸郁而蒙蔽于上，清窍为之壅塞，浊邪害清也。"这里的"浊邪"，指的是湿温之邪。与雷少逸《时病论》"秽浊者，即俗称为龌龊也，是证多发于夏秋之间"中的"浊"，两者含义相同。

而唐容川在其《血证论》中提及"血在上则浊蔽而不明矣"，这里的"浊"则又指的是血瘀。

3. 其他含义　在历代文献中，"浊"有时还被赋予了其他的一些含义。像用来形容面色深沉晦浊，《灵枢》讲到"冲浊为痹"。用来描述血的清纯程度，《灵枢》指出"血之清浊，气之滑涩"。用来表达药物的气味，《本草经百种录》记载"黄连之气味清，而苦参之气味浊也"，《药品化义》也有"熟地，……取其气味浓厚，为浊中浊品"。

可见，古代文献中的"浊"是一个非常宽泛的概念，也正是因为如此，反倒使其涵义无所特指，使其应用没有体现出一贯的延续性，从而没有形成像"瘀血""痰饮"那样具有特定含义的术语。

三、"浊邪"的成因与致病特点

1. "浊邪"的成因　《格致余论》曰："或因忧郁，或因厚味，或因无汗，或因补剂，气腾血沸，清化为浊"提示"浊"的产生有多方面的原因。叶天士云："惊惶忿怒，都主肝阳上冒，血沸气滞瘀浊，或因饮食劳倦，困脾碍胃，气机失调，清阳不升，浊阴不降"；《杂病源流犀烛》云："劳倦积伤，胃中虚冷，阴浊上干"。说明情志、饮食、劳倦失宜，都可以导致体内生"浊"。另外，还有因汗液二便不通，浊阴或水湿无以出路，内困日久而成"浊邪"；或因妄用厚味滋腻补药，有碍脾胃气机，而内生"浊邪"者。更多久病虚损，肺、脾、肾及三焦等脏腑气化功能失常，肾元衰败，导致浊邪内生者。《张氏医通》云："其饮有四，……始先不觉，日积月累，水之精华，转为混浊。"慢性肾衰竭尿毒症毒素蓄积，实际上即属此类。

2. "浊邪"的性质　"浊邪"作为致病因素和病理产物，当具备如下特点：①浑浊不清：《医学入门》云："雾露浊邪中下焦，名曰浑阴"。②颜色晦暗：《素问·阴阳应象大论》曰："审清浊，而知部分。"③黏滞：如《灵枢·逆顺肥瘦》曰："此人重则气涩血浊。"④重浊：《灵枢·卫气失常》曰："血之多少，气之清浊"。⑤稠厚：《素问·气厥论》曰："鼻渊者，浊涕下不止也。"⑥污秽：《杂病源流犀烛》曰："浊病之原，大抵由精败而腐者居半。"

3. "浊邪致病"的特点　"浊邪致病"多表现为以下特点：①浊邪黏滞，容易阻塞气机：浊为阴邪，其性黏滞，最易困阻脾之清阳，阻塞气机，脾胃为人体气机升降运动的枢纽，脾不升清，胃不降浊，气机升降失常。如《景岳全书》云："言寒温不适，饮食不节，而病生肠胃，故曰浊气在中也。"而浊邪内留，进一步又可以损伤五脏六腑，壅塞三焦，最终可以导致气机失去升降出入之序。无论是急性损伤、糖尿病酮症酸中毒、乳酸性酸中毒，还是慢性衰竭、肝硬化，常常都存在这种内生浊邪，或浊毒之邪阻滞气机升降的情况。②浊邪害清，容易蒙闭清窍：湿浊之邪伤人，阻遏清阳，蒙闭神明、心窍、头部孔窍，出现头昏目眩，神昏谵妄，甚或失聪。所以叶天士《温热论》有"浊邪害清"之说。《格致余论》云："湿者土浊之气，……浊气熏蒸，清道不通，沉重而不爽利，似乎有物以蒙冒之"。③浊邪多裹挟痰、湿、瘀、毒，缠绵难愈，变化多端：浊邪为病，常与痰、湿、瘀、毒并存。在较之湿邪，更为黏腻滞涩，重浊稠厚，因此，病势更为缠绵难愈，多久久不能尽除。较之痰邪，浊邪变化多端，可侵及全身多个脏腑、四肢百骸，同时又会随体质及环境因素寒化热化，从而出现种种变局。浊邪的存在可导致痰、瘀、毒等病理产物的产生，相兼为病，加重病情。浊邪困扰清阳、阻滞气机，可以导致津液停聚，加重痰浊；浊邪胶结，阻碍气血运行，更可加重气血瘀滞。浊邪伤人正气，蕴结成毒，或化热生毒，更可耗血动血，败坏脏腑。四者相兼，元气日衰，则病归难治。

4. "浊邪致病"的临床表现　"浊邪致病"临床表现十分复杂，常见眩晕昏沉，心悸，胸闷，咳喘，食少纳呆，恶心呕吐，脘腹胀满，肢体浮肿，面色晦浊，表情淡漠，反应迟钝，神疲思睡，或嗜睡，烦躁不宁，甚至如狂，神昏谵语，皮肤瘙痒，破溃流水污秽，体气或口味秽浊，口臭，或口中有氨味、烂苹果味，汗液垢浊，大便黏滞不爽，小便浑浊，排尿不爽，尿色黄，或二便不通，舌苔垢腻，脉滑等一系列症状。《素问·阴阳应象大论》有所谓"浊气在上，则生䐜胀。"《张氏医通》有所谓"浊气凝滞，则为痰厥"《血证论》有所谓"清气升而津液四布，浊气降而水道下行。"从不同角度体现了浊邪致病，容易阻塞气机，蒙闭清窍，常裹挟痰、湿、瘀、毒，缠绵难愈，变化多端的特点。

四、肺浊的特点

肺者，乃相傅之官，主治节。若浊邪内生，侵害肺脏，可导致其宣发肃降功能失调、水液代谢障碍，而代谢障碍的水液积而为痰，又加重了肺及气道的损伤，并可转化为浊邪。《灵枢·五乱》曰："清浊相干，乱于胸中。"《诸病源候论·痰饮病诸候》曰："诸痰者，此由血脉壅塞，饮水积聚而不消散，故成痰也。"浊邪既可造成"血脉壅塞，饮水积聚而不消散"而生痰，又可与痰相兼为病。

肺系的特发性肺纤维化、特发性肺泡蛋白沉积症、COPD 等病症，可归属肺浊致病范畴。肺浊沉积于肌肤，可见老年斑、系统性硬化症等，以中医五脏系统论，皮肤归属肺系，此亦可归属肺浊致病范畴。以特发性肺泡蛋白沉积症为例，肺泡及小气道内沉积大量磷脂蛋白样物质，此磷脂蛋白样物质可归属为肺之"浊邪"本质要素。现代医学业已阐明其机制在于，粒细胞－巨噬细胞集落刺激因子(GM－CSF)中和性抗体浓度的升高，封闭了 GM－CSF 的作用，影响了肺泡巨噬细胞功能，致使正常肺泡表面活性物质之稳态失衡。

第六节 肺毒

一、"毒"概述

随着"毒"在中医文献书籍中的广泛应用,其被赋予新的含义。其中关于毒的病因观点的解析,归纳如下:①"毒"即为邪。中医学认为疾病是正邪交争产生的结果,正气与邪气是相对的,无邪就无所谓疾病。故《古书医言》谓之"邪者,毒之名也"。《诸病源候论》曰:"伤寒八日,病不解者……毒气未尽,所以病证犹在也。"②六淫邪化为毒《金匮要略》曰:"毒,邪气蕴结不解之谓。"即病邪蕴积不解,久之可蓄而成毒。《素问·五常政大论》中论述"少阳在泉,寒毒不生……阳明在泉,湿毒不生……太阳在泉,热毒不生……厥阴在泉,清毒不生……少阴在泉,寒毒不生……太阴在泉,燥毒不生。"这里所描述的寒毒、湿毒、热毒等各种"毒",意指六淫之邪过度偏亢导致的致病因素。③万病一毒论。《医医琐言》述"百病为一毒,毒去体佳"。日本吉益东洞《药征》中,论述"病毒",确切的指明"病毒"是一种毒素,并提出"万病一毒"说,泛化了毒的含义。④毒为剧烈的致病因素。《素问·生气通天论》曰:"故风者,百病之始也。清净则肉腠闭拒,虽有大风苛毒,弗之能害。"《黄帝内经素问注释》:"苛毒,犹言毒之甚者。"《素问·五常政大论》王冰注曰:"夫毒者,皆五行标盛暴烈之气所为也。"⑤病毒。"病毒"一名首见于魏晋南北朝《僧深药方》一书,据《医心方》记载:"《僧深方》云'妇人时病,毒未除,丈夫因幸之,妇感动气泄,毒即度着丈夫,名阴易病也。丈夫病毒未除,夫人纳之,其毒度着妇人者,名为阳易病也。'"另外,明代方贤《奇效良方》中述:"治疮疹,或表或下,若太早则病毒不去,真气受弊。"从所述来看,这里的病毒是指具有传染性的一类致病因素,包含了现代医学所谓的病原微生物等致病因素,但实际上也可以认为是病邪中一类特殊致病因素而已。⑥疫毒,具有传染性的一类致病因素。《疫疹一得》曰:"疫既曰毒。"《温病正宗》曰:"疫者,毒之为害也。"《瘟疫论》曰:"今感疫气者,乃天地之毒气也。"《吴医汇讲》曰:"治疫之法,总以毒字为提纲。"由此得知,疫毒密不可分,解毒即可治疫。

二、肺毒的来源

1. 痰毒

（1）肺脏自病,炼液为痰:肺为娇脏,不耐寒热,为人身之藩篱,外邪侵袭,肺脏首当其冲。张景岳提出"六气皆令人咳,风寒为主。"风寒犯肺,寒性凝滞,气不布津,凝聚为痰;风热袭肺,热为阳邪,消灼煎熬阴津,炼液为痰;燥邪犯肺,津液易伤,津干液炼,灼津为痰。除外感六淫因素外,环境污染、吸烟往往与肺间质纤维化的发生密切相关,尤其是吸烟。明代《滇南本草》中记载:"烟草辛热,有大毒。"《本草备要》记载其"火气熏灼,耗血损年,人自不觉耳"。烟乃火品,其气酷烈,性灼热,善耗气伤津,生风劫血。吸烟日久,肺液被劫,炼液成痰,痰聚瘀滞,毒邪蓄积,肺气受伤,肺阴耗损,最终导致痰瘀热毒互结,错杂为患,变证丛生。

（2）他脏失调，气阻湿聚成痰：众所周知，"脾为生痰之源，肺为贮痰之器"。脾主运化，或因嗜食烟酒、肥甘辛辣炙煿之品，热盛痰壅。或脾虚湿困，水谷不能化为精微上输以养肺，反而聚生痰浊，肺脉连胃，痰浊上扰于肺。《丹溪心法》曰："气顺则一身之津液亦随气而顺矣。"肝脏属木，喜条达而恶抑郁。肝主疏泄，疏泄不及，气机郁结，气阻痰停，肝脉布胁而上注于肺，故肝痰上逆侮肺；或日久，气郁化火，木火刑金，灼津炼痰，上干于肺。肾寓元阴元阳，肾主水。肾气衰败，火衰水亏。火衰则蒸化无权，湿聚成痰；水亏则阴火内生，灼津成痰，上干于肺。除此之外，三焦是气血津液之通道，三焦不利，亦致气阻津停，滋生痰湿。诸脏腑所生之痰，或随气上下，或循经流动，均可使痰毒蕴积于肺，潜而待发，而发生肺痹。

2. 瘀毒　《说文解字》释："瘀，积血也"，故血滞为瘀。中医认为，肺朝百脉，主治节，助心行血。阐述了肺与心、血、脉之间的密切关系。《难经》言："心主血，肺主气，血为荣，卫为气……通行经络，荣周于外。"血之循行离不开肺气推动。无论外邪或内伤，均可影响肺气宣降，导致肺朝百脉不利，对血脉运动调节失司，血液循环不利，则肺瘀毒形成。《内经》言"血气者……寒则涩而不能流。"风寒袭肺，寒性收引，肺气不利，血滞为瘀。《重订广温热论·清凉法》言："因伏火郁蒸血液，血被煎熬而成瘀。"肺为阳脏，肺病病性多为热。肺热里蕴，灼津炼痰成瘀。《仁斋直指方》言："气有一息之不运，则血有一息之不行。"气血津液的运行，有赖于气的推动作用。若肺气郁滞，则血运不畅，气滞血瘀。《医林改错》言："元气既虚，必不能达于血管，血管无气，必停留而瘀"，即为气虚血瘀。

3. 痰瘀互化　中医认为津血同源，而痰瘀均为气血津液运行异常而产生的病理产物。津聚为痰，血滞为瘀，痰瘀异形而同源。在《诸病源候论》中明确指："诸痰者，此由血脉壅塞，饮水结聚而不消散，故能痰也。""痰饮者，由血脉闭塞，津液不通，水饮气停在胸府，结而成痰。"另中医认为，血不利则为水，影响津液输布，聚为痰浊，痰浊阻滞，气机不畅，则血滞为瘀，痰瘀互为因果。关幼波认为"治痰必活血，血活则痰化；治血（瘀）必治痰，痰化血易行。"以上论述，亦从治疗角度佐证了痰瘀互化互结的理论观点。

三、肺毒的形成机制

1. 六淫　天地之间有正气，四时之变有风、寒、暑、湿、燥、火分节主司，以滋助万物生长，此其常也，谓之六气。六气过极，或当司而不至，不当司而至，便可伤害万物，是谓之"六淫"。由此可见，六淫致病是不以人的意志而转移的。肺主气，司呼吸，开窍于鼻，外合皮毛。故风、寒、燥、热等六淫外邪由口鼻、皮毛而入者，每都首先犯肺。古有"温邪上受，首先犯肺"以及"外邪为病，肺先受之，外邪伤人，莫不关于肺"之说。但病势轻浅者多止于卫表症状，或者影响到肺但未超出肺的生理代偿功能，临证以卫表及鼻咽症状为主，可见鼻塞、流涕、多嚏、周身酸楚不适、恶风或恶寒，或有发热等。临床症状有一定的自愈性，或者经过祛邪治疗可愈。如果邪气暴盛，或祛邪不当，进一步影响肺的宣降等生理功能，致使肺脏气血津液运行失常，产生有毒害物质，此乃肺毒也，即为《金匮要略心典》所云："毒者，邪气蕴蓄不解之谓。"

张景岳曾提倡"六气皆令人咳，风寒为主"之说。风寒致病多起因于气候突变，冷热失常，时邪猖獗，加之身体素虚，卫外不固而发病，起病多急骤。风寒犯肺，寒性凝滞，气不布津，凝聚为痰。寒邪客于肺脏，影响肺气宣降，使肺气郁闭，血行不畅而生瘀；血得温则行，得寒则凝，寒邪犯肺，损伤阳气，使气血凝结，阻滞不通，血寒则瘀。此即《内经》所谓"血气者……寒则涩而不能流"，痰瘀毒痹阻肺络，成为肺毒病的病理基础。另因肺主宣散卫气，风寒犯肺，外束肌表，卫阳被遏，不能温煦肌表，故见形寒肢凉、恶寒无汗等表证。寒性阴凝，气血运行不利，血不上荣于舌，则舌淡苔白，凝滞脉道故脉象迟缓。

因于风热，热为阳邪，消灼煎熬阴津，炼液为痰。宋《太平圣惠方》说："夫痰毒者，由肺脏壅热，过饮水浆，积聚在胸膈，冷热之气相搏，结实不消，故令目眩头旋，心腹痞满，常欲呕吐，不思饮食，皆由痰毒壅滞也。"这是古典医籍中关于"痰毒"的因机证治的最早记载。另《金匮要略》有"风中于卫，呼气不入，热过于营，吸而不出；风伤皮毛，热伤血脉，……热之所过，血为之凝滞，蓄结痈脓"，血与热结，或血液受热煎熬而黏滞，运行不畅，从而因热致瘀。正如《重订广温热论·清凉法》所云："因伏火郁蒸血液"，血被煎熬而成，痰瘀毒痹阻肺络，成为肺毒病的病理基础。

因于湿，《素问》曰："秋伤于湿，上逆而咳""秋伤于湿，冬生咳嗽"，是指肺气通于秋，肺伤于湿，或阻遏气机，导致肺之宣降功能失常，即发咳嗽；或秋时不病，湿藏肺内，久而化热，至冬季导致肺失宣降，发生咳嗽。湿性黏滞，易阻碍气机，气不化津，凝聚为痰，痹阻肺络，或发病，或伏而待发。

因于燥，燥又有凉温之分，初秋有夏热之余气，久晴无雨，秋阳以曝，燥与热相合侵犯人体，病多温燥；深秋近冬，西风肃杀，燥与寒相合侵犯人体，病多凉燥。清代费伯雄《医醇剩义》云："初秋尚热则燥而热，深秋既凉则燥而凉。"中医认为，燥易伤肺。燥性干涩，易伤津液。燥邪犯肺，津液易伤，津干液炼，灼津为痰，痰毒痹阻，成为肺毒病的病理基础。

故因为六淫致病者，多致痰与毒痹阻肺络，祛毒不尽，易致毒邪羁留，成为伏毒。肺毒羁留，其一易痹阻肺络，影响气机之升降出入，影响津血输布运行。肺气失于宣降易致咳喘发作，津液输布失于通调，易致津聚为痰，痰阻瘀停，瘀滞痰聚，形成恶性循环。其二易暗耗肺之气阴，致肺主气的物质基础不足，以致肃降无权。其三易败坏形质，损伤肺脏。肺脏不可逆的结构性改变，是肺毒病的最终结果。

2. 内伤　肺毒的产生不外乎外感和内伤，内伤致病多由其他脏腑病变涉及于肺而成。《素问·咳论》云："五脏六腑，皆令人咳，非独肺也。"说明外邪犯肺可以致咳，其他脏腑受邪，功能失调而影响于肺者亦可致咳，咳嗽不只限于肺，也不离乎肺。"脾为生痰之源，肺为贮痰之器"，肺痰毒与脾的关系尤为密切。平素嗜烟好酒，烟酒辛温燥烈，熏灼肺胃，炼液为痰。正如《太平圣惠方》所说："夫痰毒者，由肺脏壅热，过饮水浆，积聚在胸膈，冷热之气相搏，……皆由痰毒壅滞也。"或因过食肥甘辛辣炙煿，酿湿蒸热生痰；或过食生冷，脾失健运，寒饮内停，痰浊内生；或因平素脾运不健，饮食精微不归正化，变生痰浊，肺脉连胃，痰邪上干于肺，蕴于肺内形成肺毒。或由情志不遂，郁怒伤肝，肝失条达，气机不畅，日久气郁化火，因肝脉布胁而上注于肺，故气火循经犯肺，火邪灼津蒸液，形成痰毒。"诸气者，皆属于肺""诸血者，皆属于心"，心脉痹阻，影响肺之宣降，肺气不能助心行血，反为瘀滞，气滞血瘀。痰瘀毒痹阻肺络，是内伤犯肺的最终结果。

3. 吸烟　早在明代《滇南本草》中记载："烟草辛热，有大毒"，长期吸入还有一定的成瘾性，正如清代养生专著《老老恒言·食物》所言："烟草味辛性燥，熏灼耗精液……其气入口，不循常度，顷刻而周一身，令通体俱快，醒能使醉，醉能使醒……终身不厌……"古人认为烟草伤人，人自不觉，吸入后能"令通体俱快"而"终身不厌"。烟草味辛性燥最易耗气伤津，《本草备要》记载其"火气熏灼，耗血损年，人自不觉耳"，清代《冷庐医话》认为"虽不若鸦片烟之为害甚烈，然能耗肺气，伤阴血"。中医认为，烟草性温，有毒，善消肿解毒，杀虫，多外用。从药物性味及使用方法可知，吸烟有害健康。中医认为肺为娇脏，不耐寒热，最喜清气蕴蒸，最恶燥气炎逼。烟乃火品，其气酷烈，性灼热，善耗气伤津，生风劫血。吸烟日久，肺液被劫，炼液成痰，痰聚瘀滞，毒邪蓄积，肺气受伤，肺阴耗损，最终导致痰瘀热毒互结，错杂为患。

4. 其他　肺叶娇嫩，通过口鼻直接与外界相通，且外合皮毛，易受邪侵，不耐寒热，有"娇脏"之称。故结合肺脏的生理结构特点可知，环境因素与肺病的关系尤为密切。其中最具有代表性的就是有毒气体和粉尘。有毒气体，一般指通过口鼻途径所吸入，有别于六淫邪气的无形的特殊致病物质，多具有一定的环境因素。毒气涵盖内容广泛，有广义和狭义之分。广义毒气是指吸入呼吸道后对人体有害的无形物质，或有色或无色，或有味或无味，性暴烈或隐匿，伤人于无形之中。比如疫病之气、瘴气、刺激性气味等。狭义毒气为已知具体成分的有毒有害物质，比如一氧化碳、二氧化氯、氯气等。除此之外还应当包括工业废气、汽车尾气、煤气以及农业生产中使用的农药所产生的有毒气体、吸烟所产生的烟碱、尼古丁等，该类毒气或性暴烈、竣猛，发病急骤，传变迅速，甚或使人暴毙；或者毒气隐匿，伤人于无形之中，有一量变到质变的过程，在此过程中，毒邪隐匿于肺脏而为伏毒，伏而待发。清代医家王清任在《医林改错》中有论："治病之要诀，在明白气血，无论外感内伤，要知初病伤人何物，不能伤脏腑，不能伤筋骨，不能伤皮肉，所伤者无非气血。"有毒气体有异于维持正常生命活动所需的清气，故肺脏吸入有毒气体后，不能发挥正常的生理功能，失于宣发和肃降，轻者影响肺之通调水道功能，影响气血津液正常运行，液聚津停，化为痰毒瘀阻肺络，临床出现胸闷等症状；重者肺脏失去气体交换的功能，不能维持人体的生命活动。粉尘，一般指通过口鼻途径所吸入的致病物质，多具有特定的致病环境。比如长期接触与矿山、玻璃、陶瓷材料等与无机粉尘相关的污染环境，长期吸入的无机粉尘易沉积于肺部，成为异于肺脏生理代谢产物而影响肺的生理功能的特殊致病物质，或伏而待发，或直接致病。外源物质瘀阻肺络，影响气机，致使肺的宣降功能失常，津液凝聚，痰浊内生；痰毒瘀阻，气机郁滞，血运失常，血滞为瘀。痰瘀毒瘀阻肺络成为外邪犯肺的最终结果。

四、肺毒的致病特点

1. 伏藏性　先天禀赋不足，肺脏虚损，卫外不固，易受外邪，不即发病，邪蓄为毒，肺毒伏藏，在一定程度上量变累加直至发病，现代医学中的诸多病毒性、细菌性呼吸道感染的潜伏期在一定程度上可以解释"肺毒"的伏藏性；他脏病变，损及于肺者，亦谓之"肺毒"。根据脏腑五行归类中的五行理论，脏腑之间功能状态密切相关，一脏病变，必及他脏，至于发病与否，存在毒邪从量变到质变的过程。肺毒致病，其伏藏期症状是隐匿的、难以察觉的，至于是否发病，存在量变到质变的过程。在量变的过程中，咳、痰、喘等症状可以不完全表现出来，现代医学的检查手段可以给予充分的认证，比如无肺病史但检查结果示肺部结节、肺占位性病变等；或者既往有肺病史，经治已无临床症状，但影像学异于正常"肺毒"的伏藏性在一定程度上也暗示"肺毒"致病的难治性、顽恶性。

2. 依附性　无论外感还是内伤伤及于肺，所伤者无非气血津液，其最终结果可表达为耗气伤津，津聚为痰，血滞为瘀，毒依附于痰，依附于瘀，而形成痰毒、瘀毒。痰瘀既是病理产物，又是新致病因素，因毒依附，毒又具有伏藏性，故痰、瘀、毒致病的多具有反复性和顽恶性，痰瘀不除，肺毒不尽。

3. 从化性　肺毒的从化性是指肺毒具有以体质学说为根据发生变化的性质。在毒邪致病正邪相争的过程中，如素体阳盛者，则毒多呈热象，疾病多向阳热实证演变；素体阴盛者，则毒多呈寒象，疾病多向寒实或虚寒等证演变。正如《医宗金鉴》所云："六气之邪，感人虽同，人受之而生病各异者，何也？盖人之形有厚薄，气有盛衰，脏有寒热，所受之邪，每从其人之胜气而化，故生病各异也。"在临床上，"肺毒"多从热转化，盖肺处阳位，为阳中之少阴。另外，肺主一身之气，以气为本，且气属阳，从肺脏自身生理功能特点来看，肺阳常有余而阴常不足，火为阳之征兆，故即使肺脏感受阴邪，比如风寒犯肺、脾虚湿盛痰聚于肺，"肺毒"蕴积，随着时间的推移，往往易从化为热象。

4. 正损性　从功能上讲，肺毒致病的正损性主要表现为肺气虚，以及疾病后期累及于脾、肾、心的正常生理功能；从器质上讲，"肺毒"致病的正损性体现在肺脏的结构性改变，比如纤毛倒伏、变短、不齐、粘连、部分脱落；肺泡毛细血管充血、水肿，肺泡内纤维蛋白渗出，胶原含量增加及瘢痕形成；肺气肿、肺气囊、纤维增生灶和纤维化等，致使肺脏失去正常的生理功能而出现脏腑虚损的征象。

5. 顽恶性　肺毒致病的顽恶性主要表现为在临床上病情易复发，或时发时止，难以根治，用药病轻，停药复发加重或治疗无效或效果不显。"肺毒"致病的顽恶性是毒邪致病的终极体现。

五、肺毒的治疗要点

1. 调气　肺系病治疗当以调气为先。《证治汇补》中指出："人之气道，贵乎清顺，则津液流通，何痰之有。"正如朱丹溪所言"善治痰者，不治痰而治气，气顺则一身之津液亦随气而顺。"因为"气顺痰易消，气行血亦活"。气行血活则痰瘀散。肺主气司呼吸，主宣发和肃降，一升一降，一阴一阳谓之道。若肺失于宣降，则疾病发作，故治当首调肺气之宣降，气逆者予苦降之品，气壅者予辛宣之品，气不利者宣降共施。使气机畅达，宣降有序，津液得以正常输布与排泄，一无痰聚之虑，二可使痰毒归于正化，消散于无形，使痰无从生。另外，亦需理脾气，脾胃为气机升降之枢纽，脾气运化正常，一可杜绝生痰之源，二可有助于肺气宣降。因肺系病治疗基于痰、瘀、毒，而治痰须先调气，治其形成之根本，杜绝生痰之源，使新痰不生，已成之痰毒因气畅而得以输化，治痰以调气为贵。

2. 解毒　痰、瘀、毒虽由病生，但既成之后，又成为新的致病因素，因此，治当祛痰化瘀，使痰瘀祛而毒无从附。治痰者，当根据痰证之属性而采用相应的化痰方法。治痰要法有疏风化痰法、清热化痰法、温化寒痰法、润肺化痰法、燥湿化痰法、软坚消痰法，其中当以清热化痰法为主。另外，治痰当辨轻重缓急，若正气不足，邪实不甚，治痰谨防猛剂急攻，则痰未清而正气伤，必须权衡邪正虚实，缓急轻重，宜采用寒温并施，清润并用，攻补兼施之法，使邪毒祛而不伤正。治瘀首当活血化瘀。《血证论》指出："有瘀血，则气为血阻，不得上升，水津因不得随气上升。"在肺系病的治疗中过程中，早期应用活血化瘀之品，可以使血运通畅，肺气宣通，以期阻止瘀毒的形成，防患于未然，或减少瘀毒对肺造成的不可逆损害等。另外《仁斋直指方论》云："气为血帅也，气行则血行，气滞则血瘀，气有一息之不行，则血有一息之不行。"在活血的同时宜酌加行气之品。

3. 扶正　肺系病的治疗需分急性发作期和缓解期论治。治疗当宗"急则治其标，缓则治其本"之说，急性发作期当以祛邪为主，或攻补兼施。而在缓解期，治当扶正托毒。或补肺，或健脾，或补肾，但以补肺为主。《景岳全书》所说："扶正者，须辨阴阳，阴虚者补其阴，阳虚者补其阳……然发久者，气无不虚，故于消散中酌加温补，或于温补中量加消散，此等证候，当以倦倦以元气为念，必致元气渐充，则可望其渐愈。若攻之太过，未有不致日甚而危者"。另中医学认为"脾为生痰之源，肺为贮痰之器"。脾气散精，主运化，为后天之本，肺病及脾，子盗母气，脾气虚衰，或升降功能失常，运化功能减弱，水谷精微失去输布，则聚而为痰。李中梓有言"脾为生痰之源，治痰不理脾胃，非其治也"。治以健脾化湿，其一分消其病邪则痰自清，其二固护脾胃，后天得养，则机体得以濡养有利于扶正抗毒。肾为气之根，与肺同司气体之出纳，肺病及肾，真元损伤，根本不固，不能助肺纳气，气失摄纳，上出于肺，出多入少，逆气上奔为喘。正如《医贯》所言："真元损耗，喘出于肺之上奔……乃气不归原也。"故缓解期尤应重视补肾纳气之法，以减少或控制其反复发作。

4. 其他　"肺毒"多起因于外邪犯肺，若外邪未尽仍有表证者，需兼以解表。因于风热者，治宜疏风清热、宣肺止咳；因于风寒者，治宜疏风散寒、宣肺止咳；因于风燥者，治宜疏风清肺、润燥止咳。除此之外，治疗仍需按本虚标实的主次酌情兼顾。同时，除直接治肺之外，还应从整体出发，注意治脾、治肝、治肾等。

第四章 肺脏不洁的常见证候与证型

第一节 常见证候

一、咳嗽

咳嗽是指肺失宣降，肺气上逆作声，咳吐痰液而言，为肺病的主要证候之一。分别言之，有声无痰为咳，有痰无声为嗽，一般多为痰声并见，难以截然分开，故以咳嗽并称。咳嗽既是独立的病证，又是肺系多种疾病的一个症状。除现代医学中急、慢性支气管炎以咳嗽为主症特点外，支气管扩张症、慢性咽炎及其他中医病证如肺痈、肺痿、风温、肺痨等兼见咳嗽者，均可参考本节辨证施治。

1. 病因

（1）外感六淫：外感咳嗽为六淫之邪，从口鼻或皮毛而入，侵袭肺系，或因吸入烟尘、异味气体，肺气被郁，肺失宣降。多因起居不慎，寒温失宜；或过度疲劳，肺的卫外功能减退或失调，以致在天气冷热失常，气候突变的情况下，外邪客于肺而致咳嗽。故《河间六书·咳嗽论》谓"寒、暑、燥、湿、风、火六气，皆令人咳"，即是此意。由于四时主气不同，因而人体所感受的致病外邪亦有区别。风为六淫之首，其他外邪多随风邪侵袭人体，所以外感咳嗽常以风为先导，或夹寒，或夹热，或夹燥，表现为风寒、风热、风燥相合为病。张景岳曾倡"六气皆令人咳，风寒为主"，认为以风邪夹寒者居多。

（2）内邪干肺：内伤咳嗽总由脏腑功能失调、内邪干肺所致，可分他脏病变涉及于肺和肺脏自病两端。他脏及肺由于饮食不调者，可因嗜烟好酒，烟酒辛温燥烈，熏灼肺胃；或因过食肥甘辛辣炙煿，酿湿生痰；或因平素脾运不健，饮食精微不归正化，变生痰浊，肺脉连目，痰邪上干，乃生咳嗽；或由情志不遂，郁怒伤肝，肝失条达，气机不畅，日久气郁化火，因肝脉布胁而上注于肺，故气火循经犯肺，发为咳嗽。肺脏自病者，常因肺系疾病迁延不愈，阴伤气耗，肺的主气功能失常，以致肃降无权，肺气上逆作咳。

2. 病机 咳嗽的病变主脏在肺，与肝、脾有关，久则及肾。主要病机为邪犯于肺，肺气上逆，冲激声门而发为咳嗽。诚如《医学心悟》所说："肺体属金，譬若钟然，钟非叩不鸣，风、寒、暑、湿、燥、火六淫之邪，自外击之则鸣；劳欲情志，饮食炙煿之火，自内攻之则亦鸣。"《医学三字经·咳嗽》篇亦说："肺为脏腑之华盖，呼之则虚，吸之则满，只受得本脏之正气，受不得外来之客气，客气干之则呛而咳矣；只受得脏腑之清气，受不得脏腑之病气，病气干之，亦呛而咳矣。"提示咳嗽是内外病邪犯肺，肺脏祛邪外达的一种病理反应。

外感咳嗽属于邪实，为六淫外邪犯肺，肺气壅遏不畅所致。因于风寒者，肺气失宣，津液凝滞；因于风热者，肺气不清，热蒸液聚为痰；因于风燥者，燥邪灼津生痰，肺气失于润降，则发为咳嗽。若外邪未能及时解散，还可发生演变转化。如风寒久郁化热、风热灼津化燥、肺热蒸液成痰等。

内伤咳嗽，病理因素主要为"痰"与"火"。而痰有寒热之别，火有虚实之分。痰火可互为因果，痰可郁而化火（热），火能炼液灼津为痰。多由脏腑功能失调，内邪上干于肺所致。常反复发作，迁延日久，脏气多虚，故属邪实与正虚并见。虚实之间尚有先后主次的不同。①他脏有病而及肺者，多因实致虚。如肝火犯肺者，每见气火炼液为痰，灼伤肺津；痰湿犯肺者，多因湿困中焦，水谷不能化为精微上输以养肺，反而聚生痰浊，上干于肺，久延则肺脾气虚，气不化津，痰浊更易滋生，此即"脾为生痰之源，肺为贮痰之器"的道理；甚则病及于肾，以致肺虚不能生气，肾虚不能纳气，由咳致喘；如痰湿蕴肺，遇外感引触，痰从热化，则易耗伤肺阴。②肺脏自病者，多因虚致实。如肺阴不足每致阴虚火炎，灼津为痰；肺气亏虚，气不化津，津聚成痰，甚则痰从寒化为饮。

外感咳嗽与内伤咳嗽可相互为病。外感咳嗽如迁延失治，邪伤肺气，更易反复感邪，而致咳嗽屡作，肺脏益伤，逐渐转为内伤咳嗽。内伤咳嗽，肺脏有病，卫外不强，易受外邪引发或加重，在气候转冷时尤为明显。久则肺脏虚弱，阴伤气耗，由实转虚。咳嗽虽有外感、内伤之分，但两者又可互为因果。

影响本病转归及预后的因素较多，首应求因识病，还当区别病之新久、体质的强弱、病邪的性质、病情轻重等。一般而言，外感咳嗽其病尚浅而易治，但燥与湿两者较易缠绵。因湿困脾，久则脾虚而致湿生痰，转为内伤之痰湿咳嗽燥伤肺津，久则肺阴亏耗，成为内伤阴虚肺燥之咳嗽，故方书有"燥咳每成痨"之说。内伤咳嗽多呈慢性反复发作过程，其病较深，治疗难取速效。痰湿咳嗽之部分老年患者，由于反复发作，肺脾两伤，可出现痰从寒化为饮，病延及肾的转归，表现为"寒饮伏肺"或"肺气虚寒"证候，成为痰饮咳喘。至于肺阴亏虚咳嗽，虽然初起轻微，但如延误失治，则往往逐渐加重，成为劳损。部分患者病情逐渐加重，甚至累及于心，最终导致肺、脾、肾诸脏皆虚，痰浊、水饮、气滞、血瘀互结而演变成为肺胀。

3. 类证鉴别　咳嗽辨证，首当区分外感与内伤，治疗应分清邪正虚实。外感咳嗽多是新病，起病急，病程短，常伴有肺卫表证，属于邪实，治以祛邪利肺。内伤咳嗽多为久病，常反复发作，病程短，可伴见他脏形证，多属邪实正虚。治当祛邪止咳，扶正补虚，标本兼顾，分清虚实主次。

4. 辨证要点

（1）咳嗽特点的辨别：包括时间、节律、性质、声音，以及加重的有关因素。咳嗽时作，白天多于夜间，咳而急剧，声重，或咽痒则咳作者，多为外感风寒、风热或风燥引起；若咳声嘶哑，病势急而病程短者，为外感风寒、风热或风燥，病势缓而病程长者为阴虚或气虚；咳声粗浊者多为风热或痰热伤津所致；早晨咳嗽，阵发加剧，咳嗽连声重浊，痰出咳减者，多为痰湿或痰热咳嗽；午后、黄昏咳嗽加重，或夜间有单声咳嗽，咳声轻微短促者，多属肺燥阴虚；夜卧咳嗽加剧，待续不已，少气或伴气喘者，为久咳致喘的虚寒证；咳而声低气怯者属虚，洪亮有力者属实；饮食肥甘、生冷而加重者多属痰湿；情志郁怒而加重者因于气火劳累、受凉后加重者多为痰湿、虚寒。

（2）咳痰特点的辨别：包括痰的色、质、量、味等。咳而少痰的多属燥热、气火、阴虚；痰多的常属湿痰、痰热、痰寒；痰白而稀薄的属风、属寒；痰黄而稠者属热；痰白质黏者属阴虚、燥热；痰白清稀，透明呈泡沫样的属虚、属寒；咳吐血痰，多为肺热或阴虚；如脓血相兼的，为痰热瘀结成痈之候；咳嗽，咳吐粉红色泡沫痰，咳而气喘，呼吸困难者，多属心肺阳虚，气不主血；咳痰有热腥味或腥臭味的为痰热；味甜者属痰湿，味咸者属肾虚。

（3）咳嗽与咳喘的辨别：咳嗽仅以咳嗽为主要临床表现，不伴喘证；咳喘则咳而伴喘，常因咳嗽反复发作，由咳致喘，临床以咳喘并作为特点。

二、咳痰

咳痰是指呼吸道内的病理性分泌物借助咳嗽排出体外，是肺病常见症状之一，大致属于中医"咳嗽"范畴，多见于急慢性支气管炎、肺炎、支气管扩张等疾病。

1. 病因病机　咳痰一症总因外感风、寒、暑、火、燥邪，内舍于肺，影响肺之气化宣肃，水津停蓄不布，加之外感湿邪殃及中焦，困遏脾阳，影响水液运化，水湿停留，聚而成痰；若肺气虚馁，失去宣发和通调水道的功能，就会影响到水液的运行和排泄，从而停蓄为痰；或脾气亏虚，运化输布失司，水湿潴留，聚而成痰；若肾气亏虚，气化无力，水液代谢失常，水液潴留，泛溢成痰。

2. 类证鉴别　咳痰辨治，当辨痰的色、质、量、味。咳而少痰或无痰者多属燥热、阴虚；痰多者常属痰湿、痰热、虚寒。痰白而稀薄者属风、属寒；痰黄而稠者属热；痰白而黏者属阴虚，属燥；痰白清稀透明呈泡沫样者属气虚、属寒；痰粉红呈泡沫样者属阳虚血瘀络伤；咳吐铁锈色痰或痰中带血或血痰，多为肺热或阴虚络伤。咳吐脓血腥臭痰，则为热壅血瘀之肺痈；痰有热腥味或腥臭气为痰热；痰味甜者属痰湿；痰味咸者属肾虚。

3. 辨证要点

（1）痰液颜色：无色透明或白色黏痰见于正常人或支气管黏膜轻度炎症。黄色痰提示呼吸道化脓性感染。绿色痰可因含胆汁、变性血红蛋白或绿脓素所致，见于重度黄疸、吸收缓慢的大叶性肺炎和肺部铜绿假单胞菌感染。红色或红棕色痰表示痰内含有血液或血红蛋白，见于肺梗死或肺癌、肺结核出血。粉红色泡沫样痰应想到急性左心功能衰竭。铁锈色痰见于肺炎球菌性肺炎。巧克力色或红褐色痰多见于阿米巴肝脓肿溃入肺内致肺阿米巴。果酱样痰见于肺吸虫病。胶冻样痰或带有血液者多见于克雷伯杆菌肺炎。暗灰色或灰黑色痰则见于各种肺尘埃沉着病或慢性支气管炎。

（2）痰液的性状：浆液性痰或泡沫样痰常见于肺水肿。黏液性痰见于支气管哮喘、慢性支气管炎。黏液脓性痰是由于肺组织化脓性感染形成脓液，见于慢性支气管炎急性发作期或肺结核伴感染等。脓性痰常见于化脓性细菌引起的支气管肺泡炎症。此外，脓肺及肝、脊椎或纵隔脓肿穿入肺部造成支气管炎时也可咳出大量脓液和痰液混合物，类似脓性痰。血性痰则由于呼吸道黏膜受损、毛细血管破裂、血液渗入肺泡等而产生，如结核、支气管扩张等，尤其是 40 岁以上的男性吸烟者必须警惕支气管癌的发病。

（3）痰液的量：痰量多见于支气管扩张、肺脓肿或肺水肿、肺泡细胞癌或肝脓肿溃入肺部并发支气管炎者。一般来说，痰量增多反映支气管或肺的化脓性炎症进展，痰量减少表明病情减轻，但也要注意有无支气管阻塞等使痰液不能顺利排出的情况。

（4）痰液的气味：一般的痰无臭味。如痰有恶臭，多提示并发厌氧菌感染或变形杆菌感染。

三、喘（哮）

喘是以呼吸困难，甚至张口抬肩、鼻翼翕动、不能平卧为特征，可见于多种慢性疾病的过程中，严重者每致喘脱。若喘作时喉中哮鸣有声，则可归属哮证范畴。

喘证的成因虽然很多，但概要而言，不外乎外感与内伤两方面。外感为六淫侵袭；内伤可由饮食、情志、劳欲、久病所致。有邪者为实，因邪壅与肺，宣降失司；无邪者为虚，因肺不主气，肾不纳气所致。

1. 病因

（1）外邪侵袭：外感风寒或风热之邪，壅遏于肺，肺气不得宣降，上逆作喘。

（2）饮食不当：恣食生冷、肥甘或嗜酒伤中，脾失健运，痰浊内生，上干于肺，壅阻肺气，气逆而喘。

（3）情志不调：悲忧伤肺，肺气痹阻，郁怒伤肝，肝气上逆于肺，惊恐伤及心肾，气机逆乱，均可使肺气升降失常，升多降少，气逆作喘。

（4）劳欲久病：慢性咳嗽、肺病等肺系疾病，久病肺虚及肾而致喘；劳欲伤肾，精气内夺，根本不固，不能助肺纳气而致喘。

2. 病机

（1）外邪干肺，肺失宣降：重感风寒，邪袭于肺，肺卫为邪所伤，外则郁闭皮毛，内则壅遏肺气，肺气不得宣畅，气机升降失常，上逆而致喘咳气急、胸闷。寒邪伤肺，凝液成痰，则痰多稀薄色白。风寒束表，故见恶寒发热、头痛、苔薄、脉浮紧等。若表寒未解，内已化热，或肺中素有郁热，寒邪外来，则热为寒郁，肺失宣降，气逆而喘，并见息粗、鼻翕、胸部胀痛。肺蕴痰热，失于清肃，故咳痰稠黏不爽，热为寒郁，不得外泄，故见形寒、发热、烦闷、身痛。有汗或无汗，口渴，苔薄白或黄，舌质红，脉浮数则为表寒肺热夹杂之象。

（2）痰邪壅肺，升降不利：饮食不当，脾失健运，痰浊内生，上壅于肺，肺气失降，气逆而致喘，胸满闷塞，甚则胸盈仰息，痰白黏腻。痰湿蕴中，肺胃不和，则见呕恶、纳呆、苔厚腻、脉滑。若湿痰郁久化热，肺火素盛，痰受热蒸，痰火交阻，肺失清肃，则肺气上逆亦可致喘，并见胸痛、痰黄或血痰、烦热、渴饮、咽干、面红、苔黄腻，脉滑数等痰热之候。

（3）肝气犯肺，肺气郁闭：情志所伤，肝气冲逆犯肺，肺气郁闭，升降失常，升多降少，而突发呼吸短促，气憋胸闷，咽中如窒，每因情志刺激而诱发；肝肺络气不和，故有胸痛；心肝气郁，心神失宁，则见失眠、心悸；脉弦为肝郁之候。

（4）肺肾两虚，出纳失常：肺为气之主，司呼吸，久病肺虚，气失所主，而致短气喘促、气怯声低；肺气不足，故咳声低弱；气不化津，津聚为痰，则痰吐稀白；肺虚卫外不固，则自汗、畏风；肺阴不足，虚火上炎，则可见呛咳痰少、烦热口干、咽喉不利、面部潮红；舌淡红或苔剥，脉软弱或细数，为肺之气阴不足之候。肾为气之根，主摄纳，劳欲伤肾，精气内夺，或肺虚及肾，肾元亏虚，气失摄纳，气不归原，阴阳不相接续，气逆入肺，入少出多，而致呼多吸少，气不得续，动则喘甚；肾虚精气耗损，故形瘦神疲；阳虚气不化水，则跗肿；肾阳虚衰，卫阳不固，津液外泄，则汗出；阳气不能温养于外，则肢冷、面青；舌淡白或黑润，脉微细或沉弱，为肾阳虚衰之征。若真阳衰竭，阴不敛阳，虚阳上越，则见面红、烦躁、咽干、足冷、汗出如油；舌红少津，脉细数，为肾阴亏耗之候。本证严重阶段，不但肺肾俱虚，且在孤阳欲脱之时，多影响及心。在病理情况下，肺肾俱虚，则心气、心阳亦同时衰竭，心阳亏虚不能鼓动血脉运行，血行瘀滞可见面唇、指甲青紫，甚则出现喘汗致脱、亡阳亡阴之危候。

总之，本病病位在肺，与肾关系密切，并涉及肝、脾、心诸脏。病机关键在于气机升降出纳失常。病理性质有虚实之分，实喘在肺，为外邪、痰浊、肝郁气逆，邪壅肺气，宣降不利所致。虚喘责之肺肾两脏，因精气不足、气阴亏耗，而致肺肾出纳失常，且尤以肾虚为主。病情错杂者每可下虚上实并见，多为慢性喘咳，肺肾虚弱，肾不纳气（下虚），复感外邪，壅阻肺气（上实）所致。但在病情发展的不同阶段，虚实之间有所侧重，或互相转化。如肺虚不能主气，出现气短难续。若肺病及脾，子盗母气，则脾气亦虚，脾虚失运，聚湿生痰。上渍于肺，肺气壅塞，气津失布，血行不利，可形成痰浊血瘀，此时病机以邪实为主，或邪实正虚互见。若迁延不愈，累及于肾。则呈现肾失摄纳，痰瘀伏肺之候。若阳气虚衰，水无所主，则水邪泛滥，上凌心肺。

3. 类证鉴别　临证之际，当与哮、气短相鉴别。

（1）喘与哮：两者都有呼吸急促、困难的表现。哮必兼喘，但喘未必兼哮。哮指声响言，喉中哮鸣有声，是一种反复发作的独立性疾病；喘指气息言，为呼吸气促困难，是多种肺系急慢性疾病的一个症状。

（2）喘与气短：两者都有呼吸异常，气息短促，胸闷不畅。喘证以气粗声高，张口抬肩，摇身撷肚，甚至不能平卧为特征。短气呼吸虽数，但浅促微弱，不能接续，或短气不足以息，似喘而无声，亦不抬肩，但卧为快。短气往往是喘证之渐。

（3）实喘与虚喘：喘证应当首辨虚实，从呼吸、声音、脉象、病势缓急等方面辨别：实喘呼吸深长有余，呼出为快，气粗，声音高大，伴有痰鸣咳嗽，脉象数而有力，病势骤急；虚喘气息短促难续，深吸为快，气怯，声音低微，少有痰鸣咳嗽，脉象微弱或浮大中空，病势徐缓，时轻时重，遇劳即甚。其次，实喘应辨外感内伤，外感者起病急，病程短，多有表证；内伤者病程较长，反复发作，外无表证。其次，虚喘应辨病变脏器，肺虚者操劳后气短而喘，伴面色白、自汗、易感冒；肾虚者静息时也有气喘息促、动则更甚，伴面色苍白或颧红、怕冷或烦热、腰膝酸软。心气（阳）虚者喘息持续不已，伴心悸、水肿、发绀、颈静脉怒张、脉结代。

四、咯血

凡血液不循常道，上溢于口鼻诸窍，血由肺或气管而来，经口咳嗽而出，表现为痰中带血，或痰血相兼，或纯血鲜红，兼夹泡沫者，均称咯血。咯血总由肺络损伤所致，因肺为娇脏，又为脏腑之华盖，喜润恶燥，不耐寒热，故外内之邪，干及肺气，使肺失清肃则为咳嗽，损伤肺络，血溢脉外则为咯血。咯血的范围比较广泛，所以嗽血、咯血为主要临床表现的病证均属本证范围，内科范围的咯血，主要见于呼吸系统疾病，如支气管扩张、急性支气管炎、慢性支气管炎、肺炎、肺结核、肺癌等。

1. 病因病机

（1）感受外邪、损伤血络：外邪侵袭、损伤脉络而引起咯血。其中外感风寒或风热燥邪，肺气失于宣降，咳嗽时作，尤其是反复多次感邪以致痰浊郁火内蕴于肺，肺气上逆作咳；或邪伤肺络，血溢气道，引起咯血。

（2）情志过极，肝郁化火：情志失调、郁怒忧思太过，心肝火旺，邪火犯肺，发生咳嗽气逆，或邪伤肺络可出现咳嗽、咯血。邪热炼液成痰，阻于肺络，常可咳出脓性浊痰。

（3）嗜食醇酒、脾胃受伤：饮食不慎，多因过食甘肥油腻或辛辣之品，积湿生热酿痰，蕴结中焦，上逆犯肺。痰热内郁，出现咳嗽咳吐黏液；肺络受损，则见咯血。

（4）久病肺肾俱虚：久病肺气虚，慢性咳嗽日久不愈，气不化津，津凝成痰；或有哮喘、肺痨病史，或风温迁延，肺气耗伤，痰湿痰热内蕴，肺失宣降，咳嗽咳痰时作，久咳久喘引起肾不纳气，以致咯血。

咯血的病变部位主要在肺，可涉及肝脾肾。与肝有关者，因郁怒伤肝，邪郁化火，上逆犯肺。与脾有关者，因饮食不当，脾失健运，痰湿内生，上犯于肺；或久病不愈，肺虚及脾，肺脾气虚，不能摄血。与肾有关者，多因久病肺肾亏虚，肾阴受损，阴虚火旺。

咯血的病理性质可分为虚实两个方面，初起多因感受外邪，痰火郁结，内犯于肺，肺受邪热熏灼，出现咳嗽、咯血、咳吐痰涎，病属实证。日久邪热伤正，而出现肺脾气虚或肺肾阴虚，虚火伤络，转为虚证，同时往往夹有瘀血痰火，表现虚实相兼之证。

2. 类证鉴别　咯血多与吐血相鉴别：咯血与吐血，血液均经口出，但两者截然不同。咯血是血由肺而来，经气道随咳嗽而出，血色多为鲜红，常混有痰液，咯血之前多有咳嗽、胸闷、喉痒等症状，大量咯血后可见痰中带血数口，大便一般不显黑色；吐血是血由胃而来，经呕吐而出，血色紫暗，常夹有食物残渣，吐血之前多有胃脘不适或胃痛、恶心等症状，吐血之后无痰中带血，但大便多呈黑色。

另外，鼻咽部、齿龈及口腔其他部位出血的患者，常为纯血或随唾液而出，血量不多，伴有口腔、鼻咽部病变的相应症状，可与咯血相区别。

3. 辨证要点

（1）首先要确定是否咯血：临床上患者自述咯血时要除外口、鼻咽或喉部出血，必要时做局部检查以明确诊断。另外，还要鉴别是咯血还是呕血，还要排除出血性血液病等。

（2）患者的年龄与性别：青壮年咯血要考虑支气管扩张、肺结核；40 岁以上男性吸烟者咯血首先要考虑支气管肺癌；年轻女性反复咯血要考虑支气管内膜结核和支气管腺瘤。咯血发生于幼年则可见于先天性心脏病。

（3）既往史：幼年曾患麻疹、百日咳而后有反复咳嗽咳痰史者，首先要考虑支气管扩张。有风湿性心脏病史者，要注意二尖瓣狭窄和左心功能衰竭。

（4）咯血量：一般来说，不能以咯血量多少来判断出血的病因及病情轻重。痰中带血多由于毛细血管通透性增加所致，持续数周经抗感染治疗无效者应警惕支气管肺癌；小量咯血，只有在排除其他原因后才可考虑慢性支气管炎；反复大量咯血，应考虑肺结核空洞、支气管扩张、肺脓肿和风湿性心脏病二尖瓣狭窄；突发急性大咯血应注意肺梗死。估计咯血量时应注意盛器内唾液、痰及水的含量，以及患者吞咽和呼吸道内存留的血量。

(5)咯血的诱因：有生食螃蟹和蝲蛄史者要考虑肺吸虫病；在流行季节到过疫区者要考虑钩端螺旋体病或流行性出血热；与月经期有一定关系的周期性咯血应考虑替代性月经及子宫内膜异位症。

(6)咯血的伴随症状：咯血伴刺激性干咳，老年人多见于支气管肺癌，青少年多见于支气管内膜结核；伴乏力、盗汗、纳差等全身中毒症状肺结核病可能性大；伴杵状指(趾)多见于支气管扩张、支气管肺癌、慢性肺脓肿等；伴全身其他部位皮肤黏膜出血者多见于血液系统疾病；伴局限性喘鸣者应考虑气道不全性阻塞，见于支气管肺癌或异物；伴水肿、蛋白尿或血尿者应注意肺肾综合征。

五、呼吸困难

呼吸困难是呼吸功能不全的一个重要症状。患者主观上感到空气不足，客观上表现为呼吸费力，严重时出现鼻翼翕动、发绀、端坐呼吸，辅助呼吸肌参与呼吸活动，并可有呼吸频率、深度与节律的异常。病史采集时应注意以下特点。

1. 诱发因素　吸入花粉或刺激性气体、服用阿司匹林、食用鱼虾坚果等而致呼吸困难常见于支气管哮喘；突发紧张恐怖致呼吸困难而且是年轻女性，考虑高通气综合征；吸入爆炸性气体、火灾现场致呼吸困难，多见于吸入性气道损伤；经受交通事故致呼吸困难，可能为血气胸；长期粉尘接触而致呼吸困难考虑肺尘埃沉着病。有慢性疾病或手术后卧床者，应考虑有无肺栓塞；有中枢神经系统疾病，伴意识障碍，应考虑吸入性肺炎。

2. 发作时间　按其发作快慢分为急性呼吸困难、慢性进行性呼吸困难和反复发作性呼吸困难。急性呼吸困难伴胸痛常提示肺炎、气胸、胸腔积液，无任何症状突然出现呼吸困难多见于气胸、肺栓塞、冠心病、心肌梗死、气道异物；肺梗死、左心衰竭患者常出现夜间阵发性端坐呼吸困难。慢性进行性呼吸困难见于慢性阻塞性肺病、弥散性肺间质纤维化疾病。支气管哮喘发作时，出现呼气性呼吸困难，且伴哮鸣音，缓解时可消失，下次发作时又复出现，常发生在后半夜或清晨。

3. 呼吸困难类型　根据呼吸困难临床表现将其分为以下3型。

(1)吸气性呼吸困难。表现为吸气显著费力，喘鸣、吸气时胸骨、锁骨上窝及肋间隙凹陷——三凹征阳性。常见于喉、气管狭窄，如炎症、水肿、异物和肿瘤等。

(2)呼气性呼吸困难。表现为呼气费力、缓慢，呼气时间延长，伴有哮鸣音，见于支气管哮喘、痉挛性支气管炎、阻塞性肺病等。

(3)混合性呼吸困难。表现为吸气和呼气均感到费力，呼吸频率增快、深度变浅。见于重症肺炎、广泛性肺纤维化、大片肺不张、大量胸腔积液或自发性气胸等。正常两侧呼吸动度对称。如一侧肺脏疾患(肺不张、肺炎、肺癌)及胸膜腔病变(胸腔积液、气胸、胸腔粘连等)时，患侧的呼吸运动减弱或消失，而健侧常出现代偿性呼吸深度增加。两侧肺气肿时胸廓双侧的呼吸运动均减弱。

4. 伴随症状　发作性呼吸困难伴窒息感，可见于支气管哮喘、心源性哮喘、暴发性嗜酸性粒细胞增多综合征等。突然发生的呼吸困难也可见于声门水肿、气管内异物、大片肺栓塞、痉挛性支气管炎、自发性气胸等；呼吸困难伴一侧胸痛，可见于大叶性肺炎、胸膜炎、自发性气胸、肺结核、肺梗死、支气管肺癌、急性心包炎、急性心肌梗死、纵隔肿瘤等；呼吸困难伴发热，可见于肺炎、胸膜炎、肺结核、肺脓肿、肺梗死、急性心包炎、急性纵隔炎、中枢神经系统疾病、咽后壁脓肿等；呼吸困难伴手足抽搐、麻木感，见于高通气综合征；呼吸困难伴意识障碍，见于脑出血、脑膜炎、糖尿病酮症酸中毒、尿毒症、肺性脑病、休克性肺炎等。

六、胸痛

胸痛指颈与胸廓下缘之间疼痛，疼痛性质可为多种，是常见症状之一。胸痛是由胸部疾病（也包括胸壁疾病）所引起。胸痛的剧烈程度不一定与病情轻重相平行，是临床常见症状，不仅见于呼吸系统疾病，也可见于心血管系统、消化系统、神经系统以及胸壁组织的病变。不同部位、器官以及不同疾病引起的胸痛的性质及伴随症状和发生的时间不尽相同，问诊时应注意以下几方面。

1. 胸痛的部位 胸壁皮肤炎症，在罹患处皮肤出现红、肿、热、痛等改变。带状疱疹呈多数小水疱群，沿神经分布，不越过中线，有明显的痛感。流行性肌痛时可出现胸、腹部肌肉剧烈疼痛，可向肩部、颈部放射。非化脓性肌软骨炎多侵犯第1、第2肋软骨，患部隆起、疼痛剧烈，但皮肤多无红肿。心绞痛与急性心肌梗死的疼痛常位于胸骨后或心前区。食管疾病、膈疝、纵隔肿瘤的疼痛也位于胸骨后。膈肌及膈下疾病常在肋缘及斜方肌处有放射痛，自发性气胸、急性胸膜炎、肺梗死等常呈患侧剧烈胸痛。

2. 胸痛的性质 肋间神经痛呈阵发性灼痛或刺痛。肌痛则常呈酸痛。骨痛呈酸痛或锥痛。食管炎、膈疝常呈灼痛或灼热感。心绞痛和心肌梗死常呈压榨样痛，可伴有窒息感。主动脉瘤侵蚀胸壁时呈锥痛。原发性肺癌、纵隔肿瘤可有胸部闷痛。

3. 胸痛的发生方式 肌痛常在肌肉收缩时加剧。骨源性疼痛、肿瘤所致疼痛为持续性的。脊神经后根疼痛发生于身体转动或弯曲时，胸膜炎疼痛常在深吸气及咳嗽时加重，屏住气时疼痛减轻。心绞痛常在用力或过度激动时诱发，呈阵发性。心肌梗死则常呈持续性剧痛，含服亚硝酸甘油片仍不缓解。心脏神经官能症所致胸痛则常因运动而好转。食管疾病所致胸痛常因吞咽动作而引起或加剧。自发性气胸、心包炎所致胸痛常因咳嗽或深呼吸而加剧。过度换气综合征则用纸袋回吸呼气后胸痛可缓解。

4. 胸痛伴随症状 伴咳嗽，常见于气管、支气管、肺、胸膜疾病；伴吞咽困难，常见于食管疾病；伴咯血，常见于肺结核、肺梗死、原发性肺癌；伴呼吸困难，常见于大叶性肺炎、自发性气胸、渗出性胸膜炎、过度换气综合征等；伴牙痛、向后背放射痛，考虑心绞痛、心肌梗死；胸痛同时有高热者，考虑肺炎。

5. 其他有关病史 肺梗死常有心脏病或最近手术史，急性纵隔炎常有颈部外伤，炎性疾病或邻近脏器疾病史。青壮年胸痛多注意肌源性胸痛、肋软骨炎、胸膜炎、肺炎、肺结核等。中老年者则应考虑心血管疾病、肿瘤侵及胸膜神经痛，心神经官能症则以青中年女性多见。

第二节　常见证型

肺病证有虚实之分，虚证多见气虚、阴虚；实证多见风寒燥热等邪气侵袭或痰湿瘀血阻肺所致。

一、风寒束肺证

风寒束肺证，是指感受风寒，肺气被束，失于宣畅，出现咳嗽，且兼见风寒表证的证候。

1. 临床表现　咳嗽痰稀色白，鼻塞流清涕，微微恶寒，轻度发热，无汗，舌苔白，脉浮紧。

2. 辨证分析　本证有风寒之邪侵袭肌表，或内舍于肺，致肺卫失宣而成。由于感受风寒，使肺气束郁，不得宣降而致气不得降，逆而为咳；寒为阴邪，阴寒凝滞津液，不能正常输布，故痰液稀薄而色白；鼻为肺窍，肺气失宣，鼻窍通气不畅致鼻塞而流清涕；肺主气属卫，邪客肺卫，卫气被遏，运行失畅，卫表失于正常温煦则恶寒；邪遏肌表，正气奋起抗邪则发热；邪遏卫表，腠理、毛窍郁闭则无汗。

本证病因为风寒，病位在肺与卫之间。由于肺与皮毛相合，所以易兼风寒表证，故本证与单纯风寒表证的临床表现很相似，但辨证要点各有侧重。本证在肺，以咳嗽为主，兼见表证，而表证的症状较轻，也可不见表证；风寒表证，病位在表，以恶寒发热症状为主，由于表被邪闭，会影响肺的宣发而产生咳嗽症状，但比较这两者之间，风寒表证可转化为风寒束肺证，也可因邪重。两方同时受邪，从而分不出孰轻孰重。

二、风热犯肺证

风热犯肺证，是指风热之邪侵袭于肺，肺卫受邪，肺失宣肃，出现咳嗽，且兼见风热表证为主的证候。

1. 临床表现　咳嗽痰稠色黄，鼻塞流黄浊涕，发热恶风，口干咽痛，舌尖红，苔薄黄，脉浮数。

2. 辨证分析　本证是感受风热外邪而起。风热袭肺，肺气被壅，失于清肃则引起咳嗽；风热阳邪灼液炼津为痰，故痰质稠色黄。由于肺与卫表相合，风热之邪往往袭于肺而逗留于肺卫之间，每兼肺卫失宣之风热表证。肺卫受邪，卫气奋起抗争，则发热；风热为阳邪，阳热袭表则腠理开泄，故恶风；肺卫失宣，鼻窍不利而鼻塞不通；若津液为风热之邪熏灼则流黄浊涕；风热上扰，熏灼咽喉则咽喉不利，甚者咽痛；津液耗伤则口干；肺位上焦，舌尖常候上焦病变，肺为风热侵袭，所以舌红，舌尖尤著，苔黄；脉浮数乃风热在肺卫之证的常见脉象。

本证的病因为风热，病位在肺与卫分之间，由于肺与卫表相合，所以往往兼见风热之里证。正因为如此，本证与风热表证的临床表现较近似，主要是病位重心不同。本证在肺，以咳嗽为主兼表证，但表证的症状较轻，也可不见表证症状。风热表证，病位在表，以发热、恶风、咽痛为主，也会深入而影响肺的宣发，产生咳嗽症状，但较轻。风热表证可转化为风热犯肺证，也可因邪重而使两证的症状都很明显，而分不出孰轻孰重。

三、燥邪犯肺证

燥邪犯肺证，是由于感受燥邪，侵犯肺卫所表现的证候。本证病因为风燥之邪，病位在肺与卫之间，由于燥邪有凉燥、温燥之区别，故其兼有的表证也有偏凉和偏温的区别。

1. 临床表现　干咳无痰或痰少而黏，不易咯出，唇、舌、咽、鼻干燥欠润，或身热恶寒，或胸痛咯血，舌红苔白或黄，脉数。

2. 辨证分析　燥邪犯肺证，常见于秋冬季节，因秋冬气候干燥之故。燥犯人体，首先耗伤人之津液。所以燥邪犯肺起病即有津伤现象。由于肺津受耗，肺失滋润，清肃失职，故为干咳、或痰极少而黏、难以咯出；气道乏液濡润，故唇、舌、咽、鼻均觉干燥。肺气通于卫，燥邪逗留于肺卫之间，故往往兼有发热恶寒的卫分症状。凉燥之表证为恶寒重、发热轻。虽似风寒表证，但燥象明显；温燥之表证为发热重、恶寒轻，虽似风热表证，但燥象出现较早。

此外，燥邪每易化火，灼伤肺络，而见痰中夹血丝，甚则胸痛咯血。津伤燥热内生，故舌质多红、苔黄；邪偏卫表则苔白；燥邪犯肺虽有津伤，但全身津伤不著，因此脉仍反映表证之脉，而不一定见细涩脉。

四、寒邪客肺证

寒邪客肺证，是由于寒邪内客于肺，肺失宣降或寒饮犯肺，出现咳喘突发，伴见寒象为主的证候。

1. 临床表现　急性发作的咳嗽气喘，痰稀色白，或形寒肢冷，舌淡苔白，脉迟缓。

2. 辨证分析　本证多由于感受寒邪，内客于肺。或寒饮犯肺，均可阻遏肺气宣降，肺气上逆而为咳嗽气喘；寒为阴邪，阴寒凝滞津液，所以痰色稀白；寒邪困遏阳气，不能宣发于表，遏阻四肢，肌肤失于温煦故形寒肢冷。

本证为寒邪侵袭于肺所表现的病证，它与风寒束肺证都是临床常见证型，需详细分辨。从病因讲，风寒束肺，所受之邪风、寒并重，寒邪客肺和寒饮犯肺则以寒为主；从病位看，前者重在肺，但逗留于肺卫之间，而后者全部在肺发病都是呈急性发病状态，前者势缓，后者势骤，因此，咳嗽之症前者轻而后者剧，后者咳剧伴喘；从兼症来说，前者多见恶寒、发热、无汗之风寒表证，后者虽亦可见形寒肢冷之症，但病机是为阳气被寒所遏的寒实证。此外，前者苔脉表现同风寒表证，后者苔脉呈短暂的阴寒凝滞征象。然临床尚有风寒表证与寒饮内阻并见之外寒里饮证，出现咳喘频剧、痰多而稀、恶寒无汗、形寒肢冷等症，此乃外寒引动里饮，肺失宣降所致。

五、肺热壅盛证

肺热壅盛证，是由于热邪内壅于肺，肺失宣降，出现咳、喘和以里实热证为主的证候。多因外感温热之邪，或风寒之邪入里从阳化热，内壅于肺所致。

1. 临床表现　急性发作的咳嗽，痰稠色黄，气喘息粗，壮热口渴，烦躁不安，甚则鼻翼翕动，衄血，咯血，或胸痛，咳吐脓血腥臭痰，大便干结，小便短赤，舌红苔黄，脉滑数。

2. 辨证分析　本证是因感受热邪，使肺失清肃引起的病证。其发作呈急性过程，来势较迅猛，证情较重，不但可引起"肺痈"，甚至可热闭昏厥。因为热壅于里，必蒸腾于外而现壮热、肌肤灼热；热灼津伤而患者需引水自救而口渴欲饮；热扰心神，而致心烦躁扰，甚则昏迷不省人事。若治疗不及时，则热壅越重，气道越闭，呼吸困难，甚则出现鼻翼翕动；热伤血络，迫血妄行，可致鼻衄、咯血；若肺热久壅，使血肉腐败而成脓血，甚者咳吐腥臭脓血痰。由于里热炽盛，津液耗伤，而肺又与大肠相表里，大肠液亏失于濡润，使大便干结；热耗津液，化源不足，则小便短赤；舌红苔黄，脉滑数为里热或痰热证的苔脉。

风热犯肺证与肺热壅盛证，两者均有咳嗽、痰稠色黄的主症表现，都属外感热病范畴，但病变性质、病情轻重，以及预后转归等方面都有不同。前者邪在肺系，伴见风热表证，病情较轻，预后佳；后者热邪壅肺，病在里，伴见一系列里热证，病情重，病程长，若能及时正确治疗，预后亦佳。

六、痰浊阻肺证

痰浊阻肺证，是痰湿偏盛，痰浊阻滞于肺，肺失宣降，出现咳嗽、气喘和湿浊征象为主的证候。

1. 临床表现　咳嗽痰多，质黏色白，易咯，并多伴胸闷，呕恶，纳差，身重肢困，大便稀溏，苔白腻，脉滑。

2. 辨证分析　本证常因咳喘日久，肺不布津，聚而为痰；或脾虚运化失职，湿聚为痰，上渍于肺；或感受寒湿之邪所致。究其原因，或是由风寒、寒湿等外邪侵袭肺脏，使肺失宣降，肺不布津，水湿停聚而为痰湿，痰湿反过来又进一步阻遏肺之宣降；或是由脾气亏虚，津液运化输布失常，水湿凝聚而成痰湿，上渍于肺；或是因久咳伤肺，肺虚而输布水液功能失常，聚为痰湿。本证由外感急性发作者属实，由内伤慢性发作者多属本虚标实，因此在治疗时必须注意标本缓急。

确定本证时，要区别寒邪客肺病证。重点要抓住：一是痰的性质，二是全身伴有湿困"症状。其痰由水湿所聚，虽黏腻色白而量多易咯；其质既不像寒痰那样清稀，又不像燥痰那样稠黏，其量虽多，又不及寒饮之量多；其色白如鸡子清，又不若清水。由于湿痰困阻肺脏，使肺气不利而胸闷，甚则气喘痰鸣；若影响脾气运化，可使胸闷加重，而兼呕恶、身重肢困、纳差、大便溏薄；由于痰湿感则现苔白腻、脉滑之象。

七、肝火犯肺证

肝火犯肺证，是由于肝火上逆犯肺，出现咳嗽、或咯血、胸胁灼痛、易怒等为主的临床证候。

1. 临床表现　胸胁灼痛，急躁易怒，头晕目赤，烦热口苦，咳嗽阵作，痰黏量少色黄，甚则咯血，舌红苔薄黄，脉弦数。

2. 辨证分析　本证多由郁怒伤肝，气郁化火，或邪热蕴结肝经，上逆犯肺，致使肺失清肃而成。其症状特点是，肺经与肝经症状同为实证、热证。肝主升发，肺主肃降，升降相宜，气机调畅；肝脉贯膈上肺，肝气升发太过，气火上逆，循经犯肺，而成肝火犯肺证。肝经气火内郁，热壅气滞，则胸胁灼痛；肝性失疏。故急躁易怒；肝火上炎，可见头晕目赤；气火内郁，则胸中烦热；热蒸胆气上溢，故口苦；气火循经犯肺，肺受火灼，清肃之令不行，气机上逆，则为咳嗽；津为火灼，炼液成痰，故痰黄黏量少；火灼肺络，络伤血溢，则为咯血；舌红苔薄黄，脉弦数为肝经实火内炽之征。

八、肺气虚证

肺气虚证，是指肺气不足，出现咳喘无力、少气短息及全身功能活动减弱为主的临床证候。主要有两方面：一是肺的主气，司呼吸功能减退所表现的咳嗽、气喘、乏力等；一是由肺气虚影响卫气虚，卫外不固而易患感冒等。

1. 临床表现　咳喘无力，少气不足以息，动则益甚，痰液清稀，声音低怯，面色淡白，神疲体倦，或有自汗，畏风，易于感冒，舌淡，苔白，脉虚。

2. 辨证分析　本证多由长期咳喘致肺气耗损，或脾肾气虚，气之化生不足，使肺功能活动之力减弱所表现的证候。

肺气虚证，临床上较为常见。因肺为娇脏，凡外感六淫，内伤七情，都可影响肺的宣降功能而产生咳喘等症。若咳喘久延不愈或反复发作，必耗伤肺气；或其他脏腑气虚，累及于肺而致肺气虚。肺气不足则咳嗽气喘而声低乏力，甚则少气不足以息；动则气耗，故活动则少气之感必加剧。肺主通调水道，在水液代谢中是重要一环，当肺气不足，输布水液功能减退，水液停聚于肺，随肺气而上逆，则出现清稀痰；泛滥肌肤则为头面浮肿；喉为发音器官，赖肺气以充养，肺气旺则声壮有力，肺气虚则声音低怯。面色淡白，神疲体倦，舌淡苔白，是气虚常见的全身症状。肺主气属卫，外合皮毛，肺气足则卫气强，腠理密。邪不易袭；肺气虚则卫表不固，腠理不密，易被外邪侵袭，故自汗出、畏风。

九、肺阴虚证

肺阴虚证，是指肺的阴液不足，出现干咳或痰少而黏、口燥咽干和阴虚内热为主的临床证候。

1. 临床表现　咳嗽无痰或痰少而黏，不易咳出，口干咽燥，形体消瘦，午后潮热，五心烦热，盗汗，颧红，甚则痰中带血，声音嘶哑，舌红少津，脉细数。

2. 辨证分析　本证多因热病后期，耗伤肺阴；或因痨虫蚀肺，燥热之邪伤肺，灼伤肺阴；或因久咳久喘，耗伤肺之阴液而成。肺主清肃，性喜柔润，凡外感、内伤两方面的原因，均可使肺阴耗损，肺失滋润，必致咳嗽呈干咳，少痰、痰黏难咳；另一方面，由于阴液耗损，阴不制阳，内热丛生，阴精亏损，不能濡养机体则形体消瘦；虚热内扰则全身低热，五心烦热、午后潮热；虚火上炎则颧红；热扰营阴则盗汗；阴虚内热耗津则痰少而黏；若内热严重，灼伤肺络，则痰中带血；若喉失阴津濡润，并为虚火所蒸，则声音嘶哑；舌红少津，脉细数，皆为阴虚内热之象。

十、心肺气虚证

心肺气虚证，是由于心肺两脏气虚，出现心悸、咳喘和气虚证为主的证候。

1. 临床表现　心悸咳喘，气短乏力，动则尤甚，胸闷，痰液清稀，面色㿠白，头晕神疲，自汗声怯，舌淡苔白，脉沉弱或结代。

2. 辨证分析　本证多因久病咳喘耗伤肺气，波及于心；或禀赋不足，年高体弱，劳倦太过等因素引起。肺主气司呼吸，肺吸入的自然界清气和脾传输而来的水谷精气，聚于胸中而成宗气，宗气积于胸中，出于喉咙，以贯心脉，行气血，而心主血脉，故心肺的功能有赖于宗气的推动作用。肺气虚弱，宗气生成不足，可使心气亦虚。反之，心气先虚，宗气耗散，亦能致肺气不足。心气不足，不能养心，则见心悸；肺气虚弱，肃降无权，气机上逆，为咳喘。气虚则气短乏力，动则耗气，故喘息亦甚；肺气虚，呼吸功能减弱，则胸闷不舒；不能输布精微，水液停聚为痰，故痰液清稀；气虚全身功能活动减弱，肌肤脑髓供养不足，则面色㿠白、头晕神疲；卫外不固则自汗；宗气不足故声怯；气虚则血弱，不能上荣舌体，见舌淡苔白；血脉气血运行无力或心脉之气不续，则脉沉弱或结代。

十一、肺脾气虚证

肺脾气虚证，是由于肺脾两脏气虚，出现咳喘、短气、纳少、腹胀、便溏等，以及以气虚为主的证候。

1. 临床表现　久咳不止，气短而喘，痰多稀白，食欲不振，腹胀便溏，声低懒言，疲倦乏力，面色㿠白，甚则面浮足肿，舌淡苔白，脉细弱。

2. 辨证分析　本证多由久病咳喘，耗伤肺气，子病及母，致肺虚及脾，或饮食不节，劳倦伤脾，痰湿内生，脾不能输精于肺所致。肺主气，久咳不止，肺气受损，欲咳嗽气短而喘；气虚水津不布，聚湿生痰，则痰多稀白；脾气虚运化失健，则见食欲不振、腹胀便溏；气虚使全身功能活动减退，故声低懒言、疲倦乏力；气血运行无力，肌肤失于充养，则面色㿠白；脾虚水湿运滞，渗于肌肤，则面浮足肿；舌淡苔白，脉细弱为气虚之证。

十二、肺肾阴虚证

肺肾阴虚证，是肺肾两脏阴液不足。虚热内扰，出现久咳痰血、腰膝酸软、遗精等症和以阴虚为主的证候。

1. 临床表现　咳嗽痰少，或痰中带血，口燥咽干，或声音嘶哑，形体消瘦，腰膝酸软，骨蒸潮热，颧红盗汗，男子遗精，女子月经不调，舌红少苔，脉细数。

2. 辨证分析　本证多因久咳肺阴受损，肺虚及肾；或久病肾阴亏虚，或房室太过，阴液亏损，阴液不能上承；或虚火灼肺，从而形成肺肾阴虚。肺属金，肾属水，肺精敷布以滋肾，肾精上滋以养肺，若两者阴精受损，在肺则清肃失职，而呈咳嗽痰少；在肾则腰膝失于滋养而腰膝酸软；阴精既亏，内热必生，故呈形体消瘦、口燥咽干、骨蒸潮热、颧红、盗汗、舌红少苔、脉细数等一派阴虚内热现象。此外，内热灼伤肺络，络损血溢，则常见痰中带血；虚火熏灼会厌，则声嘶哑；火扰精室则遗精频甚；阴血不足，冲任失充则经少；火热伤络，血溢则成崩漏等月经紊乱不调之象。

第五章　肺脏不洁的常用诊法

第一节　望诊

望诊是医生运用视觉，对人体全身和局部的一切可见征象以及排泄物等，进行有目的地观察，以了解健康或疾病状态的一种诊断方法。望诊在诊断上占有重要的地位，所谓"望而知之谓之神"。《灵枢·本脏》也说："视其外应，以知其内脏，则知所病矣。"对肺系疾病的望诊主要着重于神色、形态、分泌物的诊察。

一、望神色

1. 望神　神是机体生命活动的体现，也是五脏所生之外荣，如《素问·六节藏象论》说："五味入口，藏于肠胃，味有所藏，以养五气，气和而生，津液相成，神乃自生"，因此，望神可以了解五脏精气的盛衰和病情轻重与预后。在肺系疾病诊断中，从呼吸状态可以判断患者肺脏精气盛衰和病情轻重，如呼吸调匀是肺脏精气充足无病的表现；呼吸急促或微细而喘，是肺脏精气衰败的表现。

2. 望面色　望面色视医生观察患者面部颜色与光泽的一种诊察方法。《证治准绳·察色》曾根据面部不同部位出现各种色泽变化来推断脏腑病变，并用五行学说作解释："右颊属肺，西方之位，属右，秋见微白者平，深白者病，赤色者绝"，在临诊时可作参考。

小儿面青，咳喘气逆，昼夜不息，是风冷入肺。面黄而目窠下微肿者，为痰饮。面赤咽干，频频咳嗽，痰黄黏稠色秽，是热嗽。面赤目白气喘者，为火克金，肺病见赤色，多属难治。面色灰白，火急气喘，气脱失声者，为肺气绝。面黧黑，其人喘满，心下痞坚，为膈间有"支饮"。

二、望形态

望形态是通过观察患者形体与姿势动态来进行诊断的一种望诊方法。《素问·三部九候论》说："必先度其形之肥瘦，以调其气之虚实。"《素问·经脉别论》亦说："观人勇怯骨肉皮肤，能知其情，以为诊法也。"望形态可以测知脏腑气血的盛衰、病势的顺逆和邪气之所在。

如形体强壮，内脏坚实，气血旺盛，虽病亦预后良好。形体衰弱者，内脏亦怯弱，气血多不足，体弱多病，预后较差。肥人其血黑以浊，其气涩以迟，常多血少气，多气虚阳虚，多痰湿；瘦人其血清气滑，易脱于气，易损于血，血液衰少，相火易亢，故多阴虚，多劳嗽。胸如圆桶状，多为素有伏饮积痰，以致肺气耗散，或久咳伤及肾气，以致肾不纳气；胸廓扁平者，多属肺肾阴虚或气阴两亏。若水肿背平者，为肺伤难治。

坐而喜伏，多为肺虚少气；坐而喜仰，多属肺实气逆；但坐不得卧，卧则气逆，多为咳喘肿胀，或为水饮停于胸腹。坐而呼吸摇肩，所谓喘鸣肩息，多为水饮上凌心肺所致，正如《灵枢·五邪》所说："邪在肺……上气喘，汗出咳动肩背。"

病在肺之左者，喜左侧卧；病在肺之右者，喜右侧卧；肺痈生于左者，右卧则更痛；肺痈生于右者，左卧更痛。

三、望鼻

鼻为肺窍，为气出入之门户，呼吸之间，贯乎经络，五脏六腑，无不毕达，四肢百骸，无不周遍，所以观鼻可以诊察整体的病变。

1. 鼻色　鼻头明，山根亮，鼻色明润者，为无病或病将愈之征兆；鼻色枯槁，死亡将及；鼻孔干燥焦枯为肺绝，肺先死。

2. 鼻窒　即鼻中膜胀窒塞。偶发者，多为外感风寒或风热，致肺气失宣；久则邪气逗留或为肺经郁热，或为肝胆湿热，更有肺肾两虚者，或肺虚而壅，或阴亏津不上承，皆致清窍不利。

3. 鼻翕　即鼻翼翕动，为呼吸困难之表现，见于喘症，有虚实之分，但总属肺病。初病多为风寒火热等六淫邪气，壅塞肺窍，以致喘息鼻翕。若引息鼻翕，呼吸急促，但惕惕闷闷，无痰声者，多为忧思气郁之故，亦有气虚肾不纳气者。若久病气喘鼻翕，则属危重，多属肺绝之征，尤其是鼻翕喘汗者，多属难治。

4. 鼻衄　即鼻中出血，其原因总由外感内伤，致脏腑有热，血热妄行；或肝不藏血，脾不统血，气失固摄，血随气行发于鼻窍而为衄。实证者，有风寒束表，不得汗解，上扰鼻窍而以衄血为出路，衄则表解，即所谓"红汗"，此为太阳伤寒自衄。有风热壅肺而衄者，衄后热仍不退。有胃火炽盛或肝火犯肺者，则衄血多而鲜红。虚证者，有脾不统血与肾阴虚损而发者，虽一为血不循常道而外溢，一为虚火上逆而衄血，但皆出血不多，每因过劳而反复发作。

四、望咽喉

咽喉为肺胃之门户，呼吸之要冲，喉咙又为声音之机关，为诸经脉所络，故肺系病变可以从咽喉的异常变化反映出来，对诊断有较大的参考价值。正常咽喉，色泽淡红润滑，不肿不痛，呼吸、发声、吞咽皆畅通无阻。

1. 辨红肿溃烂

（1）咽两侧与后壁红肿胀痛，甚则溃烂，有黄白色脓点，多因肺胃热毒壅盛，以致气血壅滞而成。甚则热盛肉腐为脓，生于喉关、喉核软腭者，喉关红肿突出；生于颌下者，颌下肿痛；生于咽底者，易壅闭咽喉，症多凶险。若咽喉灼热红肿，伴有风热表证，则为风热犯肺，肺气失宣、气血滞于咽喉；若喉核及咽嗌红肿不痛者，红色娇嫩，多为肾水亏少，阴虚火旺，虚火上炎于咽喉所致。

（2）咽喉漫肿，其色淡红，多为痰湿凝聚。若色淡不肿微痛，反复发作，或喉痒干咳，多属气阴两亏，虚火上浮。

（3）咽喉腐烂，周围红肿，多为实证。若腐烂分散浅表者，为肺胃之热尚轻；若成片或凹陷者，为火毒壅盛。溃腐日久，周围淡红或苍白者，多属虚证。若腐烂分散桥边者，为虚火上炎；若成片或凹陷者，多为气血不足，或肾阴亏损，以致邪毒内陷。

2. 辨伪膜　溃烂处上覆白腐，形如白膜，故曰伪膜。

（1）伪膜松厚，容易拭去，去后不出血，不复生，此属胃热，证较轻。

（2）伪膜坚韧，不易剥离，重剥出血，去后复生，此属重证，多为疫毒内攻，肺胃热毒伤阴所致。

（3）伪膜呈灰白色，为点状、片状，边缘清楚，范围较小，腐膜紧贴咽喉，坚硬厚实，不易拭去，拭则出血，此为"时疫白喉"，乃疫毒初攻咽喉。若咽喉红肿剧烈，白腐范围较大，腐膜呈块状，则属疫毒内盛。若腐膜经久不退，时而自行脱落，喘息痰鸣，咳如犬吠，或直视抽搐脉绝，此为痰浊闭喉，或疫毒凌心所致。

（4）咽喉红肿剧烈，喉核部有白黄色脓点，逐渐连成腐膜，范围固定，拭不出血，此属"蛾风白喉"，乃热毒壅阻肺胃，循经上扰咽喉所致。

（5）白色腐膜呈片状或块状，但范围小，不超过喉核，伪膜浅薄不牢，易落易长，反复不已，或喉核有疣状物突出，呈灰白色，此乃素体肾亏，或阴虚火旺，或阳虚有寒，邪毒循经上扰，腐蚀咽喉而成。

3. 辨脓液

（1）咽喉局部红肿高突，有波动感，压之柔软凹陷者，多已成脓；压之坚硬则尚未成脓。喉核或喉关肿突，上有黄白脓点者，为已成脓。

（2）脓液黄稠者，属实证；清稀或污秽者，多为正虚不能胜邪。

（3）脓液易排出，创面愈合快，属体壮正气足；脓液难清除，溃处愈合慢，属体弱正虚。

4. 辨疾病

（1）紧喉风：咽喉肿痛，痰涎壅塞，声音难出，汤水不下，此由肺胃积热，复感风邪，风热相搏，上壅咽喉所致。若兼外见颈项绕肿，即名"缠喉风"。

（2）慢喉风：咽喉肿痛极微，色淡势缓，多因体虚而过伤七情之扰，五志化火或五辛生热，致阴阳两虚，虚火上攻咽喉。

（3）喉痹：咽喉肿痛，喉中有块如拳，甚则项外漫肿。此病可谓咽喉肿痛诸病之总称，即闭塞不通之义。初起多为肺热，传里则为胃热，总由肝肺之火盛，复感风热或风寒化热，客于咽喉，阻滞气机，致气血凝结而成喉痹。

（4）脓舌喉风：咽喉肿痛，痰涎堵塞，舌出不缩，时时搅动，常欲以手扪之，故名。此由心脾实火，与外寒郁遏，凝滞而成，多致音哑言涩。

（5）乳蛾：又名"喉蛾"，生咽喉两旁，喉核肿突，状如蚕蛾，或形若枣栗，红肿疼痛，有单有双。如溃后有脓者，称"烂喉蛾"，呈慢性过程者，成为"木蛾""死蛾"。多由肺经积热，受风凝结而成。慢性者，多因风热火邪，灼伤肺胃之阴，而成虚证，常因虚火上炎而反复发作。

（6）喉疳：咽喉淡红，微肿微痛，初觉咽干，日久色紫黯不鲜，如冻石榴子色。溃烂腐膜，叠若虾皮，肿痛日增。此由肾液久亏，相火炎上，消灼肺金，熏烁咽喉所致，久之胃气渐衰，虚火益盛，缠绵难愈。

五、望排出物

痰、涕等排出物是肺系生理病理活动的产物，因此，望痰与涕可以测知其脏气的盛衰和邪气的性质。

1. 望痰

（1）热痰：痰黄黏稠，坚而成块，因热邪煎熬津液，灼炼成痰之故。临床上多见于肺热。

（2）寒痰：痰白而清稀，或有灰黑点，或其色清白，因寒主凝滞，且伤阳气，气不化津，临床上除脾肾阳虚而生寒痰外，也多见于风寒束肺。

（3）风痰：痰色青，清稀而多泡沫，此病在肝经，因肝风夹痰，阻滞气机，上扰清窍，往往伴有支胁满闷，躁怒眩晕，脉弦面青，胸闷喘息等。若因风邪犯肺，往往伴寒热身痛，咽痒咳嗽，鼻塞流涕等。在临床上，外感伤肺，非风寒即风热，故风痰以在肝经为多见。

（4）湿痰：咳痰量多，白滑而易咳出，若兼湿热，其色或黄，或咳吐脓血臭痰。因脾虚不运，水湿不化，聚而成痰，可见外感湿邪或湿热蕴结上蒸于肺，亦可成湿痰。

（5）燥痰：痰少而黏，难于咳出，或痰中带血丝，或咯出如米粒而色白，或有少量泡沫痰，甚者干咳无痰。此因阴虚肺燥，或秋燥伤肺，故临床上当分外感燥邪和内伤阴虚。

（6）辨新久轻重：《望诊遵经·诊痰望法提纲》指出，凡吐痰清白稀薄者，病新而轻；黄浊黏稠者，病久而重；痰声相应为轻，不相应为重；由稀转稠者，病日退；由稠而稀者，病日进；因痰嗽而吐血者，多起于外感；因吐血而痰嗽者，多属于内伤；痰清者，形气不足；痰浊者，病气有余；青白者，少热气；黄赤者，多热气。

2. 望涕

（1）清涕：为外感风寒，客于皮毛，腠理郁闭，肺气不宣。故鼻塞而流清涕者，是表邪未解而寒不去。解表不应者，非风邪，而是肺寒之故。

（2）浊涕：鼻流浊涕，或稠涕若脓血，腥臭难闻，或流黄水，长湿无干，此为"鼻渊"，又曰"脑漏"，由风寒凝入脑户，与太阴湿热交蒸而成；或饮酒多而热炽，风邪乘之，风热郁而不散所致；或由胆移热于脑所致。故鼻出浊涕，亦有因风热在脑者，湿热蕴阻者，肺热燥盛者。风热者，涕黄而质稠，伴风热表证；湿热者，涕黄浊而量多，甚者倒流口中，或气味腥臭，深黄或黄绿如脓；燥热者，涕黄黏而量少，燥热伤络，则鼻涕带血；或呈脓血涕，必兼燥热伤津之象。

六、望舌

舌诊是中医学望诊中的重要内容之一，通过对舌质、舌苔的观察，借以了解病变之所在。肺系疾病望舌也不外舌质、舌苔两方面。

1. 望舌质　正常人的舌质呈淡红润泽，大小适中，活动自如，通常无裂纹，无齿印。

（1）淡白舌：舌色浅淡，甚至全无血色，为淡白色，多主虚证、寒证或气血两亏。若淡白湿润，而舌体胖嫩，多为阳虚寒证；淡白光莹，或舌体瘦薄，则属气血两亏。

（2）红舌：舌色较淡红色为深，甚至呈鲜红色，称为红舌，主热证。若舌鲜红而起芒刺，或兼黄厚苔的，多属实热证；若鲜红而少苔，或有裂纹，或光红无苔，则属虚热证。

（3）绛舌：舌色较红色更深者，称为绛舌，主病有外感与内伤之分。在外感病若舌绛或有红点、芒刺，为温病热入营血；在内伤杂病，若舌绛少苔或无苔，或有裂纹，则属阴虚火旺；若舌绛少苔而津润者，多为血瘀。

（4）紫舌：舌质色紫，即为紫舌，主病有寒热之分。绛紫而于枯少津，属热盛伤津，气血壅滞；淡紫或青紫湿润者，多为血瘀。

2. 望舌苔　正常舌苔为薄白苔。

（1）白苔：常见于表证、寒证。《临证验舌法·验舌分脏腑配主方法》说："舌见白色，肺与大肠病也。"而《舌鉴辨证·白舌总论》则说："白舌为寒，表证有之，里证有之，而虚者、热者、实者亦有之。"故临床须细分辨。

（2）黄苔：一般主里证、热证，淡黄较轻，深黄热重，焦黄热结。黄苔也可见于表证或虚寒证，如苔薄淡黄，多为风热表证，或风寒化热；舌淡胖嫩，苔黄润滑者，多为阳虚水湿不化。

（3）灰苔：常见于里热证，也见于寒湿证。如苔灰而干，多属热炽津伤，可见外感热病或为阴虚火旺；苔灰而润，多为痰饮内停或为寒湿内阻。

3. 舌质与舌苔的综合观察

（1）淡白舌黄裂苔：主气虚津少，宜补气生津。

（2）淡红光莹舌：主气阴两虚，宜益气养阴。

（3）淡红舌根白尖黄苔：为热在上焦，或外感风热在表，或风寒化热入里。宜疏风清热。

（4）红绛舌薄白苔：主阴虚外感，或属表邪未解，热已入营。宜滋阴解表或清营透表。

（5）红绛舌白黏苔：为营热夹痰湿，宜清营化痰。

（6）边尖红绛苔白中干：为上焦热邪伤津，宜清宣透热。

（7）中红绛边白：为津气内亏，又伤外邪，宜益气生津，疏解外邪。

（8）红绛舌黄黏苔：主阴虚痰热，宜滋阴清热化痰。

（9）绛舌黄白苔：主气营两燔，宜清气凉营。

（10）青紫舌黄滑苔：主寒凝血脉，宜温经散寒。

第二节　闻诊

闻诊包括听声音和嗅气味两方面。闻诊在肺系病的诊断中占有重要地位。

一、听声音

听患者的异常声音，以助于疾病的诊断，早在《内经》即有记载，如《素问·阴阳应象大论》曰："视喘息，听音声，而知病所苦"，是说通过诊察患者喘息声音的高低粗细等变化，就能了解患者病情的寒热虚实。

1. 声音嘶哑 包括声嘶和失音。声嘶是指语声低沉，混浊不清；失音是指完全不能发音。临床上患者发生声音嘶哑，往往是先见声嘶，语音混浊不清，病情继续发展则不能发音，故两者的病因病机基本相同，当先分寒热虚实，以辨虚实更为重要。如《景岳全书·杂证谟》说："音哑之病，当知虚实。实者其症在标，因窍闭而瘖也，虚者其症在本，因内夺而瘖也。"声音嘶哑常见有以下几种类型。

（1）外感声音嘶哑：表现为突然声音重浊，嘶哑不清，咽喉肿痛，咽干喉痒，咳嗽，伴有恶寒，发热，脉浮等。

（2）血声音嘶哑：声哑长期不愈，甚则逐渐加重，咽干而痛，声带肥厚或有小结，或有息肉，或喉间有肿块，口干嗽水而不欲咽，舌质紫黯或苔腻、脉弦细等。

（3）痰热声音嘶哑：声哑咳嗽，咳痰黄稠，咽喉红肿疼痛较甚或如有物堵塞，伴有身热，便秘、尿赤，舌红苔黄，脉滑数等。

（4）肺肾阴虚声音嘶哑：发病缓慢，声哑逐渐加重，夜间尤甚，口干咽痒微痛，咽喉色红，伴有潮热盗汗，五心烦热，干咳少痰，舌红少苔，脉细数等。

2. 呼吸异常 呼吸异常是肺病常见的症状，主要有喘、哮、上气、少气、短气等表现。

（1）喘证：以呼吸困难，短促急迫，甚至张口抬肩，鼻翼翕动，不能平卧为主要表现。喘有虚实之分，实喘发作急骤，气粗声高息涌，唯以呼出为快，仰首目突，形体壮实，脉实有力，多属肺有实热，或痰饮内停；虚喘发病徐缓，喘声低微，慌张气怯，息短不续，动则喘甚，但以引长一息为快，形体虚弱，脉虚无力，是肺肾虚损、气失摄纳所致。

（2）哮证：以呼吸急促似喘，声高断续，喉间痰鸣，时发时止，缠绵难愈为特征。多因内有痰饮，复感外寒，束于肌表，引动伏饮内发；也有感受外邪，失于表散，束于肺经所致者；或久居寒湿地区，或过食酸咸生冷，都可诱发哮证。

（3）上气：以肺气不得宣散，上逆于喉间，气道窒塞，呼吸急促为主要表现。咳逆上气，兼见时时吐浊，但坐不得卧，是痰饮内停胸膈；若阴虚火旺，火逆上气，则感咽喉不利；外邪束于皮毛，肺气壅塞，水津不布，则上气多兼身肿。

（4）少气：又称气微，指呼吸微弱，短而声低，虚虚怯怯，非如短气之不相接续，形体状态一般无改变，多是身体虚弱的表现，主诸虚不足。

（5）短气：以呼吸短促，不相接续为特点，其症似喘而不抬肩，似呻吟而无痛楚。临证当辨虚实。饮停胸中，则短气而渴，四肢历节痛，脉沉，属实证；肺气不足，则体虚气短，小便不利。

3. 咳嗽 咳嗽是肺系病最常见的症状，根据咳嗽的声音和兼见症状，可分辨其寒热虚实。

（1）风寒束肺：症见咳声重浊，咳痰稀白，鼻流清涕，恶寒发热，头身疼痛，无汗脉浮，是因风寒之邪侵袭人体，致肺失宣降所致。

（2）风热犯肺：症见咳声不爽，咳痰黄稠，口干咽痛，恶寒发热等，因风热袭肺，肺气不利所致。

（3）燥邪伤肺：症见于咳无痰，咳声清脆，或痰少不易咳出，口干咽燥，声音嘶哑等，是因燥邪伤津，肺失濡润，肺气不利所致。

（4）痰湿阻肺：症见咳嗽痰多，黏稠易咳出，可伴有脘腹胀闷，恶心纳呆，苔腻脉滑，多因脾虚，水湿不运，湿聚生痰，痰湿阻肺所致。

（5）肝火犯肺：症见咳嗽气逆，痰如败絮难以咳出，咳引胁痛，咽干口燥，急躁易怒，脉弦数等，多因郁怒伤肝，致肝失疏泄，气郁化火，木火刑金所致。

（6）肺脾气虚：症见咳嗽痰多稀白，声低气短，食少便溏，面色㿠白，自汗畏风，脉虚无力等，多因肺脾气虚，津液不得布散，湿聚生痰，以致肺失宣肃之职所致。

（7）肾阳虚衰：症见咳嗽而喘，呼吸困难，痰清稀呈泡沫状，面容虚浮，咳甚则遗溺，气短，劳则尤重，舌胖嫩等，多因肾阳虚衰，气化失司，水湿泛滥，上凌于肺，致肺气上逆。

（8）肺肾阴虚：症见久咳不止，痰少而黏或痰中带血丝，伴潮热盗汗，口干咽燥，声音嘶哑，舌红少苔，脉细数，多因肺肾阴虚，肺失濡养，清肃失职所致。

（9）顿咳：又称百日咳，其特点是咳嗽阵作，咳声连续，呈痉挛性发作，咳剧气逆则涕泪俱出，甚至呕吐，阵咳后伴有鸡鸣样叫声。常见于小儿，多由风邪与伏痰搏结，郁而化热，阻遏气道所致。

（10）白喉：症见咳声如犬吠，干咳阵作，伴有呼吸困难，咽喉腐烂有灰白色腐膜覆盖，拭之则出血，甚则喘息痰鸣，声音嘶哑，烦躁不安，舌红苔黄等，为疫毒攻喉，里热炽盛所致。

4. 喷嚏　是因鼻腔发痒而气流由鼻喷出产生的声响。正常人偶因异物或刺激性气体等引起喷嚏不属病态。若喷嚏频作，伴有鼻塞流涕，恶寒发热，语声重浊，脉浮等，为风寒（风热）之邪侵袭肺卫，肺失宣肃之职，鼻窍不利所致；若喷嚏伴有流涕，倦怠乏力，气短声低，自汗，易感冒，舌淡苔白，脉弱等，为肺气不足，肺气不利所致；若久患重病之人，突作喷嚏为阳气恢复，病情好转之兆。

二、嗅气味

鼻腔若嗅及特殊气味，多与肺系疾病有关。如鼻流黄浊黏稠腥臭涕为鼻渊证。病室如有血腥气，说明患者曾有大出血，如咯血、鼻衄等；因寒而致出血往往呈现腥气；因热而致出血多为腥臭之气。

第三节　问诊

问诊是通过询问患者或陪诊者，了解疾病的发生、发展、治疗经过，现在症状和其他与疾病有关的情况，以诊察疾病的方法，也是临床诊断疾病的第一步，正如张景岳所说，问诊是"诊病之要领，临证之首务"。在肺系疾病的诊断中，问诊有其特点和规律。

一、问年龄

年龄不同发病亦多有不同。小儿为"稚阴稚阳"之体，易为外邪所侵，感冒、咳嗽、麻疹等疾病尤为常见，而且得病后变化迅速，易寒易热，易虚易实，大多积滞，治疗应予注意。老年人气血多衰，病多虚证，或虚实夹杂证，治疗亦要慎重。

二、问既往史

既往史包括既往健康状况，曾患过何种主要疾病，其诊治的主要情况，现在是否痊愈，或留有何种后遗症，是否患过传染病及其他重要疾病。对小儿还应注意询问既往接受过何种预防接种等，作为诊断现有疾病的参考。

三、问家族史

家族病史是指患者直系亲属或者血缘关系较近的旁系亲属的患病情况，有否传染性疾病或遗传性疾病。许多传染病的发生与生活密切接触有关，如肺痨病等。

四、问现病史

现病史包括疾病从起病之初到就诊时病情演变与诊察治疗的全过程。这对诊察疾病具有重要意义。问发病时间，往往可以判断目前疾病的性质是属表还是属里，是属实还是属虚；问发病原因或诱因，常可推测致病的病因与疾病的性质，如寒热燥湿等；有传染病接触史，常可为某些传染病的诊断提供依据，如麻疹、白喉等；问疾病的演变过程，可以了解邪正斗争的情况，对机体正气的盛衰、预后的吉凶等情况作出初步的判断；问疾病的诊治过程，可为目前疾病诊断提供依据，为进一步检查提供线索，也是决定治疗的重要参考。

五、问现在症状

问现在症状是指询问患者就诊的全部症状，是问诊的主要内容，也是辨病的重要依据。问现症要询问各个症状的性质、发生的部位、诱因、持续时间、轻重程度，以及加重或减轻的条件与时间，有无明显诱因等。在呼吸病的诊断中，要紧紧围绕主要症状，如咳嗽、喘促等进行有目的的询问，兹不再一一赘述。

第四节　切诊

一、正常脉象

正常人的脉象，一般是三部有脉，一息四至，不浮不沉，不大不小，从容和缓，柔和有力，节律一致，尺脉沉取有一定力量，并随生理活动和气候环境的不同而有相应正常变化。

二、病理脉象

肺系疾病常见脉象有以下几种。

1. 浮脉　主表证,亦主虚证。《四诊抉微·卷六》云:"浮脉主表,有力表实,无力表虚,浮数风热,浮紧风寒,浮滑风痰。"

2. 沉脉　主里证。沉迟为里寒,沉数为里热。

3. 迟脉　主寒证。浮迟为表寒,沉迟为里寒,迟涩为血虚或血瘀。

4. 数脉　主热证。《四诊抉微·卷六》云:"……有力实火,无力虚火,浮数表热,沉数里热,细数阴虚,兼涩阴涸,数实肺痈,数虚肺痿。"

5. 微脉　主阴阳气血俱虚,阳气衰微。浮微主阳气衰,沉微为阴不足,微涩主失血,微迟主气虚中寒。

6. 细脉　主气血两虚。细弦为肝肾阴虚,或血虚肝郁,细数为阴虚或血虚有热,细涩为血虚或血瘀,沉细为阴虚或血虚。

7. 滑脉　主痰食实热诸证,凡痰涎壅肺,以致喘咳气逆,痰鸣可见滑脉。《濒湖脉学》云:"浮滑风痰,沉滑食痰,滑数痰火。"

8. 弦脉　主痰饮,凡痰饮内停,症见喘满,咳逆,胁胀痛,心悸短气者,可见弦脉。《金匮要略·痰饮咳嗽病脉证并治》云:"脉沉而弦者,悬饮内痛。""咳家其脉弦,为有水,十枣汤主之。"

9. 弱脉　主气血不足,凡久病耗伤正气,虚劳久咳,自汗盗汗者,均可见弱脉。

10. 虚脉　主虚证,浮虚为气虚,或表虚自汗,沉虚为里虚,虚涩为血虚,虚数为阴虚,虚迟为虚寒。

第六章 肺脏不洁的常用治法

第一节 清法

一、清法概述

中医"清法"理论发端于《内经》《难经》《伤寒杂病论》诸书，历代医家的理论研究与临床实践为中医"清法"理论的形成和发展做出了重大的贡献。

"清法"又称清热法，有狭义与广义之分。狭义"清法"是指运用寒凉性质的方药，通过其泻火、解毒、凉血等作用，以解除热邪的治疗大法，是根据《素问·至真要大论》中"热者寒之""温者清之"的原则制定的。广义的"清法"包括清实热和清虚热两大类。清代程钟龄在《医学心悟》里将"清法"总括为八法之一，成为中医的治疗大法。

1. 清法理论研究

（1）热邪来处：清法为清热之法，但热从何来？无病之人，不虚不实，不寒不热。恰如白色为七色之综合，若遇风雨晦暝，则七色彰显。人之热象见，则阴阳攸分而病显。即《素问·阴阳应象大论》所云："左右者，阴阳之道路也；水火者，阴阳之征兆也。"其热可发自太阳——"太阳之为病，脉浮，发热"，太阳本寒标热，故可发热；其热可发自阳明——"太阳病三日，发汗不解，蒸蒸发热者，属胃也"，阳明之上，燥气治之，可发热；其热可发自少阳——"少阳病，寒热往来"，少阳之上，火气治之，可发热；其热可发自太阴，太阴为至阴，本无热可发，但太阴湿重，则中见之燥气浮越而为燥邪，可发热；其热可发自少阴——"少阴病，下利清谷，里寒外热，手足厥逆，脉微欲绝，身反不恶寒，其人面色赤；或腹痛，或干呕，或咽痛，或利止脉不出者，通脉四逆汤主之"，少阴之上，热气治之，可发热；其热可发自厥阴，厥阴者，阴尽而阳生，阳生而太过，则为热。虽言为热，实是脏腑功能弱化的表现。

三阳经发热多属实证，可发表可清里可和解；三阴经发热多属虚火上炎或虚阳外越，不可用清法。

（2）清为收敛：清法为收敛之法。清法之药多为苦寒，苦则降，即为收敛，降为向下即有收敛之意。所谓热者，热性宣散而浮越，热太过则为热邪，热邪即为发散太过，故以收敛之法以制其发散太过。热性浮越，故以苦寒药之降敛之性平之。所谓治病者即以药物之偏性纠正人体之偏性；以苦寒药寒凉之偏性，纠正发散太过而为热邪之偏性。

既然清法为收敛之法，那必然是对于发散太过的病的针对性治疗。所以病必属发散才可以用清法，而日常生活中很多口腔溃疡及咽炎患者多属虚火上炎，以阴寒为主，所以不能擅用清热之法。这也是以清法治疗此类疾病久不能愈的根本原因。

2. 清法运用 "清法"理论的基点是建立在一个"热"字上，清者，清其热也。脏腑有热，则清之。《经》云：热者寒之，是已。然有当清不清！误人者；有不当清而清误人者；有当清而清之，不分内伤外感，以误人者；有当清而清之，不量其人，不量其症，以误人者，是不可不察也。临床运用"清法"执简驭繁，可将"清法"分为清解、清透、清化、清利、清下、清补、清引法八法。

（1）清解法：即清热解毒法，适用于三焦火毒热盛；二焦邪郁生热，胸膈热聚；或风热疫毒；或阳明里热等实证。用连翘、金银花、黄芩、板蓝根、鱼腥草、芦根、天花粉等为基本方药。凡一切温热病等实证，不论早中晚期，以此为基础，然后根据病证之发展而变化，加用其他方法。

（2）清透法：即清热透邪法，凡温热病等实证初期阶段，兼有发热恶寒、脉浮、舌苔薄白或薄黄者，为温热兼有卫表之证。除用上述清解法外，还需加入荆芥、薄荷、淡竹叶、柴胡、青蒿等以宣表透达为法。不论早中晚期，只要恶寒一症存在，则清透之法必不可少。所谓"有一份恶寒即有一份表证"之说。

（3）清化法：即清热化浊法，指温热病等实证过程中兼有咳嗽痰多、胸腹满闷、便溏尿浊、舌苔滑腻等痰湿内蕴之证者，可于清解法中入半夏、瓜蒌、枳实、橘红、青蒿、佩兰、厚朴花、藿香、川贝、冬瓜子之属，取芳香化湿、涤痰除秽为治。

（4）清利法：即清热利湿法，指温热病等实证过程中兼有尿频、尿急、尿痛、下肢浮肿、黄疸、小便不利、舌苔滑腻或黄腻者，为热中夹湿，湿热下注之候，可于清解法中加入车前子、茵陈、白茅根、泽泻、木通、土茯苓、虎杖之属，达到清热利湿、分消湿浊之功。

（5）清泄法：即清热泻火法，其药物包括清气分药，如白虎汤等，又指清泄脏腑之火，其包括清肺热、清心热及清肝热等。

（6）清下法：即清热通下法，指温热病等实证过程中，热邪化燥，大便秘结，或热结旁流，大便黏臭，或邪热炎上，头痛眼赤，口舌灼痛诸症，方中加大黄、芒硝，取其釜底抽薪、清泄邪热之意。温病过程中，患者大便三日五日未解，舌苔黄者，即可用此法。古人云"六经实热，独取阳明"。

（7）清补法：即清热补养法，凡温热病等实证经过一个时期邪热消耗，可能两种情况：一是热后伤阴，症见潮热盗汗，卧不安神，口干，舌红或绛，苔少或无，应在清解法中加入生地、玄参、麦冬、牡丹皮、赤芍等清热养阴为法；二是热病后气阴两伤，症见面色萎黄或见苍白，自汗盗汗，口干欲饮，神疲气怯，舌淡少苔或淡嫩无苔，可以清解法中加入太子参、西洋参、黄芪、生地、麦冬、莲子、枸杞子等清补气阴为主。

（8）清引法：即清虚热，引火归元法。适用于阴寒虚火证，症见口咽痛、口舌生疮、眼红，而两下肢常冷，两足如冰，脉沉虚弱。方以金匮肾气丸加牛膝、车前子引火下行，有学者在临床上运用此法治疗青光眼取得良好效果。

3. 清法特点

（1）清中有宣、散、透、利、养：仲景清法应用大苦大寒者少，多于清热中配合解表、宣肺、透肌、利水湿、滋养,使热有出路,阳气通畅,阴津得护。如石膏,清热透散能使热邪外达。张锡纯认为《神农本草经》原谓其微寒,其寒凉之力远逊于黄连、龙胆草、知母、黄柏等药,而其退热之功效则远过于诸药,盖诸药之退热,以寒胜热也,而石膏之退热,逐热外出也"。故石膏退热而不伤津,在白虎汤类药及麻杏石甘汤中均有体现。香豉体清气寒,功专宣散,与苦寒清心之栀子相伍,善宣散郁热而除烦,如栀子豉汤类方。再如葛根,味辛性平,有发表解肌,升阳透疹,解热生津之效,配合芩、连治疗里热夹表邪下利,"用芩连化其下陷之热,而即用葛根之轻清透表者,引其化而欲散之热,尽达于外,则表里俱清矣",张锡纯在此誉"轻清解肌之品最宜于阳明经病之发表""用此方为阳明温热发表之药可为特识"。

(2)用药谨慎,重视顾护阴液:清法应用亦有禁忌,仲景也多次交代。首先,清法适用于表已得汗而热不退,或里热已炽而腑实未成。病邪在表者,不宜使用。如 170 条伤寒脉浮,发热无汗,其表不解,不可与白虎汤。其次,对于体质素虚本寒之人,清热之品,不宜过服,否则寒凉伤正,反至邪气内留,故需慎用;如 81 条凡用栀子汤,病人旧微溏者,不可与服之。最后,苦寒燥化之品,过服反易燥化伤阴,损及脾胃,本已阴伤耗津情况下,清热利湿之剂不可轻易使用,如 224 条阳明病,汗出多而渴者,不可与猪苓汤,以汗多胃中燥,猪苓汤复利其小便故也。

仲景清法中以清气分热多见,用在表邪未解,入里化热,或治不得法,表里同病,用辛寒之药或解表清热,或宣肺泄热,或解肌透表,还应用知母、竹叶等清养之,阿胶滋阴养血,恐热邪进一步内结耗伤津液;另于散寒解表时,不耐其烦,嘱食米粥以助药力,使得汗出有源,时时顾护津液,可见一斑。

(3)随其所得而治之:病邪留恋,久不能愈,肺气宣发肃降失常,气郁化火,炼津为痰,痰阻血瘀,津液失布,聚而留饮,再与邪气相结,周而复始,恶性循环,病理产物聚集。故应用清法同时需使用利水、祛湿等因势利导之法。仲景深谙此道,以猪苓汤利其水而热亦除,茵陈蒿汤苦寒清热利湿,使黄从小便而去,大陷胸汤清热逐水而缓热疾,小陷胸汤清热涤痰治痰热结胸,均得效验。

4. 清法禁忌

(1)热有真假:清法只能用于真热证,真寒假热证不可误用清法,否则,愈清愈热而愈寒,可致阴阳水火分离,以致亡阳之患。《伤寒论》第 333 条云:"伤寒脉迟六七日,而反与黄芩汤彻其热。脉迟为寒,今与黄芩汤复除其热,腹中应冷,当不能食;今反能食,此名除中,必死。"诚如《素问·至真要大论》所云:"粗工嘻嘻,以为可知,言热未已,寒病复始,同气异形,迷诊乱经,此之谓也。"寒上加寒,谓之重寒。今之医见热则清,而不问真假;甚至普通的感冒发热也用板蓝根清火,下利则用三黄片,口腔溃疡则言有火,都是犯了不知寒热的错误。

寒极则热,热极则寒;重阳则阴,重阴则阳。当虚寒证比较严重时,往往表现出真寒假热之象,根据"热因热用"的反治法则,使用温法治疗。如《伤寒论》第 353 条所论曰:"大汗出,热不去,内拘急,四肢疼,又下利厥逆而恶寒者,四逆汤主之。"

(2)热分表里:太阳病发热,汗之可解,而不能清;阳明经热,清之可解,而不能汗。《素问·阴阳应象大论》所谓:"其在皮者,汗而发之。"表未解者,不可用清。即《伤寒论》第 170 条所云:"伤寒脉浮,发热无汗,其表不解者,不可与白虎汤。"诚如吐下过早,邪气入里一样,误用清法可致表邪入里,不仅可使外邪冰伏不解,且有诛伐无过之虞。《伤寒论》第 141 条云:"病在阳,应以汗解之;反以冷水灌之。若灌之,其热被劫不得去,弥更益烦,肉上粟起,意欲饮水,反不渴者,服文蛤散;若不瘥者,与五苓散。"以冷水灌之,即外用清法,如用内清则其为患更大。

(3)解热有先后:有表里双解者如第 163 条,"太阳病,外证未除而数下之,遂协热而利,利下不止,心下痞硬、表里不解者,桂枝人参汤主之";有先里后表者如第 372 条:"下利腹胀满,身体疼痛者,先温其里,乃攻其表;温里宜四逆汤,攻表宜桂枝汤";有先表后里者如第 164 条:"伤寒大下后复发汗,心下痞、恶寒者,表未解也。不可攻痞,当先解表,表解乃可攻痞;解表宜桂枝汤,攻痞宜大黄黄连泻心汤。"

(4)脾胃虚寒者慎用清法:草木得阳光而荣,人得自身之阳而动,所谓阴主静,阳主动,人死了就是纯阴,人身之阳不可不为贵!寒凉之药,最易伤阳,天人合一,同气相求之理。若误用寒凉,药入于胃,首伤脾阳,中土不运,四维不转,病必加重。故《伤寒论》第 81 条有云:"凡用栀子汤,病人旧微溏者,不可与服之。"病家有微溏之证,说明素禀脾阳虚弱,若误用寒凉清热,则令脾阳再伤。《灵枢·官能》云:"观于窈冥,通于无穷,粗之所不见,良工之所贵。"于旧微溏之端倪而知其脾阳虚衰,尽管有栀子汤证也不可擅用。更何况大黄,黄连之苦寒泻下乎?

二、清法在肺病中的应用

1. 肺系疾患,以清为治　肺为"华盖",居于他脏之上。肺叶娇嫩,不耐寒热,且肺上通咽喉,外合皮毛,开窍于鼻故易受外邪侵袭。同时肺主气、司呼吸,《素问至真要大论》曰:"诸气膹郁,皆属于肺。"若外邪袭肺,肺气被遏,郁而化热,或湿肺,日久化热等,均可出现一系列的肺热症状。治疗肺系疾患时,可用"清"法贯串始终。

(1)清宣法:《外感温热论》曰:"温邪上受,首先犯肺。"温热之邪,属于阳邪,其性炎上,最易犯肺,临床可见发热、咽痛、鼻塞、咳等症。温邪犯肺的主要矛盾是邪热壅肺,肺的宣发功能失常,故常用金银花、连翘、黄芩、鱼腥草、桔梗、前胡、荆芥、防风、牛蒡子等消热宣肺,使邪热从表而解。

(2)清降法:此法多用于喘证患者,当邪热壅肺,影响肺的肃降功能为主时,可表现为气急、活动或咳后尤甚、夜间不能平卧、咳痰、大便干结等症。《素问·脏气法时论》指出:"肺苦气上逆,急食苦以泻之。"此时清降法是常用方法,药常选用黄芩、蒲公英、野荞麦根、鹿茸草、麻黄、杏仁、生石膏、牛蒡子、葶苈子、苏子、浙贝母等。如属哮证患者,则加徐长卿、蝉衣、黄荆子、露蜂房等药。

(3)清化法:若临床所遇患者肺卫素虚,正不胜邪,温热之邪由表入里,内合于肺,肺气壅塞,不能输布津液而聚成痰热;或素有痰饮宿疾之体,郁而化热,外感引发,痰热壅肺,肺失宣肃,出现咳、痰多、苔等症时,此时痰热胶着,当以清热化并进,痰不化则热难清。常用药选炒川朴、制苍术、莱菔子、象贝、杏仁、姜半夏、陈皮、黄芩、蒲公英、野荞麦根、七叶一枝花、炒苡仁、猪苓、茯苓等;如时值江南多雨之季,则加入时令药藿香、佩兰。

(4)清润法:肺在天为燥,在地为金,秋燥之气,内应于肺;或热壅于肺,日久不解,每致灼伤肺津，气失清肃，发为干咳少痰。此时应以《温病条辨》沙参麦冬汤合五味子、野百合、桑白皮、野荞麦根、羊乳参、人参叶等清热润肺为治。

（5）清补法：当患者肺病日久，肺之气阴两伤，甚则母病及子，累及于肾，但余邪未清之时，如一味清肺，或一味补虚，则易犯虚虚实实之忌。故采用南沙参、北沙参、麦冬、五味子、百合、人参叶、羊乳参、枸杞、玉竹、补骨脂之味，拟清肺补虚。

2.《伤寒论》中用于肺病的清法方药

（1）清宣

1）麻杏石甘汤：清热宣肺，止咳平喘。用于邪热壅肺作喘之证。方中麻黄、生石膏配伍既能宣肺，又能泄热；杏仁苦降肺气，止咳平喘；甘草顾护胃气，防石膏之大寒伤胃，调和麻黄、石膏之寒温。见于63条发汗后，不可更行桂枝汤，汗出而喘，无大热者，可与麻黄杏仁甘草石膏汤；162条下后不可更行桂枝汤，若汗出而喘，无大热者，可与麻黄杏子甘草石膏汤。临床中，常常应用麻杏石甘方加减治疗急性气管—支气管炎、肺炎、慢性阻塞性肺疾病急性发作、支气管扩张等。

2）栀子豉汤：清热除烦，清宣郁热。用于热扰胸膈之证。方中栀子苦寒，清热除烦，豆豉其气上浮，宣透有力，清热而不寒滞，宣透而不燥烈，为清宣胸中郁热之良方。原文76条发汗吐下后，虚烦不得眠，若剧者，必反复颠倒，心中懊恼，栀子豉汤主之；77条发汗，若下之，而烦热胸中窒者，栀子豉汤主之。对于哮喘、慢性阻塞性肺疾病、间质性肺疾病等反复喘憋发作，日久出现虚烦不得眠者，可以应用栀子豉汤加减治疗。

（2）清解：白虎汤：清热生津、止渴烦。主治气分热盛四大证，以辛寒为法，用于邪热内盛，但尚未锢结之证，如为厥，治以清里除热，解表通阳；如为伤寒治不如法，津伤化燥，邪传阳明，可辅以益气生津。方中石膏甘寒，泻胃火而透肌热，以为主药；知母苦寒以清泄肺胃之热，质润以滋胃燥、用为辅药、知母与石膏相配伍，则清热除烦的作用更强；甘草、粳米益胃生津，共为佐使药，有清热除烦，生津止渴的功效。如350条：伤寒，脉滑而厥者，里有热，白虎汤主之；26条服桂枝汤，大汗出后，大烦渴不解，脉洪大者，白虎加人参汤主之。临床上，白虎汤常常用于治疗外感发热、病毒性发热、肺炎、慢性阻塞胜肺疾病急性发作患者。

（3）清透：葛根黄芩黄连汤：清热坚阴止利，兼以透表。治疗胁热下利。方中葛根之辛凉解肌透表，芩连之苦寒清热于里，为表里双解之剂。原文34条太阳病，桂枝证，医反下之，利遂不止，脉促者，表未解也；喘而汗出者，葛根黄芩黄连汤主之。临床上，抗生素是治疗感染性疾病的主要药物之一，而多数抗生素长期使用容易引起抗生素相关性腹泻，对于出现胁热下利症状的患者，葛根黄芩黄连汤是常用中药汤剂之一。

（4）清利

1）猪苓汤：清热利水，兼以养阴。治疗阳明病下之后水热互结兼伤阴证或少阴病余热伤阴，水气停留者。方中猪苓、茯苓、泽泻渗利小便，滑石清热通淋，阿胶滋阴润燥。原文223条阳明病……若脉浮发热，渴欲饮水小便不利者，猪苓汤主之；319条少阴病，下利六七日，软而呕渴，心烦不得眠者，猪苓汤主之。对于胸水、肺心病患者，猪苓汤加减治疗是不错的选择。

2）茵陈蒿汤：清热利湿退黄。治疗阳明湿热发黄证。方中茵陈苦泄下降，清热利湿，配栀子清泄三焦，大黄通导腑气，使湿热从水道肠道而出。原文 236 条阳明病，发热汗出者，此为热越，不能发黄也。但头汗出，身无汗，齐颈而还，小便不利，渴饮水浆者，此为瘀热在里，身必发黄，茵陈蒿汤主之。260 条伤寒七八日，身黄如橘子色，小便不利，腹微满者，茵陈蒿汤主之。对于呼吸系统高热不退，大便秘结患者，可以应用茵陈蒿汤加减治疗。

（5）清养：竹叶石膏汤：清热生津，益气和胃。治疗伤寒病后，胃虚津伤，余热未尽。方中竹叶、石膏清解气分邪热，人参、麦冬益气养阴，法半夏和胃降逆，甘草、粳米益胃，又可使寒凉清泄而不伤中气。法半夏配麦冬，燥润结合，以润制燥，使得补而不腻。本方清补兼施，邪热与气阴兼顾，可称得两全其关。397 条：伤寒解后，虚羸少气，气逆欲吐，竹叶石膏汤主之。此方对于感冒、肺炎、急性气管 – 支气管炎、支气管扩张等出现胃虚津伤、口干口渴、余热未尽者应用较为广泛。

第二节　下法

一、下法概述

下法也称通下法、泻下法、攻里法，是汗、吐、下、和、温、清、补、消八法之一。下法是用具有泻下、攻逐、润下作用的药物内服或外用以通导大便、消除积滞、荡涤实热、攻逐水饮以达到治疗目的的治疗方法。下法的具体论述最早见于《内经》，在《素问·阴阳应象大论》中说："其下者，引而竭之"，"其实者，散而泻之"。在《伤寒杂病论》中，张仲景本于《内经》理论，创制了关于下法的臻于完备的理论及运用体系。

1. 下法的定义

（1）狭义的下法：狭义的下法，即泻下之法，运用具有泻下作用的药物，通泻大便，逐邪外出的治法。其有通导大便、排除胃肠积滞、荡涤实热、攻逐水饮和寒积、祛瘀的作用。适用于胃肠实热内结或寒积、宿食积滞等停留体内的里实证。里实证以阳明腑实病证为代表，张景岳提出："若邪入阳明，胃气壅塞，不以通下则浊气不去。"叶天士所谓："三焦不得从外解，必至成里结，里结于何？在阳明胃与肠也，亦须用下法……"泻下法对阳明腑实证的应用，有其重要的临床意义，驱除肠胃积滞，使无形邪热失去凭藉，从而达到攻逐邪热的目的。亦可存其津液，调畅气机，气机自和，邪热得除，病证乃愈，代表方承气汤类。由于里实证的病机有热结、寒结、水结、燥结等的不同，同时考虑患者体质有虚实的差异，因此运用下法又相应地分为寒下、温下、逐水、润下等法。因里实证的病情有轻重缓急之别，下法又有峻下、缓下之分。根据致病原因的差异，下法常与其他治法配合使用，共同祛除病邪：若里实证兼正气不足则用攻补兼施；兼表实证一般用解表攻里法；兼少阳证则用和解攻里法；兼湿热证则用泄热祛湿法。

（2）广义的下法：广义的下法应定义为运用药物，通过调畅气机，排除积滞，通导大便或消散攻结等方法以达到攻逐体内食、痰、血、湿、水等结聚目的的治疗大法。其所治疗病机多在于"结"，体内之结，归结于以下几种：①粪结：燥屎内结，大便不通；②水结：水道不通，水饮留滞；③气结：气滞于中，腹部胀气；④血结：体内瘀血留滞，或痛或胀；⑤热结：里热过甚，高热；⑥寒结：温运乏力，寒实内结；⑦痰结：痰饮内停；⑧虫结：寄生虫体内停留。下法不仅局限于用承气类方通导大便的泻下之法治疗粪结，亦有用小陷胸汤的攻逐热结治疗水结；柴胡疏肝散的疏肝理气解郁治疗气结；茵陈蒿汤的清泄湿热治疗热结；血府逐瘀汤的破血消结治疗血结；乌梅丸的温脏安蛔治疗虫结。另外大陷胸汤的攻下痰饮；大柴胡汤的和而兼下；温脾汤的温下寒积；大黄䗪虫丸的祛瘀生新等均属于广义下法范畴。下法可治疗的疾病有：胸满、宿食、腹满、胁痛、瘀血、血证、下利、肠痈、水肿以及许多妇人病症等。既可治疗如阳明腑实所见的神昏谵语、腹痛拒按等急证，又可用于痰饮、瘀血等缓证。可见广义的下法内容丰富，适应证范围达上、中、下三焦，在临床中应用更加广泛。

2. 下法运用 按其主要用药规律，可将下法分为"寒""热""急""缓"四大类，按其瘀滞实邪性质可分为下燥屎、逐瘀血、荡水饮等。

（1）苦寒泻下：此法适用于阳明腑实证的热邪灼津、燥屎内结、腑气闭塞等证。根据热邪内结程度不同，具体分为急下存阴、峻下燥实、通腑和下、软坚缓下几种证型。可以分别主以大承气汤、小承气汤、调胃承气汤。

1）急下存阴：阳明有胃气、有燥气、有悍气。《素问·痹论》云："卫者水谷之悍气也。其气慓疾滑利，不能入于脉也。故循皮肤之中，分肉之间，熏于肓膜，散于胸腹"，阳明悍气，为害最速，故有阳明三急下证。卫气上走空窍，故可表现为"目中不了了，睛不和"如《伤寒论》云："伤寒六七日，目中不了了，睛不和，无表里证，大便难，身微热者，此为实也。急下之，宜大承气汤。"卫气循行皮肤之中，分肉之间，故可现"发热，汗多"，如《伤寒论》云："阳明病，发热、汗多者，急下之，宜大承气汤。"卫气"熏于肓膜，散于胸腹"，故可现"腹满痛"，如《伤寒论》云："发汗不解，腹满痛者，急下之，宜大承气汤。"皆主以大承气汤，釜底抽薪，急下存阴。

又有少阴三急下证。少阴上火下水，病则有水火之分。大承气汤上承热气而下济水阴，如《伤寒论》"少阴病，得之二三日，口燥咽干者，急下之，宜大承气汤。"通因通用如《伤寒论》"少阴病，自利清水，色纯青，心下必痛，口干燥者，急下之，宜大承气汤。"少阴君火不能枢转而逆于下，如《伤寒论》"少阴病，六七日，腹胀、不大便者，急下之，宜大承气汤。"

2）峻下燥实：阳明腑实症见谵语，潮热，热结旁流，大便结硬，腹胀满痛硬或拒按等应予大承气汤，荡涤陈腐，推陈致新，恢复阳明胃腑满而不藏的功能。如《伤寒论》"阳明病，脉迟，虽汗出，不恶寒者，其身必重，短气，腹满而喘，有潮热者，此外欲解，可攻里也。手足濈然汗出者，此大便已硬也，大承气汤主之"。阳邪入于里阴则脉现迟象；不恶寒说明表证已罢，阳热内蒸而致汗出，阳明主肌肉，邪不在表阳而入里阴故身重；邪结于中，则胸中大气不能自由出入而致短气，下不通则腹满必上逆而喘；身热变为潮热者，为热邪尽入于胃，胃主四肢，故手足濈然汗出，以上种种情由可断为大便已硬，须以大承气汤急下存阴。

方中厚朴，枳实先煮，再入大黄，而后芒硝者，盖先煮者入胃则可先破其滞气，以为先导，而后将军大黄荡涤陈腐，辅之芒硝软坚散结，则积可去，气得承，种种危象得解。

3）通腑和下：大承气汤，为胃家实之重剂，方药对症可一剂而瘳。其功大，其力猛，如果误用，则败胃亡阳之力亦大，不可不慎。医圣在伤寒论中再三指出表证未除或无潮热者不可用大承气汤，为防误用，紧接大承气汤条后论曰"若汗多，微发热恶寒者，外未解也；其热不潮，未可与承气汤；若腹大满不通者，可与小承气汤，微和胃气，勿令至大泄下"。

同为承气汤，根据胃家实之程度之不同，而有大小承气汤之别，于是又有"少与小承气汤"之试燥屎法。"阳明病，潮热、大便微硬者，可与大承气汤；不硬者，不可与之。若不大便六七日，恐有燥屎，欲知之法，少与小承气汤，汤入腹中，转矢气者，此有燥屎也，乃可攻之；若不转矢气者，此但初头硬，后必溏，不可攻之，攻之必胀满不能食也。欲饮水者，与水则哕。其后发热者，必大便复硬而少也，以小承气汤和之；不转矢气者，慎不可攻也。"必须指出，此条中的与水则哕为胃气虚的表现，不同于太阳病篇中表里兼证的"中风，发热六七日不解而烦，有表里证，渴欲饮水，水入则吐者，名曰水逆"之五苓散证。由以上可知，胃气虚者，慎不可攻，大承气汤治疗潮热而便硬，小承气汤治疗虽热不潮而有燥屎。

4）软坚缓下：阳明病未经吐下误治，则胃气不虚；胃络上通于心，胃病则及于心，故心气不宁则心烦；胃气虽然不虚但却不和故以调胃承气汤和之。如《伤寒论》云："阳明病，不吐、不下、心烦者，可与调胃承气汤"。

胃家实之证可攻，但根据其病之轻重，三承气汤又各有所主。纵观《伤寒论》大承气汤证运用规律，其证有不大便、腹胀满痛、大便硬、大便难、谵语、潮热、汗出恶热，脉为沉实有力或滑数等阳明腑实证表现，及阳明三急下，少阴三急下证。小承气汤适应证可见潮热，腹满，多汗，谵语，大便硬，燥屎等阳明腑实轻证。调胃承气汤运用于见证为心烦，腹胀满，蒸蒸发热，但热不寒，谵语等阳明腑实轻证。尤在泾对三承气汤之差异论述尤为精辟："曰大，曰小，曰调胃，则各因其制而异其名耳。盖以硝黄之润下，而益以枳、朴之推逐，则其力颇猛，故曰大。其无芒硝，而但有枳、朴者，则下趋之势缓，故曰小。其去枳、朴之苦辛，而加甘草之甘缓，则其力尤缓，但取和调胃气，使归于平而已，故曰调胃。"

（2）攻逐瘀血

1）泻热化瘀：下法用于破除瘀血如桃核承气汤。《伤寒论》云："太阳病不解，热结膀胱，其人如狂，血自下，下者愈。其外不解者，尚未可攻，当先解其外；外解已，但少腹急结者，乃可攻之，宜桃核承气汤"。

太阳病从表不得解而入太阳腑，太阳本寒标热，太阳从本从标，今太阳表热不解，随经之热入太阳腑。《内经》云：膀胱者胞之室也。胞为血室，居膀胱之外，热结膀胱，胞中之血为其所蒸，血自下者，则热随血下而去，可自愈。否则，无形之热邪聚而为有形之瘀血，在下者引而竭之，以桃核承气汤。外证未除，先表后里，先以桂枝汤解外，再以桃核承气汤攻里。与此同理者，在《伤寒论》可见："伤寒，医下之，续得下利清谷不止，身疼痛者，急当救里；后身疼痛，清便自调者，急当救表，救里宜四逆汤，救表宜桂枝汤。"

桃核专破血瘀，此瘀血为太阳表不解入太阳腑而致，况膀胱亦属太阳，故加桂枝，又兼行气之力。

2）破血逐瘀：桃核承气汤证为太阳病不解，热邪随经入膀胱腑，论中明言为"热结膀胱"，可知终在太阳。抵当汤证为太阳病不解，热邪随经入于小腹，小腹为阴属里。《伤寒论》云："太阳病，六七日表证仍在，脉微而沉，反不结胸；其人发狂者，以热在下焦，少腹当硬满，小便自利者，下血乃愈。所以然者，以太阳随经，瘀热在里故也。抵当汤主之。"邪热内盛神为其所乱则发狂。硬满为实邪，又以小便利而知不是小便蓄而不行，乃断为血瘀。桃核承气汤证只是"如狂"，而此证则是"发狂"；前者病在膀胱，后者在小腹里，可知前者病较后者为轻。

（3）泻热逐水：大陷胸汤其言大者，是较小陷胸汤相对而言。症状较后者为重，即"心下痛，按之石硬"或"膈内拒痛"或"从心下至少腹硬满而痛不可近"，《伤寒论》云："伤寒六七日，结胸热实，脉沉而紧，心下痛，按之石硬者，大陷胸汤主之。"水热互结于胸胁，以心下硬痛为主症，属热实结胸，治疗以攻下结聚为主。沉脉以候里，主病水；紧脉为实，主痛，故脉沉而紧是热实结胸之脉。根据结聚的范围与程度，疼痛可能仅限于心下之位，或能牵连整个腹部。疼痛部位有坚硬、涨满、紧张之感，并且疼痛拒按。此外尚可具有烦躁、便秘、短气、但头汗出等兼症。

方中甘遂峻逐水饮，大黄泻热荡实，芒硝软坚散结。既是太阳随经热邪入里而致结胸，则以苦寒之大黄削乏其虚热，热去则结散，随热结之腐秽亦被大黄推荡而下。以陷胸名方者，如成无己所论："结胸为高邪，陷下以平之，故治结胸曰陷胸汤。"

（4）温下寒实：结胸之因或为水热互结，或为津液不足，或为风燥，除此尚有外因之水灌所致者，于前述种种又有分别。《伤寒论》曰："病在阳，应以汗解之；反以冷水潠之。若灌之，其热被劫不得去，弥更益烦，肉上粟起，意欲饮水，反不渴者，服文蛤散；若不瘥者，与五苓散；寒实结胸，无热证者，与三物小陷胸汤，白散亦可服。"麻黄汤证本应汗解，今不以汗解反因其发热而用冷水灌之退热（即今之西医以冰块或冷敷退其高热之法），表之阳热不得外散却被郁闭，热扰于内，故欲饮水，外寒制其内热，故欲饮反不渴。太阳主一身之气，外而肌表，内由胸膈而入。其重者，水寒实于外，阳热郁于内而为寒实结胸，又无肌表热证者，邪气悉入胸膈，则以温散寒饮之三物白散方治之。

热实结胸之大小陷胸汤，以大黄、黄连清其邪热，热去而结散；寒实结胸之三物白散方，以大热之巴豆温其水寒，寒去而结解，即《金匮要略·痰饮咳嗽病脉证并治》所言，"病痰饮者，当以温药和之"之意。方中巴豆辛热，长于攻逐寒水，泻下冷积，破其凝滞，为方中主药。贝母解郁开结去痰，桔梗开提肺气，既可利肺散结去痰，又可载药上浮使药力作用于上，更有助于水饮之邪泻下。三药并用，使寒痰冷饮一举而出。因三药皆为白色，故名"三物白散"。本方药性峻猛，吐下易伤胃气，故以白饮和服，既能和养胃气，又可制巴豆之峻烈。进热粥冷粥者，意在寒停热行之理。

（5）峻下水饮：《伤寒论》曰："太阳中风，下利、呕逆，表解者，乃可攻之。其人汗出，发作有时，头痛、心下痞硬满、引胁下痛、干呕、短气、汗出不恶寒者，此表解里未和也，十枣汤主之。"此一派症状皆水气为患，水性动荡不居，现证繁杂：水气淫于下则下利；淫于上则呕逆；水有潮汐，则发作有时；水气激于上则头痛；水饮塞于胸胁则心下痞满，引胁下痛；水邪在中，阻气升降，上不能下则干呕，下不能上则短气；特别申明不恶寒，为表解之明示，而知为里不和所致之风激水气而成痞。尤在泾在《伤寒贯珠集》中对此论曰："此外中风寒，内有悬饮之证。下利呕逆，饮之上攻而复下注也，然必风邪已解，而后可攻其饮。若其人汗出而不恶寒，为表已解；心下硬满引胁下痛，干呕短气，为力未和；虽头痛而发作有时，知非风邪在经，而是饮气上攻也，故宜十枣汤下气逐饮。"

(6)缓通润下：对于胃阳亢而脾阴虚者则需泻阳补阴。《伤寒论》云："脉浮而芤，浮为阳，芤为阴；浮芤相搏，胃气生热，其阳则绝。趺阳脉浮而涩，浮则胃气强，涩则小便数；浮涩相搏，大便则硬，其脾为约，麻仁丸主之。"

胃为阳土，贵得脾之阴气相和，阳盛则浮，芤为阴虚，麻仁丸抑阳扶阴，较之三承气汤力道为缓，又为丸药则缓之又缓，缓有和之意，则胃阳复和于脾阴，则脾约得解，津液复入于胃。

(7)外导通便：阴液不足者以麻仁丸泻阳补阴，而对于津液内竭者，纵大便硬亦不可攻之，当此两难之际，蜜煎导方，土瓜根方，猪胆汁方，可为权宜，《伤寒论》曰："阳明病，自汗出。若发汗，小便自利者，此为津液内竭，虽硬不可攻之；当须自欲大便，宜蜜煎导而通之。若土瓜根及大猪胆汁，皆可为导。"

3. 下法禁忌

(1)胃气虚者不可下：阳明胃气虚弱，则不能纳谷，阳明本燥，燥气可腐熟水谷，今虚寒之气，上逆而作呕，若攻之则虚其虚，竭阴亡阳。即《伤寒论》云："伤寒呕多，虽有阳明证，不可攻之。"

(2)虚而假实者不可下：虚实之间，别于细微，诚如脉诊之"心下明了，指下惘然"一般。虚者可明，实者易知，但真虚而假实者辨之尤难。《伤寒论》云："阳明病，心下硬满者，不可攻之。攻之，利遂不止者死；利止者愈。"心下硬满，颇似结胸证，但就此方之"利遂不止者死"可知此证本有下利，否则因何而知心下硬满却不可攻呢？既有下利，则知为虚，心下虽硬满但在心下而未及腹；只硬满而不兼痛；可知乃阳明水谷空虚，胃无所依禀，虚硬虚满。既知为虚，故不可攻，攻之则下利不止者阴阳离绝而死；倘胃气尚在，攻之而腐秽去则邪亦无所依存，故愈。可比之今之下利即用三黄片止利，如出一辙。亦知三黄片之类可止虚利者，因其人胃气尚不很虚。可一不可再，可再不可三，久之必虚，三黄片则罔效也！

(3)外实内虚者不可下：阴阳互根，表里相应；上盛则下虚，表实则里虚。阳明之脉上循于面，阳气怫郁于阳明表则面赤，亦说明里虚，故不可攻。《伤寒论》云："阳明病，面合色赤，不可攻之。必发热，色黄者，小便不利也。"《素问·本藏》曰："三焦膀胱者，腠理毫毛之应。"三焦主腠理，膀胱应皮毛。热邪怫郁于表，则三焦失其决渎之能，膀胱失其气化之功，则小便不利。

(4)结胸虚证下之则死：《伤寒论》第云："结胸证，其脉浮大者，不可下，下之，则死"。结胸证其脉本应寸浮关沉，若诊其脉浮大，浮为在外，大为正虚。邪结于中，而正气反虚浮于外，虽有结胸之假实却现脉浮大之真虚，为邪气实而正气虚。下之，则虚其本虚之里，浮大之脉进而散而阳亡，故主死也。张钱塘对此论曰："正者，主也；客者，邪也。正邪并结者，客留而主人仍在，故可下之；邪结于中，而正反格于外者，主人去而客留，故不可下也。"深得其要。

（5）不必下：胃家实除了有可下、不可下之别外，尚有不必下之情况。否则画蛇添足，亦粗工之害。《伤寒论》云："阳明病，本自汗出。……尚微烦不了了者，此必大便硬故也。以亡津液，胃中干燥，故令大便硬。当问其小便日几行，若本小便日三四行，今日再行，故知大便不久出。今为小便数少，以津液当还入胃中，故知不久必大便也。"大小便皆胃腑津液所化生，小便多则大便硬，今小便渐少，可知津液已还入胃，则大便不硬，胃家实自解。知此小便之变化，而预知大便之变化，可不药而愈。此与伤寒论太阳病篇治利在下焦分别以泻心汤、理中汤、赤石脂禹余粮汤皆罔效的情况下利小便以实大便互相印证："伤寒服汤药，下利不止，心下痞硬，服泻心汤已，复以他药下之；利不止；医以理中与之，利益甚，理中者，理中焦，此利在下焦，赤石脂禹余粮汤主之。复不止者，当利其小便。"

二、张仲景用下法论治肺病辨析

1. 理论基础

（1）藏象关联：仲景运用下法治疗肺系病证，其理论基础源于中医藏象学中的肺肠相关性。肺与大肠在经络上相互络属，构成表里关系，肺为脏属里，大肠为腑属表。《灵枢·经脉》云："肺手太阴之脉，起于中焦，下络大肠，还循胃口，上膈属肺……大肠手阳明之脉，起于大指次指之端……下入缺盆，络肺，下膈。"在生理上，肺通调水道功能正常，水液输布于大肠，肠道濡润则传导功能正常；肺气肃降，则大肠腑气畅通，从而保持"六腑以降为顺，以通为用"的正常功能状态。在病理上，肺肠相关是经长期临床观察后得出的结论，如在肺热壅盛的情况下，大肠津液会受损而导致大便干结；若外感表邪内陷，则易出现肺肠同病，表现为下利等，此类病证在外感热病发病过程中很常见；反之，阳明热盛、肠腑热结，亦常导致肺气壅滞不通而出现咳喘上气，腑气不通，则肺气难降，故此类病证治疗关键应为通腑泻热。

（2）动中求治：《素问·阴阳应象大论》云："其下者，引而竭之；中满者，泻之于内。"仲景祛邪法中的攻下法与汗法、利小便法一样，体现了中医"给邪以出路"的基本治疗理念。与半夏泻心汤升降并用治疗胃痞、桂枝汤散敛同施调和营卫治法特点一样，下法通腑导滞或攻下逐水也是中医"动中求治"思想的体现。在上焦肺热蕴结难祛时，借道肠腑，釜底抽薪，往往可效如桴鼓。

2. 治法特点

（1）表里分治，上下兼顾：仲景运用下法辨治肺病证始终体现中医的整体观念及辨证思想，强调方证相对。以《伤寒论》第36条为例："太阳与阳明合病，喘而胸满者，不可下，宜麻黄汤。"太阳病外邪束表，肺气失宣、不能敛降，则肠腑之气亦不通而成太阳阳明合病，其治不能用下法，而应以发汗为主，肺气宣畅则一身气机得顺，大便可通。而治阳明肺热里实证，患者胸满而喘、腹满便秘，仲景则以大承气汤泻热通腑，使肺气得降，咳喘自平，可谓"上病下取"。由上述例证可见，仲景运用下法治疗肺病证注重把握"的证"，即在咳、喘等肺病证定位症的基础上，若兼有腹满、大便不通、日晡潮热、脉沉、无表证等，则认为此类属肺肠同病而治疗重心在腑，治以下法可速取效，否则必须遵循先解表后清里的治疗原则。另有猪苓汤证和肾气丸证，皆可视为仲景重视上下联系，整体把握治疗肺系病证的例证。

（2）顾护正气，兼及气血：仲景审慎使用下法的原因在于若误用下法，不仅徒伤正气而病邪不祛，还可导致变证丛生。故在治疗肺系病急性加重阶段时，攻逐水饮剂之十枣汤加肥大枣十枚顾护胃气，通腑泄热之大陷胸丸配以白蜜缓和药性。在慢性迁延阶段，仲景应用下法时，多与扶正法联用，且用药已非硝黄剂，如泽漆汤用人参、甘草益气扶正，桂枝、生姜温阳利水，木防己汤中用人参、桂枝等。若水饮停聚日久，则气血流转不畅，反之气血瘀滞又可进一步导致津液不归正化，两者呈恶性循环之势。针对此类正虚邪实之水饮内停证，仲景每在扶正祛水类方中加用桂枝，除取其温阳行气之功外，还可温通血脉，此举一物二用，气血兼顾，同时未雨绸缪，截断恶性循环，既病防变。

3. 方证分析　仲景下法可概括为通腑泄热、攻下逐水及扶正祛饮三法，代表方剂分别为大承气汤、十枣汤、木防己去石膏加茯苓芒硝汤等。

（1）通腑泻热法：仲景通腑泻热法以大承气汤为其代表方，体现了上病下取、釜底抽薪的中医治疗法则。《伤寒论》第218条载："伤寒四五日，脉沉而喘满，沉为在里，而反发其汗，津液越出，大便为难。表虚里实，久则谵语。"即强调伤寒误用汗法所致肺病兼见阳明证者，病纯在里，阳明热结、腑气不通故胀满，腑气不通、肺气上逆则发为喘证，阳明腑实、热盛扰神则甚至出现谵语、神昏等症。另一方面，原文第189条也强调："阳明中风，口苦咽干，腹满微喘，发热恶寒，脉浮而紧，若下之，则腹满小便难也。"阳明病喘满，若脉不沉，反出现浮脉者，不可攻下。故临床必待日晡潮热、手足濈然汗出、脉沉等出现，提示中焦热结后，方可以大承气汤荡涤肠腑，釜底抽薪。方中枳实、厚朴均有除满降气作用，且枳实可除胸满而厚朴可除腹满，唐容川《金匮要略浅注补正》认为"仲景胸满必用枳实，腹满必用厚朴"，实为临证后经验有得之谈。

《金匮要略·痰饮咳嗽病脉证治》篇第26条曰："支饮胸满者，厚朴大黄汤主之。"饮邪若壅滞于胸膈则易化热，使肺气失宣，同时脏病及腑，致使胃肠气机不畅。原文虽仅云"胸满"，但方中主药厚朴、大黄均为理气导滞之品，均入脾胃、大肠经，以药测证，腹部胀满不适亦可能为其兼见症状。因气机壅滞较甚，故方中厚朴、大黄用量均较大，旨在行气除满，荡涤热饮。腑气得通则肺气自降、水道通调，饮邪归于正化。

（2）攻下逐水法：十枣汤为仲景攻下逐水法之代表方剂，适用于水饮咳喘兼胁痛或痛引缺盆者。原文第152条云："太阳中风，下利呕逆，表解者，乃可攻之。其人漐漐，发作有时，头痛，心下痞硬满，引胁下痛，干呕短气，汗出不恶寒者，此表解里未和也。十枣汤主之。"饮为有形之邪，结聚于胃脘则痞满干呕，结聚于胁下则胁痛；中风后肺气不利则头痛、短气，卫气失宣、不能固守则汗出漐漐。仲景强调，临床中见上述病证且确认无表证者，方可攻逐水饮。十枣汤主要由芫花、大戟、甘遂、大枣组成，《神农本草经》载芫花"一名去水，治咳逆上气，喉鸣，喘……"，大戟"治蛊毒，十二水，腹满急痛"，甘遂"治大腹疝瘕，腹满，面目浮肿，留饮，宿食，破癥坚积聚，利水谷道"。甘遂、芫花、大戟三药药性峻猛，佐以大剂量大枣可顾护脾胃、缓和药性，此配伍思路在本方中尤为重要，故仲景将本方命名为"十枣汤"，意在强调祛邪不可伤正。

大陷胸汤亦为仲景攻下逐水、通腑泻热、肺肠同治之剂，其所治主证为结胸、短气伴项强。太阳表证误下后，易致胃虚停饮，若患者平素阳气较旺盛，复感外邪后肺热于内，则水热互结于胸胁，易成结胸病。胸膈气滞，肺气失宣，则可出现短气之症，此处短气属实证，而非肾虚不纳所致，故治疗当以祛邪为主。《伤寒论》第 131 条云："病发于阳而反下之，热入因作结胸；病发于阴而反下之，因作痞也。所以成结胸者，以下之太早故也。结胸者，项亦强，如柔痉状，下之则和，宜大陷胸丸。"方中大黄、芒硝功专泻下，导邪热从肠腑而去；甘遂攻逐水饮、消肿散结；葶苈子辛寒利气、泻肺逐水；杏仁降气平喘且润肠通便。

（3）扶正祛饮法：《金匮要略·痰饮咳嗽病脉证治》第 24 条载："膈间支饮，其人喘满，心下痞坚，面色黧黑，其脉沉紧，得之数十日，医吐下之不愈，木防己汤主之。虚者即愈，实者三日复发，复与不愈者，宜木防己汤去石膏加茯苓芒硝汤主之。"支饮重症应以喘满、心下坚满、面色黧黑、脉沉紧为辨证要点。饮邪停聚、支撑胸膈、阳气不展、肺气不降则喘满，胃气不舒则心下痞坚，面色黧黑为水湿内停、阳气困遏、气血不通之象。痰饮病经吐下误治，正气伤损，日久气滞血瘀，易成正虚邪实、饮热内结之支饮重证，仲景以寒热并行、攻补兼施的木防己汤治之。方中木防己利水消肿，桂枝通阳化气且温通血脉，石膏清肺胃郁热，人参扶正补虚。药后心下痞坚等症解除提示饮邪已去，为向愈之象；若坚满复发，提示正气不足明显、水热结滞较甚，应减轻防己用量，并去石膏而以效专力宏之芒硝泻热通便、软坚散结，佐以茯苓利水消饮，水热得从二便而去。木防己汤现代临床常应用于治疗肺心病失代偿期浮肿、肝大者，古法今用仍效果良好。

泽漆汤载于《金匮要略·肺痿肺痈咳嗽上气病》篇："脉沉者，泽漆汤主之。"《千金方》第十八卷载："失上气，其脉沉者，泽漆汤主之。"《脉经·平三关病候并治宜》记载："寸口脉沉，胸中引胁痛，胸中有水气，宜服泽漆汤。"故泽漆汤所主证候为水饮停滞、胸阳不展、肺气不降、化热生痰所致的咳而上气、胁肋引痛、脉沉等症。方中君药泽漆利水消肿、化痰止咳；半夏、白前降气止咳化痰；黄芩清热化痰；紫参又名石见穿，《神农本草经》谓其"治心腹积聚，寒热邪气，通九窍，利大小便"。如此，水饮痰热诸邪可从二便而出；人参、生姜、桂枝温阳行气、扶正祛邪。全方上下兼顾，祛邪为主，佐以扶正，使水饮痰热得祛而咳逆诸症自平。

4. 用药精髓

（1）通腑泻热重大黄：仲景所治病证属热结肠腑者，无论病因为外邪入里、宿食积滞或痰饮停聚，只要出现腹胀便秘、腑气不通之症，皆以大黄为第一要药。仲景通腑泻热及泻热逐水类方中使用大黄者比例可达半数以上。从剂量而言，大黄用量均较大，如以大陷胸丸治结胸，大黄用至半斤；大陷胸汤、厚朴大黄汤中均用至六两，且单次服药量均为三两，为仲景方中单次用药最大量者；大承气汤中大黄用至四两，为承气汤类方使用大黄的基础剂量，效专力宏，意在荡涤积滞。

（2）行气除满遣厚朴：唐容川总结仲景用药特点，提出："胸满必用枳实，腹满必用厚朴。"《神农本草经》载厚朴"温中，益气，消痰，下气，疗霍乱及腹痛，胀满……厚肠胃。"厚朴行气除满之功独著，仲景通腑泻热方大承气汤、厚朴大黄汤均用厚朴；大承气汤用量尤重，至半斤。若腹满兼胸胁满者，仲景以厚朴与枳实同用，相须相成，两药为仲景理气常用药对。

（3）软坚导泻推芒硝：芒硝咸寒，功与石膏相类，擅长清气分之热；不同于石膏者，其味苦，故能降泄而软坚。现代药理研究表明，芒硝内服后不易被肠黏膜吸收，存留肠中形成高渗溶液，引起机械刺激和化学刺激，促进肠蠕动，故芒硝具有较强的导泻功效。仲景针对大承气汤"热、烦、胀、闭"的病机特征，应用芒硝导泻清热；大陷胸汤、大陷胸丸均用芒硝，使邪有出路，破除热与水搏结之势，其中大陷胸汤芒硝用至一升（约62g），为仲景芒硝用量最大者；木防己去石膏加茯苓芒硝汤所治，即是用木防己汤后患者心下痞坚"三日复发、复与不愈者"之证，方中去石膏加芒硝之意，一目了然。

（4）攻逐水饮倚甘遂：仲景治疗水饮停聚于胸膈，咳唾引痛，属悬饮者，往往加用甘遂，十枣汤、大陷胸汤（丸）中均可见。甘遂不溶于水，仲景嘱患者均以研末冲服的方式服用，因其药性峻猛，故服法为"顿服"，须"得快利、止后服"。另外，仲景重视患者体质强弱与甘遂用量大小之间的关系，提出"强人服一钱匕，羸人服半钱"。同时，仲景用甘遂常配以甘缓之品缓和峻烈药性，如白蜜、大枣等。需要强调的是大陷胸汤证病势急迫危重，故甘遂用量为最大（甘遂单品用至一钱匕，约2.7g），且不用甘缓药物，合以芒硝，务在一剂祛邪。

三、下法在肺病中的应用理论

肺为华盖，其位最高，外合皮毛；肺为娇脏，不耐寒热，其气以降为顺；肺又为清肃之脏，不容异物。外感和内伤因素都易损伤肺脏，引起病变。痰、饮、水、湿、火、热等壅滞肺气，有形之邪每易盘踞肺胃，引起肺气宣降失常。因此，采取有力的措施祛除病邪是治疗肺系疾病的关键。祛邪中，下法是常用的中医治疗方法，无论是在历代的医案中，还是现在的临床中均发挥着巨大作用，是一种见效快、运用广泛的方法。

1. 理论依据　肺与大肠通过手太阴经与手阳明经的相互络属构成脏腑阴阳表里关系。由于肺与大肠经络相连，气化相通，概括为"肺主降，则腑气通；腑气通，则肺气降"。

（1）肺与大肠相表里理论的基本内容："肺与大肠相表里"理论首见于《灵枢》"肺合大肠，大肠者，传导之府""肺手太阴之脉，起于中焦，下络大肠，还循胃口，上隔属肺""大肠手阳明之脉，……下入缺盆，络肺下隔，属大肠"。

（2）"肺与大肠相表里"说明了肺与大肠在生理上的关系：首先，从经络循行方面，肺与大肠经络相通，互为表里，在功能上互相影响，互为因果；其次，从发病病机来看，两者相互传变，互相影响。其临床主要表现在如下两方面。①肺病及肠：《素问·咳论》曰："肺咳不已，则大肠受之。大肠咳状，咳而遗矢"。《素问要旨论·六气本病》曰："热气大来，火之胜也，燥金受邪，肺病生而流于大肠也"。《明医指掌·卷四》中曰："大肠为肺之腑，肺主清化，脾土受病则不能生金，而肺失清化之令，脏不受病而病其腑，故大肠受之"。可见无论外感、内伤所致肺病均可入里传于肠而成肠病。②肠病及肺：《灵枢·四时气》曰："腹中常鸣，气上冲胸，喘不能久立，邪在大肠"。《冯氏锦囊秘录杂症·大小合参》亦有"大肠为肺之腑，大肠既有湿热留滞，则肺家亦必有邪滞不清"。孙思邈注《华佗神方》时说"肺与大肠相表里，肺疾则大肠之力不足，故便不畅，或便后失力。上无感，下不应也。若大肠过疾，则肺之鼓动力受阻，故气常不舒，或增咳嗽。干不强，枝亦弱也"。可见肠疾亦影响肺的气机，导致肺疾的产生或缠绵不愈。从脏腑功能出发，肺与大肠关系主要表现在气机的调达通畅和气精的转化。《内经·灵枢集注》曰："大肠为肺之腑而主大便，邪痹于大肠，故上则为气喘争，故大肠之病，亦能上逆而反遗于肺"。《素灵微蕴》中讲：“肺与大肠表里同气，肺气化精，滋灌大肠，则肠滑便易”；《医精经义》云：“大肠所以能传导者，以其为肺之腑，肺气下达，故能传导”；《医经精义》云：“肺气传输大肠，通调津液，而主制节，制节下行，则气顺而息安……大便调。”可见大肠传化功能的正常与否，有赖于肺主制节，肺气的下达，及肺气化津的作用。而大肠受邪，腑气不降则上逆乘肺而加剧肺气壅滞，发为喘争。

（3）肺与大肠的病理关系及主要临床表现：《素问·五脏生成》篇曰：“咳嗽上气，厥在胸中，过在手阳明、太阴。”《证因脉治》曰：“肺气不清，下遗大肠，则腹乃胀。”《血证论》曰：“肺移热于大肠则便结，肺气不降则便结。”清代陈士铎在《石室秘录》中言：“大便闭结，人以为大肠燥甚，谁知是肺气燥乎？肺燥则清肃之气不能下行于大肠。”故两者病理关系可概括为：肺热壅盛，则大肠易燥结；肺阴不足，则肠枯便秘；肺气不足，大肠虚秘；肺气上逆，大肠气秘，大肠实热秘结，肺气不利则喘咳满闷。

2. 下法在肺病中的治疗作用　肺主气，司呼吸，开窍于鼻，外合皮毛，故风、寒、燥、热等六淫外邪易从口鼻、皮毛而入，首先犯肺，形成痰、饮、水、湿、火、热等壅滞肺气。再者，肺为华盖，居胃上，痰浊实滞等有形之邪每易盘踞肺胃，胃家实则胃气上逆、浊气上攻，必碍肺气宣肃升降。因此《素问·逆调论》曰：“不得卧而息有音者，是阳明之逆也。”肺与大肠相表里，肺气不降则腑气不易下行，胃肠热结不通，则肺中邪热亦少外泄之机。下法是逐邪外出的一条重要途径，在肺系疾病的治疗中有调畅气机、通泄肺腑的作用。

（1）调畅气机：肺主气，司呼吸，在五行属金。金曰从革，主肃降。若肺系病变不能肃降，则不能斡旋呼吸。风、寒、暑、湿、燥、火等外邪易从口鼻、皮毛而入，侵及肺部，造成痰、饮、水、瘀、湿、火、热等各类邪气壅滞肺气，导致肺气郁闭，肺宣肃失职，出现咳嗽、胸闷憋喘、气短、呼吸困难、咯血等症。因此，祛邪外出是肺系疾病治疗的关键。运用下法，疏通邪结，邪出则气机升降自如，肺复宣发之职、肃降之常，临床咳、喘之症已矣。若症状发展至重者，可出现临床常见的“肺胀”，西医学称之为慢性阻塞性肺疾病。对于肺胀，虽本病在肺，但基本病机是五脏皆虚，痰湿、瘀血壅于肺部，乃标实之证。现临床时采用大柴胡汤和解少阳兼通阳明治疗此病，取下法具有通降阳明、泻肺、祛痰平喘之功效。无论是“外感新病”，还是“久病、旧病”，凡属痰湿、瘀血、水饮肺部等标实之证者，均可运用下法，使邪结得通、郁闭得解，肺恢复其宣发肃降之功能，达到降逆止咳之目的。

（2）通泄肺腑：肺与大肠相表里，两者五行同属金气，行使肃降职能。唐宗海言：“大肠之所以能传导者，以其为肺之腑。肺气下达，故能传导。”肺系疾病导致肺清肃失职，常可影响到大肠的传导功能，引起腑气不通，临床表现为大便秘结或大便不爽；反之，肠腑壅实又使阳明浊气上冲，进而影响到肺的肃降功能，使咳喘症状加剧。两者互为因果，相互影响，恶性循环，导致病情反复发作，缠绵不愈。临床上除有发热、口苦面赤、咳嗽气粗、痰黄稠等肺热症状外，还有午后高热、口渴、多饮、腹满便秘等阳明热盛燥实症。对于此种疾病，《温病条辨》提出肺与大肠同治。因此，诸多医家临证从大肠论治肺病，使便通邪去、火从下而清，起到了釜底抽薪之效。

3. 下法在肺系疾病中的运用特点　东汉著名医家张仲景所著《寒论》提出：下法有

峻下、缓下、和下、润下、导下之别，方药性质有寒下、温下之别。治疗肺系疾病的常用方剂：苦寒泻下法以大承气汤、小承气汤和调胃承气汤为代表，润肠缓下法以麻子仁丸为代表，攻逐瘀血法以血府逐瘀汤为代表，攻逐水饮法以椒目瓜蒌汤为代表。

（1）苦寒泻下法：苦寒泻下法适用于各种原因所致的肺热、阳明腑实证。如：风温犯肺，治之不解，顺传于胃，不仅表现出发热、咳喘气粗、咳吐黄脓痰、鼻翼翕动、鼻息灼热、胸痛、头痛、口干口苦、咽痛咽干、面目红赤等肺热症，亦有午后高热、口渴多饮、腹满便秘或邪热下利、小便黄赤、脉洪数等阳明腑实证之表现，舌苔可见黄厚苔，脉象可为洪数。临床治疗在清热解毒的同时配以三承气汤，重用大黄泻下泻热、荡涤积滞痰热，配以瓜蒌、杏仁、石膏化痰通腑、宣肺清热，使肺复清肃、火不复炽，则诸症渐除。

（2）润肠缓下法：润肠缓下法适用于肺阴亏虚、阴津耗伤之证，如肺纤维化，即中医学的肺痿。肺痿的主要病机为肺脏虚损，津气严重耗伤，导致肺叶枯萎。因津伤肺燥、燥盛则干，患者常表现为大便干燥、努挣难解。《黄帝内经》曰："大肠主津所生病。"故临床治疗在补肺生津的同时，配以麻子仁丸润肠通便、畅通肺腑。麻子仁丸方中麻仁为君药，润肠通便；杏仁滋肺阴而降阳明，使气下行；芍药酸甘化阴，育阴液；大黄、厚朴泻热，祛痰浊、食积。诸药并蜂蜜成丸，缓缓润下，因蜂蜜亦入肺、胃、肠腑，可滋肺胃之阴，救大肠之燥，如此增阴液、润肺肠，使肺腑畅通。

（3）攻逐痰瘀法：攻逐痰瘀法适用于肺部顽疾形成的顽痰瘀滞证，如慢性阻塞性肺疾病，即中医学的"肺胀"。慢性阻塞性肺疾病常由慢性支气管炎、肺气肿、支气管哮喘等演变而成，病变过程日积月累，早期表现为肺失宣肃、气机升降失调，后期导致痰浊阻塞、气道不利、气滞血瘀。《血证论》言："内有瘀血，则阻碍气道，不得升降……气壅即水壅……水壅即为痰饮。"指出瘀血可导致气滞，瘀血乘肺导致咳逆喘促。明代方贤在《奇消良方》中提出瘀血可生痰，"气塞不通，血壅不流，凝血蕴里，津液凝涩，渗着不去而成痰"，痰、瘀两者互为因果。血府逐瘀汤为攻逐痰瘀的要方，可破胸中顽痰瘀滞，调畅气机。现代药理研究证实：活血化瘀类药物可降低肺动脉高压，减少心肌耗氧量，改善肺血运状态，降低肺血管阻力，从而达到改善心肺功能的作用。因此，通过活血化瘀可进一步阻断慢性阻塞性肺疾病向肺心病发展，改善微循环。

（4）攻逐水饮法：攻逐水饮法适用于水饮痰湿结于胸胁之证。肺主行水，为水之上源，有通调水道、下输膀胱之功能。内外之邪干肺，导致肺气闭塞，水液输布、排泄失司，或聚而为痰饮，或泛溢肌肤为肿，或无以下注膀胱而为癃。《金匮要略》曰："饮后水流在胁下，咳唾引痛，谓之悬饮。"即西医学的胸腔积液等系列疾病。《金匮要略》中有治疗悬饮的十枣汤，但用药多有毒性，其力峻猛，故临床常选用《医醇剩义》的椒目瓜蒌汤治疗悬饮因水流胁下、肝气拂逆、肺失清肃导致咳而引痛者。椒目瓜蒌汤方中椒目、瓜蒌、葶苈子、桑白皮逐水消饮；杏仁、枳壳顺气降逆；猪苓、冬瓜皮、泽泻、车前子利湿健脾，导水下行自小便而出；根据"治痰饮者，当以温药和之"，配以桂枝助阳化气。诸药合用，使痰湿、水肿、癃闭得解，则肺复通调之能和津液代谢之职。

4. 下法在肺系疾病治疗中的注意事项　中医下法在治疗肺系疾病中有其特长，也有其局限性。下法可以迅速祛除病邪，使邪祛而安正；然而，妄下也可伤及肺气阴液。因此，在运用下法的同时，要做到不伤正而能祛邪。以下几方面需要注意。

（1）在表邪未解，里实证不具备的情况下不宜使用。《伤寒论》第44条曰："太阳病，外证未解，不可下也，下之为逆。"若在还有表证的情况下误用下法，很容易使表邪内陷入里，从太阳经而入三阴经，引起诸多变证。若表邪未解而里实证已具时，宜先解表后攻里，或表里双解。

（2）对于年老体虚、肺癌后期、病后伤津、虚证等，不可专事攻邪；若必须用下法时，应配合益气、养血、养阴等药物并用。《难经·十四难》云："损其肺者，益其气。"常用方剂有六君子汤、百合固金汤、补肺阿胶汤，常用中药有黄芪、党参、沙参、麦冬。

（3）下法峻猛，易损伤胃气，应得效即止。

（4）使用下法后，服药期间应忌食油腻和不易消化的食物，以防重伤胃气。

四、下法在肺病中的应用实践

（一）下法在支气管扩张咯血中的应用

支气管扩张病位在肺，《灵枢·经脉篇》记载："肺手太阴之脉，起于中焦，下络大肠，还循胃口，上隔属肺……大肠手阳明之脉……下入缺盆络肺，下膈属大肠。"肺与大肠相表里，两者在生理病理上有着密切的联系。肺主宣发肃降，通调水道；大肠为传导之腑。肺藏魄，魄门（即肛门）为肺气之门户，肺失宣发，大肠失于濡润，肠内燥气太过而致便秘。肺肃降无权，可致大肠传导无力；反之，大肠热盛，肺气不通，热邪也可循经上蒸肺络。

中医学认为，血得热则行，热盛则妄行而不循常道，故溢于外。支气管扩张咯血系肺络受伤，血自肺而出。张景岳云："咳血、嗽血皆自肺窍中出。"至于肺络受伤血溢之因，多为肺经热盛，或胃热上熏于肺，或肝火犯于肺，或阴虚、虚火上炎于肺。既知肺与大肠关系密切，支气管扩张咯血责之于热盛迫血妄行，故运用"下法通腑"可迅速有效的清泄肺热，使肺络得安，气血平和，咯血当止。学者通过临床观察发现，支气管扩张咯血，其血鲜红，或有时夹有紫暗痰血者，且多伴有舌苔黄、便秘等里热内盛的表现，虽有虚实之分，但热实证占大多数。

"下法"在支气管扩张咯血的治疗中起重要的作用，支气管扩张咯血的中医辨证分为肺胃热盛、肝火犯肺、阴虚火旺3型。根据不同证型，治疗时，可配以清肺胃、泻肝火、益气滋阴清火及止血化瘀之药物，配合"下法"调理。前两型为里热实证，大便燥结、血热妄行之咯血者，使用"下法"时多选用苦寒攻下之大黄、芒硝，或大黄、番泻叶冲水代茶，或用成方大小承气汤、大黄牡丹皮汤等。后一型为老年体虚、久病津亏、热病伤津等虚证，津血不足引起的便秘及习惯性便秘，治疗时多选用味甘性平、润肠通便的药物，如郁李仁、麻仁、当归、生首乌、西洋参；或选用麻子仁丸、五仁丸、剂川煎等成方。还可配合艾灸、针刺穴位（如定喘、内关、足三里等）治疗。饮食方面应多选用清热、润肺、通便、滋阴之食物，如藕节汤、薏仁汤、红梨汁、西瓜汁、蜂蜜、香蕉、苹果汁等。总之，保证患者大便通畅，每日行1～2次，并给予安慰、鼓励，使其情绪安定、心情舒畅、睡眠充足、配合治疗。

在临床见舌苔黄、便秘、腹胀（或有压痛）者，即可采用"下法"。但在使用"下法"时应注意：①"下不厌早"既不宜迟，也不宜早，及时为要。②"中病即止"切忌过剂，以免耗伤正气。另外"下法"对年老体虚、伤津耗血之人慎用，必要时可攻补兼施，妇女孕期、经期禁用此法。

（二）下法在重症肺炎中的应用

1. 肺与大肠相表里是"从肠论治"重症肺炎的理论根源

（1）肺与大肠相表里理论的基本内容："肺与大肠相表里"理论首见于《灵枢》"肺合大肠，大肠者，传导之府""肺手太阴之脉，起于中焦，下络大肠，还循胃口，上隔属肺""大肠手阳明之脉，……下入缺盆，络肺下隔，属大肠"。

（2）"肺与大肠相表里"说明了肺与大肠在生理上的关系：首先，从经络循行方面，肺与大肠经络相通，互为表里，在功能上互相影响，互为因果。其次，从发病病机来看，两者相互传变，互相影响。其临床主要表现在如下两方面：①肺病及肠：《素问·咳论》曰："肺咳不已，则大肠受之。大肠咳状，咳而遗矢。"《素问要旨论·六气本病》曰："热气大来，火之胜也，燥金受邪，肺病生而流于大肠也。"《明医指掌·卷四》中曰："大肠为肺之腑，肺主清化，脾土受病则不能生金，而肺失清化之令，脏不受病而病其腑，故大肠受之"。可见无论外感、内伤所致肺病均可入里传于肠而成肠病。②肠病及肺：《灵枢·四时气》曰："腹中常鸣，气上冲胸，喘不能久立，邪在大肠。"《冯氏锦囊秘录杂症·大小合参》亦有"大肠为肺之腑，大肠既有湿热留滞，则肺家亦必有邪滞不清"。孙思邈注《华佗神方》时说："肺与大肠相表里，肺疾则大肠之力不足，故便不畅，或便后失力。上无感，下不应也。若大肠过疾，则肺之鼓动力受阻，故气常不舒，或增咳嗽。干不强，枝亦弱也"。可见肠疾亦影响肺的气机，导致肺疾的产生或缠绵不愈。从脏腑功能出发，肺与大肠关系主要表现在气机的调达通畅和气精的转化。《内经·灵枢集注》曰："大肠为肺之腑而主大便，邪痹于大肠，故上则为气喘争，故大肠之病，亦能上逆而反遗于肺"。《素灵微蕴》中讲："肺与大肠表里同气，肺气化精，滋灌大肠，则肠滑便易;"《医精经义》云："大肠所以能传导者，以其为肺之腑，肺气下达，故能传导;"《医经精义》云："肺气传输大肠，通调津液，而主制节，制节下行，则气顺而息安……大便调。"可见大肠传化功能的正常与否，有赖于肺主制节，肺气的下达及肺气化津的作用。而大肠受邪，腑气不降则上逆乘肺而加剧肺气壅滞，发为喘争。

（3）肺与大肠的病理关系及主要临床表现：《素问·五脏生成》篇曰："咳嗽上气，厥在胸中，过在手阳明、太阴。"《证因脉治》曰："肺气不清，下遗大肠，则腹乃胀。"《血证论》曰："肺移热于大肠则便结，肺气不降则便结。"清代陈士铎在《石室秘录》中言："大便闭结，人以为大肠燥甚，谁知是肺气燥乎？肺燥则清肃之气不能下行于大肠。"故两者病理关系可概括为：肺热壅盛，则大肠易燥结;肺阴不足，则肠枯便秘;肺气不足，大肠虚秘;肺气上逆，大肠气秘，大肠实热秘结，肺气不利则喘咳满闷。

2. 泻下法治疗重症肺炎是基于"肺与大肠相表里"理论的独特而有效的治疗方法

（1）泻下法治疗重症肺炎文献古已有之，是治疗温病的重要治则之一：重症肺炎多为外感温热邪毒，传里犯肺，炼液成痰，进而痰热壅遏肺气，肺失肃降而起，故邪正相争则临床见寒战、高热;气机上逆则成咳成喘;若热毒炽盛，陷于心包，扰乱神明，则见神昏。故重症肺炎可根据其某症的偏重表现可归于中医学"风温肺热""暴喘""昏迷"等范畴，多属于古之所谓"温病"的范畴。早在明清时期，薛生自即有以泻下法治疗温病的论述，如薛氏指出"肺胃大肠，一气相通，温热究三焦，以此一脏二腑为最要，肺开窍于鼻，吸入之邪，先犯于肺，肺经不解，则传于胃，谓之顺传，不但脏病传腑为顺，而自上及中，顺流而下，其顺也有不待言者，故温热以大便不闭者易治，为邪有出路也"（《温热经纬·薛生自湿热病》）。这不仅说明了温病中肺与大肠的传变关系，还说明了大便不闭者因其邪有出路而预后良好。另《感证辑要·伤寒戒下温热喜下》中亦有类似的表达，如"温热为阳邪，火必克金，故先犯肺。火性炎上，难得下行。若肺气清肃有权，移其邪由腑出，正是病之去路"。而吴又可在《温疫论·注意逐邪勿拘结粪》中提出"温病勿拘下不厌迟"，强调温病泻下须及早，及早的通腑泻热能够有效地截断病势，防止逆传心包。

（2）泻下法：泻下法在重症肺炎的临床应用的主要目的应是泻下通便，通利腑气；在治疗手段上应包括针刺通络、中药内服及外治灌肠3个方面。①针刺通络主要是肺系疾病。在针刺基本肺系经络穴位的基础上，加刺其相表里阳明大肠经的穴位曲池，可以宣通肺气、通腑泻热而效果更佳。②中药内服是"泻下法"的经典应用。重症肺炎证属阳明腑实证，此时患者以高热、便闭为主，急用承气汤类药物泻下通便可导邪热外出。主方为宣白承气汤加减：生石膏40g，生大黄10g，黄芩15g，瓜蒌皮30g，杏仁10g，桃仁10g，枳实15g。每日1剂，入水煎至300ml左右，分2次口服。随证加减：化热明显者，加黄芩、金荞麦根等；气阳亏虚者，加生黄芪、熟附片；气阴不足者，加党参、麦门冬、五味子等；痰壅气滞者加紫苏子、瓜蒌仁等具通便作用之品。寒痰阻肺时加麻黄、厚朴、当归、玄参、甘草等。③灌肠法。灌肠法是对泻下法的变裁新用，即防止了内服泻下峻猛之药对年老体弱者的伤害，又能有效地通邪腑气，达到导邪外出的目的，是泻下法在治疗重症肺炎的临床应用中最主要的手段。清代吴师机认为"肺现络大肠，又与大肠相表里，肺咳不已，往往大肠受之，煎抹中焦，而更用导法，从魄门入大肠，升气于肺，表里可兼治"，并认为灌肠法可收汤液利而无遗害。急重症患者尤其是胃肠壅滞不通，积聚内生而阳明受累者，只有攻下以消积导滞才能邪去而正安。然而重病患者往往久病体弱，年龄偏大，内服攻下之品恐多药力太过而耗损正气，故临床多将内服药物改为保留灌肠泻下，以釜底抽薪之法攻邪自魄门出。在治疗方面既不伤正气，又能直达病所，是故"壅碍既夺，重积得减，则气血流通，而身自健"（张从正）。

第三节　汗法

一、汗法概述

汗法为"八法之首"，它通过宣发肺气、开泄腠理、调和气血、促进发汗，使邪气随汗而解。出汗可以祛除外感之邪，排出人体毒素，调节体温，平衡身体阴阳，使机体达到平衡状态，故而汗法并不局限于以人体汗出为目标，不仅仅用于表证的治疗，同样也可以广泛应用在内科杂病中，关键是机体出现腠理闭塞、营卫不通的病理状况。

（一）汗法的功效

1. 祛邪外出

（1）祛除外感之邪气：外来之邪必祛而散之，六淫、疫疠侵袭人体，理当祛除。汗法可以宣通腠理，恢复肺气宣降，使得津气正常运行，外邪随汗而解。《素问·阴阳应象大论》言："因其轻而扬之""其高者，因而越之""其有邪者，渍形以为汗；其在皮者，汗而发之"，都说明汗法可以祛除外感邪气。《素问·玉机真藏论》具体地指出用汗法以祛除风寒邪气："今风寒客于人，使人毫毛毕直，皮肤闭而为热。当是之时，可汗而发也。"张从正则总结更为详尽："风寒暑湿之气，入于皮肤之间而未深，欲速去之，莫如发汗。"

腠理遍布全身，是人体气津流通的道路，病理状况下则可能成为邪气相传的途径。外邪侵袭，若进一步相传，仍可以用汗法。如《素问·热论》："三阳经络，皆受其病，而未入于脏者，故可汗而已。"如果外邪留恋于皮肤、肌肉、关节、筋骨之间久而不去，同样可以用汗法以祛除邪气。如《素问·玉机真藏论》最早记载了用汤熨及火灸发汗治疗痹证："盛痹不仁肿病，当是之时，可汤熨及火灸刺而去之。"张从正亦言："凡风寒邪气，结于皮肤之间，藏匿于经络之内，留而不去，或走注疼痛，麻痹不仁，以及四肢肿痒拘挛，可用汗法。"汗法运用得当还可以祛除传入气分的温疫之邪。吴又可《温疫论》言："凡疫邪留于气分，解以战汗"。叶天士对"战汗透邪"的临床应用、作用机制作了明确的阐述："若其邪始终在气分流连者，可冀其战汗透邪……令邪与汗并，热达腠开，邪从汗出。"

（2）祛除内生之邪气：《儒门事亲》说："夫病之一物，非人身素有之也，或自外而入，或自内而生，皆邪气也。"正常生理情况下的气血津液等物质和功能，属于正气，若由于各种病因引起脏腑物质和功能不正常，导致气逆、气滞、津停、湿阻、血瘀等，即为邪气。正如张景岳《类经》说："气之在人，和则为正气，不和则为邪气。"腠理为气津通行的道路，在生理状况下腠理中气津通行，病理情况下气津流通失常，则可能为气滞、津停等，气滞还可能化热化火等。汗法可以宣通腠理，促使气化，使得腠理中气津运行恢复正常。气津运行通畅无阻，则人体便可恢复平和。

《灵枢·热病篇》有针刺发汗以治疗发热的记载："热病七日八日，脉口动喘而弦者，急刺之，汗且自出。"《千金》麻黄醇酒汤乃用单味麻黄宣通表里，祛除内生湿热以退黄；《医学正传》强调治疗黄疸使用汗法的重要性："湿热怫郁内甚，皆能令人发黄病也。……湿在上宜发汗，湿在下宜利小便，或二法并用，使上下分消其湿，则病无有不安者也。"

2. 宣布肺气　肺主皮毛，毛腠、皮腠、肤腠都是身体皮肤浅表的间隙，统属于"皮毛"，为一身之表。皮毛是人体抵御外邪的屏障，皮腠等则有分泌汗液、润泽皮肤、调节呼吸和抵御外邪等功能。肺通过其宣发作用将卫气和津液输布全身，温养肌肉皮毛，以维持人体正常生理功能。肺"司呼吸""主皮毛""通调水道"的生理功能，主要是通过肺气的宣散和肃降来完成。宣降正常，则肺气出入通畅，水道通调，呼吸调匀，水津下达。肺体清虚，喜宣通而恶壅塞。如因外邪束表而表腠郁闭，导致肺气郁；内因生理功能失调而升降受阻，导致肺气滞。肺之宣通畅达受碍，则发生种种肺气不宣的病症。

汗法能够宣通腠理，其作用发散而向外、向上，可以宣发肺气，使气机通畅，气津随之宣发，继而向全身布散。具体来讲，汗法宣布肺气主要表现在以下几个方面。第一，宣肺散邪。外邪可以使得肺气失宣，表腠郁闭，汗法既可以宣布肺气，使得肺气得以正常宣发，也可以散邪外出，使得外邪随汗而解。第二，宣肺平喘。汗法能够宣发肺气，而肺的宣发与肃降相反相成，所以汗法宣肺在一定程度上包含了肃降肺气的作用。因此，临床上汗法可以广泛用于风寒束表、肺气郁闭、痰饮内停所致的咳嗽气喘等病证。第三，宣肺行水。肺主"通调水道"，既可以向上向外布散津液，又可助水液"下输膀胱"。若肺气失宣、津液布散失常则成痰成饮，甚则外溢为肿。汗法有助肺气宣发，可以开通腠理恢复气化，使得水津四布，以消除停津留饮。汗法开宣肺气，促使气化，使得留饮化为汗液从表腠汗孔而出；同时宣发肺气有利于肺气肃降，使津液下及肾与膀胱，化为尿液而出。

3. 升阳助脾　汗法作用升浮而向上向外，察春夏之气有助脾阳之升腾。周学海释《读医随笔·升降出入论》中说："升阳或散发之剂，是助春夏之阳气令其上升。"可见发汗具助阳作用。汗法作用发散，达卫阳而助气化，可以鼓舞中阳，起到升阳助脾的作用。脾气运动的特点便是"升"，脾运化水谷精微必须通过"升"而将水谷精微上输心、肺和头目清窍。脾胃功能全在阳气的升腾、运化。

汗法能升发脾阳，还有调理升降的作用。脾居中焦，为气机升降中枢，人体气机运动，皆赖脾气，脾气升则浮，胃气降则沉。脏腑之气升降、交通、相济为用，全赖脾居中的斡旋作用。如肺的宣发，心火的温煦，肝胆的条达，肾水的滋养，都与脾主升清有关。汗法宣通腠理助脾升清，燮理升降，使中焦气滞之郁结不畅者得以开达舒畅，升降和调。

发汗药用于表证是发散，伸达卫阳；用于脾虚证是升阳，鼓舞中阳，病异用同。《儒门事亲·卷二》载用麻黄汤治愈飧泄日久的医案，且言："设若飧泄不止，日夜无度，完谷下出，发汗可也"。李杲在《脾胃论》中言："大法云：汗之者愈，下之者死。若用辛甘之药滋胃，当升当浮，使生长之气旺，言其汗非正发汗也，为助阳也。"

4. 布散津液　津液的布散运行，必须由气的推动作用才能完成，气能推动津液输布全身，并且通过气化作用将部分水液排除体外。全身腠理彼此相连，自成系统，是气津运行的道路。汗法通过宣通腠理，从而起到布散津液的作用。一方面，汗法可以宣通一身气机，使得气行则津行，加速津气的布散流通；另一方面，腠理为气化场所，汗法开通腠理以促进气化，将过多的水液通过汗液、尿液排除体外。

《素问·藏气法时论》言："开腠理致津液，通气也。"所以对于水饮停聚的一类病证，采用汗法，既可以开腠理通气行津液，使得停聚之水饮恢复布散，起到拨乱反正的目的；也可以将停聚的水饮从汗孔排出，起到逐邪外出的作用。如《金匮要略·水气病脉证并治》云，"里水者，一身面目黄肿，其脉沉小便不利，故令病水……越婢加术汤主之"，《金匮要略·痰饮咳嗽病脉证并治》："病溢饮者，当发其汗，大青龙汤主，小青龙汤亦主之。"即是用发汗法因势利导，使得水津得以布散，饮邪得以祛除。

5. 宣通脏腑通道　腠理分布广泛，可以通行气津等精微物质，是人体气化的场所，在人体中起到沟通联系的作用。五脏六腑之间的联系，与腠理的作用是分不开的。腠理是气机升、降、出、入的通道，通过气化作用，使得脏腑之间的功能得以协调。若腠理开阖失常，必然导致脏腑通道受阻，脏腑功能协调失常。汗法能够宣通腠理，不仅能宣通肌表之腠理，亦可以宣通脏腑之腠理，从而宣通脏腑通道，恢复脏腑之间的协调功能。以肺与膀胱为例，肺属手太阴，膀胱属足太阳。肺主一身之气，卫气行于脉外，由肺散布于全身。太阳膀胱经气，统一身营卫，行于体表，所以，膀胱经气能助肺通行卫气于体表。膀胱为州都之官，贮藏津流气化则能出，与肺的生理功能分不开。肺气宣发肃降，通调腠理水道，津液才能下输膀胱。若外邪侵袭肺卫，肺气不宣，腠理水道不能通调，津液不能下输膀胱，则可出现尿少、尿闭的症状。此时，运用汗法治疗，使得肺气得宣，腠理得通，从而"通调水道，下输膀胱，水精四布，五经并行"。

(二)汗法的临床应用

汗法是临床中较为常用的治疗方法之一。汗法多用于邪在肌表的病证，临床中多用辛散的方药发汗进行治疗，使邪随汗解。但究其汗出之理与汗法愈病机制可知，汗法之用主要是宣通卫阳之气、开达腠理玄府，以使阴阳调和。

1. 汗法治疗表证　所谓表证，是指六淫外邪侵犯人体邪气尚未及深，未入脏腑，营卫失和所出现的一系列证候。张景岳曰："表证者，邪气之自外而入者也。凡风、寒、湿、火、燥，气有不正，皆是也。"

外邪袭表，则阳气郁闭，腠理或闭或泄，营卫循行失度。发汗解表则其治疗大法。故《素问·阴阳应象大论》治疗表证提倡因势利导，"其有邪者，渍形以为汗；其在皮者，汗而发之。"

(1)汗法治疗经脉之变：经脉乃人体调和阴阳，运行气血的主要通路，《内经》载有汗法治疗表证，首先治疗经脉之变，如《素问·热论》曰："三阳经络，皆受其病，而未入于脏者，故可汗而已。"原因是："巨阳者，诸阳之属也。其脉连于风府，故为诸阳主气也。"巨阳为太阳，太阳为三阳之经，其气旺盛，是防御外邪的有力保障，故太阳主表。张子和亦曰："诸风寒之邪，结搏皮肤之间，藏于经络之内，留而不去，或发疼痛走注，麻痹不仁及四肢肿痒拘挛，可汗而出之。"

《内经》论经脉之病变首先用针刺治疗。《灵枢·寒热病》云："热病始于臂者，先取手阳明、太阴而汗出，热病始头首者，先取项太阳而汗出，病始足胫者，先取足阳明而汗出。"这里的臂、头首、足胫，皆为受病部位，未言脏腑而中经脉者说明病位浅，属实证。故可直接针刺取汗。《灵枢·热病》亦云："热病三日，而气口静，人迎躁者，取之诸阳，五十九刺，以泻其热而出其汗。"

(2)汗法治疗温热之病：对于温热病治疗，《内经》提出："诸治热病，以饮之寒水乃刺之，必寒应之，居止寒处，身寒而止也。"(《素问·刺热论》)张仲景论温热之病的治疗，警戒后人勿用"汗下火劫"。对此，黄元御认为：虽岐伯治温热用汗泻，仲景治之戒汗下，"义若不同，而理实无殊，岐伯之示汗泻，补阴而泄阳也，仲景之戒汗下，泄阳而亡阴也，后世通岐伯之针刺，效仲景之汤丸，易麻桂之温燥，汗之以清凉之剂，变承气之荡涤，泄之以滋润之品，壮火既清，微阴续复，则悉得岐伯之遗法，而不犯仲景之明戒。"由此可见，治疗温病的法则，离不开汗法与泻法这两大法，但需注意在临床用药的过程中，注意要使用"清凉滋润"之品。

汗法治疗温热病具体的治疗方法，后世医家多有发挥。当温邪犯表，侵犯卫分时，叶天士提出："在卫汗之可也。"治当透表。若病至气分，宜当清下，张锡纯曰："至传经已深，阳明热实，无论伤寒、风温，皆宜治以白虎汤，而愚用白虎汤时，恒加薄荷少许，或连翘、蝉衣少许。往往服后即可得汗。即但用白虎，亦恒有服后即汗者。"邪达营分时，此时热邪深陷郁闭气机，应加入轻清宣散之品以滋养营阴，故"调剂阴阳，听其自汗，非强发其汗也。"因此，温病之治不离汗法。

2. 汗法治疗杂病　疾病虽有外感内伤之分，但就病因而言，很多疾病的发生往往非单一因素所致，就病位而言，亦不拘于在表在里，对于这些复杂性疾病，治疗需要内外兼顾，其中汗法是重要的措施之一。

（1）汗法治疗水肿：水肿首见于《内经》，其名曰"水"，并根据不同的临床表现分为"风水""石水"等。《内经》明确提出了水肿的治疗原则，如《素问·汤液醪醴论》提出"开鬼门"即宣通玄府发汗利水的治疗方法。其后《金匮要略·水气病脉证并治》中提出"诸有水者，腰以下肿，当利小便，腰以上肿，当发汗乃愈"，提出发汗、利小便两大治疗原则的不同适应范围。《肘后备急方》中载："若止皮肤水，腹内未有者，服诸发汗药，得汗便差，然慎护风寒为急。"李东垣曰："宜以辛散之，以苦泻之，以淡渗利之，使上下分消其湿，正所谓开鬼门、洁净府。开鬼门者，谓发汗也；洁净府者，利小便也。"朱丹溪对水肿应用汗法治疗的症状特点进行了论述："目胞上下微起，肢体重着咳喘，怔忡，股间清冷，小便涩黄，皮薄而光，手按成窟，举手即满是也。治法：身有热者，水气在表，可汗；身无热，水气在里，可下。"李用粹在论治水之法时说："治水之法，行其所无事，随表里寒热上下，因其势而利导之。故宜汗宜下，宜渗宜清，宜燥宜温，六者之中，变化之中，变化莫拘。"说明尽管治疗水肿的方法非常丰富，但汗法据治水六法之首。张子和治疗水肿运用汗法与泄法同用，效果显著："南乡张子明之母极肥，偶得水肿，四肢不举。戴人令上涌汗而下泄之，去水三四解。初下药时，以草贮布囊，高支两足而卧。其药之行，自腰以上，水觉下行，自足以上，水觉上行，水行之状，如蛇走隧，如线牵，四肢森然凉寒，会于脐下而出。不旬日间，病大减。"可见，汗法是宣发阳气、运化津液以消除水肿的重要措施。

（2）汗法治疗痹证：《素问·痹论》云："风寒湿三气杂至，合而为痹也。"引起痹证的外因，以风寒湿为多见。外邪侵袭，凝闭营卫气血，则成痹证。因而，发汗散邪是治疗痹症的一大法门，仲景的三附子汤、桂枝芍药知母汤、麻杏苡甘汤等，乃是治痹的经典之方。发汗之法无非是通过药物振发阳气，调动卫气，开启玄府疏通经脉以驱邪外出。如《灵枢·寿夭刚柔》载有热敷发汗以治疗寒痹的方法。

（3）汗法治疗疮疡：汗法可以透散邪毒治外科疮疡。《素问·五常政大论》云："是以地有高下，气有温凉，高者气寒，下者气热，故适寒凉者胀，之温热者疮，下之则胀已，汗之则疮已，此腠理开闭之常，太少之异耳。"经文基于地域差异，提出因地制宜的治疗法则，引出可用发汗法治愈疮疡。因发汗之品多辛味之药，"能行、能散"，具有发散、活血行气的作用。辛则能发散以利气机畅达，通畅腠理与玄府，使病邪可从表外出，从而达到清热消痈之功效。如治疗阳热痈证的仙方活命饮，方中用防风、白芷；治阴疽证的阳和汤用麻黄等，组方中无不借用汗法，以辛散之，疏畅气机，令邪外达。

汗法治疗疮疡有一定的规矩，仲景就有"疮家不可发汗"之论。此处之"疮家"是指"表虚聚热，则生疮"，故"疮家身痛如伤寒，不可发汗，发汗则表气愈虚，热势愈甚，生风，故变痉也。"

（三）汗法的治疗措施

《内经》关于发汗法的治疗措施记载较为零散，但其基本治疗原则明确、措施丰富。后世医家对此多有发挥，张子和说："炙、蒸、熏、渫、洗、熨、烙、针刺、砭射、导引、按摩，凡解表者，皆汗法也。"

1. 针刺发汗　《内经》治病以针刺为主，针刺亦是发汗的重要手段。张子和曰："圣人之刺热五十九刺，为无药而设，皆所以开玄府而逐邪气，与汗同。然不若以药发之，使一毛一窍，无不启发之为速也。"指出针刺发汗效比药物要快。《素问·热病》载："热病七日八日，脉口动，喘而短者，急刺之，汗且自出，浅刺手大指间。"余伯荣注云："此即《伤寒论》之太阳病脉浮紧，无汗发热，身疼痛，八九日不解，表证仍在，麻黄汤主之。夫麻黄汤，即取手大指汗出之剂也。"针刺手大指荣穴可发汗治疗表实证，功同麻黄汤。《素问·热论》中载："其未满三日者，可汗而已；其满三日者，可泄而已。"此处所言亦为用针刺发汗泄热之法。

再如《灵枢·刺节真邪》谓："热于怀炭，外畏绵帛，衣不可近身，又不可近席，腠理闭塞则汗不出……取之于其天府大杼三痏，又刺中膂，以去其热，补足手太阴，以去其汗，热去汗稀，疾于彻衣。"此处指热病本虚标实者，因汗源不足，难以出汗，用针刺法资其化源，然后再发汗祛邪。《灵枢·热病》云："热病而汗且出，及脉顺可汗者，取之鱼际、太渊、大都、太白，泻之则热去，补之则汗出。"指出热病虽汗出而表证不解，因脉证相符，仍当汗解，故取手足太阴经之荣穴鱼际、大都，用泻法以泻热解表；取手足太阴经之原穴（阴经以俞代原）太渊、太白二穴，用补法以补脏腑之气，益汗之源。说明《内经》运用针刺发汗十分注重攻补结合，体现了注重正气的整体治疗思想。

《灵枢·热病》载有针刺发汗常用的五十九个穴位，即"热病三日，而气口静，人迎躁者取之诸阳，五十九刺，以泻其热而汗出"。即所谓"五十九刺"。

2. 药物发汗　《内经》虽载方不多，但明确提出了"以药泄汗"疾病防治措施（《素问遗篇·刺法论》）。《灵枢·邪客》对于因外邪所伤，营卫失调而致的失眠证，用半夏秫米汤治疗，服后则"故其病新发者，复杯则卧，汗出则已矣"。此法开后世药物发汗之先河。

《内经》还明确提出了选择发汗药物的基本原则。如《素问·阴阳应象大论》曰："辛甘发散为阳，酸苦涌泄为阴。"《素问·至真要大论》载："湿上甚而热，治以苦温，佐以甘辛，以汗为故止。"王冰释之："身半以上，湿气有余，火气复郁，郁湿相薄，则以苦温甘辛之药，解表流汗而祛之，故云以汗为除病之故而已也。"提出了选择辛甘苦温的药物来发汗愈疾。如后世即以麻黄、荆芥、防风等辛温类药物发汗以解表。

《灵枢·痈疽》在论述败疵的治疗时云："坐陵翘草根各一升，以水一斗六升煮之，竭为取三升，则强饮厚衣，坐于釜上，令汗出至足已。"张志聪注曰："坐陵乃水草，连翘也……盖水草能清热发汗，连翘能解毒也。"采用内服解毒发汗之药，外用热汤强令患者发汗，使邪从汗解。故"外热内寒宜辛温，外寒内热宜辛凉"。另外，《素问·阴阳应象大论》记载"其实者，散而泻之"，"因其轻而扬之"，"其在表者，汗而发之"等，其中"发""散""轻扬"等即包括汗法。故张锡纯亦提出："发汗原无定法，调补之；或当视其阴阳所虚之处，而调补之；或因其病机而利道之，皆能出汗，非比发汗之药始能汗也。"

3. 药熨发汗　指利用汤液浸渍、熏蒸形体肌肤取汗以祛邪外出之法。如《素问·阴阳应象大论》云："其有邪者，渍形以为汗。"西晋医家张苗曾使用蒸法治疗伤寒无汗："烧地铺桃叶蒸之，大汗立愈。"

4. 推拿、导引、发汗　《内经》在养生、治疗中常提到导引之术，因其"缓节柔筋而心和调者，可使导引行气"，故《素问·异法方异论》曰："其病多痿厥寒热，其治宜导引按蹻。"张子和曰："平准所谓导引而汗者，华元化之虎、鹿、熊、猴、鸟五禽之戏，使汗出如傅粉，百疾皆愈。"在治疗过程中，运用导引之术，导引行气，可"逐客邪于关节"，增强卫气固外之功，从而祛邪外出。

（四）汗法的治疗禁忌

发汗可解表散热，然而过汗易损伤阳气、耗散津液。因此在临床应用的过程中，要掌握其汗法的法度和禁忌。

1. 五夺不可汗　《素问·五禁》曰："何谓五夺？……形肉已夺，是一夺也；大夺血之后，是二夺也；大汗出之后，是三夺也；大泄之后，是四夺也；新产及大血之后，是五夺也。此皆不可泻。"所谓指的是因久病重病出现的五种气血津液耗损的情况。不论用针灸或药物治疗，"五夺"均禁止使用泻法。汗法因其能伤损正气，也不当用，应固护正气，保津液，留生机。

2. 夺血者无汗　《灵枢·营卫生会》云："血之于气，异名同类焉。故夺血者无汗，夺汗者无血，故人生有两死而无两生。"失血属于五夺之一，但由于"血汗同源"，津血已伤者，汗源不足尤不可发汗，即"阳盛阴虚，汗出而死"。其原理在于机体津液藏于脉中则化而为血，出于皮肤则为汗，故汗血同源。因此，汗出太过，必伤津，便可进一步引起血虚；大量失血者，亦会引起津亏。张景岳注为："血由化而赤，莫测其妙，故曰血者神气也。然血化于液，液化于气，本为同类，而血之于汗，亦非两种；但血主营，为阴为里，汗属卫，为阳为表，一表一里，无可并攻，故夺血者无取其汗，夺汗者无取其血。"仲景所谓"衄家不可发汗"，"亡血家不可发汗"即是据此而论。血虚者误用发汗，不但会导致阴血极亏，阳气也因无所依附而虚衰，发汗既伤阳气又耗阴液，即所谓"若表里俱脱，则不脱于阴，必脱于阳，脱阳亦死，脱阴亦死。"故当禁用发汗。若犯此戒，必致气血更虚，气虚无以温煦则寒战，血虚无以濡润，经脉失养则振摇。

3. 阴虚者无汗　《难经》云："阳虚阴盛，汗出而愈，下之即死；阳盛阴虚，汗出而死，下之即愈。"此处的"阳虚"是指人体阳气虚损，"阴盛"指的是入侵的寒气盛；"阳盛"是由风寒之邪引起的外感邪热盛，"阴虚"指人体的阴气虚，包括津液、精血等不足。尤在泾说："病在里而汗之，是竭其阴而动其血，故曰不可发汗。"阴精不足者感受外邪，最易从热而化，体内热邪一旦形成，又能进一步损耗阴液。此时，解表散邪须防太过伤阴，故当禁汗。

对于"不可汗"，后世医家多有发挥，除上文张仲景提出的"衄家""亡血家""疮家"不可发汗之外，李中梓有"无表证者，不可汗。脉沉不可汗。尺脉迟不可汗。脉微弱者，虽恶寒，不可汗。咽中闭塞者，不可汗。诸动气者，不可汗。"俱当随证定夺。

二、汗法在肺病中的应用

汗法在肺系病证中应用广泛。肺开窍于鼻，外合皮毛，故外感六淫易从口鼻、皮毛而入犯肺，从而引发肺部疾病。外邪干肺，肺气上逆则作咳，若咳嗽由外感风邪所引发，则我们可应用汗法疏散风邪，汗出风去则咳止。例如风寒袭肺，临床选用三拗汤加减；风热犯肺，临床选用桑菊饮加减；寒痰、热痰均可蕴藏于肺，壅阻气道，致使肺气升降失常，痰气相互搏结而致痰鸣哮喘。故临床可选用宣肺化痰之品，使得痰去肺宣、气道通畅则哮喘除。例如热哮证临床选用越婢加半夏汤加减；冷哮证临床选用小青龙汤加减；肺热咳喘临床选用麻黄杏仁甘草石膏汤。

第四节　吐法

吐法是指使用具有催吐作用的药物，将壅滞于胸膈、胃脘等处的痰涎、宿食或毒物等吐出的治疗方法。

一、吐法理论的源流

1. 吐法始源于《黄帝内经》《素问·阴阳应象大论》"其高者，因而越之"，指出病位在高处，应采取因势利导，使病邪往上而出的方法而治之。也就是说当病邪在上部时，可运用具有涌吐之力的方药来进行治疗。首次提出了涌吐之法，并指明了吐法适用于病邪犯于上部之病证。又提到"气味，辛甘发散为阳，酸苦涌泄为阴。"指出了酸味和苦味药物具有涌吐和泻下的作用，对后世具体运用何类药物用于吐法具有一定指导意义。可见《黄帝内经》首次提出了吐法，并且指明了涌吐之法所适用药物归类以及相关的适应证。虽然《黄帝内经》并没有明确指出具体治则以及相应方药，但是《黄帝内经》吐法的提出将为后世的研究和发展开列先河，具有重要理论价值。

2. 历代医家对吐法的继承和发展

（1）汉代张仲景在《黄帝内经》的基础上，继续发展吐法理论，分析了比较具体的适应证，研究出了瓜蒂散等涌吐方剂，并对瓜蒂散进行药物分析，在此基础上明确了使用此方此法的禁忌证及注意事项，明确指出："唯诸亡血虚家，不可与瓜蒂散也。"使吐法理论得以进一步完善并应用到医学实践活动当中。并强调瓜蒂本身为有毒之物，瓜蒂散涌吐之力峻猛，如果应用得当则效果显著，反之则容易损伤脾胃之气，甚者危及生命。因此，在医疗实践当中使用吐法时，一定要按照其适应证施治，并且熟知其禁忌证及注意事项，切忌过量，得吐则止，不可尽剂。通过张仲景对《黄帝内经》的继承和发展，使得吐法成为有理论、有方药、有针对病证、有实践、有禁忌，可操作性较强的治法。

（2）宋代许叔微《普济本事方》载"治中风忽然昏若醉，形体昏闷，四肢不收，风涎潮于上膈，气闭不通。猪牙皂角（四挺，肥实不蠹者，去黑皮）晋矾（光明者，一两）上细末研匀，轻者半钱，重者三字匕，温水调灌下，不大呕吐，但微微冷涎出一二升便得醒，醒次缓而调治。"《圣济总录》中也有关于救急稀涎散的记载，指出用稀涎散涌吐可用于治疗中风症见痰涎壅盛、喉中痰声流流、气闭不通、心神瞀闷、四肢不收，或倒仆不省、口角歪斜、脉滑实等属闭证者。《太平圣惠方》载："发狂欲走，瓜蒂末，井水一钱，取吐即愈"，又载有盐汤探吐方。经后世医家不断发展，涌吐之方药逐渐增多，对某些急重病有着特殊疗效，吐法实用性大大提升。

（3）金代张子和在《儒门事亲》中提到"如引涎、流涎、嚏气、追泪。凡上行者，皆吐法也。"凡在上者皆可吐式，并概括了吐法可广泛应用于头痛、腹满、痰厥、眩晕、恶心、口臭、痹痛、头风、口噤不开、不省人事、疟疾、发狂、瘟疫等一系列病在上脘、胸中之属。《儒门事亲·三法六门》列了三圣散、瓜蒂散、稀涎散、郁金散、茶调散、独圣散、碧云散、常山散以及青黛散等9首吐方，其中瓜蒂散、三圣散、稀涎散、常山散在临床使用尤为频繁；子和尚有非药之吐法"撩痰者，以钗股、鸡羽等物刺激舌根咽喉部探吐；旋转取吐者，缚病人于车轮其上，使之伏卧，以棒搅之，转千百遭，使病人呕吐"。将吐法引申到广义范畴，丰富了吐法的应用范围。《儒门事亲·十形三疗三》"内积形"14个病案与"外积形"4个病案中，用到涌吐法的达13案。分别在"伤冷酒""心下沉积""茶癖""腹胀水气""胸隔不利""冷疾""积块""肥气积""停饮"等案中提到。张子和认为在上者皆宜吐，并有借助他物于喉间探吐而辅之，或将吐法与其他治法合用而治之，所治病证众多，临床收效颇佳，为擅用吐法之大家。

（4）刘河间对吐法研究有深入，他将吐法广泛用于邪在上之伤寒、头风痛致瞀、暴嗽风痰上壅咽喉不利、痫久不愈、癫狂、中风神昏喉有呼呴声，食生脍不化、噎食久不愈、伤食闷乱、瘕痛腹胀、胸膈满闷，妇人筋挛骨痛、肩背痛或臂痛、厉风或疮疡恶疮、厥气中风、半身不遂、破伤风角弓反张、掉眩强直，小儿惊风瘈缩和小儿上喘潮热，在一定程度上又将吐法的临床应用范围有所扩充。吐法在临床的应用越来越广，涉及病种越来越多。

（5）元代朱震亨《丹溪心法·痰十三》中提到"痰清者属寒，二陈汤之类。胶固稠浊者，必用吐。"又有"痰在肠胃间者，可下而愈；在经络中，非吐不可"。又提出了益元散和参芦饮等涌吐之剂，说到"益元散吐湿痰。白汤入盐，方可吐。人参芦煎汤，吐虚病。"

（6）现代医家运用吐法，每先予小剂，不效则逐渐加量。可用大白萝卜切成条，加水煮软后用纱布包挤，取汁；或用大蒜、韭菜以及生姜等物捣碎取汁；或将食盐炒焦，开水溶化；或独取一味藜芦、芫花、苦参或常山等研末鼻饲或擦牙，令少量频频服用或外用；或用手指或鹅羽刺激咽部使之呕吐。现代临床亦有以旋覆花与活性炭催吐收效甚好的案例。

经过医家的不断继承和发展，涌吐药物早已不仅仅局限于张子和所列36味，使用吐法也不仅仅是局限于用药物涌吐，还增加了物理涌吐法。治疗范围涉及内、外、妇、儿、五官等科，病种达24种。涌吐法不管单用亦或是与他法合用，临床效用均显，是临床上非常重要的一大治法。总之，吐法在临床的应用范围颇为深广，意义重大，在中医治法中占有重要地位，对祖国医学的发展有着不可磨灭的贡献。

二、吐与脏腑精气的关系

吐与脏腑精气密切相关，呕吐机制的实现与完成离不开脏腑精气的配合与协同作用，脏腑气机运动实现了呕吐物的排出，反过来机体排出呕吐物的过程又对脏腑功能活动有一定的影响。

1. 吐与肺的关系　肺主气司呼吸，通过肺气的宣发肃降，实现机体与外界环境之间的气体交换，以维持人体的生命活动。肺气的宣发肃降推动和调节全身津液的输布和排泄。

肺气以肃降为顺，吐能够提升气机，当肺气的宣发与肃降功能失调，出现呼吸失常、津液代谢障碍及卫外不固等病证。使用吐法升提气机，升降协调，对于全身气机的调畅，气血的调和，起着重要作用。吐亦可条达气机，当肺气虚弱或壅塞，不能辅心行血，导致心血运行不畅，出现血脉瘀滞不通的病证，使用吐法可调其气血，去其瘀滞，通其脉道，从而逐渐恢复肺脏"朝百脉，主治节"之功能。

2. 吐与脾胃的关系　胃主受纳腐熟，脾主运化水谷，脾胃为后天之本，气血生化之源。脾主升清，胃主降浊，一升一降，相辅相成，脾胃为气机升降之枢纽。病之邪气或痰涎或食积或瘀血等从体内排出体外，都需经过中焦脾胃，亦或呕吐之物的顺利排出均离不开脾胃气机升降的协同作用。涌吐之后脾胃之气易伤。

脾胃为后天之本，气血生化之源，脾胃受损必定影响机体脏腑阴阳气血的正常有序进行。《景岳全书·脾胃》说："胃司受纳，脾主运化。"一运一纳，化生精气。脾失健运，胃不受纳则易出现纳少脘痞、腹胀泄泻等一系列脾胃纳运失调之证。人体之气由先天元气与后天宗气组合而成，而脾胃所化生的水谷之气又是后天宗气的重要组成部分。涌吐之法的实现需动用脾胃之气，借助脾胃之功，因此涌吐过后，脾胃之气易受损。脾胃耗伤，必定对机体后期恢复产生影响，因此，使用吐法祛除病邪之后，大多需在后期加以顾护脾胃之法以巩固疗效。反过来，当脾胃气机受阻，升降失职，壅滞中焦，又可使用涌吐之法，涌出脾胃积滞之邪气，畅通脾胃气机，使脾胃升降之性恢复正常运作。

3. 吐与肝的关系　肝为木脏，肝的主要生理功能为主疏泄与主藏血，而肝主疏泄的中心环节则为调畅气机。肝的气机的条达影响着全身气血和津液的运行与输布。

"木郁则达之"，张子和提到"吐之令其条达"，此处"令其条达"主要就是指令肝气条达也。《血证论·脏腑病机论》所说："木之性主于疏泄，食气入胃，全赖肝木以疏泄之，而水谷乃化。设肝之清阳不升，则不能疏泄水谷，渗泻中满之证在所不免。"肝失其条达则易出现渗泄中满之证，使用吐法吐其中焦满痞，畅通上下之气机，令肝气复达，则全身气机畅达，气血阴阳自和。

4. 吐与心肾的关系　心为五脏六腑之大主，其位居上，五行属火。肾为精之所处，其位居下，五行属水。心火在上宜下降于肾，以助肾阳，肾水居下宜上达于心，以滋心阴，水火既济，阴阳平衡。

当肾水不能上达于心，心火失于克制，阴不能升，阳不能降，则易引发一系列变证。《儒门事亲》载妇人月事不来之证，可以用茶调散吐之。吐讫，可选用玉烛散、当归散，或三和汤、桂苓白术散、柴胡饮子，量虚实选而用之。降心火、益肾水，开胃进食，分阴阳，利水道之药是也。又载可用独圣散吐讫冷痰，配合导水丸、禹功散、无忧散等泻下之剂，上下交通，治疗妇人无子。通过降心火、益肾水之药相配，既济之道，不数月而必有孕也。此所谓吐法可交通心肾耳。

5. 吐与津液的关系　津液，是机体一切正常水液的总称，津液是构成人体和维持机体生命活动的基本物质之一。

津液的主要生理功能有滋润濡养和充养血脉两个方面。当吐泻太过，津液受损，可致皮毛、肌肉、孔窍、关节、脏腑、经络等失于濡养，则易出现一系列干燥的病变。当机体骨髓、脑髓、脊髓等因津液不足失去滋养而生理活动受到影响，脏腑组织的生理结构也可能因失去濡养而遭受破坏。涌吐之法，多为涌出机体内之实邪物质，其中大多夹杂津液成分，津液随吐而丢，濡养滋润功能必定受损。因此，使用此法，后期应注意津液的补充，使机体归于滋润充养。

6. 吐与气血的关系　气与血是人体内的两大类基本物质，在人体生命活动中占有重要地位。《黄帝内经·素问·调经论》有云："人之所有者，血与气耳。"清代尤在泾《金匮要略·痰饮》说："吐下之余，定无完气。"津液为气的载体，气依附于津液得以运行，因而津液的输布代谢正常与气机调畅密切相关。涌吐过后，津液丢失，气必然受到损耗。机体内物质的运行与布散都离不开气的运动，气的运行能够促进涌吐机制的实现，而通过吐的上升作用又能提升气机，《丹溪心法》明确指出："关格，必用吐，提其气之横格，不必在出痰也。"又如治疗霍乱："内有所积，外有所感，致成吐泻，仍用二陈汤加减作吐以提其气。"

血和津液都由饮食水谷精微所化生，津血同源。津液是血液的重要组成部分，吐能损耗津液，从而影响血液的正常充养与活动。当津液不足，不能进入脉内以补充化生血液，从而导致血液的亏少或者血液浓稠，将会出现一系列血虚或血行不畅等病变。血液的充足与正常运行是保证人体各脏腑组织正常有序工作的重要保障，是涌吐机制实现的重要条件。

在临床上使用涌吐之法，应注意兼顾气血，有所节制，中病即止，切勿滥用而导致变证。

7. 吐与经络的关系　经络，乃运行气血、联系人体脏腑和体表各组织及全身各部的通道，是人体功能重要的调控系统。

《黄帝内经·灵枢·经别》载："夫十二经脉者，人之所以生，病之所以成，人之所以治，病之所以起。"经络有"决生死，处百病，调虚实，不可不通"的特点。人体所生疾病均可在经络或穴位有其相关反应点，使用针灸、推拿、穴位点按、刮痧等相关手法辅助治疗，疏通经络对疾病转归有着重要意义。

吐与脏腑、气血密切相关，而经络则是联系脏腑，运行气血的重要通道。使用吐法祛除病邪，目的本在于调理脏腑气机，沟通上下气血，从而促进经络的通畅，保证全身各项功能的正常运作。而经络的通畅又是气血正常运行的重要保障，通过调畅经络之举，又能辅助吐法通其气血，增其效用。

临床上使用吐法也常常借助于穴位扎针、艾灸、刮痧、穴位点按等相关手法以通其经络，畅其气血，增强其功效。张锡纯在《医学衷中参西录》治疗痰饮方后，备有点天突、捏喉结等法，来刺激咽喉部，起到涌吐之功。

三、吐法治病机制

1. 复脾胃升降之性　张景岳对此法的剖析最确，他说："探吐以提其气，使气机升则水自降也。……开其上窍，则下窍必利，盖有升则有降，此理势之使然也。"脾胃位居中焦，一脏一腑，一升一降。脾主升，胃主降，为气机升降之枢纽。"饮入于胃，游溢精气，上输于脾"，胃为腑，以下降为顺，实而不能满，胃腑必须有规律地虚实交替，才能保障胃之通降、腐熟水谷功能的正常。一旦胃为饮食等壅滞，不能虚实交替，胃气下降，而升降相因则必然影响到脾气的上升。脾胃之气不能各随其性而升降，滞于中焦，则会产生中脘胀闷、疼痛，甚则拒按等症。施行吐法之后，阻滞中焦的有形实邪得以祛除，气之升降无碍，脾胃恢复其升降之权，脾升胃降，诸症消失。故张景岳在《家传吐法》篇中说："诸邪下陷者，吐有升举之功"。

2. 条达肝气　明朝医家王肯堂认为"木郁宜达，故探吐之。"王冰注"达谓吐之"。肝位下焦，主疏泄，其性升发条达。生理状态下，肝木克制脾土。脾土若为邪犯，脾气滞而不行，土壅则木郁，此谓反克，即土胜侮木，影响肝疏泄之职，抑其升发条达，出现肝经循行之两胁或胀或痛。一吐之后，壅滞脾胃之有形实邪得以祛除，脾胃之性复常。土疏则益于扶木，肝木抑郁得解，其条达之性通畅。

3. 宣降肺气　肺为华盖，居于上焦，主宣发肃降。肺之功能正常，宣发肃降有权，则能承接脾所散之精，进而通调水道，将水谷之精微洒陈于五脏六腑、四肢百骸，营养全身。若肺系为痰涎所阻，失其肃降之权，则为咳为喘，甚则肺痿而吐浊痰涎沫。张子和云："痰在胸膈之上，大满大实，非吐安能得出。"朱丹溪亦言痰病"脉浮当吐""胶固稠浊者，必用吐"，"喉中有物，咯不出，咽不下，此是老痰，重者吐之"。运用吐法祛除痰涎，则肺道通畅，宣降有权，自无咳喘、咳痰之患。吐痰蠲饮，以除脘膈之害，有荡涤之势，较其他方法功胜一筹。另外，因土能生金，若脾胃为实邪所壅，亦可影响肺之宣降失常，采用吐法，则为间接与直接相结合的一种综合疗法，即培土生金与宣降肺气相结合。

4. 交通心肾　心居上焦，肾位下焦，五行之中，心属火，肾属水。生理状态下，心火居上，宜下降于肾；肾水位下，宜上达于心。如此，心火居上，水火既济，自无病患之虞。若肾水不能上济于心而制心火，心火亢盛，炼津为痰，火热上扰心神，痰浊蒙闭心窍，则变证作矣。涌吐痰涎，具有显著的醒神定志的功效，是治疗痰蒙神迷诸疾的非常有效迅捷的方法。朱丹溪说："狂病宜大吐下则除之。"张景岳更冠誉吐法为"治狂之要也。"张子和曾治一妇人，因心火亢盛，痰浊阻窍，热扰心神而喜笑不休，半年有余，采用吐法使痰热吐出，不再上蒙清窍，并用黄连解毒汤清泻心火，使心火得降，心神不扰，故喜笑之证得平。可见吐法能交通心肾。

5. 现代医学认识　现代有学者对此从控制论系统角度作了较合理的解释，认为吐法并不是简单的"将邪排出"，而是系统调控的方法之一，目的在于打破顽固的病理稳态。不只是上焦、中焦阻塞且病情急迫的急症可以使用吐法，任何疑难杂症也能适用，吐法不只用瓜蒂、参芦一类的催吐药，也有人用二陈汤，或补中益气汤服后，再用手指或鹅翎探入喉中取吐，称为"因症用药、随药取吐"，也称为"探吐法"。仲景之用吐，主要是用瓜蒂剂，由口而涌吐。而张子和在"汗吐下三法该尽治病诠"中将吐之外延扩广，将"凡上行者"，如"引涎、漉涎、嚏气、追泪"等皆归于吐法。

四、吐法在肺系疾病中的应用

1. 吐法治疗咳嗽　咳嗽为肺部常见疾患之一，其病主要为外邪或内伤引起肺的宣发肃降功能失调，导致肺气不利而引起。中医临床上一般将咳嗽分为外感和内伤两大类，外感咳嗽主要有风寒、风热咳嗽等，内伤咳嗽包括痰热、痰湿、气虚和阴虚咳嗽等。

对于痰浊为患所致咳嗽，使用吐法涌吐痰涎临床疗效佳。《儒门事亲》提到"寒之嗽，有寒痰在上者，以瓜蒂散越之。""一切涎嗽，是饮食厚味，热痰之致然也。先用独圣散吐之，吐讫可服人参散、通圣散加半夏，以此止嗽。"

2. 吐法治疗喘病 喘病是指呼吸喘促，甚则鼻翼翕动，张口抬肩，不能平卧为临床特征的一种肺系疾病。其病机常为外邪或饮食、劳倦、情志等因素引动伏痰，痰阻气道，导致肺气壅塞所致。中医认为哮喘专主于痰，发作期间的基本病理变化为"伏痰"遇感引触，痰随气升，气随痰阻，相互搏结，壅塞气道，肺管狭窄，通畅不利，肺气宣降失常，引动停积之痰喘，而致痰鸣如吼，气息喘促，《证治汇补·哮病》亦曰："哮即痰之久而常发者，内有壅塞之气，外有非时之感，膈有胶固之痰，三者相合，闭拒气道，搏击有声发为哮病"，由此可见，不论中西医，在对哮喘病的认识中都注意到"痰"的存在，其不仅是病理产物，且为致病因素。且这种膈间稠浊胶固之痰，泻不能去，必涌而出之，才能使上下交通，气机复常。由此可见，吐法在哮喘病的治疗中极具有用武之地，采用吐法，吐取宿伏之痰，虽言治标，亦为治本之法。在哮喘病的治疗中使用吐法，可达到疾病的一个综合的调理作用，正如《医学心悟》中言："一法之中，八法俱焉，八法之中，百法俱焉，病变虽多，而法归于一。"

《素问·经脉别论篇》言："饮入于胃，游溢精气，上输于脾，脾气散精，上归于肺，通调水道，下输膀胱，水精四布，五经并行，合于四时五脏阴阳，揆度以为常。"脾为气机升降与水液代谢的枢纽，又为生痰之源而肺为贮痰之器，故在哮喘的治疗中应注意吐法与补脾法的配合使用。哮喘日久，往往累及肺、脾、肾虚。脾居中洲，后天之本，气血生化之源。津液代谢中，其本在肾，其标在肺，其制在脾。脾气虚弱，不能运化水谷，水液运行失常，停痰留饮，脾气健运，则上可润肺，下可滋肾。《冉雪峰医案》指出："未发治脾勿使痰生，已发治肺，勿使痰阻。"可见补脾在哮喘治疗中具有重要作用，故认为，在治疗哮喘中，不论已发与未发，冷哮与热哮，在使用吐法吐出伏痰同时，要重视健脾补脾。吐以决其塞，脾健以畅其流。有报道在用吐法治疗小儿哮喘持续状态时，在选取《圣济总录》救急稀涎散吐之以控制哮喘持续状态后，改用苓桂术甘汤合用六君子汤以运脾除湿，温化痰饮，疗效颇佳。可见，上吐"伏痰"，中健脾胃的联合运用在哮喘治疗中有重要意义。

酸苦涌泄为阴，张子和亦提出了"瓜蒂、茶末、栀子、黄芩、郁金、常山……等36味药物可用于吐法，但哮喘病的治疗中，则需据哮喘用药的基本病理特点，病情轻重，病性寒热的基础上进行合理的选择加减，辨证施用。哮喘专主于痰，病情稳定，则需缓吐，学者认为王正公老中医提出的用"莱菔子、桔梗、白前"等药作为治疗哮喘用药的基本方较为合适，且《本草纲目》李时珍语："莱菔子之功，长地利气，生能升，熟能降，生则吐风痰，熟则消积食。"且桔梗宣肺，前胡性平而祛风痰。在此三味药的基础上，若有外感者可加葱白、豆豉；肝郁气急者加郁金、川芎；热哮者加竹沥、黄芩、栀子等；寒哮者可选用乌头；若为哮喘持续状态，则应选用截痰之品，救急稀涎散(皂角15g，白矾6g)可酌情选用，年老体弱者，宜可用参芦汤用之。

张从正指出："性情刚暴，好怒喜淫，信心不坚，病势临危，老弱气衰，自吐不止，亡阳血虚，诸种血证皆属禁吐。"并综合后人对吐法的发挥及临床使用经验的归纳，在哮喘中使用吐法应注意以下几点：把握病情虚实，标本缓急，吐法适用于邪实同时正气尚未虚；宜先小服，不效者渐加；中病即止，不可久服；密切注意观察呕吐的情况及患者反应，记录呕吐次数及呕吐物量、色、质，为进一步辨证提供依据；剧烈呕吐不止，应停服呕吐药，并据催吐药以相应解法，如因瓜蒂散者可调服麝香0.03~0.06g，或选用葱白或甘草贯众煎等；吐后气逆者，宜服大黄甘草汤或竹沥达痰丸，吐后头晕，可饮冰水解之，吐后口渴者，可用凉水、瓜果之类以解渴；吐后注意护理，保暖，避风，不可令再感外邪。

附：张从正攻邪思想对肺病学的启发

一、代表医家及学术思想

攻邪学派是以金元时代张从正为代表，将攻除邪气作为治病的首要任务，祛邪以扶正并善用汗、吐、下三法为学术特色的医学流派，后世亦称攻下派。张从正，字子和，号戴人，金元四大家之一，他秉家学师传，远取《内经》《伤寒论》，近受刘河间火热论及其治病经验的影响，反对金代部分医家盲目投补的时弊，治病力主攻邪，用药多偏寒凉，对汗、吐、下三法运用范围很广，有不少发挥。张从正虽重视攻邪，但临证亦寓补于攻，对攻与补的关系有独到见解。

1."邪气致病"的发病学说　张从正论病首重邪气，认为病由邪生，人体发病是邪气侵犯的结果。《儒门事亲·汗下吐三法该尽治病诠》中"夫病一物，非人身素有之也。或自外而入，或由内而生，皆邪气也"，体现了他的邪气致病学说。张从正认为，人之发病，不论七情内伤，或六淫外感，均为病邪侵袭人体而成，非人身固有，治病当首论攻邪，"邪气加诸身，速攻之可也，速去之可也，揽而留之何也？"他指出："灵枢经谓刺与污虽久，犹可拔而雪；结与闭虽久，犹可解而决"，这种因邪致病，论病首重邪气的观点，成为他攻邪论的指导思想。对《黄帝内经》"正气存内，邪不可干"理论的补充和发展，反映了张从正的独特见解，也是他学术理论的精华所在。

2. 创三邪理论，倡攻邪三法　张从正认为，发病之邪不外天邪、地邪、人邪三种。《儒门事亲·汗下吐三法该尽治病诠》中云："天之六气，风、暑、火、湿、燥、寒；地之六气，雾、露、雨、雹、冰、泥；人之六味，酸、苦、甘、辛、咸、淡。故天邪发病，多在乎上；地邪发病，多在乎下；人邪发病，多在乎中。此为发病之三也。"此论述阐释了天之六气，地之六气，人之六味，都可成为邪气，致人发病的观点，且清晰地描述了三邪致病的病位，此三邪理论反映了张从正对邪气的独特理解。张从正继承了《素问·阴阳应象大论》："因其轻而扬之，因其重而减之，其高者因而越之，其下者引而竭之，中满者，泻之于内，其有邪者，渍形以为汗，其在皮者，汗而发之，其实者散而泻之"的理论，提出"世人欲治大病，舍汗、下、吐三法，其余何足言哉"的观点，根据上、中、下发病部位和具体症状的不同，采用汗、吐、下攻邪三法，所谓"处之者三，出之者亦三也"。张从正在《内经》《伤寒论》的基础上，引申和发展了汗、吐、下三法的应用范围，形成了"三法能兼众法"的特点。

（1）汗法：张从正遵从《素问·至真要大论》中"其在皮者，汗而发之"的原则，在前人经验的基础上，扩大了汗法的应用范围，丰富了汗法的治疗手段。在汗法的应用上，张从正认为凡邪气侵犯肌表，未入里，即宜汗法。他指出："诸风寒之邪，结搏皮肤之间，藏于经络之内，留而不去，或发疼痛走注，麻痹不仁，及四肢肿痒拘挛，可汗而出之"，"风寒暑湿之气，入于皮肤之间而未深，欲速去之，莫如发汗也。"同时张从正认为汗法还可与吐法、下法先后连用，或者吐法与汗法兼用，如破伤风、惊风、狂、酒病、痹证等，都可随证酌情于吐下之后继用汗法，甚至吐汗两法并用，临证时应以辨证为前提，明其阴阳，别其表里，随证治疗。

在汗法的治疗手段上，张从正认为除药物发汗外，"炙、蒸、熏、渫、洗、熨、烙、针刺、砭射、导引、按摩，凡解表者，皆汗法也"。这里他将汗法的具体手段加以扩大。其汗法的含义，已由发汗以祛邪扩展到解表之法，并不以汗出为标志。同时张从正重视血气流通，将刺络放血法归于汗法范畴，为"出血之与发汗，名虽异而实同"，均能起到发泄散邪的作用，适宜于目暴赤肿、羞明隐涩、头风疼痛、少年发早白落或白屑、腰脊牵强、阴囊燥痒、雷头风、面肿风等病症。尤其对喉痹急症提倡用刺血方法，张从正指出："大抵治喉痹，用针出血最为上策"，"《黄帝内经》火郁发之，发谓发汗，然咽喉中岂能发汗，故出血者乃发汗之一端也"，突出体现了张从正汗法应用的特点，其概念已不同于前人，并对后世有很大启发。

（2）吐法：吐法的运用，自古已备，自《素问·阴阳应象大论》"其高者因而越之"，到仲景葱根白豆豉汤、瓜蒂散，再至《本事方》稀涎散、《万全方》郁金散、《普济方》吐风散、《圣济总录》常山散等催吐诸方的记载，历代对吐法均有应用与记述。但至张从正时代此法渐废，无论病家和医家，对吐法往往都心存顾虑，"夫吐者，人之所畏。且顺而下之，尚犹不乐，况逆而上之，不悦者多矣"。而张从正"广访多求，渐臻精妙"，体会到"过则能止，少则能加。一吐之中，变态无穷，屡用屡验，以至不疑"，遂大力提倡吐法的应用，其吐法范围很广，"如引涎漉涎，嚏气追泪，凡上行者皆吐法也"。

吐法的适用范围，张从正认为凡病位在上者，皆可吐之。"风痰宿食，在膈或上脘，可涌而出之"，"自胸以上，大满大实，痰如胶粥，微丸微散，皆儿戏也。非吐，病安能出？"如伤寒、杂病中某些头痛，痰饮病胁肋刺痛，痰厥失语，牙关紧闭，神志不清，眩晕恶心诸证，风邪在上者，皆宜吐之。

张从正应用于吐法的方药较多，需审证选用，他强调对吐剂运用应中病即止，"涌吐之药，或丸或散，中病则止，不必尽剂，过则伤人"。其主张先宜小剂，不效则逐渐加量，并辅以钗股、鸡羽探引，不吐可饮以韭汁，边探边饮，名之曰"撩痰"。同时张从正运用吐法非常谨慎，认为性情刚暴，好怒喜淫及病势重危，老弱气衰，自吐不止，亡阳血虚，各种出血病证为吐法禁例，吐则转生他病。吐法这一独特的治疗手段，对于痰饮宿食等病邪疗效显著，应当继承发扬。

（3）下法：下法的产生较早，在《黄帝内经》中即有"土郁夺之"的论述，《伤寒论》中三承气及十枣汤等攻下方剂，已被广泛接受用于临床。张从正认为凡邪滞宿食，蕴结在胃脘以下，都可用下法。即"积聚陈莝于中，留结寒热于内"，无论"寒湿固冷，热客于下焦，在下之病，可泄而出之。"但张从正对下法攻邪有独特的见解，认为"大积大聚，大病大秘，大涸大坚，下药乃补药也"，"陈莝去而肠胃洁，癥瘕尽而荣卫昌。不补之中，有真补存焉"。此以泻为补的理论，是对中医补泻理论的一大发展。

张从正擅长下法并扩大其应用范围，下法并非局限于泻下通便，而是认为凡具有下行作用的方法，都属下法。如"催生、下乳、磨积、逐水、破经、泄气，凡下行者，皆下法也"。其认为攻下法，尤适用于脾胃积滞方面的病证，因脾主运化，胃主受纳腐熟，以通畅为贵，积滞则病，惟攻下而消其积，导其滞，才是复其通畅之功，故其在《儒门事亲·凡在下者皆可下式》中云："《黄帝内经》曰：脾为之使，胃为之市。人之食饮酸咸甘苦百种之味，杂凑于此，壅而不行，荡其旧而新之，亦脾胃之所望也。况中州之人食杂而不劳者乎！中州土也，兼载四象，木、金、水、火皆聚此中，故脾胃为病，奈何中州之医不善扫除仓廪，使陈莝积而不能去也"。张从正下法，重视对脾胃的消积导滞，但又不局限于此，并广泛应用于临床。他认为：伤寒大汗之后，重复劳发，热气不尽者，可下；杂病腹中满痛不止者，此为内实，可下；伤形发热大汗之后，脉沉实，寒热往来，时时涎嗽者，可下；目黄九疸食劳，可下；落马坠井，打仆损伤，肿发焮痛，日夜号泣不止者，可下；杖疮发作，肿痛焮及上下，语言错乱，时时呕吐者可下；泻下有一泻而愈的，有数泻而愈的，当视病情的轻重而施用。同时强调临证若非实证，则不能任意妄攻，均知禁下之例。

张从正主张"治病当论药攻"，用汗、吐、下三法以祛邪，其目的为了使"邪去而元气自复"，所谓"医之道，损有余乃所以补其不足"，故"不补之中有真补存焉"。可见，他视祛邪为扶正的一种积极措施，而在临床上大大地扩展了汗、吐、下三法的应用范围，积累了丰富的临床经验，也丰富和发展了中医学的"治则"理论。

二、攻邪思想对肺脏不洁论临床应用的启发

1. "处之者三，出之者亦三"　张从正临证首论攻邪，认为无论外感疾病，还是内伤疾病，皆存邪气，邪去才能安正，祛邪是使疾病向愈的首要任务。他将邪气划分为天邪、地邪、人邪三方面，创立"三邪"理论，根据上、中、下发病部位和具体症状的不同，采用汗、吐、下攻邪三法，即所谓"处之者三，出之者亦三也"。肺为娇脏，易受外感邪气侵扰，但"三邪"中人可相兼存在，此观点提示我们开展肺系病治则、治法研究时，要依据三邪致病的病位特点，选择制定合理的祛邪方法，因势利导，不可有所偏废。

2. 强调血气流通　张从正在注重祛邪的同时，强调血气流通的重要性，血气壅滞为邪实所害，决其壅碍，则邪实得泄，邪随血去也。肺主气，朝百脉，肺病则气滞血壅，血气无以畅通，因此，此观点提示我们血气流通与祛邪一样是肺系疾病临床治疗的重要思路。

3. "先去其药邪，然后及病邪"　《儒门事亲·卷六》中载："宛丘营军校三人，皆病痿，积年不瘥。腰以下肿痛不举，遍身疮赤，两目昏暗，唇干舌燥，求疗于戴人，戴人欲投泻剂，二人不从，为他医温补之药所惑，皆死。其同疾有宋子玉者，俄省曰：彼已热死，我其改之。敬邀戴人，戴人曰：公之疾，服热药久矣，先去其药邪，然后及病邪，可下三百行。"张从正明确提出了"药邪"一词，发展了"药邪致病论"，丰富了病因学的内容。同时在攻邪三法的应用中均强调"中病即止，不必尽剂"，也反映了张从正对"药邪致病"的预防思想。张从正提出治病当先祛其药邪的观点，给我们两个启示：①开展肺系病临床疗效评价时，需重视"药邪"的存在对研究结果的影响，增强对"洗脱期"概念的理解和在研究设计中的应用；②对研究设计中疗程的规定，需借鉴服药过久及"中病即止"的药邪致病观点，科学界定。

4. 论治咳嗽"轻者辨六气施治，重者施攻邪三法"的启示　《儒门事亲·卷三·嗽分六气毋拘以寒述二十五》云："其法治也，风之嗽，治以通圣散加半夏、大人参半夏丸，甚者汗之；暑之嗽，治以白虎汤、洗心散、凉膈散，加蜜一匙为呷之；火之嗽，治以黄连解毒汤、洗心散、三黄丸，甚者加以咸寒大下之；湿之嗽，治以五苓散、桂苓甘露散及白术丸，甚者以三花神佑丸下之；燥之嗽，治以木香葶苈散、大黄黄连阿胶丸，甚者以咸寒大下之；寒之嗽，治以宁神散、宁肺散，有寒痰在上者，以瓜蒂散越之。此法虽已几于万全，然老幼强弱，虚实肥瘦不同，临时审定权衡可也。"此段记载，清楚地表明了张从正论治咳嗽"轻者辨六气施治，重者施攻邪三法"的观点，提示对咳嗽轻重程度加以区分，合理的应用分层设计的方法，给予不同的治疗方案，是在咳嗽临床研究时可以采用的方法。

第七章　肺脏不洁的常用中药

第一节　解表药

一、辛温解表药

1. 麻黄　《医学衷中参西录》曰："于全身脏腑经络，莫不透达，而又以逐发太阳风寒为其主治之大纲。"味辛、微苦，性温，有发汗解表、宣肺平喘、利水消肿的功效。本品味辛发散，性温散寒，善于发汗解表，发汗力强，为发汗解表之要药，对风寒表实兼咳喘者尤为适宜；本品辛微苦泄，善宣发肺气，并可内降上逆之气，故为治疗肺气壅遏所致喘咳的要药，常与杏仁配伍以增强疗效；麻黄上宣肺气，发汗解表，并可通调水道下输膀胱以助利尿，故适于治疗风邪袭表，肺失宣降之水肿。

麻黄善于宣发肺气，而兼有肃降之功；杏仁长于肃降肺气，兼有宣发之力。两者配伍可明显增强宣降肺气的功能，对由肺失宣降而导致的咳嗽、气喘、胸部闷胀、呼吸困难者有卓著的疗效，故为治疗支气管哮喘的主药。其他原因不明的胸闷气喘、呼吸不利者，也可以麻黄、杏仁合用。兼气短者更合以益气扶正之品。

2. 桂枝　本品辛、甘，性温，有发汗解肌、温通经脉、助阳化气的功效。桂枝善宣阳气于卫分，畅营血于肌表，对感冒风寒，无论表实无汗、表虚有汗及阳虚受寒者均宜应用，以治疗恶寒身痛之症。其温通经脉、散寒止痛的作用，可用于肺心病、胸阳不振之心悸及心血瘀阻、胸痹心痛者；其助阳化气的功能，可温脾阳以助运水，助肾阳、逐寒邪以助膀胱气化，而消痰饮及利水消肿。此外，临证证实，对阳虚体质经常恶寒、肢冷、易导致咳喘发病者及过敏性疾病遇冷而发作或加重者，加用桂枝，每可起到缓解病情、改善症状的作用。

3. 荆芥　本品辛而微温，长于散风解表，且药性和缓，对外感表证，无论风寒、风热或寒热不明显者均可使用。而且荆芥可祛风止痒，各型感冒多用荆芥。对打喷嚏、有鼻涕或各种过敏性疾病导致的鼻痒、咽痒都可用荆芥取得速效。

4. 防风　本品辛温发散，气味俱升，以辛散解表为主，尚可胜湿止痛，外感风寒、风湿均可应用，也可用于治疗风寒湿痹，筋脉挛急、肢节疼痛，并能祛风止痒，治疗多种皮肤病。

荆芥与防风均味辛性微温，药性和缓，温而不燥，长于发表散风，对于外感表证，无论风寒感冒，还是风热感冒，均可使用，都可用于风疹瘙痒。但荆芥发汗之力较强，防风祛风之力较强，为"风药中之润剂"，又能胜湿，止痛止痉。

5. 生姜　味辛，性温，入足阳明胃、足太阴脾、足厥阴肝、手太阴肺经。降逆止呕，泻满开郁，入肺胃而驱浊，走肝脾而行滞，荡胸中之瘀满，排胃里之壅遏，善通鼻塞，最止腹痛，调和脏腑，宣达营卫，行经之要品，发表之良药。

人身之气，清阳左升于肝脾，浊阴有降于肺胃。胃土冲和，气化右转，则辛金清降，息息归根，壬水顺行，滴滴归源，雾露洒陈，津液流布，下趣溪壑，川渎注泻，是以下不虚空而上不壅满。肺胃不降，则气水俱逆，下之膀胱癃闭，溲尿不行，上之胸隔埋塞，津液不布，于是痰饮喘嗽、恶心呕哕之病生焉。生姜疏利通达，下行肺胃而降浊阴，善止呕哕而扫瘀腐，清宫除道之力，最为迅捷。缘肺胃主收，收令不旺，则逆行而病埋塞，生姜开荡埋塞，复其收令之常。故反逆而为顺也，本为泻肺之品，泻其实而不至损其虚，循良之性，尤可贵焉。

气盛于肺胃，而实本于肝脾，血中之温气，肺气之根也。阳气初生于乙木之中，未及茂长，是以肝脾之气易病抑郁。生姜辛散之性，善达肝脾之郁。大枣气质醇浓，最补肝脾，而壅满不运，得生姜以调之，则精液游溢，补而不滞。

6. 紫苏　本品辛温，发汗散寒解表之力较为缓和，内能行气宽中，且略兼化痰止咳之功效。

7. 羌活　本品辛温发散，善于升散发表，有较强的解表散寒、祛风胜湿、止痛之功能，对风寒或风湿感冒头痛、身痛者有显著的疗效。

8. 细辛　味辛，温，入手太阴肺、足少阴肾经。降冲逆而止咳，驱寒湿而荡浊，最清气道，兼通水源。

细辛，温燥开通，利肺胃之壅阻，驱水饮而逐湿寒，润大脑而行小便，善降冲逆，专止咳嗽。其诸主治，收眼泪，利鼻壅，去口臭，除齿痛，通经脉，皆其行郁破结，下冲降逆之力也。

肺以下行为顺，上行则逆，逆则气道壅阻，而生咳嗽。咳嗽之证，由于肺金不降，收气失政，刑于相火。其间非无上热，而其所以不降者，全因土湿而胃逆。戊土既湿，癸水必寒，水寒土湿，中气不运，此肺金咳逆之原也。

当火炎肺热之时，而推其原本，非缘寒气冲逆，则由土湿埋塞，因而水饮停瘀者，十居七八。然则上热者，咳嗽之标，水饮湿寒者，咳嗽之本也。

外感之咳，人知风寒伤其皮毛，而不知水饮湿寒实伤其腑脏。盖浊阴充塞，中气不运，肺金下达之路既梗，而孔窍又阖，里气愈阻，肺无泄窍，是以宗气壅迫，冲逆而为咳。若使里气豁通，则皮肤虽闭，而内降有路，不至于此也。

9. 独活　本品辛散温通苦燥，能散风寒湿而解表，善治外感风寒夹湿之表证，具有止痛的功能，并为治疗风湿痹痛的主药，尤以腰膝腿足关节疼痛属下部寒湿者最为适宜。

10. 白芷　本品辛散温通，祛风解表散寒之力较温和，而以止痛、通鼻窍见长，尤宜于治疗前额头痛，为治疗各种鼻炎的多用之品，对以风寒为特征的过敏性鼻炎尤为适宜。

11. 苍耳子　本品辛温宣散，既能外散风寒，又善通鼻窍、止流涕、止疼痛，并祛风湿，兼通络止痛治风湿痹痛，但以止流涕通鼻窍、止前额及鼻内胀痛为特点。对风寒湿为特征的过敏性鼻炎以鼻流清涕为主症者有显著的疗效。本品有毒，不宜过量服用。

12. 辛夷　本品味辛，性温。归肺、胃经。发散风寒，宣通鼻窍。主治外感风寒，头痛鼻塞，鼻渊，鼻流浊涕，不闻香臭。临床应用：①治疗过敏性鼻炎：过敏性鼻炎是一种常见病、多发病，利用辛夷挥发油制剂或者辛夷中药制剂、辛夷制剂联合西药以及含辛夷的汤剂治疗过敏性鼻炎均有较好的效果。②治疗萎缩性鼻炎：采用辛夷挖小孔后填塞前鼻，结合稀释的蜂蜜滴鼻，治疗萎缩性鼻炎，并用温热生理盐水定期冲洗鼻腔，是一种简单易行的治疗萎缩性鼻炎的方法。③治疗鼻窦炎：辛夷对鼻窦炎也有较好的治疗效果。采用中药辛夷苍耳散(由辛夷、苍耳子等组成)治疗鼻窦炎，具有疗程短、治疗总有效率高的优点。

13. 香薷　本品辛温发散，善于发汗解表而散寒，其气芳香，入脾胃又能化湿和中而祛暑，故前人称"香薷乃夏月解表之药，如冬月之用麻黄"。夏季风寒感冒而脾胃湿困，症见恶寒发热、头痛身重、无汗、脘满纳呆，或恶心呕吐、腹泻者，多见于暑天贪凉饮之人，本品常与扁豆、厚朴同用。此外，本品尚能利尿退肿，用于水肿而兼有表证者。本品辛温发汗力强，量不宜大，表虚有汗及暑热证忌用。

二、辛凉解表药

1. 柴胡　本品苦、辛、微寒，善于祛邪解表退热和疏散少阳半表半里之邪，对于外感表证发热，无论风寒、风热表证皆可应用，都有较好的解表退热作用。若伤寒邪在少阳，寒热往来，口苦咽干，目眩，常与黄芩同用以清半表半里之邪。

2. 薄荷　本品辛凉，善疏散风热，清利头目，利咽透疹，为风热感冒和温病卫分常用之品。本品治疗感冒，有善通鼻塞的特点，常与荆芥、防风合用治疗感冒鼻塞流涕者。

3. 牛蒡子　本品辛散苦泄，寒能清热，功能疏散风热，但作用不强，而长于宣肺祛痰，利咽消肿。风热感冒而见咽喉红肿疼痛或咳嗽痰多不利者，最为适用。此外，对各型咽喉炎有显著的疗效。

4. 蝉蜕　本品甘寒，善于疏散风热，利咽开音，透疹，明目退翳。治疗风热感冒，温病初起，症见发热恶风，咽喉肿痛或声音嘶哑，或过敏性疾病而咽痒、鼻痒者，尤为适宜。

5. 桑叶　本品甘寒质轻，善于疏散风热，但作用较缓和，又能清肺热润肺燥。治疗呼吸病，多用于风热感冒所致的发热、咽痒、咳嗽等症。

6. 葛根　本品甘平性凉，轻扬升散，具有发汗解表、解肌退热之功效。外感表证发热，无论风寒与风热均可选用，尤以缓解外邪郁阻、经气不利、筋脉失养所致的项背强痛是其特点。本品尚善于升发清阳，有善治热泄、热痢、热病口渴之长。对感冒发热、口渴者最为适宜。

7. 菊花　本品气清上浮，微寒清热，功能疏散风热，但发散表邪之力不强。

第二节　清热药

1. 石膏　本品味辛、甘，性大寒，善解肌透热、清热泻火、清胃火、除烦渴，为治脾胃实热之要药。石膏对感冒身热、体温高者有良好的退热降温作用。身热重，体温高至38℃以上者，可加大石膏的用量，用至30～50g，每获显效。感冒热病后期咳喘已缓解，仍余热未尽，倦怠无力，心烦口渴者，多以石膏与党参、麦冬等配伍应用。另外，肺热喘咳，发热口渴者宜以石膏配合止咳平喘药同用，可达到热退、咳止、喘平的效果。

2. 知母　本品味甘、苦，性寒质润，入肺经，善养阴生津润燥，清泻肺热。本品清肺泻火，滋阴润燥，善治热咳、阴虚肺燥之咳，对午后至夜晚睡前咳重者最为适宜。知母对各种呼吸病所致的热咳、燥咳、气阴两虚之咳均有良效。其有滋阴生津的作用，可用于呼吸病患者常有的口干欲饮、夜间尤甚；其清热泻火作用，可用于各种呼吸病急性感染之发热。

3. 黄芩　本品苦寒，善清泻肺火及上焦实热，以治疗肺热咳嗽、痰稠及外感病中上焦热盛，高热烦渴之症。本品并无化痰止咳的作用，但呼吸病中，症见肺热及痰热之咳喘及上焦热盛高热烦渴，应用黄芩则火热之症皆消、咳止痰除，乃治本之功也。

4. 金银花　本品甘寒，芳香疏散，善散肺经热邪，透热达表，疏散风热，又善清热解毒、散痈消肿，为治疗外感风热及急慢性咽喉炎急性发作所致的咽喉肿痛之首选之品，用量大，可达到速愈的效果。

5. 连翘　本品苦而微寒，长于散上焦风热，清心火，解疮毒。

6. 天花粉　本品甘寒，既能清肺胃二经实热，又能生津以润肺燥，临证多以本品善于清热生津的特点，可起到稀释痰液的作用，改变燥痰、热痰黏稠难以咳出的弊端，与有利痰作用的冬瓜子配伍，作为治疗各种呼吸病咳痰不利症状的用药，每获显效。

7. 芦根　本品甘寒，善清透肺胃之热，用治肺热咳嗽，并能生津止咳，除烦止呕。此外，芦根尚能清热利尿。为治疗感冒及肺热咳嗽的常用之品。

8. 地骨皮　本品味甘性寒，善清泄肺热，除肺中伏火，故多用于肺火郁结，气逆不降，咳嗽气喘，皮肤蒸热之证，常与桑白皮同用，如泻白散。本品并有凉血除蒸的作用，故各种呼吸病症见肺热咳嗽、胸背烦热及阴虚内热咳嗽者最为适宜。

9. 山豆根　本品大苦大寒，功善清肺，解热毒，利咽消肿，为治咽喉肿痛的要药，并可清胃火，用于治疗胃火上炎引起的牙龈肿痛、口舌生疮。

10. 玄参　本品甘寒质润，功能清热生津，滋阴润燥，可治肺肾阴虚、热病伤阴之证。而本品凉血、泻火解毒力强，可用以治疗温毒热盛，温病热入营血，温病热入心包，神昏谵语，及气血两燔、发斑发疹、目赤咽痛等症。肺心病出现神昏谵语者可配合应用。

第三节　化痰药

一、温化寒痰

1. 半夏　本品味辛性温而燥，有燥湿化痰、降逆止呕、消痞散结的功效，为燥湿化痰、温化寒痰之要药，多用以治疗湿痰或寒痰阻肺、痰阻气道，肺气上逆而咳嗽者。若兼痰饮内盛，胃失和降，恶心、呕吐，心下痞满者，尤为适宜。

2. 陈皮　本品辛、苦，性温，善于理气和胃、燥湿化痰及温化寒痰。此外，陈皮还长于疏理气机，使肺胃升降有序，以宣肺止咳，行气通痹，用以治疗呼吸病痰湿犯肺之咳喘及胸中气塞短气者。

3. 茯苓　本品味苦、淡，性平，既能化解消散已生之痰，又能通过健脾和中的作用，杜绝生化痰饮之源，使痰不再生，诚为治痰饮之要药。而且药性平和，寒热虚实、新感内伤之痰均可应用，各种呼吸病寒热虚实之痰咳均有良效，适用范围极广。

4. 白芥子　本品辛温，能散肺寒，利气机，通经络，化寒痰，逐水饮。白芥子温散力强，为治寒痰的峻品，在各种呼吸病中，凡有痰多质稀、胸闷之久咳、冷哮者，均可应用，每获显效。对痰饮结于胸胁，如胸腔积液等症也有良效。但久咳肺虚及阴虚火旺者慎用。

5. 白前　本品辛、苦、微温而不燥烈，长于祛痰、降肺气以平咳喘，治疗咳嗽痰多、气喘之症，无论寒热新久、外感或内伤之咳喘均可应用，尤以痰湿或寒湿阻肺、肺气失降者为宜。

白前具有祛痰、止咳、平喘多种功能，尤以善降肺气是其特点。故各种呼吸病，出现自觉有气自下向上攻冲而咳喘，或卧则加重，痰浊阻肺，胸憋不能平卧者，皆可取其降气化痰、止咳平喘的作用而治之。

6. 莱菔子　本品辛、甘，性平，既能降气化痰、止咳平喘，又有消食化积，尤宜治疗咳喘痰壅、胸满兼食滞者，并有善行气消胀的特点。各种呼吸病凡因痰阻、气滞或气逆而致之咳喘，均可配伍应用。小儿多有食积，老人也因脾虚失于运化导致食积，均可于止咳平喘药中配以莱菔子降气化痰消食化积。但本品有耗气之弊，故气虚无食积痰滞者慎用，且不宜与人参同服。

7. 厚朴　本品辛、苦，性温，善于燥湿消痰，下气而平咳喘，并有理气除胀满的作用。各种呼吸病因气滞或痰阻导致胸部憋闷胀满，或气滞食积导致胃脘胀满者，均宜用厚朴理气、消痰、宽胸散结的作用而治之。

8. 干姜　本品辛热，善于温肺散寒化饮，为治寒饮咳喘的主药，并为温中散寒、温运脾阳的要药。此外，干姜还可回阳通脉，主治四肢厥逆、脉微欲绝之证。

干姜为气管炎、支气管哮喘及慢性阻塞性肺病属寒饮伏肺型所致的形寒背冷，痰多清稀之寒饮，及脾胃虚寒所致之脘腹冷痛的主药，尤为后背局部有冷感和胃寒、食凉性食物胃中不舒的首选用药。

9. 薤白 本品辛苦而温，辛散苦降，温通滑利，善散阴寒之凝滞，通胸阳之闭结，为治胸痹之要药。治寒痰凝滞、胸阳不振之胸痹证，胸阳不振型气胸、胸闷胸痛，咳嗽气短，痰白而清者，宜以薤白为主药。

10. 香橼 本品性味为辛、苦、酸、温，善于疏肝解郁，理气和中，燥湿化痰，主治肝郁犯肺、痰多胸闷、咳嗽等证，并治胸胁胀痛。各种呼吸病症见胸闷痰多、咳嗽脘腹胀满、食少纳呆者，宜配以本品燥湿化痰，疏肝和胃，以化痰止咳，消除胸腹胀满，增强食欲。

11. 佛手 本品性温味苦，芳香醒脾，健脾化痰，又能疏肝理气，善治久咳痰多、胸闷疼痛之证。各种呼吸病症见咳嗽、痰多、胸闷疼痛，日久不愈，心烦易怒，不思饮食，宜配以本品健脾化痰，宽胸止痛，疏肝除烦，醒脾开胃，增强食欲。

二、清化热痰

1. 浙贝母 性寒味苦，长于清化热痰，降泄肺气，多用于痰热郁肺之咳嗽及风热咳嗽，故急慢性支气管炎、变异性哮喘及其他多种呼吸病的急性感染，症见痰黄量多、咳嗽者，用浙贝母清热化痰止咳，均有显著的疗效。

2. 瓜蒌 本品甘寒而润，善清肺热、润肺燥，而化热痰、燥痰。本品多用于急慢性支气管炎或多种呼吸病合并急性感染，属于痰热咳嗽或燥咳者。

3. 前胡 本品苦辛微寒，善治痰热咳喘及风热咳嗽因痰而咳喘者。白前与前胡均能降气化痰，治疗肺气上逆，痰多咳喘，常配合应用。但白前性微温，祛痰作用强，多用于内伤寒痰咳喘；前胡性偏寒，兼能疏散风热，多用于外感风热或痰热咳喘。

4. 桔梗 本品辛散苦泄，善于开宣肺气，祛痰利气，利咽开音，消痈排脓，为治疗呼吸病常用之品。多用于以下几方面：①桔梗虽解表止咳的作用不强，但由于其善于化痰，并长于宣发肺气，所以治疗外感咳嗽，无论风寒、风热之咳，均多用为宣肺化痰的要药，用于对感冒、急性支气管炎的治疗；②配以枳壳，善于理气开胸，对胸部闷胀都有显效；③善祛痰排脓，故治疗化脓性肺炎、支气管扩张、肺脓疡都有良效；④桔梗长于利咽，故为治疗咽喉炎的常用之品。

5. 冬瓜子 性甘凉，凉能清热，性滑利，故本品以善清肺化痰、利湿排脓为特点，并为利痰的要药。本品常与天花粉配伍主治各种痰液黏稠、咳吐不利者。天花粉善于生津，可稀释痰液，助善于利痰的冬瓜子发挥利痰作用，故二药相伍，利痰作用强，疗效高，但须用量大，方见显效。但冬瓜子量大会导致脾虚之体产生便溏泄泻的副作用，故脾虚之体用大量冬瓜子利痰时须配以茯苓或白术等健脾扶正之品。

6. 射干 本品苦寒，善清肺火，降气消痰，以止咳平喘，并善于利咽消肿、清除咽喉部痰液为特点，可作为气管炎、支气管哮喘化咽喉之痰、止咳喘的用药；对支气管哮喘喉中痰鸣有声之症有明显的疗效；且多为咽喉炎清除咽喉部痰液、化解咽喉中痰气互结之异物感的用药，为治疗咽喉炎的首选用药。

7. 海浮石 本品咸寒，善于清肺化痰，治疗痰热壅肺及肝火灼肺、久咳痰中带血者，也可用于支气管扩张病。

8. 蛤壳 本品咸寒，能清肺热而化痰，用治痰热咳嗽、痰稠色黄及痰火内郁、灼伤肺络之胸胁疼痛、咳吐痰血。本品善用于痰热咳喘或痰少灼伤肺络之胸痛、痰黄、咯血之症，多与青黛配伍，用以治疗支气管扩张肝火犯肺之证。

9. 胆南星　本品辛苦而凉，功能清热化痰，呼吸病因痰热壅肺而咳者，配以本品，热清痰除，咳嗽自止。

10. 胖大海　本品甘寒，善于清肺化痰，利咽开音，主治肺热声哑、咳嗽、咽喉肿痛。常单味泡服，也可与桔梗、甘草同用。

第四节　止咳平喘药

1. 杏仁　性微温，味苦，善肃肺，兼宣发肺气，为止咳平喘的主要药物。其特点是止咳平喘作用强，应用范围广。尤为治疗外感咳喘和各型哮喘的最佳用药。本品通过不同的配伍，对治疗急性支气管炎、肺炎初起、支气管哮喘、变异性哮喘等病都可以起到显著的止咳平喘作用。

2. 紫苏子　本品属辛温之品，善于降肺气、化痰涎、止咳平喘，气降痰消则咳喘自平。紫苏子是一种温性的具有降气、化痰、止咳平喘多功能的药物，适用于治疗急性支气管炎寒性的咳痰喘证，与温补药合用可治疗慢性支气管炎、慢性阻塞性肺病、肺心病等虚实错杂的咳痰喘证。

3. 川贝母　性寒，味微苦，善于润肺止咳，兼清肺化痰，止咳力强，以治燥咳、内伤久咳为特长。急性支气管炎、变异性哮喘、慢性阻塞性肺疾病、肺心病、间质性肺炎、肺结核等呼吸病，症见干咳无痰或少痰者，以川贝母止咳均有卓效。

4. 紫菀　本品味辛，并甘润苦泄，性温而不热，其特点是化痰浊而止咳，开肺郁并润肺下气。凡咳嗽之证，无论外感内伤，病程长短，寒热虚实，皆可用之。另外，本品还可用于肺痈、胸痹及小便不通等证，取其开宣肺气的作用。

5. 款冬花　本品辛温而润，但总与温药补药同用，以治疗寒性咳喘与虚性咳喘为主。其多与紫菀同用，两者均温而不燥，善于化痰止咳。慢性支气管炎多以款冬花作为化痰止咳的主药；慢性阻塞性肺疾病、肺心病、肺间质纤维化等体虚危重病证，也都宜款冬花与温药、补药同用，解除虚寒性咳喘。

紫菀、款冬花都性味辛温，质润而不燥，善于化痰止咳，润肺下气，应用范围广，寒热虚实皆可随证配伍。古今治咳喘方中两者多配伍同用，以增强疗效。但紫菀尤善祛痰，并开肺郁，止咯血，故多用于急性支气管炎、支气管哮喘、支气管扩张、肺结核、肺脓肿等病。款冬花善于止咳，并有温肺润肺的作用。

6. 百部　味甘、苦，性微温，善于润肺止咳，应用范围广，外感、内伤、暴咳、久嗽皆可用以止咳，并有润肺的作用。止咳作用缓和而持久，急慢性支气管炎都适用，尤为治疗肺结核的止咳要药。

7. 枇杷叶　本品苦而微寒，归肺与胃经，性寒能清，味苦能降，故有清降肺胃之功效。善治胃热或胃气上逆之呕逆，恶心呕吐。本品止咳作用较强，并有清降肺胃的特长，故各种呼吸病症属热咳或燥咳并兼有自觉气向上攻冲而咳或兼呃逆、恶心呕吐者最宜用本品。

8. 桑白皮　本品味苦性寒降，能清泻肺热而止咳喘。本品特点是清热泻肺、止咳平喘，并可利水消肿，对气管炎之咳喘、胸腔积液之胸胁胀满、气喘及肺心病之面目及身肿而咳喘者均宜配伍应用。

9. 葶苈子　本品苦降辛散，性寒清热，专泻肺中水饮及痰水而平喘咳。肺中痰火壅盛，咳喘胸满者，与大枣同用，如葶苈大枣泻肺汤，主治结胸、胸腔积液、腹水肿满。

本品与桑白皮均能泻肺平喘，利水消肿。但桑白皮性缓，长于清肺热、降肺火，多用于肺热咳喘、痰黄、皮肤水肿；葶苈子力峻，重在泻肺中水气，痰涎，邪盛喘满不能卧者尤宜，其利水力也强，可兼治胸腹积水之证。两者也多配合一起应用。葶苈子尚有强心作用，能使心肌收缩力增强。但有报道，葶苈子有发生过敏反应者，可表现全身皮肤皮疹瘙痒，偶发过敏性休克并见恶心、呕吐、心悸，可给予抗过敏、抗休克治疗。

10. 白果　本品性温，善敛肺定喘，且兼有一定的化痰功能，治疗喘咳痰多之证，通过适当的配伍可取得良好效果。但本品有毒，不可多用，小儿尤当注意。

11. 地龙　本品性寒降泄，善于止痉挛抽搐，肃肺平喘，用以主治气道痉挛不畅、肺失肃降之喘息不止、喉中哮鸣有声。多与麻黄、杏仁配合，用于支气管哮喘，起到缓解支气管痉挛，增强平喘的作用。

12. 马兜铃　本品味苦性寒，善清肺热，降肺气，又能化痰，故对热郁于肺，肺失肃降而咳嗽痰喘之证最为适宜。各种呼吸病急性感染属痰热壅肺者宜用本品。

第五节　补益药

一、补气药

1. 人参　人参补气作用强，见效快，为补肺脾肾心气虚的要药。人参并可大补元气，复脉固脱，拯危救脱，故为补气的第一要药。本品尚能生津安神益智。临床证实，本品尚具有显著的强心、抗疲劳、抗过敏、提高机体免疫功能、代激素等多种功能。

药书中虽对人参标为甘平之品，但实践证明，人参实为偏温之药，对气阴两虚兼有内热，或在暑热季节治疗气虚之证，一般以大量党参或太子参代之，或改用偏寒的补气药西洋参，但总不如人参补气作用强。必须用人参时，也须配以知母、天冬等清热泻火之品反佐之，以免生火热之证。

对重度阻塞性肺气肿、肺心病、肺间质纤维化等以虚喘动则加重为主症的疾病，党参、黄芪、太子参等补益肺脾气虚的药物，已难取得补气的显效，必须以大补元气的人参才能取得明显补气的效果。

2. 党参 本品甘平，善补肺脾之气，对肺气虚之咳嗽气促、语气低弱者有补肺益气、止咳定喘的作用，也多用于脾气虚、中气不足的体虚倦怠、食少便溏等症。其补益肺脾及生津益血功能与人参相似而力较缓和，临床常加大党参的用量代替人参，用以治疗肺脾气虚的轻证和慢性疾患。党参没有助阳固脱、安神增智的作用，故肺气肿的重症及肺心病、肺间质纤维化的急性发作期仍需用人参。党参功能重在善补肺脾之气，且可生津补血，是宗气生成之源，故以宗气不足为本的慢性支气管炎、支气管哮喘应以党参作为治本的主药。

3. 西洋参 味甘、微苦，性凉。本品能补益元气，作用弱于人参，药性偏凉，兼能清火养阴生津，适用于热病或耗伤元气及阴津所致的神疲乏力，气粗息促，心烦口渴，尿赤便秘等症，常与麦冬、五味子同用。本品既能补肺气，又养肺阴，清肺火，适用于火热耗伤肺之气阴所致的短气喘促，咳嗽痰少或痰多带血等症。本品还能补心脾之气，养心脾之阴，并可治热病气虚津伤口渴之证。西洋参补益元气尚能清火，养阴生津是其独特之处，故重度肺气肿、肺心病、肺间质纤维化等气阴两虚并兼有内热者，须用本品。

4. 太子参 本品味甘、微苦，性平，也善补肺脾之气，兼能养阴生津。其性略偏寒凉，宜用于热病之后，气阴两亏，不宜温补者。其功能近似于西洋参，均为气阴双补之品，但其性平力薄，其补气、养阴、生津与清火之力均不及西洋参。凡气阴不足之轻证，火不盛，及幼儿，宜用太子参；慢性支气管炎、支气管扩张、支气管哮喘及肺炎恢复期属气阴两虚者均可加大剂量应用本品。

5. 黄芪 本品甘温，善补脾肺之气，并可益气固表，生津养血，利尿止汗，对呼吸病的治疗可发挥多种功能。

人参、党参、黄芪三药都入肺脾，为常用的治疗呼吸病补气扶正之品，都具有补气及补气生津、补气生血的作用，且常配合应用，以增强疗效。但人参的作用强，被誉为补气第一要药，并且有益气固脱、补气助阳、安神益智的作用；党参补气的作用较为平和，专于主肺脾之气，为当前最为多用的补气之品；黄芪也为补气的常用药，但除补气外，尚有升阳、固表、利水消肿、托疮生肌的作用。人参、党参具有加强元气、宗气生成的功能，而黄芪具有推动气之运行的特长。气虚兼阴虚有热者，宜用西洋参、太子参。前者养阴生津、清热之力强，后者养阴生津、清热之力缓。黄芪在治疗呼吸病过程中，除多与人参、党参配伍起到补气的作用外，在用以提高免疫功能，预防外邪入侵，预防感冒、感染的发生，治疗表虚自汗和鼻炎的发作方面更有独特的疗效。

6. 白术 本品甘苦，性温，为补气健脾第一要药，以健脾燥湿为主要功能，对脾虚湿盛所致痰饮、水肿、便溏泄泻和表虚自汗有卓著的疗效。

白术为治疗呼吸病的常用药，主要取其以下的几种功能：①增强脾主运化功能，也即间接增强气的功能；②固表止汗，可达到改变患者反复感冒的作用；③祛痰，并可杜绝生痰之源，使痰不再生的作用；④利尿消肿。

7. 五味子 本品味酸收敛，甘温而润，上敛肺气，下滋肾阴，为治疗久咳虚喘之要药，并为寒饮喘咳的多用品。五味子为治疗呼吸病的常用药物，主要取其能善治久咳虚喘，及其因善收敛肺气而增强补益肺气的作用。

8. 山药 本品甘平，能补益肺气、滋肺阴。其补肺之力较和缓，但其补脾土的作用也助于生肺金，故对肺、脾、肾也都有补气养阴的作用，也适用于治疗气阴两虚的呼吸病。

黄精与山药均归肺、脾、肾经，均为气阴双补之品，性味甘平，作用和缓。然黄精补肾之力强于山药，山药长于健脾。

9. 甘草　本品性味甘平，能止咳祛痰，还略有平喘的作用。可单用，也可随证配伍用于寒热虚实所致的多种咳喘，有痰无痰均宜。本品生用微寒，可清热解毒，用治咽喉肿痛，宜与板蓝根、桔梗、牛蒡子配伍；蜜炙药性微温，可增强补益心脾的作用。常与人参、黄芪、白术配伍，补益肺脾之气虚。

二、补阳药

1. 补骨脂　本品苦辛温燥，善于补肾助阳，纳气平喘，多用于虚寒性喘咳。治虚寒性喘咳，可配人参、胡桃肉等。本品多用以治疗虚寒性之阻塞性肺气肿，症见气短、动则加重。本品性温燥，证属阴虚有热者，不宜应用。

2. 蛤蚧　本品咸平，补益力强，既补肺气，又能纳气定喘，兼益精血，为治肺肾虚喘的要药。以虚喘、气短、动则加重、气不得续为主症的呼吸病，如肺结核、重度肺气肿、肺心病、肺间质纤维化等疾病，均可应用蛤蚧。

3. 胡桃肉　本品甘温，善温补肾阳，温肾寒，补益力缓，善于治虚寒性喘咳，并可润肠通便。

4. 冬虫夏草　本品甘平，为平补肺肾之佳品，功能补肾益肺，止咳平喘，并可止咳化痰，尤为劳嗽痰血者多用。若肺肾两虚，摄纳无权，气虚作喘者，可与人参、黄芪、胡桃肉等同用。还可用于病虚不复或自汗畏寒，本品与鸡、鸭、猪肉等炖服，有补肾固本、补肺益胃之功。

蛤蚧、胡桃肉、冬虫夏草皆补肾益肺而定喘咳，用于肺肾两虚之虚证喘咳。蛤蚧补益力强，偏补肺气，尤善纳气定喘，为肺肾虚喘之要药，兼益精血；胡桃肉补益力缓，偏助肾阳，温肺寒，用于虚寒喘咳；冬虫夏草平补肾阴肾阳兼止血化痰，用于久咳虚喘，劳嗽痰血，为诸劳虚损调补之要药。

蛤蚧、胡桃肉、冬虫夏草均运用于以虚喘气短，动则加重为主症的呼吸病，如重度肺气肿、肺间质纤维化及肺结核等。可根据患者的具体情况和三药的不同特点进行选用。

三、补阴药

1. 沙参　有北沙参与南沙参之分，两者都有养肺胃之阴、清肺胃之热的作用。只是北沙参清热养阴的作用略强，南沙参兼有补气、化痰之功。两者都适用于肺阴虚燥热之干咳少痰或咽干声哑之证，及胃阴虚之咽干口燥、饥不欲食者。南沙参更宜于气阴两伤及燥痰咳嗽者。

2. 麦冬　本品味甘柔润，性偏苦寒，善养肺胃之阴，生津止渴，兼清肺胃之热，适用于阴虚肺燥有热之鼻燥咽干、干咳少痰、喑哑等症。各种呼吸病属阴虚肺燥或气阴两虚者，均以本品作为养阴生津止咳的用药，并为治口干欲饮的主药。

3. 天冬　本品甘润苦寒之性强，养肺阴、清肺热的作用大，适用于阴虚肺燥之干咳痰少、咯血、咽痛喑哑之证，并可用于肺肾阴虚之咳嗽咯血、眩晕耳鸣、骨蒸潮热、内热消渴之证。本品尚有滋肾阴和益胃生津的作用，常与益气药配合治疗气阴两虚之证。

天冬与麦冬性能功用相似，都滋肺阴，润肺燥，清肺热，又可养胃阴，清胃热，生津止渴，还能增液润肠通便。二药常相须为用，古今方书中及医疗实践中都多用麦冬。但实则天冬苦寒之性较甚，清火与生津润燥之力强于麦冬，且入肾滋阴，适用于肾阴不足、虚火亢盛之证。治疗呼吸病时可以天冬代替麦冬，以增强其养阴清热、生津润燥而止咳的作用。

4. 百合　本品甘、微寒，作用平和，善补肺阴，清肺热。润肺清肺之力虽不及北沙参、麦冬，但兼有一定的止咳祛痰作用。适用于阴虚肺燥有热之干咳少痰、咯血或咽干喑哑等症。百合养肺阴、润肺燥兼止咳祛痰，作用平和，多用于阴虚久咳之证。

5. 黄精　本品甘平，能养肺阴，益肺气，治疗气阴两伤之干咳少痰、劳伤久嗽之证。本品并补益肾精，延缓衰老，又补脾气，养脾阴，有补土生金、补后天以养先天之效，故对肺、脾、肾都有补气养阴的作用，多用于各种呼吸病属于气阴两虚型的证候。

第八章 肺脏不洁的代表方剂

一、解表剂

1. 麻黄汤(《伤寒论》)　生麻黄，炙桂枝，杏仁，炙甘草。发汗解表，宣肺平喘。用于外感风寒表实证。表现为恶寒发热，头痛身疼，无汗而喘，舌苔薄白，脉浮紧。

本方用于外感风寒，卫阳被遏，营阴郁滞，肺气失宣之证，是太阳伤寒证的主方，亦是发汗散寒、解表逐邪之峻剂。本方以麻黄为君，味辛微苦、性温，主入肺经，善于宣肺气、开腠理、通卫气，有发汗解表、宣肺平喘的功效。桂枝味辛甘、性温，能解肌发汗、温通经脉。麻黄能解卫气之郁而发汗，以透营达卫的桂枝为臣药，两者相须为用，既能增强发汗散寒解表之力，又能除头身疼痛。杏仁为佐药，味苦性微温，为治咳喘要药。麻黄与杏仁，一味宣壅遏之肺气，一味降上逆之肺气，宣降结合，加强宣肺平喘之力。使药炙甘草起调和诸药之功，既缓解麻黄、桂枝相合之峻烈药性，使汗出不致过猛而耗伤正气，又调和麻黄、杏仁的宣降之力。四药配伍，解表散寒，畅通营卫，宣降肺气，诸症可除。

麻黄是一味作用广泛、疗效确切的中药，对其药理作用及临床应用归纳如下。麻黄为麻黄科植物草麻黄的干燥草质茎，性温、味辛微苦，具有发汗解表、宣肺平喘、利水消肿等功效。其有效成分主要为多种生物碱和少量挥发油及鞣质，生物碱中主要为左旋麻黄碱；其次为伪麻黄碱以及微量的 L－N－甲基麻黄碱、去甲基麻黄碱、去甲基伪麻黄碱和麻黄次碱。经过几千年来的临床实践，发现此药有发汗作用，其有效成分为挥发油，这可能与中枢作用有关。这种作用可能是阻碍了汗腺导管对钠的重吸收而导致汗腺分泌增加，实验证明它可使动物血管通透性降低而呈抗炎作用，有助解热，其挥发油也有明显的抗流感病毒的良好作用。现代药理研究还发现麻黄具有拟肾上腺素作用及抗过敏作用。

临床使用时，若头痛严重者，可加藁本、细辛等散寒止痛；鼻塞声重者，可加辛夷、白芷宣通鼻窍；咽喉肿痛者，可加桔梗清利咽喉；喘促明显者，可加厚朴降气平喘。

多数医家认为，本方为发汗峻剂，不可过服，"投之恰当，一战成功，不当则不戢而召祸"。且"汗血同源"，《伤寒论》对"衄家""亡血家""疮家""淋家"及外感表虚自汗者，其人虽有表寒证，亦要禁用，以免伤津亡阳。临床上，麻黄作为解表发汗药应用有限，而其平喘的应用却更为广泛，常用于缓慢性心律失常或周围血管病，如阳和汤、小续命汤等。

现代药理研究认为，本方具有解热、发汗、抗炎、抗病毒、镇咳、祛痰、抗过敏、免疫调节、减充、抗高血糖、促进中枢神经递质释放、促进腺体分泌及抗癌细胞转移等多种作用，临床常用于感冒、流行性感冒、急性支气管炎、支气管哮喘、咳嗽变异性哮喘、风湿病、慢性肾衰竭、缓慢性心律失常、肝硬化腹水、产后尿潴留、小儿外感高热、小儿遗尿症、荨麻疹、过敏性鼻炎等多种疾病，属风寒表实证的治疗。

2. 荆防败毒散(明代张时彻《摄生众妙方》)　羌活、独活、柴胡、前胡、枳壳、茯苓、荆芥、防风、川芎、桔梗、甘草、薄荷。发汗解表，散风祛湿，消肿败毒。用于"流感"、感冒等病证初起，出现恶寒、发热、无汗、剧烈头痛、肌肉关节酸痛，舌苔白腻，脉浮或浮紧者。亦可用于痢疾、疮痈初起而有表寒证者。

在历代医书中有十余首名为"荆防败毒散"的方剂，其中以明代《摄生众妙方》最为著名，其方组成多大同小异，"风、寒、湿"均为主要病机。方中羌活、独活辛温发散，祛一身上下之风寒湿邪、通利关节而止痹痛，共为君药。柴胡辛散，解肌退热；川芎辛温，行血祛风，两者助君药解表散邪、通络止痛，为臣药。枳壳降气，桔梗轻宣，前胡祛痰，茯苓渗湿，合以畅气机而宽胸膈，除痰湿并止咳嗽，共为佐药。甘草和中调药，兼助益气；薄荷辛凉，助散外邪，为佐使。全方疏散透邪效强，力达表里。

现代药理研究表明，荆芥挥发油的主要成分薄荷酮、胡薄荷酮等具有抗流感病毒的作用，对于流感的防治有重要意义。防风中主要含有色原酮类、香豆素类等物质，有解热镇痛、抗炎抗菌、抗肿瘤、抗凝血、提高机体免疫力等多重作用，是治疗感冒头痛、关节疼痛、破伤风最常用的传统中药。另外，羌活、独活的挥发油均有显著的抗炎镇痛作用，且本方所含其他药物如柴胡、前胡、川芎、桔梗、茯苓、薄荷、甘草等都有确切的抗炎效果。故全方的解热、抗炎、镇痛之作用都得到了现代药效学的验证。

临床上，本方也可以和许多方剂进行合方，如玉屏风散合本方可治疗急性上呼吸道感染，银翘散合本方加减组成羌银解毒汤可治疗病毒性上呼吸道感染发热，麻黄汤合本方治疗上呼吸道感染属风寒表实证者。

临床上荆防败毒散的运用十分广泛，可用于各类上呼吸道感染、流行性感冒、急性支气管炎、痤疮、湿疹、风湿性关节炎等证属外感风寒夹湿者，另外还有本方化裁治疗牙痛、产褥热等的临床报道，与本方的抗炎作用不无相关。

3. 羌活胜湿汤(《脾胃论》)　羌活、独活、藁本、防风、甘草、川芎、蔓荆子。祛风胜湿。用于外感风寒湿邪。症见头项强痛，不可回顾，腰背、四肢酸疼，难以转侧，一身尽重，恶寒发热，舌淡苔薄白，脉浮而紧。

本方为治疗风湿在表的常用代表方剂。患者多因触冒风冷、久居湿地、露天就寝、涉水淋雨等原因，导致风、寒、湿三气杂至，侵袭四肢百骸而成。《金匮要略》有论："风湿相搏，一身尽疼痛，法当汗出而解……汗大出者，但风气去，湿气在，是故不愈也。"由此可知，治疗此类疾病，当微微发汗，汗出表解，则邪气自去。方中羌活、独活辛温，能散寒解表，祛风胜湿止痛，均为治疗风寒湿病的要药，为君。其中羌活偏上偏表，故多治疗腰以上的风寒湿痹与风湿表证；独活偏下偏里，解表之力不及羌活，而祛风湿力强，长于祛除腰以下即腰膝筋骨间的风寒湿邪，两药各有偏胜，相合则能散越一身上下之邪、药力专雄。藁本、防风祛风散寒除湿，为臣。中医有"治风先治血，血行风自灭"之名言，即气血调达充沛，则风邪难入，故佐以活血行气的川芎。另佐川楝子祛风止痛，且制诸药辛温燥烈之气。甘草调和药性，为使药。全方以辛苦温散为主，正合仲景之意，使客于肌表的邪气随汗得解。

临床如寒湿阻滞经络，腰膝疼痛者，可加防己、附子等祛湿散寒，重者甚至可纳川草乌；如湿邪较重，肢体酸楚者，可加细辛、苍术等解表化湿；若邪气久郁化火可加黄柏、知母等滋阴泻火。

本方抗炎镇痛作用显著，临床应用范围广泛，常用于治疗风湿性关节炎、类风湿关节炎、神经性头痛、颈椎病、肩周炎、面神经麻痹、落枕、感冒等属风寒湿袭表者。

4. 藿香正气散（《太平惠民和剂局方》）　大腹皮、白芷、紫苏、茯苓、半夏曲、白术、陈皮、厚朴、苦桔梗、藿香、甘草。解表化湿，理气和中。用于外感风寒，伤湿滞之证适用于恶寒发热、头痛、胸膈痞满、脘腹胀痛、恶心呕吐、肠鸣泄泻、舌苔白腻等症。

藿香正气散出自宋代《太平惠民和剂局方》，主治外感风寒、内伤湿滞之证，属夏月之常见病，故而被誉为"暑湿圣药"。风寒外束，卫阳郁遏，故见恶寒发热等表证；内伤湿滞、湿浊中阻、脾胃不和、升降失常，故见恶心呕吐、肠鸣泄泻之里证；湿邪易阻气机，则见胸膈痞满、脘腹胀痛。治宜祛风散寒，理气和中之法。方中藿香为君药，既取其辛温之性以解在表之风寒，又取其芳香之气而化在里之湿浊，亦可辟秽和中而止呕。半夏曲、陈皮理气燥湿，降逆和胃以止呕；白术、茯苓健脾益气，理气燥湿以止泻，共助藿香内化湿浊而止吐泻，而为臣药。湿浊中阻，气机不畅，故佐以大腹皮、厚朴芳香除湿之品以行气化湿、畅中行滞，寓气行则湿化之义；紫苏、白芷性辛温，辛温发散为阳，故可助藿香外散风寒，紫苏亦可醒脾和中、行气止呕，白芷兼能燥湿化浊；桔梗宣肺利膈，既益解表，又助化湿；加之生姜、大枣，调和脾胃，外和营卫。使以甘草调和诸药，并合姜、枣以和胃气。诸药合用，外散风寒兼内化湿滞相伍，以解表化湿，理气和中，宣畅气机，而使诸症得解。

现代常用此方治疗胃肠型感冒、急性胃肠炎或消化不良等证属湿滞脾胃，外感风寒者。应用本方的主症是：寒热头痛、呕吐泄泻、脘腹胀痛、舌苔白腻、脉象濡缓。包括四时感冒中外感湿浊者，夏季暑湿困脾者，实证呕吐、寒湿泄泻者，证见湿浊中阻、寒湿困脾之慢性消化性疾病者皆可使用本方。

5. 苍耳子散（《三因极一病症方论》）　辛夷、苍耳子、白芷、薄荷。疏风止痛，通利鼻窍。用于鼻渊。症见鼻流浊涕不止、头痛、鼻塞、目胀、嗅觉减退，剧者眩晕、恶呕。

本方所治鼻渊，证属肺经风热，肺开窍于鼻，若风热犯肺，或外感风寒，郁而化热，或胆胃湿热，上蒸于肺，都可导致肺失清肃，风热上犯鼻窍而成鼻渊。方中苍耳子、辛夷均为散风寒，通鼻窍之要药。白芷祛风散寒，升阳明之清气，尤善治由风邪犯表，里气不通导致的鼻塞、前额头痛。薄荷辛凉疏表透热，还可通窍止痛，同时也缓和了其余三药的温燥之性。全方清轻芳香，解表邪，散郁热，宣肺气，通鼻窍，针对鼻渊病机，则邪去正安。

研究发现，苍耳子、白芷、薄荷均有广谱抗菌作用，且薄荷还能麻痹感觉神经末从而止痛。辛夷除了有抗过敏、抗炎、抑制中枢、降压作用外，还能产生收敛鼻黏膜、改善局部微循环、促进鼻腔分泌物吸收的功效。自古皆知多服苍耳子会使人中毒。故历代医家都重视通过炮制来减缓其毒性，如"炒令香，捣去刺，使破皮"等方法，直沿用至今。

现代毒理学研究发现，苍耳子具有肝毒性（主要与其中的苍术苷及其衍生物有关），不可常用、过量用，一般以10g为度，同时也可加黄芪、绞股蓝等保护肝脏。

临床上，如遇黄脓涕者，加金银花、黄芩、贝母、鱼腥草清热泻火；遇表证不解，头痛者，加川芎、细辛、鹅不食草疏风解表；肺气不通，鼻塞者，加桔梗、杏仁复肺气宣降之权，畅通气机。

原方用于风热犯肺之鼻渊，临床上的急慢性鼻炎、急慢性鼻窦炎、急慢性副鼻窦炎等证属肺经风热者，均可加减使用。需要注意的是，由于方中辛夷能收缩子宫，孕妇当慎用。

6. 银翘散（《温病条辨》）　连翘、金银花、桔梗、薄荷、淡竹叶、生甘草、芦根、荆芥、淡豆豉、牛蒡子。辛凉解表，清热解毒。用于温病初起，发热无汗，或有汗不畅，微恶风寒，头痛口渴，咳嗽咽痛，舌尖红，苔薄白或薄黄，脉浮数。

本方是辛凉解表的首选方剂，也是多年来用于温病初起的经典良方。方中疏风祛邪、清热解毒药相配伍，《温病条辨》称其为辛凉平剂，为温病初起之代表方。

方中金银花、连翘相须为用，甘寒清热，苦寒泻火，乃外感风热之常用药对，在透邪外出的同时，亦可清解内蕴之热毒，避免邪毒逆传入里，两者共为君药；臣以牛蒡子辛散苦泻，寒可清热，外可宣肺透疹，若兼有大便秘结者尤为适宜；淡豆豉疏散外邪，以增君药解表之力；温邪致病，常伤及津液，"留得一分津液，便有一分生机"，故借芦根、淡竹叶之甘寒质润，既可清泄肺胃之热，又能生津止渴除烦；桔梗开宣肺气，与牛蒡子呈一宣一降之妙；荆芥发表散风，善治外感风寒或风热表证之头痛；薄荷清热利咽，俱为佐药；甘草调和诸药为使，亦有利咽止咳之效。

药理研究显示，银翘散具有较好的解热镇痛作用，能解除致热源对温度敏感神经元的作用，此原理与解热镇痛类药物不同。此外，本方能够增强病灶巨噬细胞的吞噬能力，对多型变态反应有明显的抗过敏作用，且其对炎性肿胀有一定的抑制作用。

现代药理研究认为，本方具有发汗、解热、抗炎、抗菌、抗病毒、抗过敏、镇痛、提高机体免疫功能、抑制肠蠕动亢进、降血糖、降血压等作用。其临床应用广泛，常用于治疗感冒、急性上呼吸道感染、病毒性上呼吸道感染、急性扁桃体炎、咽炎、流行性脑脊髓膜炎、急性支气管炎、肺炎、病毒性心肌炎、流行性乙型脑炎、流行性出血热、带状疱疹、痤疮、风疹、疱疹性口腔炎、角膜炎、急性乳腺炎扁桃体炎或腮腺炎、小儿猩红热、小儿急性肾炎、川崎病等疾病。

7. 大青龙汤（《伤寒论》）　麻黄，桂枝，甘草，杏仁，生姜，大枣，石膏。发汗解表，兼清里热。用于外感风寒，内有郁热证。恶寒发热，头疼身痛，或身不疼但重，无汗，烦躁，口渴，脉浮紧者。

本方为外解风寒、内清里热的名方，为麻黄汤与越婢汤药味的相合，在《伤寒论》中主治太阳伤寒，外寒内热证。又治饮水流行，归于四肢，当汗出不汗出，身体疼重之溢饮。风寒束表，则恶寒发热，头疼身痛，卫阳被遏则躁烦，热伤津液则身重、无汗、口渴，正邪交争于表可见浮紧脉。方用麻黄宣发卫阳，原方中以六两麻黄合桂枝、生姜辛温发汗，其发汗之力峻猛独盖群方，再以杏仁配麻黄，一宣一降，解郁平喘。甘草、生姜、大枣甘温补脾胃，和中气，补热伤之津，以充汗源。石膏甘寒，清解里热，与麻黄相合，亦能透达郁热。诸药配伍，寒热并用，升降相因，表里同治，诸法合一。重用麻黄，是侧重于"在表者，汗而发之"，发中寓补，汗出有源，祛邪而能扶正。《黄帝内经》云肺之合皮也，以辛温复以辛凉，为发表祛邪、养津布液之峻法，使邪气与汗液并从皮肤而出，非有邪实不可用也。但若过用则可能会劫夺津液，使脏腑内燥而致病情恶化，不可不知。

现代药理研究表明，本方具有解热、抑菌、提高巨噬细胞吞噬功能等作用。体外抑菌实验显示其对溶血性链球菌、金黄色葡萄球菌、肺炎球菌及大肠杆菌有较好的抑制作用。临床常用于治疗感冒、高热、无汗症、慢性支气管炎、支气管哮喘、急性肾炎、过敏性鼻炎、乙型脑炎、流行性脑脊髓膜炎、病毒性心肌炎、阑尾炎、丹毒、风湿性关节炎等疾病。另外，本方在治疗痤疮、汗腺闭塞症等皮肤类疾患中亦有成功案例，临证时可借鉴为用。

8. 柴葛解肌汤（《伤寒六书》） 柴胡，葛根，羌活，白芷，黄芩，白芍，生石膏，桔梗，甘草，生姜，大枣。辛凉解肌，清泻里热。用于外感风寒，郁而化热证。身热炽盛，略有寒热往来，无汗，头痛，目痛，鼻干，心烦不眠，眼眶痛，舌苔薄黄，脉浮微洪者皆可适用。

本方用于风寒表邪未解而又入里化热，是为三阳合病，治宜辛凉解肌、清里泄热。方中主药柴胡、葛根，前者为少阳经药，味辛性寒，善于透表退热、外透郁热，为解肌要药；后者入阳明经，因其味辛性凉，能外散肌热、内清热邪，太阳之邪入里化热而郁于阳明肌腠者，每多用之。清凉发散，泄阳明热，非葛根莫属。清代温病学家曾有"柴胡劫肝阴，葛根劫胃液"之说，予以此二药合用，生津护阴甚妥。羌活能解太阳之表，与白芷相配合，有助于加强主药发表解肌、宣痹通窍、祛风止痛之功效；黄芩、石膏清泄里热；芍药、甘草甘酸化阴，和营泻热；桔梗宣利肺气、理气宽胸，以助疏泄邪气；姜、枣调和营卫，且能护中。君臣佐使，各司其职，共奏解表清里之功。

现代药理研究证明，柴葛解肌汤最典型的特点是具有广谱抗病原微生物的良好作用，特别是抗流感病毒，不仅可以退热、抗炎、抗过敏、镇痛、镇静、止咳化痰，还具有改善微循环及扩张心脑血管的功能，并有抗氧化及调节机体免疫功能的作用。

本方另一最大的特色是寒温并用、表里同治。以往医书的阐述多着重于单味药的性味功效，很少涉及从配伍、协同的观点去理解其内涵。明代陶华创立本方，其高明之处在于以药对的形式浓缩五个复方之精华，暗含而不露，引而不发。其药对是：羌活对石膏，辛温配辛寒，师大青龙汤法，取其发散恋表之风寒，清透内郁之实热；葛根对白芷，轻清扬散，颇有升麻葛根汤意，善解阳明之里热；柴胡对黄芩，寓小柴胡汤意，解少阳之表里，引邪热外出；桔梗对甘草，乃《伤寒论》中的甘草桔梗汤也，轻清上浮，除胸膈之痰滞；白芍对甘草，乃芍药甘草汤，取其酸甘化阴，和营泄热。由此可见，立方继承仲景法，又有创新以往之不逮。此方之精妙，值得推广。

本方主要用于治疗风寒感冒后，致病因素由寒性转为热性，并逐渐传里，即在中医所称的"表寒未解，入里化热，邪热初犯阳明"的阶段最宜应用，若无阳明经见证（前额及眼眶痛），不宜使用，以防变证。在应用本方进行加减法时，方中柴胡、石膏、葛根、羌活为必用之药。如表寒甚者，去黄芩加防风、荆芥、苏叶，以加强发散之力，苏叶在此尤为重要；除夏季可用香薷外，春、秋、冬均需慎用；口渴明显者可加天花粉、知母，以清热生津止渴。据报道，本方应用于小儿上呼吸道感染致高热不退者，48小时内可迅速退热，其有效率高达96%，且无复燃。并强调方中羌活3～10g，生石膏不少于30g，两者比例1∶（5～10）；柴胡不少于25g，葛根不少于30g，其余为常规用量，只要剂量得当，煎服得法，就能获得良好效果。

本方是外感热病的常用方剂。凡伤寒、温疫均可用之。现代多用于上呼吸道感染、流行性感冒、鼻窦炎、牙龈炎及小儿外感发热等疾病。

二、化痰剂

1. 二陈汤（《太平惠民和剂局方》）　半夏、陈皮、茯苓、甘草。燥湿化痰，理气和中。用于湿痰咳嗽，痰多色白易咳，胸膈痞闷，恶心、呕吐，肢体困倦，或头眩心悸，舌苔白润，脉滑。

本方系治疗湿痰的主方。方中以半夏燥湿化痰、调脾和中、理气止呕，为主药；陈皮理气化痰，气行则痰消，为辅药；配以茯苓健脾、渗湿利水，因痰由湿生，湿去则痰除，是为佐药；中运失调则痰饮难消，添加甘草和中扶脾，为使药。诸药互相配合，可起到燥湿化痰、理气和中之效，是治疗"湿痰"的良方。

所谓半夏、陈皮二药，贵在陈久，则无过燥之弊，故有"二陈"之名，世称为治痰之通剂。湿痰生成，责之于脾、肺二脏，因脾失健运，肺失宣降所致。

本方是化痰剂中用于治疗湿痰的基础方。其组成极简，方药四味，但涵盖广泛。临床应用于呼吸系统疾病，着重祛痰；用于消化系疾病则又着重于燥湿增强运脾功能。中医认为，痰生于湿，湿不化，则痰难除，湿与痰密切相关。所以中医有"治痰不治湿非其治也"之说。现代药理研究结果表明，本方除具有祛痰止咳的作用外，还具有提高血清超氧化物歧化酶（SOD）活性，消除氧自由基而起到抗衰老的作用；改善IgE水平，能有效抗过敏；调节血脂，纠正血脂代谢紊乱；改善胰岛素抵抗及肝功能异常。目前，临床常用于慢性咳嗽、支气管扩张、慢性阻塞性肺病、胆汁反流性胃炎、糖尿病性胃轻瘫、咳嗽变异性哮喘、脑震荡、药物性呕吐、腔隙性脑梗死、体位性眩晕、帕金森病、小儿支气管炎、高脂血症、慢性胃炎及肠易激综合征等疾病的治疗，有较好的疗效。

2. 清气化痰丸（《医方考》）　胆南星，制半夏，陈皮，茯苓，枳实，杏仁，瓜蒌仁，黄芩。清热化痰，理气止咳。用于痰热内结。症见咳嗽，痰黄黏稠，咳而不畅，胸膈痞闷，或惊悸失眠气急呕恶，舌质红，苔黄腻者。

本方是治疗痰热互结于肺的重要方剂。方中胆南星、黄芩、瓜蒌仁、半夏清热化痰，为主药；陈皮芳香化湿、理气祛痰，配以杏仁宣降肺气，加入枳实破滞行气、宣肺运脾，共为辅药；茯苓健脾渗湿，以绝痰源，为佐药。诸药合用，显示其化痰为主、清热为辅，运脾为主、宣肺为辅，行津为主、调气为辅的特点。此方重在治脾湿生、痰滞气分，并非仅限于痰热蕴肺，凡属痰浊阻滞三焦气分，均可使用。

本方临床可适用于三种见证：①痰热阻肺，咳嗽痰黄，黏稠胶结，胸膈痞闷；②湿热中阻，浊阴上逆之恶心欲吐；③痰随少阳三焦运行，侵犯心胆而致惊悸失眠的患者，是历代用于清热化痰的代表方剂。现代临床常用于治疗慢性支气管炎慢性阻塞性肺病、声带水肿型息肉样变、中风后遗症、阻塞性睡眠呼吸暂停综合征、反流性食管炎、慢性胃炎、慢性咽炎等多种疾病。

3. 礞石滚痰丸(《玉机微义》)　大黄(酒蒸)，黄芩(酒洗)，礞石(锻金色)，沉香。攻逐积痰，清热镇惊，止咳平喘。用于实热积痰。症见心悸，易惊，咳嗽痰饮，目眩耳鸣，呼吸困难，甚则意乱神迷，大便秘结，舌质红，苔黄厚腻，脉弦滑有力。

本方是逐痰清热，化饮消积的重要方剂。方中礞石攻逐积痰；黄芩清热，大黄清热泻火攻下；沉香降逆平喘，药少力专，具有显著攻逐顽痰的作用。

本方为治疗顽痰，清泻实热的主要方剂，有高效速效的作用。现代药理研究认为，礞石具有祛痰、镇静作用，除痰快速，并能抑制脑兴奋、减轻脑水肿；黄芩则有强烈的解热、镇静、降压、利尿、消炎的效果；大黄泻下，排除积屎，清除肠道毒素；沉香有促进肠蠕动，调节血管运动中枢神经系统等多种作用。临床常用于支气管扩张、慢性阻塞性肺病、胸腔积液、习惯性便秘、中风后遗症、神经官能症精神分裂症、胆囊结石等疾病的治疗。

本方药力峻猛，老年体弱、脾胃虚弱者慎用，孕妇禁用。本方常需与补益药配伍以扶正祛邪。

值得一提的是，王隐君所创此方，其实是主治实热老痰，发为癫狂惊悸、怔忡神迷、咳喘胸痹、眩晕多痰、腹胀便秘等症，用之得当，可治数十种病种。中医所说的痰，涵盖极广，不止实有其痰，还有所谓"怪病论痰""久病多痰""有瘀必有痰"者。所以不论实痰、隐痰，本方所治非虚。但要关注的是，礞石类似皂角刺，但逐痰之功胜于后者，有咯血、痰血者惧；黄芩其性寒燥，泻火除湿、坚阴清热、凉血止血，还是外感疫毒、湿温专治要药；黄芩兼行冲脉、古方有一子芩丸，治女子血热经水暴下不止者甚效。此外，黄芩又是治疗痰热壅肺的肺病专药，故有清热除痰之效；方中大黄，救人有功，此药又称"将军"，可见其性情暴烈，有如军中之将，将军有功，非俗谓"人参杀人无过，大黄救人无功"之圃论。《经历杂论》曰："善用将军药为医家第一能事。"真为一针见血，指出医家善用大黄的重要性。临床上，擅用大黄的名医很多，有位名家曾认为"大黄、附子，诚阴阳二症之大柱脚也"，诚非虚言。大黄善通顽秘，泻浊排毒，清除腑热，其功颇伟，重在强调证施治，盲目应用，必有所失，当为诫言。

4. 苓桂术甘汤(《金匮要略》)　茯苓，桂枝，白术，炙甘草。健脾渗湿，温化痰饮。用于痰饮咳嗽。症见眩晕心悸，胸胁胀满，阳虚水肿，大便溏薄，舌苔白腻，脉沉滑或沉紧等。

本方是温脾化湿，治疗痰饮的主要方剂。方中茯苓健脾渗湿，祛痰化饮，标本同治为主药；桂枝温阳化饮，茯苓渗湿利水，为辅药；白术健脾燥湿逐饮，为佐药；甘草健脾和中，调和诸药，为使药。《金匮要略》指出："病痰饮者，当以温药和之。"方中诸药合用，既可健脾化饮，又可温阳宁心、利水消肿。用之得当，效果甚佳。

本方为传统用于温化水湿的代表方剂。现代药理研究表明，本方具有改善心力衰竭、心肌缺血、调节免疫功能及降低血脂的作用，还可增强脾阳虚泄泻大鼠水通调蛋白3(AQP3)的表达。临床广泛用于治疗心脏病、充血性心力衰竭、慢性肺源性心脏病、冠心病、心肌病、心律失常、风湿性心脏病、梅尼埃病、脑供血不足、慢性支气管炎、胆汁反流性胃炎、高脂血症、功能性消化不良、肠易激综合征、糖尿病、神经性呕吐、肥胖症、睡眠呼吸暂停综合征、顽固性带下病、顽固性腹泻、妊娠恶阻等多种疾病。

5. 消瘰丸（《医学心悟》）　玄参（蒸），牡蛎（煅，碎），贝母（去心，蒸）。清润化痰，软坚散结。用于痰火郁结之痰核、瘰瘤，症见颈部肿块、瘰疬串串如珠，久而不散，不红不热，按之不痛；或伴有潮热，舌质红，脉弦滑数者。

本方是治疗瘰疬的代表方。方中玄参清热消肿，贝母化痰散结，牡蛎软坚散结，三药配伍，相辅相成，各有所重，药少而精，临床常以本方为基础，适当加减化裁，能治疗多种疾病。

本方的特点是：化痰散结与清热解毒同用；软坚散结与清热利湿相伍；活血化瘀与清热散结并举。应予强调的是，若肿块大而坚硬者，则重用生牡蛎，配以昆布、海藻、夏枯草，但应避免用于甲状腺功能亢进严重者；肺中停痰，痰量较多者，可酌加瓜蒌、海蛤粉；阴虚潮热，盗汗较甚者，可加知母、地骨皮。近代医史学家陈邦贤所著的《新本草备要》中记载，枸杞的苗叫"天精草"、花叫"长生草"、果叫"地仙草"、根叫"地骨皮"，均有滋补强身、延年益寿的作用。而地骨皮是一味清虚热的佳品，性味甘寒，归肺、肝、肾经，有凉血除蒸、清肺降火之功。金元医家张元素的《珍珠囊》中称此药能"解骨蒸肌热、消渴、风湿痹、坚筋骨、凉血"，常与知母、鳖甲、银柴胡等配伍以治疗阴虚发热。宋代儿科学家钱乙以此药与甘草、桑白皮配伍组成名方"泻白散"，用于小儿肺热咳嗽、气逆不降、肌肤蒸热等症的治疗，效果亦佳。如肝气郁结，胁胀胸闷，可加青皮、陈皮、香附；肝火上炎而见目赤口苦者，可加菊花、夏枯草。辨证施治得当，其效倍增。

近代著名中医汇通派的主要医家张锡纯在本方的基础上新创"消瘰丸"，其组成为煅牡蛎，生黄芪，三棱，莪术，血竭，乳香，没药，浙贝母，玄参；研末为蜜丸，如梧桐子大，每服9g，用海带15g，洗净，切丝，煎汤送服，日可再服。此方重用牡蛎、海带以消痰软坚，为治疗瘰疬之主药。因恐脾胃虚弱，久服有碍，故用黄芪、三棱、莪术开胃健脾以增强运力，使之以达病所，且此病之根在于肝旺，取三棱、莪术以开郁滞，善消至坚之结，又佐血竭、乳香、没药以畅气血、活血化瘀，瘰疬自易消散；又恐少阳火盛，加用龙胆，以泻肝火之炽，玄参、贝母清润肺之痰热。综观此方，当更善于消散癥瘕积聚。

本方仅有三药，但配伍精妙，虽药味不多，然力专效著，具有清热化痰、软坚散结之功，对肝肾亏虚、痰火郁结、灼津伤肺、痰瘀结块所致的一些疾病，具有较好的防治作用。近年临床研究认为，本方对腺体组织性疾病，尤其是腺体炎症或增生，表现为红、肿、结、块为主要症状的患者，更宜选用。临床最常用于急性淋巴结炎、淋巴结核、前列腺炎、甲状腺结节、单纯性甲状腺肿、支气管内膜结核或增生、甲状腺功能亢进、急性扁桃体炎、肿瘤、霍奇金淋巴瘤及乳腺增生等疾病的治疗。

6. 温胆汤（《三因极一病证方论》）　制半夏，陈皮，茯苓，炙甘草，枳实，竹茹，大枣。清热化痰，和胃降逆。用于痰热上扰。症见懊恼不安，睡眠障碍，失眠多梦，心悸易惊，胸脘痞闷，头昏目眩，恶心、呕吐，痰饮停滞，舌苔薄白，脉弦滑。

本方为治疗痰热、失眠的代表方剂，是在二陈汤的基础上加清热化痰的竹茹及理气导滞的枳实而组成。所谓痰热上扰及痰饮内停，是因精神紧张、脑兴奋性增强、自主神经失调及胃肠功能紊乱而出现的水液代谢障碍。一般认为，心悸易惊也是因痰饮内停而出现的症状。方中半夏、陈皮祛痰化饮，加用清热化痰的竹茹，可加强清热祛痰、镇静止吐的作用；茯苓渗湿利水、消除消化道水饮，与理气的枳实、陈皮、茯苓相伍，能促进胃肠蠕动；甘草、大枣调和诸药，有助于消化吸收，加强脾运，水湿停饮可除，痰热自去。

本方在临床上常用于痰热、心烦不眠的治疗。对自主神经失调、睡眠障碍、更年期综合征、阻塞性睡眠呼吸暂停综合征、心脏神经官能症、脑动脉硬化、反流性食管炎、慢性胃炎、慢性支气管炎、慢性阻塞性肺疾病、慢性咽炎、头痛目眩等疾病的治疗，均有良好的效果。

7. 桑白皮汤(散)(《古今医统大全》)　桑白皮，半夏，苏子，杏仁，贝母，山栀子，黄芩，黄连。清肺降气，化痰止嗽。用于肺经热甚，喘嗽痰多。

本方桑白皮泻肺平喘，山栀、黄芩、黄连清热泻火，苏子、杏仁降气平喘，半夏、贝母止咳化痰。历来医家多重用桑白皮、黄芩，辅以浙贝母、杏仁，以清肺化痰，热退则痰去、咳喘自除，忌食油腻、辛辣之品。在其后期治疗中，热邪日久伤津，损耗气机，故见气阴两虚或复感外邪之象，宜适当辅佐益气养阴，或抵抗外邪、扶助正气之品。

临床可用于哮喘、慢性阻塞性肺病、肺炎、百日咳等呼吸系统疾病的痰热壅肺证。凡临床表现为痰热壅肺之象者：发热、咳痰黄稠、喘促、烦躁、舌质红、苔黄腻、脉滑数，均可加减应用于临床上，不必拘泥于古，当师古而不泥古。

8. 苇茎汤(《外台秘要》引《古今录验方》)　苇茎(鲜芦根)，薏苡仁，冬瓜仁，桃仁。清肺化痰，逐瘀排脓。用于肺痈。症见：咳吐腥臭黄痰、脓血，或痰中带血，胸中隐隐作痛，肌肤甲错，脉滑数，舌红或苔黄腻。

本方除芦根之外，薏苡仁、桃仁也是历来最为常用的药物，前者不论在《伤寒论》还是《温病条辨》中，都是一味健脾利湿的必用药，而今则被开发为抗肿瘤药而饮誉海内外。但令人疑惑的是，妊娠则须慎用或忌用，推测可能与其致畸作用有关。方中桃仁，具有活血化瘀功效，其应用更为广泛，不但是心脑血管疾病的主要用药，在抗衰老、抗肿瘤等方面也均为不可或缺的治疗药物。冬瓜仁，也是一味清肺化痰的佳药，以往曾作为抗血吸虫病药物进行临床研究，但未有明确结论。

本方为唐代著名医学家孙思邈所创，传统用于热毒壅滞、痰瘀互结的肺痈主方。现代药理研究认为，本方有抗病原微生物作用，可活化机体巨噬细胞系统，具有增强机体免疫能力、抗寒冷、抗疲劳的适应原样作用以及降低血小板聚集、改善微循环障碍等良好效果。临床常用于肺炎、肺脓肿、支气管扩张、渗出性胸膜炎、慢性阻塞性肺病、肺癌、急性咽炎、扁桃体炎、鼻窦炎、小儿支气管肺炎、百日咳、上气道咳嗽综合征等疾病的治疗，也可与其他具有清肺化痰作用的方药配伍以提高其临床疗效。

9. 理中化痰丸(《明医杂著》)　人参、炒白术、干姜、炙甘草、茯苓、姜制半夏。主治：脾胃虚寒，痰涎内停，呕吐食少，或大便不实，饮食难化，咳嗽唾涎。

10. 苏子降气汤(《太平惠民和剂局方》)　紫苏子、半夏、当归、甘草、前胡、厚朴、肉桂、生姜、大枣、紫苏叶。主治：上实下虚，痰涎壅盛，喘咳短气，胸膈满闷，或腰痛脚弱，肢体倦怠，或肢体水肿，舌苔白滑或白腻者。

11. 清金化痰汤(《统旨方》)　黄芩、栀子、桔梗、麦冬、桑白皮、贝母、知母、瓜蒌子、橘红、茯苓、甘草。主治：痰热郁肺，咳嗽气短，痰多而质黏腻或稠黄，咳吐不爽，或有热腥味，或带血丝，胸胁胀满，咳时引痛，口干欲饮，或有身热。

12. 清气化痰丸(《医方考》)　黄芩、陈皮、杏仁、枳实、制半夏、胆南星、瓜蒌子、茯苓。主治：咳嗽，痰稠色黄，咳之不爽，胸膈痞满，甚至气逆而呕恶，气急，小便短赤。舌红，苔黄腻，脉滑数。

三、止咳平喘剂

1. 止咳散（《医学心悟》） 桔梗、荆芥、紫菀、百部、白前、陈皮、甘草。疏风解表，宣肺止咳。用于外感风寒咳嗽，咳痰不爽，表邪未尽，脉浮缓，舌苔薄白者。

本方所治的咳嗽患者，多因风邪袭肺，肺气失宣所致。方中紫菀味苦甘温而质润，具有温而不燥的特点，能温肺下气、祛痰止咳，是下气之良药；百部温肺止咳，与紫菀相伍，能增强理肺化痰、下气止咳之功效，均属主药；白前长于降气化痰止嗽，桔梗开宣肺气、祛痰利膈，二药合用，辅助主药而起到宣降并施、疏利肺气化痰止咳的作用；荆芥辛散疏风、透邪解表，使在表之风邪得以宣泄，合陈皮理气行痰，则气顺而痰消；生姜合荆芥以散风邪而祛痰，合陈皮则降逆和中而化痰，共为佐药；甘草调和诸药，为使药。纵观全方，药少而专，药性平和，不偏寒热，具有温而不燥、润而不腻，散寒而不助热，解表而不伤正，宣通开肺之功效，本方的最大特点就是润肺养肺，不论新咳、久咳，都可使用。

本方是治疗咳嗽的良方。凡表现为咳嗽咽痒、咳痰不畅、微恶寒发热、苔薄白、脉浮缓者均为本方的适用指征。临床多用于上呼吸道感染、支气管炎咽炎、百日咳、咳嗽变异性哮喘等疾病的治疗。

2. 桑菊饮（《温病条辨》） 桑叶、菊花、杏仁、连翘、薄荷、桔梗、芦根、甘草。疏散风热，清肺止咳。用于风温初起证。咳嗽，痰白清晰，身微热或无热，咽红不适，口渴，偶有头晕，舌红苔白，脉浮数。

本方为治疗风温初起之代表方，乃辛凉轻剂，是辛凉解表剂的代表方剂。吴鞠通有云："肺为清虚之脏，微苦则降，辛凉则平，立此方所以避辛温也。"

方中桑叶甘寒入肺，轻清疏散，清肺热之时亦能润肺化燥；菊花味辛疏散，体轻透表，疏散风热，二药相须为用，深谙"治上焦如羽，非轻不举"之理，兼入肝经，清肝明目，共为君药。臣以杏仁味苦，降气平喘；桔梗性散上行，宣肺化痰，一宣一降，气道得通，则清气入而邪气出。连翘清热解毒，助君药清散肺热，本品外可疏散风热，内可清热解毒，病到卫气或是营血皆可用之；芦根清热泻火，生津止渴，咽喉肿痛者尤宜用之；薄荷辛凉解表，助君药疏风散热之力，三者共为佐药。甘草调和诸药为使。上八味相合，风热去而病自舒。

现代药理研究表明，本方具有抗炎、抗菌、解热、发汗、抑制肠蠕动亢进、增强机体免疫功能等多种作用。近年，有实验研究报道，本方对禽流感有一定的防治作用。临床常用于治疗上呼吸道感染、外感咳嗽、急性咽炎、妊娠咳嗽、肺炎喉源性咳嗽、急慢性支气管炎、化脓性扁桃体炎、带状疱疹、头痛、结膜炎、角膜炎急性肾炎、小儿感冒、小儿肺炎支原体感染、小儿多发性抽动症、水痘、过敏性鼻炎鼻窦炎、鼻衄、肺热型痤疮、急性湿疹等多种疾病。

临床上有报道显示，桑菊饮加减治疗慢性支气管咳嗽具有显著疗效，有效率可达93.75%。现代药理研究发现，桑菊饮水煎液似可通过降低脑脊液 cAMP 含量而介导降温作用，同时其对急性实验性炎症有较强的抑制作用。

3. 参苏饮(《太平惠民和剂局方》) 人参，紫苏叶，葛根，半夏，前胡，茯苓，广木香，桔梗，枳壳，陈皮，炙甘草，生姜，大枣。益气解表，理气化痰。用于内伤体虚，复外感风寒之虚人感冒。表现为恶寒发热，头痛咳嗽，痰多气逆，唾涕稠黏，胸膈胀满，无汗乏力，脉浮弱，苔白者。

本方适用于治疗肺脾气虚，风寒袭肺所致的咳嗽。方中人参、茯苓、大枣、甘草补中益气；柴胡、葛根、生姜发表散邪；前胡、陈皮、桔梗、半夏理气祛痰、调中止呕；枳壳、木香行气化滞、宽畅胸膈。诸药合用，可起到益气解表、疏风散寒理气化痰之功效。体虚以人参扶正祛邪，虽为佐药，但不可或缺，故而名为参苏饮。

在参苏饮中，紫苏叶是解表散寒的主药，加上人参，组成参苏饮，是益气解表、理气止咳的常用方剂。紫苏为唇形科植物紫苏的茎、叶，其性味辛、温，入肺脾经，有解表散寒、行气宽中之功。紫苏叶辛香温散，入肺走表而发散风寒，又能走脾行血，对外感风寒、内兼湿滞之证尤为适宜。《本草纲目》对"紫苏"一名释为"苏从酥，音酥，舒畅也。苏性舒畅，行气和血，故谓之苏。曰紫苏者，以别白苏也。苏乃荏类，而味更辛如桂，故尔雅谓之桂荏。"又说："紫苏，近世要药也。其味辛，入气分；其色紫，入血分。故同橘皮、砂仁，则行气安胎；同藿香、乌药，则温中止痛；同香附、麻黄，则发汗解肌；同川芎、当归，则和血散血；同木瓜、厚朴，则散湿解暑，治霍乱，脚气；同桔梗、枳壳，则利膈宽肠；同杏仁、莱菔子，则消痰定喘也。"

本方为虚人感冒的常用方剂。现代药理研究认为，本方具有解热镇痛、镇咳祛痰、抗炎、抗病毒及提高机体免疫功能的作用。临床常用于治疗反复性呼吸道感染、急性或慢性支气管炎、胃肠型感冒，也常用于老年人、小儿或产后脾肺气虚感冒的治疗。

4. 金沸草散(《博济方》) 旋覆花，麻黄，前胡，荆芥穗，甘草，半夏，赤芍。发散风寒、降气止咳。用于风寒咳喘，伤风感冒，症见痰涎不利，或兼头痛、寒热无汗。

本方适用于风寒束表、肺失宣肃、咳痰不爽等表现为咳嗽者。方中旋覆花味咸性温，散风寒、化痰饮，善治风寒咳喘，为主药。麻黄、荆芥辛温解表、宣肺平喘，为辅药。前胡下气消，兼散风寒；半夏燥湿化痰、降气止咳，助主、辅药祛痰止咳；赤芍苦而微寒，可防温燥太过，共为佐药。甘草益气和中，调和诸药；姜、枣调和营卫，为使药。诸药协力，使邪去气顺、痰消咳止而喘自平。

治疗外感咳嗽，应审证求因，病情轻重不同，治法方剂也异。医家陈修园认为治疗伤风咳嗽，应"轻则六安煎、重则金沸草散"。历代名家都对本方情有独钟，常以此为基础，加以化裁，疗验卓著。本方组成看似平淡无奇，但实精妙。中医认为，"诸花皆升，旋覆独降"，用之能肃肺降胃，豁痰化饮，咳逆而喘，尤与芍药、甘草相配使用，具有增效作用，不可轻易更换。

本方既能理气和胃、下气降逆，又能滋养肺津、舒缓肺气，肺脾同治为其特点。现代药理研究证实，本方可解痉止痛、抑酸平喘、缓解支气管平滑肌痉挛。临床常用于反流性食管炎、慢性胃炎、十二指肠溃疡或胃溃疡、反流性咽炎及咳嗽变异性哮喘等慢性咳嗽的治疗。

5. 桑杏汤(《温病条辨》) 桑叶、杏仁、沙参、浙贝母、淡豆豉、栀子皮、梨皮。轻宣燥热，养阴润肺。用于外感温燥。症见头痛身热，干咳无痰，口干鼻燥，或痰少而黏，口渴舌红，苔薄黄而燥，脉浮数。

本方适用于外感温燥、肺津受灼而肺气失司之证。方中以桑叶甘寒清肺透邪、外散温燥，杏仁苦温而润、宣肺利气止咳，沙参润肺生津、化痰止咳，均为主药；淡豆豉助桑叶、杏仁理肺透邪，梨皮助沙参生津润肺，共为辅药；栀子皮善清上焦肺热，浙贝母化痰止咳，均为佐使药。方中诸药合用，具有清轻燥热、生津润肺之功。

方中桑叶，临床常用于治疗发散风热，价廉易得，治病范围广泛，且功效颇佳，被誉为"神仙草"。传统中医认为此药可疏散风热、清肺润燥、平抑肝阳、清肝明目及凉血止血。单味桑叶，可治盗汗，效果甚佳。《神农本草经》中早就有所记载，认为桑叶能"除寒热、出汗"；其后，元代朱丹溪的《丹溪心法》也说："青桑第二叶，焙干为末，空心米饮调服，最止盗汗"。尤其是明末清初名医傅青主擅用桑叶止汗，誉之为"收汗妙品"，还拟定了以桑叶为主的"止汗神丹""遏汗丸"等方剂。清代名医陈士铎的《辨证奇闻》将桑叶拓展治汗证范围，不论盗汗、自汗、虚证、实证，均可在配方中加入桑叶。药理研究也证实，桑叶含芸香苷和斛皮素，能保持毛细血管抵抗力，减少其通透性而起到止汗的效果。

本方为治疗感受温燥邪热、耗伤肺津的代表方剂之一。凡因燥热伤肺而致口干咽燥、咳嗽、身热汗出、头昏头痛等表现者，均可使用。现代药理研究认为，本方能增加气道抗体含量以增强免疫防御功能及气道纤毛运动，能调节汗腺分泌、镇痛、镇咳、退热、抗感染、降血压、降血糖及降血脂等作用。临床常用于上呼吸道感染、咳嗽变异性哮喘、糖尿病、感冒（染）后咳嗽、上气道咳嗽综合征、肺炎及小儿支气管肺炎、支气管扩张、肺结核之低热盗汗等疾病的治疗。

6. 清燥救肺汤（《医门法律》）　桑叶、石膏、人参、甘草、胡麻仁、阿胶、麦冬、杏仁、枇杷叶。主治：温燥伤肺，身热鼻燥，干咳无痰，气逆而喘，咽喉干燥，心烦口渴，舌干无苔，脉虚大而数。

7. 泻白散（《小儿药证直诀》）　地骨皮、桑白皮、粳米、甘草。清泻肺热，止咳平喘。用于肺热喘咳，气喘咳嗽，皮肤蒸热，日晡尤甚，舌红苔黄，脉细数。

肺气失宣，火热郁结于肺所致，治疗以清泻肺热、止咳平喘为主。方中肺气失宣，故见喘咳；肺合皮毛，肺热外蒸于皮毛，故皮肤蒸热（轻按觉热，久按若无，由热伏阴分所致）。方中桑白皮甘寒性降，专入肺经，清泻肺热、止咳平喘，为君药。地骨皮甘寒，清降肺中伏火，为臣药。粳米、炙甘草养胃和中，为佐使药。

泻白散方中的地骨皮是历代医家常用于清虚热的一味良药。地骨皮为枸杞的干燥根皮，性味辛、寒，归肺、肝、肾经，具有凉血除蒸、清热降火之功效。金代著名医家张元素在《珍珠囊》一书中称此药有"解骨蒸肌热，消渴，风湿痹，坚筋骨，凉血"之效，常与知母、鳖甲、银柴胡等配伍以治疗阴虚发热；宋代名著《圣济总录》中也记载了地骨皮汤；元代太医院御医罗天益所著的《卫生宝鉴》中，将此药与秦艽、鳖甲配伍，创制了"秦艽鳖甲散"并传之于世。所有这些含有地骨皮的著名方剂都常用于清虚热，特别是适用于小儿肺热咳嗽、气逆不降、肌肤蒸热等患者的治疗。

可用于小儿麻疹初期、肺炎或支气管炎等属肺中伏火郁热者。

8. 杏苏散（《温病条辨》）　紫苏叶、杏仁、橘皮、半夏、桔梗、枳壳、前胡、茯苓、生姜、大枣、甘草。轻宣凉燥，理肺化痰。用于风邪伤表，肺气失宣。症见头痛咽痒，恶寒无汗，咳嗽痰稀，鼻塞流涕，周身酸疼，脉弦苔白者。

　　本方是外感凉燥、邪袭肺卫、痰湿内阻所致咳嗽证的常用方。所谓凉燥是指起于秋风之后，小雪之前，感受风寒之邪。燥病属凉，此为次寒，证与感寒同类。方中苏叶辛温不燥，《滇南本草》记载该药能"发汗，解伤风头疼，定吼喘，下气，宽膨，消胀，消痰"，从而解肌发表、开宣肺气，使凉燥从表而解；杏仁苦泄而微温润，主入肺经气分，《神农本草经》言其能"主咳逆上气雷鸣，喉痹，下气"，功擅降气化痰、止咳平喘，为肺家要药，咳喘不论新久，或寒或热，均可选用，与苏叶相伍，温而不燥，既可清宣凉燥，又可利气止咳，共为君药；前胡疏风降气、化痰止咳，助杏仁、苏叶轻宣达表而兼祛痰；桔梗开宣肺气、化痰利咽；枳壳理气宽胸、消痰除满，与前胡合用，一升一降，辅助杏仁以宣肺气，共为臣药；半夏、橘皮、茯苓燥湿化痰、理气和胃，又得枳壳相伍，更可加强理气宽胸之效，正如前人"治痰先治气，气顺痰自消"之说；甘草合桔梗宣肺化痰，共为佐药；生姜、大枣调和营卫，通行津液，为使药。诸药相辅相成，正合《黄帝内经》"燥淫于内、治以苦温，佐以甘辛"的理论。

　　本方为传统用于外感凉燥的主要方剂。现代药理研究认为，本方系通过散寒解表、温肺化饮、益气补中以促进肺津生成，调节肠道分清泌浊及黏液纤毛的化作用而达到治疗的效果。常用于喉源性咳嗽、感冒后咳嗽、咳嗽变异性哮喘、小儿单纯性咳嗽、百日咳、急性支气管炎等疾病的治疗。

　　9. 小青龙汤（《伤寒论》）　麻黄、桂枝、细辛、干姜、五味子、半夏、芍药、甘草。解表散寒、温肺化饮、止咳平喘。用于外感风寒，内停水饮，症见恶寒发热，无汗，喘咳痰多而清稀或痰饮咳喘，不得平卧，或身体疼痛，头面四肢水肿，舌苔白滑，脉浮者。

　　本方为解表、化饮、通窍、平喘的代表方剂。方中麻黄、桂枝发汗解表，宣肺平喘；白芍配伍桂枝以调和营卫；干姜、细辛以温肺化饮；半夏燥湿化痰，蠲饮降浊；炙甘草调和诸药，配白芍酸甘化阴，可缓和麻黄、桂枝辛散之烈，诸药合用，相辅相成，效果显著。

　　其实，现代临床较少用于解表，多用于平喘，故近代著名医家张锡纯认为，本方是治喘神方。此外，日本学者也常用于治疗鼻渊，也有较好疗效。经方名家刘渡舟认为，从方中药物的组成分析，本方既有温通三焦、通治上、中、下三焦水湿之邪的功能，又有温散寒饮而不伤正的优势。本方治疗咳喘，要强调的辨证要点是：一是咳吐大量白色泡沫样痰；二是咳吐冷痰，自觉痰凉如粉，痰色似蛋清样半透明，并常有气短、憋闷、窒息感，重则咳逆倚息不能平卧，秋冬季节或受寒凉后常易发作而加重。本方麻、桂并用，又配以细辛，虽有芍药、甘草、五味子等药相佐，仍为辛散峻烈之剂。因此，在服法上要求水煎，分三次服用，使其药力不致太猛。对于年高体弱、婴幼儿童，特别是心肾功能虚衰的患者，仍然要慎用为宜，中病即止。

　　本方历代沿用不衰，主要用于平喘。现代药理研究表明，本方具有平喘、止咳、抗炎、抗菌、抗病毒、解热、抗过敏、抗癌等多种作用。据近年报道，方中富含锌元素，对调节机体各种功能，特别是调节代谢也有一定功效。临床常用于支气管哮喘、咳嗽变异性哮喘、过敏性鼻炎、感冒后咳嗽综合征、上气道咳嗽综合征、急性或慢性支气管炎、肺炎、肺癌、慢性阻塞性肺疾病、病态窦房结综合征等疾病的治疗。

本方自古以来就是治疗咳喘的有效方剂。现已明确，方中平喘的主要药物为麻黄，而起平喘作用的有效成分为其所含的麻黄碱。早在20世纪初期，我国的药学家已从麻黄中提取出麻黄碱，并应用于临床治疗支气管哮喘。因此，客观而言，从麻黄到麻黄碱直至当今的异丙肾上腺素、沙丁胺醇、沙美特罗、福莫特罗等β_2受体激动剂都源于麻黄。也就是说，麻黄无疑是β受体激动剂的始祖，这应是不争的事实。

应予注意的是，由于麻黄中所含的麻黄碱，与所有的β受体一样，不但对支气管β_2受体有激动作用，而且对心脏的β_1受体也同样有激动作用，其缺点不具有选择性。因此，所有麻黄类方，对有高血压、快速性心律失常、脑卒中、青光眼和失眠等疾病的患者宜慎用或禁用。此外，在麻黄的用量上要有限制，一般从小剂量开始，逐步酌加。已故名医姜春华教授曾指出，用于平喘，9g以上方有效，但根据以往的临床经验，一般在9g以下就可见效。当今有学者用至15~20g，还有个别甚至用至50g，远超于古代医学者及《药典》的标准，显然是不智之举。所以，我们在强调麻黄有效平喘的同时，必须关注其不良反应。

10. 射干麻黄汤(《金匮要略》)　射干，麻黄，生姜，细辛，紫菀，款冬花，大枣，制半夏，五味子。宣肺祛痰，下气止咳。用于咳而上气，喉中有水鸡声者，颇宜选用。

本方是治疗咳喘的常用方剂。凡因风寒射肺，宣降失常，津聚成痰，或内有痰饮，外受风寒之邪引发而致咳逆上气者，均为适用范围。本方麻黄、细辛温肺散寒；射干开结降逆，生姜散寒行水，半夏祛痰降逆，紫菀、款冬花温润除痰、下气止咳；五味子酸敛纳气，不使肺气耗散，并制麻黄、细辛之宣散；大枣甘润，益气养阴，既可缓和辛散之峻烈，又防温燥之伤阴。本方组成特点在于散中有收，燥中有润，则风寒去而气不耗，痰饮化而阴不伤，逆气平而咳自止。

本方中之射干对治疗喉中水鸣声，或喉中痰堵、咳而不爽者，是一味佳药。《神农本草经》称其："味苦平，主咳逆上气，喉痹咽痛不得消息，散结气，腹中邪逆，食饮大热，一名乌扇，一名乌蒲，生川谷。"现认为其性味并非苦平，而为苦寒，故有泄降及清热解毒之功效，且专入肺经，擅长清肺泻火、利咽消肿。咳喘者咳剧或久咳常易伤咽喉，影响肺气升降出入，此药利咽止咳，用于咳喘则如虎添翼。

本方是温化寒痰、止咳平喘的古方。现代药理研究认为，本方具有祛痰、平喘、解痉止咳、抗菌消炎的作用。临床常用于小儿支气管炎、支气管哮喘、上气道咳嗽综合征、咳嗽变异性哮喘、感染后咳嗽、上呼吸道感染、急性和慢性咽炎、声带小结等疾病的治疗。

11. 麻黄杏仁甘草石膏汤(《伤寒论》)　麻黄，杏仁，甘草，石膏。宣肺止咳，清热平喘。用于外感风邪，身热不解，咳逆气急，鼻扇，口渴，有汗或无汗，舌苔薄白或黄，脉滑数。

本方为治疗外感风邪、入里化热、痰壅于肺或热闭于肺的主要方剂。方中麻黄辛苦而温，发汗解表，宣肺平喘；重用石膏辛甘大寒，清泄肺热，生津止渴，石膏用量三倍于麻黄，可相制为用，既能解表宣肺，又能清热，两药虽一辛温，一辛寒，但辛寒量大于辛温，清宣结合，宣肺不助热，清肺不留邪；杏仁降气平喘，与麻黄配伍，一宣一降，宣降协同，可起增强止咳平喘的作用，使肺热得清，咳喘自平，合石膏相伍则清肃协同，其效倍增；甘草调和诸药，益气和中，并与石膏配伍，甘寒生津。本方药少而精，配伍严谨，具有"闭者得开、壅者得泄"的特点，宣、清、降三法合用，则可达辛凉宣泄、清肺平喘之效。

历代医家用本方，有"有汗用麻黄，无大热而用石膏"之说，称其汗出乃因热壅于肺蒸迫津液而外泄，此药与杏仁相伍的目的在于宣肺平喘，重用生石膏，一变辛温为辛凉，虽有汗也可无禁忌；无大热而用石膏，是指体表发热不甚，而里热颇盛，石膏为清里热之要药，不可不用。本病病机为"肺热"，主症为"喘"，不拘泥于有汗无汗，临床上只以是否属肺热喘咳为其辨证施治之要点，不可不知。

本方是治疗肺热咳喘的专用方剂。现代药理研究表明，本方不仅具有镇咳、祛痰、平喘、解热作用，而且能抗病原微生物、抗变态反应、降低血液黏稠度、改善血液循环、增强机体免疫功能。临床常用于支气管哮喘、急性和慢性支气管炎、上呼吸道感染、肺炎、鼻炎、咽炎、上气道咳嗽综合征、放射性肺炎等疾病的治疗，效果颇佳。

12. 定喘汤（《摄生众妙方》）　白果，麻黄，紫苏子，甘草，款冬花，杏仁，桑白皮，黄芩，制半夏。宣肺平喘，清热化痰。用于外感风寒，内蕴痰热之哮喘。症见胸闷气急、恶寒发热，痰多黄稠，喉中常伴喘鸣声，或兼表证，苔黄腻，脉滑数。

咳喘成因很多，本方所治以宣降肺气、定喘化痰为主，清热解表为辅。方中麻黄宣肺平喘、解表散寒，白果敛肺止咳、化痰止喘，两药相伍，一散一收，既可增强止咳定喘之力，又不致耗散肺气；杏仁、苏子、半夏、款冬花以助降气化痰，加强平喘效果；以黄芩配桑白皮，清泄肺热、止咳平喘之力更强；甘草调和诸药，兼以健脾益胃、化痰止咳。诸药各司其职，相辅相成，使外寒解而痰热除，则喘咳自消。

值得一提的是，方中主药之一的白果，其性味甘、苦、涩，归肺、肾经。入肺能敛肺定喘，主咳喘痰嗽；入肾则止带缩尿，可治白浊、带下、遗精、尿频。浙江近代名医叶熙春认为，此药甘苦而涩，能定痰喘、止带下，临证常用于治疗痰饮咳喘、遗精带下；女科名家傅青主常用其治带下；著名医药学家李时珍在《本草纲目》中称此药"入肺经，益脾气，定喘咳，缩小便"，用于老年人尿频、小儿遗尿颇佳。

白果还是药食两用的佳品。据传，汉光武帝刘秀做太子逃难时，曾在浙江长兴烤食此品充饥，并诗赞："深灰浅火略相遇，小苦微甘韵最高。未必鸡头如鸭脚，不妨银杏伴金桃。"银杏的果实为白果，其树供观赏，果和叶则药食俱良。但需注意，此药食虽好，但不宜多吃。由于此果含有氰化物，多吃易中毒，轻者发现早尚可救治，重者或抢救过迟则可致命。因此，一旦食用过量，须及时送往医院抢救。一般来说，小儿吃至7颗以上，成人吃至40颗以上，就有可能发生中毒事件。故食用要适量，不能生吃，特别是在处理白果时，应将中间的绿色胚芽去除，因其中有毒成分的含量最高。本方还有另一味药杏仁，也同样含有氰化物，两药合用时也要注意使用是否过量。

本方主要用于治疗咳喘。现代药理研究认为，本方具有祛痰镇咳及松弛支气管平滑肌的作用。此外，还能抗血小板聚集，改善血液循环，防止血栓形成，并可扩张血管，防止动脉粥样硬化及心肌缺血、梗死，提高机体免疫功能，延缓衰老，抗氧化及清除体内自由基，促进皮肤新陈代谢以恢复皮肤弹性而达到美白、防皱的效果。临床常用于治疗支气管哮喘、咳嗽变异性哮喘、肺炎、急性或慢性支气管炎、感染（冒）后咳嗽综合征、小儿支气管肺炎、慢性阻塞性肺病、支气管扩张、鼻窦炎、过敏性鼻炎等患者。以本方增减化裁，还可扩展治疗范围，如用于治疗带下、老年人尿路感染或尿频、遗精等多种疾病。

近年来，巴西圣保罗联邦大学研究表明，产于中国的银杏能畅通血管，在延缓衰老、增强记忆力、改善脑血流量方面具有常规药物难以实现的疗效，有助于治疗老年痴呆症，有防治冠心病、心绞痛、中风、半身不遂等心脑血管疾病的良好效果。

13. 三子养亲汤(《韩氏医通》)　紫苏子，白芥子，莱菔子。行气消食，豁痰止咳，降逆平喘。用于痰壅气滞，咳嗽喘逆，痰多胸闷，食少难消，或肢体浮肿。

本方是行气消痰，用于治疗咳喘的常用方剂。方中苏子，《药性赋》曰："紫苏子分下涎"，认为此药善于降气消痰、平喘润肠；白芥子味辛，性温，归肺经，此药气锐走散，能通经活络而有利气机、豁寒痰、散寒结、消肿痛之功，既善于祛寒痰，尤长于祛皮里膜外之痰，古有"痰在胁下皮里膜外，非白芥子莫能达"之说。故寒痰喘咳、胸胁支满刺痛，以及痰注关节、肌肤所致的关节疼痛、肢体不利，或发为阴证痰核者均为所宜，可见此药豁痰最佳；莱菔子消食、行气豁痰，气行则火降而痰消。共子均为行气消痰之品。根据"以消为补"的原则，合而为用，各显所长，可使痰消气顺，喘嗽自平。

本方三药各有所长。如用于气喘咳嗽，以苏子为主；痰多以白芥子为主；食痞兼痰以莱菔子为主，因此药有破气消食作用。直至现在，民间食人参多忌吃萝卜及其果实，就在中医治疗中，凡过吃人参者都以莱菔子破解。但也有实验表明，人参与莱菔子同用，并未有减效的作用，不能不令人疑惑。

本方以温化降气消食为先，意在治标。莱菔子、白芥子开破之力较强，应慎久服，待症状消退时，就当以标本兼顾为要。

本方是适用于治疗老年人喘嗽的常用方剂。现代药理研究证实，本方具有平喘、镇咳、祛痰、抗炎、抑菌、抑制甲状腺功能及促进胃肠蠕动等作用。临床常用于慢性支气管炎、支气管哮喘、慢性阻塞性肺疾病、慢性肺源性心脏病、习惯性便秘、功能性消化不良、阻塞性睡眠呼吸暂停综合征、肥胖、高脂血症等疾病的治疗。

14. 葶苈大枣泻肺汤(《金匮要略》)　葶苈子，大枣。泻肺祛痰，利水平喘。用于肺痈，支饮，水气凌心。症见痰涎壅塞，胸胁胀满，喘咳不得平卧，甚则一身面目浮肿，鼻塞流涕，不闻香臭。

本方是泻肺平喘、利水消肿的重要方剂。方中仅两味药组成，葶苈子泻肺利水，恐其性峻猛，配以大枣护脾通津，乃泻而不伤脾之法，意在保全母气以复长肺叶之根本。然肺脾素虚者，则此方亦难轻试，不可不慎。

本方为平喘消肿的常用方剂。现代临床研究认为，本方可用于渗出性胸膜炎、胸腔积液、癌症胸水、心包积液、慢性肺源性心脏病、肺脓肿、急性呼吸紧迫综合征、心力衰竭、过敏性鼻炎、小儿肺炎、肺水肿、脑水肿、慢性肾炎及肾功能不全等疾病的治疗。

15. 参蛤散(《普济方》)　蛤蚧(去头足)，人参。补肺肾，定喘嗽。用于肺肾两虚之咳嗽、气急、言语无力、声音低微。

本方为"五脏相关""心肺同治"的基本方剂。方中蛤蚧为名贵中药材，属于壁虎科动物，喜欢鸣唱，雄性叫声为"蛤"，雌性叫声为"蚧"，人们便以声名之，雄性为蛤，雌性为蚧，习惯连称为蛤蚧。其味咸，性平，入心、肾二经，具有补肺益肾、定喘止嗽的功能。

可用于治虚劳、肺痿、喘嗽、咯血、消渴、阳痿等症。明代名家李时珍在《本草纲目》中称"蛤蚧补肺气,定喘止嗽,功同人参;益阴血,助精扶赢,功同羊肉",具有益气、益精、壮阳的效果。蛤蚧其貌不扬,其皮粗口大、身小且粗者雄,即蛤;皮细口尖、身大尾细者雌,即蚧。据资料记载:"蛤蚧雌雄相呼,屡日乃交,两相抱拥,捕者擎之,虽死不开。"可说忠贞不贰,真好比梁山伯与祝英台、罗密欧与朱丽叶。而方中的人参,已是人人皆知的大补元气之品,具有复脉固脱、益肺气、强心脉的良好作用,素有"百草之王"之美誉。两药相辅相成,相须为用,益气强心、补肺益肾、定喘止嗽,药虽少而力增,故历代沿用而不衰。

本方在临诊中,肾虚性哮喘要因人而异,体质偏阳虚、气虚者可用蛤蚧一对,与红参25g研末;体质偏阴虚或血虚者,可用蛤蚧1对,生晒参20g,研末,每日2次,每次2g,开水送服;治咯血,用蛤蚧1对,生晒参35g,仙鹤草、墨旱莲各60g,研末,每日3次,每次3g,开水送服;治阳痿、早泄,用蛤蚧1对,加红参25g,淫羊藿125g,菟丝子45g,研末,每日2~3次,每次2克,开水送服。

近年来对本方的临床和实验研究颇为活跃,或照此方,或在此方基础上加味,结果表明,对本方定喘止嗽、强心消肿有显著疗效,特别对慢性心力衰竭具有独特优势。方中人参主要成分为人参皂苷和人参多糖。现代药理研究证实,人参是非洋地黄类西药正性肌力药,能明显提高心衰患者心排出量和心脏指数、抗心律失常、增加冠状动脉和外周血管血流量、提高心肌耐缺氧能力、有效抑制多种急性心肌梗死的心室重构、保护心功能、改善心功能不全和强心作用,对心性或肺性哮喘都是难以或缺的佳品,且人参还具有很好的抗衰老、益智等多种功效;而蛤蚧提取物的药理作用则能解痉平喘、抗炎、降低血糖、增强机体免疫功能、提高超氧化物歧化酶水平而起抗自由基的作用,故能延缓衰老,还具有抑制炎症前期血管通透性增加、渗出和水肿等作用。方中两药合用,前者长于补气而益心肺,后者则长于益肾助阳。临床治疗慢性支气管炎、支气管哮喘、慢性阻塞性肺病、慢性肺源性心脏病、间质性肺病、顽固性或激素依赖性哮喘、慢性心力衰竭、性功能障碍、老年痴呆、慢性消耗性疾病、慢性肾病综合征等疾病均可使用。

四、扶正固本剂

1. 养阴清肺汤(《重楼玉钥》) 生地黄、麦冬、生甘草、玄参、贝母、牡丹皮、薄荷、炒白芍。养阴清肺,利咽解毒。用于咽喉肿痛,鼻干唇燥,口渴欲饮,或有身热,咳嗽,呼吸有声,似喘非喘,尤宜于白喉。

本方是治疗白喉的重要方剂。白喉之病,多由肺肾不足,肺经蕴热,损伤阴液,或遇燥气流行,感受疫毒而成。方中以生地黄、玄参养阴凉血,清热解毒,壮水制火,为主药;辅以麦冬、炒白芍助生地黄、玄参养阴润肺,牡丹皮助生地黄、玄参凉血解毒;佐以贝母润肺止咳,清热化痰;以生甘草为使,泻火解毒;薄荷疏散风热,宣肺利咽。诸药合用,共奏养阴清肺、凉血解毒之功,"养阴清肺",确为名副其实。

本方是治疗白喉的基本方。现代药理研究认为,本方对白喉杆菌有极高的抑菌和杀菌能力,有较强的中和毒素的作用;能提高机体的免疫功能。此外,还具有镇咳、祛痰、抗炎的良好效果。临床除主要用于治疗白喉外,还常用于治疗急性扁桃体炎及咽炎、上呼吸道感染、肺炎、小儿支气管肺炎、干燥综合征、间质性肺炎、病毒性角膜炎及口腔溃疡等疾病，其效颇为显著。

2. 百合固金汤(《医方集解》)　百合、生地黄、熟地黄、白芍、当归、川贝母、玄参、桔梗、生甘草、麦冬。养阴清热，润肺化痰。用于肺肾阴虚，虚火上炎。症见咽喉燥痛，咳嗽气喘，痰中带血，口干舌燥，手足心热，舌红苔少，脉细数。

本方为治疗肺肾阴虚、虚火亢盛的常用方剂。方中以百合滋润肺阴，生熟二地以壮肾水，共起滋补肺肾之功，为主药；麦冬助百合以润肺止咳；玄参与二地配伍使其滋阴清热作用更强，为辅药；当归、白芍养血和阴；贝母、桔梗清肺化痰，为佐药；甘草协调诸药，并合桔梗以利咽喉，为使药。诸药合用，使阴液充足，肺肾得养，虚火自平，痰化热消，诸症悉除。

现代药理研究认为，百合鳞茎含蛋白质、脂肪、淀粉、多种维生素及微量元素；此外，并富含秋水仙碱等多种生物碱。实验表明，百合煎剂除有止咳平喘、镇静安神的作用外；所含的秋水仙碱可抑制癌细胞生长，并具有降低尿酸的作用，对痛风有较好的治疗效果；同时有延缓衰老、提高机体免疫、促进营养代谢、抗疲劳、抗溃疡及增强机体耐缺氧等多种功效。

本方由于药理作用广泛，常用于治疗神经官能症、抑郁症、干燥综合征、更年期综合征、睡眠障碍、扁桃体炎及咽炎、肾炎、白塞病、间质性肺炎、病毒性心肌炎、小儿支气管肺炎、肺结核、慢性支气管炎、萎缩性胃炎、消化性溃疡、咳嗽变异性哮喘、感冒后咳嗽等疾病。

3. 麦门冬汤(《金匮要略》)　麦冬，党参，制半夏，粳米，大枣，甘草。生津益胃，降逆下气。用于肺胃阴虚内热，津液不足，气火上逆所致之肺痿。症见咽干口渴，咳吐涎沫，上逆短气，舌光红，脉虚数。

本方是治疗肺痿的常用方剂之一。方中重用麦冬养阴滋液，生津润燥以清胃中虚热，并复脾胃阴津，为主药；党参、甘草、大枣、粳米补脾益肺、益气养胃生津，使胃阴充足则津液上输于肺，肺得以养，为辅药；配半夏开胃行津、降逆下气、化痰止咳，为佐药；甘草生用能清热利咽，为使药。诸药同用，使胃得滋润，肺得所养，虚热得清，咽利则咳逆自止。

本方是用于治疗肺痿，或肺胃阴虚，气火上逆者的主要方剂。此外，本方还具有抗炎、抗过敏、调节分泌、调节代谢等作用。临床常用于治疗慢性阻塞性肺疾病、支气管哮喘、支气管扩张、感冒(染)后咳嗽、药物性咳嗽、食管反流性咳嗽、上气道咳嗽综合征、咽炎、扁桃体炎、口腔溃疡、干燥综合征、慢性萎缩性胃炎、糖尿病性胃轻瘫及肺间质性纤维化等疾病，均有较好的疗效。

4. 补肺汤(《永类钤方》)　黄芪、五味子、桑白皮、人参、熟地黄、紫菀。主治：肺气亏虚，气短喘咳，语言无力，声音低弱及劳咳潮热，盗汗。

5. 人参蛤蚧散(《卫生宝鉴》)　蛤蚧、杏仁、甘草、人参、茯苓、贝母、桑白皮、知母。主治：咳久气喘，痰稠色黄，或咳吐脓血，胸中烦热，身体日渐羸瘦，或面目水肿，脉浮虚，或日久成为肺痿。

下篇 肺脏不洁论的临床运用

第九章 感冒

第一节 疾病概述

一、概述

感冒是一种自愈性疾病，指感受外邪、邪犯卫表而导致的常见疾病，临床表现以鼻塞、流涕、喷嚏、咽痛、咳嗽、头身痛、恶寒、发热等全身不适，脉浮为主要特征。

本病四季均可发生，以春冬两季为多。病情轻者多为感受当令之气，俗称伤风、冒风、冒寒；在一个时期内及一定区域内广泛流行、病情类似者，称为时行感冒（俗称流感，西医为流行性病毒引起的流行性感冒）。病情重者多为感受非时之邪，称为重伤风。

"感冒"病名出自北宋《仁斋直指方·诸风》，其伤风方论中记载了参苏饮。早在《内经》即已有外感风邪的论述，如《素问·骨空论》说："风者百病之始也……风从外入，令人振寒，汗出头痛，身重恶寒。"汉代张仲景《伤寒论·辨太阳病脉证并治》论述太阳病时，以桂枝汤治表虚证，以麻黄汤治表实证，提示感冒风寒有轻重的不同，为感冒的辨证治疗奠定了基础。本证与伤寒不同，《景岳全书·伤风》说："伤风之病，本由外感，但邪甚而深者，遍传经络即为伤寒，邪浅而轻者，止犯皮毛，即为伤风。"本病发病机制是外邪侵犯肺卫所致，故一般都有肺卫表证，因而初起治法，以解表散邪为主。及至明清，诸医家多将感冒与伤风互称，并对虚人感冒有进一步的认识，提出扶正达邪的治疗原则。至于时行感冒，隋代巢元方《诸病源候论·时气病诸候》中即已提示其属"时行病"之类，具有较强的传染性。如所述："时行病者，春时应暖而反寒，冬时应寒而反温，非其时而有其气。是以一岁之中，病无长少，率相近似者，此则时行之气也。"即与时行感冒密切相关。至清代，不少医家进一步强化了本病与感受时行之气的关系，林佩琴在《类证治裁·伤风》中提出了"时行感冒"之名。徐灵胎《医学源流论·伤风难治论》说："凡人偶感风寒，头痛发热，咳嗽涕出，俗谓之伤风……乃时行之杂感也"，指出感冒属触冒时气所致。

二、病因病机

感冒是因外感六淫及时行之邪，侵袭肺卫，导致卫表不和，肺失宣肃而为病。

1. 病因　感冒是由于六淫、时行之邪侵袭人体而致病。风为六淫之首，以风邪为主因，流行于四时之中，故外感为病，常以风为先导。但在不同季节，与当令之气相合伤人，而表现为不同证候。如秋冬寒冷之季，风与寒合，多见风寒证；春夏温暖时，风与热合，多见风热证；夏秋之交，暑多夹湿，表现为风暑夹湿证候。但一般以风寒、风热多见，夏令时亦常夹暑湿之邪。梅雨季节之夹湿，秋季兼燥等亦常见。

若四时六气失常，即非其时而有其气，伤人致病一般较感受当令之气为重。非时之气夹时行疫毒伤人，则病情重而且多变，往往相互传染，造成广泛的流行，而且不限于季节性。正如《诸病源候论·时气病诸候》所言："夫时气病者，此皆因岁时不和，温凉失节，人感乖戾之气而生，病者多相染易。"

2. 病机　卫表失和是感冒的主要病机。外邪侵袭人体是否发病，关键在于卫气的强弱，同时与外感邪气的轻重有关。《灵枢·百病始生》曰："风雨寒热不得虚，邪不能独伤人。"即素体强盛则不易感受外邪而病，若体虚卫表不固，肺卫调节疏懈，外邪乘袭卫表，就可致病，易见虚体感邪。如素体阳虚者易受风寒，阴虚者易受风热、燥热，痰湿之体易受外湿。如气候突变，冷热失常，卫外之气失于调节应变，本病的发生率升高；或因生活起居不当，寒温失调或过度疲劳，致腠理不密，营卫失和，外邪侵袭易侵；若肺经素有伏痰（痰热、痰湿），肺卫调节功能低下，更易感受外邪，内外相引而发病。

外邪侵犯肺卫的途径或从口鼻而入，或从皮毛内侵。风性轻扬，病多犯上焦。故《素问·太阴阳明论》说："伤于风者，上先受之。"肺处胸中，位于上焦，主气，司呼吸，主升降，喉为其系，开窍于鼻，外合皮毛，主卫外，为人身之藩篱。故外邪经口鼻、皮毛入侵，肺首当其冲，感受外邪之后，即出现卫表不和及上焦肺系证候。因病邪在外、在表，故以卫表不和为主。

由于四时六气不同，以及体质的差异，一般临床较常见风寒、风热、暑湿三证。若感受风热暑燥，则皮毛疏泄不畅，邪热犯肺，肺失清肃；如感受风寒湿邪，则皮毛闭塞，邪郁于肺，肺气失宣。如感受时行病毒则病情重，甚或变生他病。部分病程中亦可见寒与热的转化或错杂。一般而言，感冒多预后良好，病程较短而易痊愈，少数患者可因感冒诱发其他宿疾而使病情恶化，如素有肺疾、老年、婴幼儿、体弱患者必须加以重视，防止发生传变。

三、临床征象

1. 症状　由病毒感染引起者，俗称伤风，又称急性鼻炎或上呼吸道卡他。起病较急，主要表现为鼻部症状，如喷嚏、鼻塞、流清水样鼻涕，也可表现为咳嗽、咽干、咽喉痒或烧灼感甚至鼻后滴漏感。咽干、咳嗽和鼻后滴漏感与病毒诱发的炎症介质导致的上呼吸道传入神经高敏状态有关。2～3天后鼻涕变稠，可伴咽痛、头痛、流泪、味觉迟钝、呼吸不畅、声音嘶哑等，有时由于咽鼓管炎导致听力减退。严重者有发热、轻度畏寒和头痛等。自然病程为5～7天痊愈，伴并发症时可致病程迁延。

（1）急性病毒性咽炎和喉炎：由鼻病毒、腺病毒、流感病毒、副流感病毒、肠病毒、呼吸道合胞病毒等引起。临床表现为咽痒和灼热感，咽痛不明显，咳嗽少见。急性喉炎多由流感病毒、副流感病毒及腺病毒引起，临床表现为明显声嘶、讲话困难，可有发热、咽痛或咳嗽咳嗽时咽部疼痛加重。

（2）急性疱疹性咽峡炎：多由柯萨奇病毒 A 引起，表现为明显咽痛、发热，病程约为 1 周，多发于夏季，多见于儿童，偶见于成人。

（3）急性咽结膜炎：主要由腺病毒、柯萨奇病毒等引起，表现为发热、咽痛、畏光、流泪、咽及结膜明显充血，病程 4 ~ 6 天，多发于夏季，由游泳传播，儿童多见。

（4）急性咽扁桃体炎：病原体多为溶血性链球菌，其次为流感嗜血杆菌、肺炎链球菌、葡萄球菌等，起病急，咽痛明显，伴发热、畏寒，体温可达 39℃以上。

2. 体征　普通感冒体检时可见鼻腔黏膜充血，水肿，有分泌物，咽部可为轻度充血。急性病毒性咽炎和喉炎可见咽部充血，水肿，局部淋巴结肿大和触痛，有时可闻及咽部的喘息声。急性疱疹性咽峡炎查体可见咽部充血，软腭、腭垂、咽及扁桃体表面有灰白色疱疹及浅表溃疡，周围伴红晕。急性咽 - 扁桃体炎可发现咽部明显充血，扁桃体肿大、充血，表面有黄色脓性分泌物。有时伴有颌下淋巴结肿大、压痛，而肺部查体多无异常体征。

四、诊断依据

1. 临证以卫表及鼻咽症状为主，可见鼻塞、流涕、多嚏、咽痒、咽痛、周身酸楚不适、恶风或恶寒，或有发热等。若风邪夹暑、夹湿、夹燥，还可见相关症状。

2. 时行感冒多呈流行性，在同一时期发病人数剧增，且病证相似，多突然起病，恶寒、发热（多为高热）、周身酸痛、疲乏无力，病情一般较普通感冒为重。

3. 病程一般 3 ~ 7 日，普通感冒一般不传变，时行感冒少数可传变入里，变生他病。

4. 本病四季皆可发病，而以冬、春两季为多。

五、类证辨别

根据鼻咽部的症状和体征，结合周围血象和胸部 X 线检查（阴性）可做出临床诊断。一般无需病因诊断，特殊情况下可进行细菌培养和病毒分离，或病毒血清学检查等确定病原体。但须与初期表现为感冒样症状的其他疾病鉴别。

1. 感冒与风温　本病多与风温初起症状相似，但风温病势急剧，寒战高热，热势较甚，汗出后热虽暂降，但脉数不静，身热旋即复起，咳嗽胸痛，头痛较剧，甚至出现神志昏迷、惊厥、谵妄等症，如治疗不当可产生严重后果。而感冒一般发热不高或不发热，以解表宣肺之药即可汗出热退身凉，多不传变，病程短，预后良好。温病有明显的季节性，而感冒则四时皆发。

2. 普通感冒与时行感冒　普通感冒病情较轻，很少出现全身症状，少有传变。在气候突变时发病率可升高，但无明显的流行特点。时行感冒病情较重，发病急，全身症状显著，可以发生传变，化热入里，继发或合并他病，具有广泛的传染性和流行性。

3. 普通感冒与鼻渊　普通感冒和鼻渊均可见鼻塞流涕，或伴头痛等症。但鼻渊多流浊涕腥臭，感冒一般多流清涕，并无腥臭味；鼻渊一般无恶寒发热，感冒多见外感表证；

鼻渊病程漫长，反复发作，感冒一般病程短暂，治疗后症状可较快消失。

4. 感冒与乳蛾 感冒与乳蛾均可见发热、恶寒、咽痛等症状，但乳蛾主要是以咽部疼痛、咽干不适、异物感，喉核红赤肿起，表面有黄白脓点为主要临床表现的咽部疾病。而感冒主要以外感表证为主要临床表现。

5. 感冒与麻疹 麻疹初期与感冒症状极为相似。麻疹是由麻疹病毒引起的急性传染病。多发生于儿童。麻疹早期可见发热恶寒、鼻塞流涕、咳嗽等症状，容易与流行性感冒相混淆。但是麻疹伴有目赤畏光、眼胞浮肿、多泪，发病后 2～3 天可在患者颊黏膜及唇内侧，出现直径0.5～1mm 的小白点，周围环绕红晕，用压舌板刮不掉，由少逐渐增多，可能相互融合，称口腔麻疹斑，此斑一旦出现，即可确诊，而感冒无此症状。

第二节　中医辨治

一、辨证要点

1. 辨风寒感冒与风热感冒 感冒常以风夹寒、夹热而发病，因此临床上应首先分清风寒、风热两证。两者均有恶寒、发热、鼻塞、流涕、头身疼痛等症，但风寒证恶寒重发热轻，无汗，鼻流清涕，口不渴，舌苔薄白，脉浮或浮紧；风热证发热重恶寒轻，有汗，鼻流浊涕，口渴，舌苔薄黄，脉浮数。

2. 辨普通感冒与时行感冒 普通感冒呈散发性发病，肺卫症状明显，但病情较轻，全身症状不重，少有传变；时行感冒呈流行性发病，传染性强，肺系症状较轻而全身症状显著，症状较重，且可以发生传变，入里化热，合并他病。

3. 辨常人感冒与虚人感冒 普通人感冒后，症状较明显，但易康复。平素体虚之人感冒之后，缠绵不已，经久不愈或反复感冒。在临床上还应区分是气虚还是阴虚。气虚感冒者，兼有倦怠乏力，气短懒言，身痛无汗，或恶寒甚，咳嗽无力，脉浮弱等症。阴虚感冒者，兼有身微热，手足心发热，心烦口干，少汗，干咳少痰，舌红，脉细数。

4. 辨暑湿感冒 其发病有明显季节性，多发于夏秋季节，由暑兼湿邪或夹寒邪引起，以肺卫见症为主要临床表现。症见发热恶寒，头昏重痛，身重倦怠，或有鼻塞流涕，胸闷欲呕，口黏，舌苔腻，脉濡等。其病情较轻，邪势轻浅，病程较短，极少发生传变，预后良好。

5. 辨兼夹证 夹湿者多见于梅雨季节，以身热不扬，头胀如裹，骨节疼痛，胸闷，口淡或黏等为特征；夹暑者多见于夏季，以身热有汗，心烦口渴，小便短赤，舌苔黄腻为特征；夹燥者多见于秋季，以身热头痛，鼻燥咽干，咳嗽无痰或少痰，口渴，舌红等为特征；夹食者多见于饱食过度，以身热，脘腹胀满，纳呆，恶心呕吐，苔腻等为特征。

二、治疗原则

1. 解表达邪 感冒由外邪客于肌表引起，应遵循《素问·阴阳应象大论》"其在皮者，汗而发之"之意，采用辛散解表的法则，祛除外邪，邪去则正安，感冒亦愈。解表之法应根据所感外邪寒热暑湿的不同，而分别选用辛温、辛凉、清暑解表法。时行感冒的病邪以时行病毒为主，解表达邪又很重视清热解毒。

2. 宣通肺气　感冒的病机之一是肺失宣肃，因此宣通肺气有助于使肺的宣肃功能恢复正常，肺主皮毛，宣肺又能协助解表，宣肺与解表相互联系，又协同发挥作用。

3. 照顾兼证　虚人感冒应扶正祛邪，不可专事发散，以免过汗伤正。病邪累及胃肠者，又应辅以化湿、和胃、理气等法治疗，照顾其兼证。

三、分证论治

（一）普通感冒

1. 风寒感冒

（1）证候：畏寒、低热、无汗，头痛身痛，肢节酸疼，鼻塞声重或鼻痒喷嚏，时流清涕，咽喉发痒或咽喉红肿疼痛，干咳，少痰，咳痰色白，口不渴或渴喜热饮，舌苔薄白，脉浮或浮紧。

（2）治法：辛温解表，宣肺散寒。

（3）方药：桂枝汤加减。常用药物：荆芥、防风、苏叶、豆豉、葱白、生姜、杏仁、前胡、桔梗、甘草、橘红。

（4）加减：若表寒重，头痛身痛，憎寒发热，无汗者，配麻黄、桂枝以增强发表散寒之功用；表湿较重，肢体酸痛，头重头胀，身热不扬者，加羌活、独活祛风除湿，或用羌活胜湿汤加减；湿邪蕴中，脘痞食少，或有便溏，苔白腻者，加藿香、苍术、厚朴、半夏化湿和中；头痛甚，配白芷、川芎散寒止痛；身热较著者，加柴胡、薄荷疏表解肌。

2. 风热感冒

（1）证候：发热重，微恶风，头胀痛，面赤，咳嗽，痰液黏稠呈黄色、喉咙痛，咽燥，鼻塞，流黄浊涕，口干欲饮，舌苔薄白或微黄，便秘，舌红，脉浮数。

（2）治法：辛凉解表，疏散风热。

（3）方药：银翘散或葱豉桔梗汤加减。常用药物：金银花、连翘、黑山栀、豆豉、薄荷、荆芥、竹叶、芦根、牛蒡子、桔梗。

（4）加减：若风热上壅，头胀痛较甚，加桑叶、菊花以清利头目，或用桑菊饮加减；痰阻于肺，咳嗽痰多，加贝母、前胡、杏仁化痰止咳；痰热盛，咳痰黄稠，加黄芩、知母、瓜蒌皮；气分热盛，身热较著，恶风不显，口渴多饮，尿黄，加石膏、鸭跖草清肺泄热；热毒壅阻咽喉，咽喉红肿痛甚，加一枝黄花、土牛膝、玄参清热解毒利咽；若风寒外束，入里化热，烦热恶寒，少汗，咳嗽气急，痰稠，苔黄白相兼，可加石膏、杏仁、麻黄，或用麻杏石甘汤加减；风热化燥伤津，或秋令感受温燥之邪，伴有呛咳痰少、口、咽、唇、鼻干燥，苔薄，舌红少津等燥象者，可酌配南沙参、天花粉、梨皮，或用桑杏汤加减；时行感冒热毒较盛，壮热恶寒，头痛身痛，咽喉肿痛，咳嗽气粗，大便秘结，可配石膏、大青叶、蒲公英等清热解毒，或用清瘟败毒饮加减。

可选用解热消炎胶囊、香雪抗病毒口服液、感冒退热冲剂、板蓝根冲剂、银翘解毒丸、羚羊解毒丸等中成药物治疗。风热型感冒忌用九味羌活丸、理肺丸等药物。

3. 暑湿感冒

（1）证候：身热，头昏重胀痛，微恶风，汗少，肢体酸重或疼痛，鼻流浊涕，心烦口渴，或口中黏腻，渴不多饮，胸闷脘痞，泛恶，腹胀，大便或溏，小便短赤，舌苔黄腻，脉濡数。

（2）治法：清暑解表祛湿。

（3）方药：新加香薷饮加减。常用药物：金银花、连翘、鲜荷叶、鲜芦根、香薷、厚朴、扁豆。

（4）加减：若暑热偏盛，可加黄连、青蒿、山栀、黄芩清暑泄热；湿困卫表，肢体酸重较甚，加豆卷、藿香、佩兰等芳化宣表；里湿偏盛，胸闷脘痞，口中黏腻，泛恶，腹胀，便溏，加苍术、半夏、陈皮、白蔻仁和中化湿；小便短赤加六一散清热利湿。

可选用藿香正气水、银翘解毒丸等药物治疗。如果患者胃肠道症状较重，还宜选用保和丸、山楂丸、香砂养胃丸等药物。

4. 气虚感冒

（1）证候：恶寒较甚，发热，无汗或自汗，头痛身楚，咳嗽，痰白，咳痰无力，神疲体弱，气短懒言，易复发，舌淡苔白，脉浮而无力。

（2）治法：益气解表。

（3）方药：参苏饮加减。常用药物：党参、甘草、茯苓、苏叶、葛根、前胡、半夏、陈皮、枳壳、桔梗。

（4）加减：若见恶寒重，发热轻，四肢欠温，语音低微，舌质淡胖，脉沉细无力，为阳虚外感，当助阳解表，可用再造散加减，药用党参、黄芪、桂枝、附子、炙甘草温阳益气，细辛、防风、羌活解表散寒；若表虚自汗，易伤风邪者，可常服玉屏风散益气固表，以防感冒。

5. 阴虚感冒

（1）证候：身热，微恶风寒，少汗或盗汗，心烦，口干，干咳少痰，舌红少苔，脉细数。

（2）治法：滋阴解表。

（3）方药：加减葳蕤汤化裁。常用药物：玉竹、甘草、大枣、豆豉、薄荷、葱白、桔梗、白薇。

（4）加减：若阴伤较重，口渴、咽干明显，加沙参、麦冬以养阴生津；血虚，面色无华，唇甲色淡，脉细，加生地黄、当归滋阴养血。

（二）时行感冒

1. 风热犯卫

（1）证候：发病初期，发热或未发热，咽红不适，轻咳少痰，微汗。舌质红，苔薄或薄腻，脉浮数。

（2）治法：疏风清热。

（3）方药：银花、连翘、桑叶、菊花、炒杏仁、浙贝母、荆芥、牛蒡子、芦根、薄荷（后下）、生甘草。

（4）加减：苔厚腻加藿香、佩兰；腹泻加黄连、木香。

（5）常用中成药：疏风解毒胶囊、银翘解毒类、双黄连类口服制剂等。

2. 风寒束表

（1）证候：发病初期，恶寒，发热或未发热，身痛头痛，鼻流清涕，无汗。舌质淡红，苔薄而润。

（2）治法：辛温解表。

（3）方药：炙麻黄、炒杏仁、桂枝、葛根、炙甘草、羌活、苏叶。

（4）常用中成药：九味羌活颗粒、散寒解热口服液。

3. 热毒袭肺

（1）证候：高热、咳嗽、痰黏咳痰不爽、口渴喜饮、咽痛、目赤。舌质红苔黄或腻，脉滑数。

（2）治法：清肺解毒。

（3）方药：炙麻黄、杏仁、生石膏（先煎）、知母、芦根、牛蒡子、浙贝母、金银花、青蒿、薄荷、瓜蒌、生甘草。便秘加生大黄。

（4）常用中成药：连花清瘟胶囊、莲花清热泡腾片、小儿豉翘清热颗粒等。

4. 热毒壅肺

（1）证候：高热，咳嗽咳痰，气短喘促；或心悸，躁扰不安，口唇紫暗，舌暗红，苔黄腻或灰腻，脉滑数。

（2）治法：清热泻肺，解毒散瘀。

（3）方药：炙麻黄、生石膏、炒杏仁、知母、全瓜蒌、黄芩、浙贝母、生大黄、桑白皮、丹参、马鞭草。持续高热，神昏谵语者加服安宫牛黄丸；抽搐者加羚羊角、僵蚕、广地龙等；腹胀便结者加枳实、元明粉。

5. 正虚邪陷

（1）证候：呼吸急促或微弱，或辅助通气，神志淡漠甚至昏蒙，面色苍白或潮红，冷汗自出或皮肤干燥，四肢不温或逆冷，口燥咽干，舌暗淡，苔白，或舌红绛少津，脉微细数，或脉微弱。

（2）治法：扶正固脱。

（3）方药：偏于气虚阳脱者选用人参、制附子、干姜、炙甘草、山萸肉等；偏于气虚阴脱者可选用红人参、麦冬、五味子、山萸肉、生地、炙甘草等。若仍有高热者加用安宫牛黄丸。

注意：轻症煎服法：水煎服，每剂水煎400ml，每次口服200ml，每日2次；必要时可日服2剂，200ml，6小时1次。危重症煎服法：每剂水煎400ml，每次200ml，口服，每日4次；病情重不能口服者可进行结肠滴注，用量和次数同上。以上方药、用量供参考使用，儿童用量酌减，有并发症、慢性基础病史的患者，随证施治。

中医预防：与流感患者有明确接触者：①儿童、青壮年，身体强壮者可用下方：金银花6g、大青叶6g、薄荷3g、生甘草3g，水煎服，每日1剂，连服5天。②老年体弱者可用下方：党参6g、苏叶6g、荆芥6g，水煎服，每日1剂，连服5天。

四、常用中成药

1. 板蓝根冲剂　适用于风热感冒。每次15g，每日3次，温开水冲服。预防时行感冒，每日 15g，连服 5 日。

2. 银黄口服液　适用于风热袭表者。每次 10～20ml，每日 3 次。

3. 银翘解毒片　适用于风热感冒。每次 4～8 片，每日 3 次。

4. 正柴胡饮冲剂　适用于风寒感冒。每次 10g，每日 3 次，开水冲服。

5. 抗病毒口服液　适用于风热感冒。每次 10～20ml，每日 3 次。

6. 小柴胡冲剂　适用于外感邪在少阳。每次 1～2 包，每日 3 次。

7. 十味龙胆花颗粒　适用于急性扁桃体炎属风热者。每次 3g，每日 3 次。

8. 莲花清瘟胶囊　适用于治疗流行性感冒属热毒袭肺。每次 4 粒，每日 3 次。

9. 穿琥宁注射液　适用于风热感冒。每次 40～80mg，肌内注射，每日 3 次；每次 400mg，加入 5% 葡萄糖注射液 250～500ml 中静脉滴注，每日 1～2 次。

10. 双黄连粉针剂　适用于风热感冒者。按每次每千克体重 60mg 稀释后加入 5% 葡萄糖注射液 500ml，静脉滴注，每日 1 次。

11. 清开灵注射液　适用于上呼吸道感染见有发热者。每日 2～4ml，肌内注射；重症患者静脉滴注，每日 20～40ml，用 10% 葡萄糖注射液 250ml 或生理盐水注射液 250ml 稀释后使用。

12. 热毒宁注射液　适用于上呼吸道感染（外感风热证）所致的高热、微恶风寒、头身痛、咳嗽、痰黄等症。每次 20ml，以 5% 葡萄糖注射液或 0.9% 生理盐水注射液 250ml 稀释后静脉滴注，每日 1 次。

13. 喜炎平注射液　适用于急性上呼吸道感染，流感，扁桃体炎等。成人每次 50～100mg，肌内注射，每日 2～3 次；或每日 250～500mg，加入 5% 葡萄糖注射液或氯化钠注射液中静脉滴注。

五、针灸干预

1. 风寒感冒

（1）取穴：列缺、迎香、支正、风门、风池。

（2）手法：列缺沿皮刺 1 寸，针尖向上，平补平泻；风门斜刺 1 寸，针尖对准对侧眼球，平补平泻，并可加灸；风池直刺 2 寸，针用泻法；迎香斜刺 1 寸，针尖对准鼻尖，平补平泻；支正直刺 1 寸，捻转补法。

（3）加减：风寒夹湿者，加阴陵泉、尺泽；兼气滞者，加肝俞、阳陵泉，均用泻法；气虚兼感风寒者，加膏肓、足三里；背身疼痛者，加肺俞、大杼用平补平泻法。

2. 风热感冒

（1）取穴：尺泽、鱼际、曲池、内庭、大椎、外关。

（2）手法：尺泽、曲池、外关直刺 2 寸，针用泻法；鱼际、内庭、大椎浅刺 1 寸，针用泻法，或用三棱针点刺放血。

（3）加减：咽喉肿痛者，加少商，用三棱针点刺出血；夹暑热者，加中脘、足三里。

3. 暑湿感冒

（1）取穴：孔最、合谷、中脘、足三里、支沟。

（2）手法：孔最、支沟直刺 2 寸，合谷直刺 1 寸，均用泻法；中脘、足三里直刺 3 寸，均用补法。

（3）加减：高热者，加曲池、外关、大椎；恶心欲呕者，加内关；痰多者，加丰隆。

4. 气虚感冒

（1）取穴：大椎、肺俞、足三里、气海。

（2）手法：大椎、肺俞艾灸；足三里、气海直刺2～3寸，补法，或用温针灸。

（3）加减：夹痰者，加丰隆；恶寒者，加肾俞、关元。

第三节　肺脏不洁论在感冒中的应用研究

感冒的发生和发展，同人体正气的强弱及卫气的调节失常有关。故多因寒温不适和疲劳等引起，尤其是体虚的人容易感受，感受后往往纠缠不解。但是在这种内外相引发病的情况下，不能认为"邪之所凑，其气必虚"，把因果颠倒。因为感冒毕竟是外感新病，应以祛邪为先，只是不能看作轻浅的外感病而忽视内在因素。要掌握基本用药法则。

1. 疏表　感冒均由外邪引起，然外邪的侵袭有轻重，性质也有不同，必须加以区别。初起微觉恶风形寒，头胀鼻塞，偏寒偏热不明显，用防风、薄荷等轻泄，兼有低热者加荆芥、桑叶使其微汗，风热和秋燥相同。感受风寒较重，形寒头痛亦较剧者，不论已发热和未发热，均宜辛温发汗，或用紫苏、防风；或用淡豆豉、葱白；或用麻黄、桂枝；在夏季惯常用香薷。若是暑热夹风，仍宜轻泄法内加入佩兰、藿香。疏表为感冒的重要治法，一般只用1～2味，并不多用。柴胡、葛根、独活等，非在特殊情况下也少使用。

2. 清热　感冒用清热药，多在辛凉解表剂内用来治疗风热之邪，或是风寒感冒还有发热，用以帮助缓解。常用者为连翘、金银花、栀子、黄芩，同时亦只选择1～2味；在夏令又惯用青蒿、六一散之类。所以清热法在感冒上不是主要的，如果离开了疏散，单用金银花、连翘等为主，是不恰当的。至于风热和秋燥感冒用瓜蒌皮、芦根等，虽然也有清热作用，目的在于生津润燥。

3. 宣肺　肺主皮毛司卫气，疏表药不离肺经。这里所说的宣肺，多指宣畅肺气来治疗喉痒、咳嗽、痰多等肺脏症状。正因为疏表必须通过肺经，宣肺也能协助解表，用时应取得联系。一般治喉痒用蝉衣、胖大海轻扬宣散，咳嗽用麻黄、牛蒡子、前胡、桔梗、杏仁、浙贝母、橘红等宣化风痰，湿重者用法半夏温化。必须注意，感冒咳嗽忌用止咳，越止则邪越不透，咳越不宁，故枇杷叶等常用咳嗽药不用于感冒初起，热痰、燥痰用川贝母、甜杏仁，亦常与浙贝母、杏仁同用。

4. 兼治　用疏表、宣肺适当结合清热，是感冒的基本治法。如鼻塞流涕用苍耳子、辛夷；头胀疼痛用菊花、蔓荆子；四肢酸痛用羌活、桑枝；咽喉红痛用山豆根、马勃；大便秘结用瓜蒌皮、枳实；胸脘痞闷用郁金、香附，或用桔梗、枳壳升降调气。

第十章　急慢性咽喉炎

第一节　疾病概述

一、概述

咽喉炎包括咽炎与喉炎。咽与喉在解剖关系上相邻，发病过程中密切相关，故习惯上统称为咽喉炎。咽炎常因病毒感染、细菌感染、环境因素以及全身因素（如贫血、心血管疾病、消化系统疾病、维生素缺乏、免疫功能低下等）等反复发作。喉炎除以上几种病因外还有用声过度。咽喉炎常见咽喉部疼痛、干燥、灼热、瘙痒，有异物感，吞咽时加重，咽痛可放射至耳部，伴有发热、咳嗽咳痰、恶心或四肢酸痛、食欲减退等全身症状。相当于中医"喉痹""喉喑""梅核气"等。

中医对于咽喉炎的记载最早可见于先秦时期的甲骨文，在已出土的甲骨卜辞中刻有"音有疾""疾言"。古代医家对于咽喉炎的认识不一，故所用病名亦是繁多。《黄帝内经》称喉喑为"喑"，并有"暴喑""卒喑"之称，如《素问·宣明五气篇》："五邪所乱…搏阴则为喑"。明代《医学纲目》中始有本病名。《景岳全书》提出了喉喑"金实不鸣""金破不鸣"的理论，以区分虚实。喉痹一名最早见于《黄帝内经》，之后《五十二病方》中出现多处论述，《素问·阴阳别论篇》曰："一阴一阳结，谓之喉痹。"中医历史上本病常与其他咽喉科疾病相提而论，散见于不同疾病记载中，直至后世才逐渐分开，病因病机也逐渐深入。《景岳全书·卷二十八》："火证喉痹……凡肝胆之火盛者，宜以芍药、栀子、草龙胆为主。"《医贯·卷之四》："世人但知热咽痛，而不知有寒咽痛…盖以冬月伏寒在于肾经，发则咽痛下利，附子汤温其经则愈。""梅核气"一名首见于宋代《南阳活人书》，但早在东汉《金匮要略·妇人杂病脉证并治》中便描述了梅核气"妇人咽中如有炙脔"的症状。此外在历代医书中还有梅核、梅核风、回食丹等别名。清代《证治汇补·卷之五》曰："梅核气者，痰气壅塞于咽喉之间，咯之不出，咽之不下，状如梅核。此因湿热内郁，痰气凝结。治宜开郁顺气消。加味二陈主之。"

二、病因病机

1. 病因

（1）外感：急喉痹多由外感所致。风寒外侵，邪郁不能外达，壅结于咽喉。风热外侵，咽喉为热所灼。或者素有热毒蕴积，复因邪热壅盛传里，咽喉为火毒所蒸灼。

（2）内伤：脏腑功能失调，咽喉失去濡养或痰热上犯而致病。①素体肺阴亏虚，或因急喉痹反复发作，余邪留恋，迁延日久，或因刺激性气体、尘埃等燥热之邪刺激，耗损津液；②饮食不节、思虑劳累过度，或寒凉攻伐太过，致脾胃虚弱，清阳不升，咽喉失于温养；③素嗜肥甘厚味，聚湿生痰，外感后余邪不清，积而化热，痰热互结而为病。

2. 病机　本病的基本病机为邪气壅结咽喉，或咽喉失养致咽喉不利。多因受凉、饮食不当、调养失当所诱发。病位在咽部，与肺、胃、肾、肝密切相关。

一般而言，外感引起的喉痹，绝大多数可在短时间内获得治愈，预后良好。若治疗不当或患者本身是特异体质，可迁延为慢喉痹，甚至可诱发肺系疾病，以及水肿、心悸等病证。内伤引起的喉痹病程长，难以治愈，往往给患者造成一定的心理负担。

急喉痹反复发作可致慢喉痹的发生。所以应积极预防急喉痹的发作。

三、诊断依据

1. 急喉痹　是因外邪客于咽部所致，以咽痛、咽黏膜肿胀为特征的急性咽病。主要指急性咽炎。

（1）咽痛，病情重者有吞咽困难及恶寒、发热等症。

（2）咽部检查黏膜充血、肿胀，咽侧索红肿，咽后壁淋巴滤泡增生。

（3）起病较急，病程较短。

（4）应与乳蛾、急喉风鉴别。

2. 慢喉痹　是因脏腑虚弱，咽部失养，或邪滞于咽所致，以咽部不适，咽黏膜肿胀或萎缩为特征的慢性咽病。主要指慢性咽炎。

（1）以咽部干燥，或痒、疼、异物感、胀紧感等为主要症状。

（2）病程较长，咽部不适症状时轻时重。

（3）常有急喉痹反复发作史，或因鼻窒而长期张口呼吸，或因烟酒过度，环境空气干燥、粉尘异气刺激等导致发病。

（4）咽部检查黏膜肿胀，或有萎缩，或有黯红色斑块状、树枝状充血。咽侧索肿大，咽后壁淋巴滤泡增生。

（5）应与咽喉部及食管肿瘤相鉴别。

四、类证辨别

1. 急乳蛾　咽痛明显，咽部检查可见喉核肿大或可见其表面有脓点，可连成伪膜。喉痹患者咽部检查喉核不肿大，其表面亦无脓点。

2. 喉关痈　常见于急乳蛾之后，发于一侧喉核上方的软腭，疼痛剧烈，红肿隆突，腭垂被推向对侧，触压患部有波动感。

3. 梅核气　发病有明显的情志因素，咽异物感明显，咽肌膜无明显充血肿胀或肥厚改变，经暗示治疗，症状可迅速消失。与慢喉痹易混，鉴别关键在于诱发或加重因素，症状与情绪有关者，为梅核气。

第二节　中医辨治

一、辨证要点

1. 急喉痹

（1）辨表里：发病急，病程短，病起发热恶寒，头痛鼻塞，咽痛不剧，舌质淡红，舌苔白或微黄，脉浮者为表证；病程较长，高热口渴，便结溲赤，咽痛剧烈，舌红苔黄，脉洪数者为里证。

（2）辨寒热：喜冷恶热，口渴引饮，咽部灼热干痛，黏膜红肿，脉数而有力，躁急多烦者属热证；无实热诸证，而咽痛轻微，口淡不渴，黏膜淡红，脉浮紧，形体薄弱者属寒。

（3）辨咽痛：咽痛是急喉痹的主要症状和特点，其所以出现皆因邪毒所致，因为不论风寒、风热或肺胃热盛，皆为邪毒壅滞，结灼咽喉而出现咽痛之症。其辨在于：因为风寒可见咽喉微痛不适，或刺痛，吞咽不利；因于风热见咽部灼热干痛，吞咽时明显；因于肺胃热盛所致者，则见咽喉灼热、疼痛剧烈，吞咽困难。

（4）辨咽肿：急喉痹病患，咽部肌膜有不同程度的肿胀改变，依据其肿胀程度可以辨寒热。一般则言咽部微肿或不肿，喉核不红肿，多因于风寒；咽部及蒂丁肿胀，咽底肿胀或有小瘰突起，多因于风热；蒂丁肿胀较著，咽底小瘰肿大者，多为肺胃热盛。

（5）辨咽肌膜色泽：咽部肌膜微红带紫或淡红，多为风寒为患；咽部肌膜微红或色红，多为风热为患，病尚在表；肺胃热盛则可见咽部，喉关，咽底肌膜色鲜红或深红。

2. 慢喉痹

（1）辨虚损：午后颧红，五心烦热，咽干少饮，灼热微痛，脉细数无力者为阴虚；面色萎黄，倦怠乏力，咽干微痛，欲热饮，脉缓弱无力者为气虚。辨虚损重点是：察症，审脉，兼顾素体禀赋。

（2）辨咽干：阴虚见咽干而少饮；气虚则咽干而时欲热饮。

（3）辨咽痛、异物感：咽部灼热隐痛，如痰或异物黏着感，常有"吭、喀"之动作，诸症午后加重，多为阴虚；咽喉微干痛，有异物梗阻感或痰黏着感，上午及过劳后加重多为气虚。

（4）辨肌膜色形：咽部肌膜黯红，微肿或肥厚，咽底小瘰高突，粒小紧束如帘珠状，或咽底肌膜干燥、变薄、苍白发亮，多为阴虚所致；咽肌膜色淡微肿，喉底小瘰增生，粒大而扁平色淡，或融合成块，咽底肌膜可有白黏分泌物黏着，多为气虚。

二、治疗原则

1. 急喉痹　凡治本病，首先辨表里，次辨寒热，再审病之所由起。病由外起，多为表证，或兼里热。病之初起，多属实证，"透邪"为先。

风邪兼夹，治有主次。证有外邪相夹，有内外相引。相夹者，有夹寒、夹热之分；相引者，乃风邪引动内热。风热者，以辛凉解表为主，佐以清热利咽；风寒者以辛温解表为主，佐以宣肺利咽。里热偏重，治以清热解毒、化痰通便为主；内热导致里结者，可泻下而导热下行；风与痰浊相引，当治风痰。

人有体质强弱不同，病有深浅久暂之分。解表不可大发其汗，不可过多使用苦寒之品；热邪易伤阴，可加一二味养阴清热之品，固护阴液。

2. 慢喉痹　凡治本病，首辨虚实。临床所见本病虚证多实证少。虚证之治疗，首辨何脏何腑，因何因而起；再辨阴虚、阳虚，或是气虚；次辨所兼标实之邪。

凡治虚证，因本虚难复，贵在徐徐渐进，持之以恒，缓以图治，必日见其功。切不可操之过急，否则欲速则不达。

三、分证论治

1. **肺经风寒**

（1）证候：受凉感寒后，咽部微痛不适，吞咽不利，口淡不渴；咽部肌膜微红带紫，腭垂轻度水肿；周身不适或有恶寒，发热，头痛无汗，鼻塞，舌质淡红，苔薄白，脉浮紧。

（2）治法：祛风散寒，宣肺利咽。

（3）方药：六味汤。荆芥，防风，薄荷，僵蚕，桔梗，甘草。

（4）加减：加苏叶、生姜助其辛散之力；如夹湿见胸闷、纳呆、身重、口淡、苔腻等，可加陈皮、藿香、神曲；咳嗽加杏仁；体虚，加黄芪、白术；若寒邪凝重，则用荆防败毒散。

2. **肺经风热**

（1）证候：病初起，咽部干燥、灼热、疼痛、异物感，吞咽不顺，咽中有痰涎；咽部、蒂丁色红肿胀，咽底或有小瘰隆起；兼见发热恶寒，咳嗽痰黄，舌尖边红，苔薄黄，脉浮数。

（2）治法：疏风清热，解毒利咽。

（3）方药：疏风清热汤。荆芥，防风，牛蒡子，金银花，连翘，桑白皮，赤芍，桔梗，黄芩，天花粉，玄参，浙贝母，甘草。

（4）加减：热甚加大青叶、蒲公英；头痛，加桑叶、菊花；咳嗽加紫菀、款冬花、白前；咽痛，加射干、僵蚕；大便干，加瓜蒌仁。

3. **肺胃热盛**

（1）证候：咽喉疼痛较重，痰涎多而黏稠，吞咽困难，咽喉梗阻感；咽部、蒂丁鲜红肿胀，咽底小瘰色红肿大，颌下有核；并见咳嗽痰黄、发热、口干喜饮，大便秘结，小便黄，舌红苔黄，脉洪数。

（2）治法：泄热解毒，利咽消肿。

（3）方药：清咽利膈汤。连翘，栀子，黄芩，薄荷，牛蒡子，防风，荆芥，玄明粉，金银花，大黄，玄参，甘草。

（4）加减：若咳嗽痰黄，颌下核疼痛明显者，可加射干、栝蒌皮、贝母以清热化痰，散结消肿；持续高热，加石膏、天竺黄以清解热毒；咽喉肿痛甚者加蒲公英，以加强清热解毒，消肿止痛之功。

4. **阴虚肺燥**

（1）证候：咽喉干疼、灼热，多言之后症状加重，呛咳无痰，频频求饮，而饮量不多，午后及黄昏时症状明显。咽部充血呈黯红色，肌膜干燥或有萎缩，或有淋巴滤泡增生。舌红，苔薄，脉细数。

（2）治法：养阴清肺，生津利咽。

（3）方药：养阴清肺汤。生地黄，麦冬，白芍，牡丹皮，贝母，玄参，薄荷，甘草。

（4）加减：脘腹胀满、大便溏薄者，加炒白术、怀山药、太子参；腰膝酸软、遗精、小便余沥不尽者，加狗脊、益智仁、枸杞子、女贞子；头目昏眩者，加白蒺藜、天麻；心悸怔忡、自汗、夜寐不宁者，加五味子、浮小麦、北沙参。

5. 肺脾气虚

（1）证候：咽喉干燥，但不欲饮，咳嗽，有痰易咳，平时畏寒，易感冒，神倦乏力，语声低微，大便溏薄。咽部充血较轻。舌苔白润，脉细弱。

（2）治法：补肺健脾，升清利咽。

（3）方药：参苓白术散。党参，茯苓，白术，扁豆，陈皮，莲子，山药，砂仁，薏苡仁，桔梗，甘草。

（4）加减：为升提清阳以促进脾气醒复，可用升麻、葛根、柴胡、蔓荆子；小瘰增生者，加贝母、牡蛎、香附理气化痰、散结利咽；若咽干明显，舌质有裂纹，苔干少津者，加玄参、麦冬、五味子以气阴双补。

6. 痰热蕴结

（1）证候：咽喉不适，因受凉、疲劳、多言之后症状较重。咳嗽、咳痰黏稠，口渴喜饮。咽肌膜充血呈深红色，肥厚，有黄白色分泌物附着。舌红，苔黄腻，脉滑数。

（2）治法：清热化痰，消肿利咽。

（3）方药：清咽消肿汤。黄芩，黄连，大青叶，山豆根，板蓝根，金银花，连翘，玄参，浙贝母，生石膏，桔梗，薄荷，土牛膝根，甘草。

（4）加减：若兼风热表证者，去黄连、大青叶，加荆芥、桑叶、杭菊花；口渴甚者，加天花粉、鲜石斛、鲜芦根；若咳嗽痰稠且多者，加前胡、牛蒡子、马兜铃、葶苈子止咳化痰；喉核肿大显著者，加瓜蒌、桔梗以加强清热化痰，消肿利咽之功效；白腐物多者，加马勃、赤芍、丹皮；小便短赤者，加竹叶、芦根；大便干燥者，加火麻仁、瓜蒌仁或大黄。

四、常用中成药

1. 肺经风寒

（1）感冒软胶囊：由羌活、麻黄、桂枝、荆芥穗、防风、白芷、川芎、石菖蒲、葛根、薄荷、当归、苦杏仁、黄芩、桔梗组成。口服，一次2~4粒，一日2次。散风解热。用于外感风寒引起的头痛身热，鼻塞流涕，恶寒无汗，骨节酸痛，咽喉肿痛。

（2）感冒清热冲剂：由荆芥穗、薄荷、防风、苦地丁、紫苏叶、葛根、桔梗、苦杏仁、白芷、柴胡、芦根组成。冲剂，开水冲服，一日1袋，一日2次。疏风散寒，解表清热。用于风寒感冒，头痛发热，恶寒身痛，鼻流清涕，咳嗽咽干。

2. 肺经风热

（1）银蒲解毒片：由金银花、蒲公英、野菊花、紫花地丁、夏枯草组成。口服，一次4~5片，一日3~4次，小儿酌减。清热解毒。用于风热型急性咽炎，症见：咽痛、充血，咽干或灼热感，舌苔薄黄等。

(2)清咽滴丸：由青黛、甘草、诃子、薄荷脑、冰片、人工牛黄、聚乙二醇组成。含服，一次4~6粒，一日3次。疏风清热，解毒利咽。用于风热喉痹，咽痛，咽干，口渴；或微恶风、发热，咽部红肿，舌边尖红，苔薄白或薄黄，脉浮数或滑数，适于急性咽炎见上述症状者。

(3)清喉利咽颗粒：由黄芩、西青果、桔梗、竹茹、橘红、胖大海、枳壳、桑叶、紫苏子、紫苏梗、沉香、薄荷脑、香附(醋制)组成。开水冲服，一次10g，一日2~3次。清热利咽，宽胸润喉。用于风热外束，痰火上攻，咽喉肿痛，喉核红肿疼痛，咽干口渴，急性咽炎，扁桃体炎即慢性咽炎急性发作见上述证候者。

3. 肺胃热盛

(1)三黄片：由大黄、盐酸黄连素、黄芩总苷组成。口服，一次4片，一日2次，小儿酌减。清热解毒，泻火通便。用于三焦热盛，目赤肿痛，口鼻生疮，咽喉肿痛，牙龈出血，心烦口渴，尿黄便秘，急性胃肠炎，痢疾。

(2)牛黄解毒片：由牛黄、雄黄、石膏、大黄、黄芩、桔梗、冰片、甘草组成。口服，大片一次2片，小片一次3片，一日2~3次。清热解毒。用于火热内盛，咽喉肿痛，牙龈肿痛，口舌生疮，目赤肿痛。

(3)清咽利膈丸：由射干、连翘、栀子、黄芩、熟大黄、牛蒡子(炒)、薄荷、天花粉、玄参、荆芥穗、防风、桔梗、甘草组成。口服，一次6g，一日2次。清热利咽，消肿止痛。用于外感时毒，腑脏积热，咽喉肿痛，面红腮肿，痰涎壅盛，胸膈不利，口苦咽干，大便秘结，小便黄赤。

4. 阴虚肺燥

(1)百合固金口服液：由百合、熟地黄、麦门冬、川贝母、玄参、生地黄、当归、白芍、桔梗、甘草组成。口服，一次20ml，一日3次。养阴润肺，祛痰止咳。治疗肺肾阴虚、虚火上炎、热伤肺络出现的咳嗽气喘，呛咳少痰，咳痰带血，咽喉干燥，或喑哑，潮热盗汗，五心烦热，骨蒸劳热，胸闷气短，便干尿赤，舌红苔少，脉弦细数等症。

(2)养阴清肺丸：由地黄、玄参、麦冬、川贝母、白芍、薄荷、甘草、牡丹皮组成。口服，一次1丸，一日2次。养阴清肺，清热利咽。用于咽喉干燥疼痛，干咳少痰，痰中带血。

5. 肺脾气虚

(1)参苓白术散：由人参、茯苓、白术、山药、白扁豆(炒)、莲子、薏苡仁(炒)、砂仁、桔梗、甘草组成。水丸，口服，一次6~9g，一日2~3次。补脾胃，益肺气。用于脾胃虚弱，食少便溏，气短咳嗽，肢倦乏力。

(2)补中益气丸：由黄芪(蜜炙)、党参、甘草(蜜炙)、白术、当归、升麻、柴胡、陈皮、生姜、大枣组成。口服，一次6g，一日2~3次。补中益气，升阳举陷。用于脾胃虚弱，中气下陷，体倦乏力，食少腹胀，久泻，脱肛，子宫脱垂。

6. 痰热蕴结

(1)清气化痰丸：由黄芩(酒炒)、瓜蒌仁、半夏(制)、胆南星、陈皮、苦杏仁、枳实、茯苓组成。口服，一次6~9g，一日2次，小儿酌减。清肺化痰。用于肺热咳嗽，痰多黄稠，胸脘满闷。

（2）礞石滚痰丸：由金礞石（煅）、沉香、黄芩、熟大黄组成。口服，一次 6～12g，一日 1 次。降火逐痰。用于实热顽痰，发为癫狂惊悸，或咳喘痰稠，大便秘结。

第三节　肺脏不洁论在咽炎中的应用研究

从现代医学观点看，慢性咽炎多由急性咽炎反复发作转为本病，与各种细菌、病毒感染，烟酒过度，粉尘及有害气体的刺激有关。亦可继发于慢性扁桃体炎、慢性鼻炎、龋齿、贫血、便秘、下呼吸道慢性炎症等慢性病。其病理改变为咽黏膜慢性充血，黏膜下结缔组织及淋巴组织增生，黏液腺肥大，分泌亢进。因黏膜下广泛的结缔组织及淋巴组织增生，形成咽后壁颗粒状隆起，如果咽侧索淋巴组织增生，则该处呈索条状增厚，以上病理改变致出现咽痛、咽干、咽异物感、干咳等症状。

慢性咽炎的正确合理的治疗要点是去除病因，无论是单纯性、肥厚性还是萎缩性咽炎患者均可应用中医中药，含服喉片等局部消炎疗法。本病多为无菌性炎症，西药抗生素并非治疗慢性咽炎的有效药物，但本调查结果显示，116 例慢性咽炎患者在治疗用药时有 110 例长期应用抗生素，应用比例高达 94.8% 之多。足量应用阿莫西林、交叉霉素及罗红霉素等抗生素超过 30 日或间断应用超过 3 个月以上，不但造成药物资源的不必要浪费，反而增加了机体产生耐药反应的可能及增加了发生药物不良反应的概率。除此之外，对于慢性肥厚性咽炎的患者，还需对咽后壁隆起的淋巴滤泡进行治疗处理，可用化学药物，也可用激素、微波等，否则不会取得明显的疗效，而本调查结果显示，在慢性肥厚性咽炎 38 例中，只有 3 例患者接受过对咽后壁淋巴滤泡的处理，且这 3 例均是由咽喉科专业医生指导并操作的；相反，发现有 3.1%（2/65）的慢性单纯性咽炎和 7.7%（1/13）的慢性萎缩性咽炎患者却错误应用了咽后壁淋巴滤泡处理，造成了患者咽黏膜不必要的损伤。还发现，分别有 2.6%（1/38）和 5.3%（2/38）的慢性肥厚性咽炎患者中错用了小剂量碘剂涂咽或口服，以及不必要的口服维生素，造成了患者咽黏膜肥厚性病变加重。

对于萎缩性或干燥性咽炎的患者不可对咽后壁施行烧灼法，而应当使用小剂量碘剂口服或涂咽，以及口服维生素 A、维生素 B_2 等，以促进分泌及黏膜上皮生长，改善干燥症状。本调查结果显示，仅有 7.6% 的萎缩性或干燥性咽炎患者采用了合理的治疗药物、小剂量碘剂和维生素，也均是在专业医生指导下进行的。

慢性咽炎的不同临床分型其病理改变不同，其治疗原则更为不同，且不可相互混淆，随便用药，否则将会造成病情的进一步加重。

第十一章 急性气管－支气管炎

第一节 疾病概述

一、概述

急性气管－支气管炎简称急支，是由感染、物理、化学刺激或过敏原引起的气管－支气管黏膜的急性炎症。中医学认为本病是指肺气上逆作声，咳吐痰液而言，为肺系疾病的主要证候之一。中医称之为"咳嗽"，简言之，有声无痰为咳，有痰无声为嗽，一般多为痰声并见，难以截然分开，故以咳嗽并称，临床主要症状为咳嗽和咳痰。本病常见于寒冷季节或气温突然变冷时，部分病例由上呼吸道感染迁延而来。

二、病因病机

咳嗽的病因有外感、内伤两大类。外感咳嗽为六淫外邪侵袭肺系；内伤咳嗽为脏腑功能失调，内邪干肺。不论邪从外入，或自内而发，均可引起肺失宣肃，肺气上逆作咳。

1. 外感侵袭 外感咳嗽为六淫之邪，从口鼻或皮毛而入，侵袭肺系，或因吸入烟尘、异味气体，肺气被郁，肺失宣降。多因起居不慎，寒温失宜，或过度疲劳，肺的卫外功能减退或失调，以致在天气冷热失常，气候突变的情况下，外邪客于肺导致咳嗽。故《河间六书·咳嗽论》谓："寒、暑、燥、湿、风、火六气，皆令人咳。"即是此意。由于四时主气不同，因而人体所感受的致病外邪亦有区别。风为六淫之首，其他外邪多随风邪侵袭人体，所以外感咳嗽常以风为先导，或夹寒，或夹热，或夹燥，表现为风寒、风热、风燥相合为病。张景岳曾倡："六气皆令人咳，风寒为主"，认为以风邪夹寒者居多。

2. 内邪干肺 内伤咳嗽总由脏腑功能失调、内邪干肺所致，可分其他脏腑病变涉及于肺和肺脏自病两端。它脏及肺由于饮食不调者，可因嗜烟好酒，烟酒辛温燥烈，熏灼肺胃；或因过食肥甘辛辣，酿湿生痰；或因平素脾运不健，饮食精微不归正化，变生痰浊，肺脉连胃，痰邪上干，乃生咳嗽；或由情志不遂，郁怒伤肝，肝失条达，气机不畅，日久气郁化火，因肝脉布胁而上注于肺，故气火循经犯肺，发为咳嗽。肺脏自病者，常因肺系疾病迁延不愈，阴伤气耗，肺的主气功能失常，以致肃降无权，肺气上逆作咳。

咳嗽的病变主脏在肺，与肝、脾有关，久则及肾。主要病机为邪犯于肺，肺气上逆。因肺主气，司呼吸，上连气道、喉咙，开窍于鼻，外合皮毛，内为五脏华盖，其气贯百脉而通它脏，不耐寒热，称为"娇脏"，易受内外之邪侵袭而致宣肃失司。肺脏为了祛除病邪外达，以致肺气上逆，冲激声门而发为咳嗽。诚如《医学三字经·咳嗽篇》说："肺为脏腑之华盖，呼之则虚，吸之则满，只受得本脏之正气，受不得外来之客气，客气干之则呛而咳矣；只受得脏腑之清气，受不得脏腑之病气，病气干之，亦呛而咳矣。"提示咳嗽是内外病邪犯肺，肺脏祛邪外达的一种病理反应。

外感咳嗽属于邪实，为六淫外邪犯肺，肺气壅遏不畅所致。因于风寒者，肺气失宣，津液凝滞；因于风热者，肺气不清，热蒸液聚为痰；因于风燥者，燥邪灼津生痰，肺气失于润降，则发为咳嗽。若外邪未能及时解散，还可发生演变转化，如风寒久郁化热，风热灼津化燥，肺热蒸液成痰等。

内伤咳嗽，病理因素主要为"痰"与"火"。而痰有寒热之别，火有虚实之分。痰火可互为因果，痰可郁而化火（热），火能炼液灼津为痰。多由脏腑功能失调，内邪上干于肺所致。常反复发作，迁延日久，脏气多虚，故属邪实与正虚并见。虚实之间尚有先后主次的不同。它脏有病而及肺者，多因实致虚。如肝火犯肺者，每见气火炼液为痰，灼伤肺津。痰湿犯肺者，多因湿困中焦，水谷不能化为精微上输以养肺，反而聚生痰浊，上干于肺，久延则肺脾气虚，气不化津，痰浊更易滋生，此即"脾为生痰之源，肺为贮痰之器"的道理。甚则病及于肾，以致肺虚不能主气，肾虚不能纳气，由咳致喘。如痰湿蕴肺，遇外感引触，痰从热化，则易耗伤肺阴。肺脏自病者，多因虚致实。如肺阴不足每致阴虚火炎，灼津为痰；肺气亏虚，气不化津，津聚成痰，甚则痰从寒化为饮。

外感咳嗽与内伤咳嗽可相互为病。外感咳嗽如迁延失治，邪伤肺气，更易反复感邪，而致咳嗽屡作，肺脏益伤，逐渐转为内伤咳嗽。内伤咳嗽，肺脏有病，卫外不强，易受外邪引发或加重，在气候转冷时尤为明显。久则肺脏虚弱，阴伤气耗，由实转虚。于此可知，咳嗽虽有外感、内伤之分，但两者又可互为因果。

影响本病转归及预后的因素较多，首应求因识病，还当区别病之新久，体质的强弱，病邪的性质，病情轻重等。一般而言，外感咳嗽其病尚浅而易治，但燥与湿两者较为缠绵。因湿邪困脾，久则脾虚而致积湿生痰，转为内伤之痰湿咳嗽。燥伤肺津，久则肺阴亏耗，成为内伤阴虚肺燥之咳嗽，故方书有"燥咳每成痨"之说。内伤咳嗽多呈慢性反复发作过程，其病较深，治疗难取速效。痰湿咳嗽之部分老年患者，由于反复病久，肺脾两伤，可出现痰从寒化为饮，病延及肾的转归，表现为寒饮伏肺或肺气虚寒证候，成为痰饮咳嗽。至于肺阴亏虚咳嗽，虽然初起轻微，但如延误失治，则往往逐渐加重，成为劳损。部分患者病情逐渐加重，甚至累及于心，最终导致肺、脾、肾诸脏皆虚，痰浊、水饮、气滞、血瘀互结而演变成为肺胀。

三、临床征象

1. 症状

（1）上呼吸道症状：部分急性支气管炎患者可先有上感症状，如鼻塞、喷嚏、咽痛、声嘶等。

（2）咳嗽：咳嗽是急性支气管炎的主要症状，开始为轻度刺激性干咳，少量黏液状痰，1~2天后痰量增加。早晨或晚间改变体位，体力活动后，或吸入冷空气时可出现阵发性咳嗽，严重者可终日咳嗽。有时可伴发支气管痉挛而有气急。咳嗽常持续数周。慢性支气管炎患者咳嗽严重程度视病情而定，初起日间咳嗽为主，病情进一步加重则日夜均咳，后期则夜间咳嗽为主。

（3）咳痰：急性支气管炎或慢性支气管炎急性发作伴有细菌感染时，则为黏液脓性痰，咳嗽和痰量亦随之增加。

（4）喘息或气促：部分患者有支气管痉挛而出现喘息，常伴有哮鸣音。慢性支气管炎反复发作数年，并发肺气肿时，可伴有不同程度的气促，并逐渐加重，活动后明显。

在发病过程中，常有反复呼吸道感染史，冬季发病多，随疾病进展，急性加重变得频繁。慢性支气管炎后期导致阻塞性肺气肿时可发生低氧血症和（或）高碳酸血症，并可发生肺源性心脏病。

2. 体征　急性气管—支气管炎咳嗽剧烈时，可见呼吸加速或发绀，颈静脉怒张。胸廓两侧一般对称，呼吸运动可稍减弱。触诊时，胸部可扪到震动感（伴随干性啰音），于痰咯出后消失。叩诊无浊音。主要体征在听诊方面：①呼吸音稍减低，性质不变；②啰音，在早期只有大支气管炎症时仅可发现低音调的干性啰音；痰多而较稀时可出现湿性啰音，本病啰音有以下特点：多种多样音调不同的干性、湿性啰音可同时存在；干性啰音分布满肺野；湿性啰音于肺底部较多；啰音出现的部位和时间都不恒定，于咯出痰后可减少或消失，伴有支气管痉挛时，可听到哮鸣音。

四、诊断依据

1. 根据临床表现可得到明确的临床诊断，进行相关的实验室检查可进一步作出病原学诊断。

2. 肺功能检查可发现相当一部分患者气道反应性增高，但通常为一过性。由于部分患者有气道反应性增高现象，少数患者可闻及干性啰音。

3. 该病以咳嗽等呼吸道症状为主要表现，时间很少超过 3 周，如咳嗽超过 3 周成为"持续性"或"慢性咳嗽"，应注意是否由于后鼻漏、哮喘、吸入性肺炎、胃食管反流等疾病所致。

五、类证辨别

根据病史、咳嗽和咳痰等呼吸道症状，两肺散在干湿啰音等体征，结合血常规和胸部 X 线，可做出临床诊断。病毒和细菌检查有助于病因诊断，需与下列疾病相鉴别。

1. 流行性感冒　流行性感冒起病急骤，发热较高，全身中毒症状（如全身酸痛、头痛、乏力等）明显，呼吸道局部症状较轻。流行病史、分泌物病毒分离和血清学检查，有助于鉴别。

2. 急性上呼吸道感染　急性上呼吸道感染鼻咽部症状明显，咳嗽轻微，一般无痰。肺部无异常体征。胸部 X 线正常。

3. 其他肺部疾病　如支气管肺炎、肺结核、肺癌、肺脓肿、麻疹、百日咳等多种疾病可表现为类似的咳嗽咳痰表现，应详细检查，以资鉴别。

第二节　中医辨治

一、辨证要点

1. 辨外感内伤　外感与内伤是本病的两大病因，辨证时首当分清。外感者，为六淫之邪侵袭肺系所致，多为新病，起病急，病程短，常伴有肺卫表证。内伤者，由脏腑功能失调，内邪犯肺所致，病程较长，可伴见他脏见证。本病以外感者居多。

2. 辨证候虚实　外感以风寒、风热、风燥为主，均属实，内伤中的痰湿、痰热、肝火多以邪实为主，或兼有正虚，阴津亏耗则属虚，或虚中夹实。另外，咳声响亮者多实，咳声低怯者多虚；脉有力者属实，脉无力者属虚。本病以实证为多见。

3. 辨咳嗽的相关因素　咳嗽时作，白天多于夜间，咳而急剧、声重，或咽痒则咳者，多为外感风寒或风热；咳声嘶哑，病势急而病程短者，为外感风寒或风热，病势缓而病程长者为阴虚或气虚；咳声粗浊者多为风热或痰热伤津；早晨咳嗽阵发加剧，咳嗽连声重浊，痰出咳减者，多为痰湿或痰热咳嗽；午后、黄昏咳嗽加重，或夜间时有单声咳嗽，咳声轻微短促者，多为肺燥阴虚；夜卧咳嗽较剧，持续不已，少气或伴有气喘者，为久咳致喘的虚寒证。饮食肥甘、生冷加重者多属痰湿；情志郁怒加重者因于气火；劳累受凉后加重者多为痰湿、虚寒。

4. 辨痰液　咳而少痰，多属燥热或阴虚；痰多的常属痰湿、痰热或虚寒；痰白而稀者属风、属寒；痰黄稠者属热；痰白质黏者属阴虚、燥热；痰白清稀透明呈泡沫样者属虚、属寒；痰中带血者，多为肺热或阴虚火旺；有热腥味或腥臭气者为痰热；味甜者属痰湿；味咸者则属肾虚。

二、治疗原则

咳嗽的治疗应分清邪正虚实。外感咳嗽，多为实证，应祛邪利肺，按病邪性质分风寒、风热、风燥论治。内伤咳嗽，多属邪实正虚。标实为主者，治以祛邪止咳；本虚为主者，治以扶正补虚，并按本虚标实的主次酌情兼顾，同时除直接治肺外，还应从整体出发，注意治脾、治肝、治肾等。

三、分证论治

1. 风寒束肺证

(1)证候：咳嗽声重，气急，咽痒，咳痰稀薄色白，可有鼻塞，流清涕，肢体酸楚，恶寒发热，无汗，舌苔薄白，脉浮或浮紧。

(2)治法：疏风散寒，宣肺止咳。

(3)方药：三拗汤合止嗽散加减。常用药物：麻黄、荆芥、杏仁、桔梗、紫菀、白前、百部、陈皮、甘草。

(4)加减：咳嗽气急或微喘者，加苏子宣肺降逆；咽痒甚者，加牛蒡子、蝉蜕祛风止痒；胸脘满闷者，加厚朴、半夏、茯苓燥湿化痰。

2. 风热犯肺证

（1）证候：咳嗽频剧，头晕目眩，气粗或咳声嘎哑，喉燥咽痛，咳痰不爽，咳时汗出，口微渴，头痛，肢楚，身热恶风，舌苔薄黄，脉浮数。

（2）治法：疏风清热，宣肺止咳。

（3）方药：桑菊饮加减。常用药物：桑叶、菊花、薄荷、杏仁、桔梗、连翘、芦根、甘草。

（4）加减：咳嗽重者，加浙贝母、枇杷叶、前胡；发热较重者，加金银花、大青叶等；口渴甚者，加川知母、天花粉；咽喉肿痛者，加牛蒡子、鱼腥草、土牛膝；热甚伤津，咽干口燥，加南沙参、天花粉；痰多者加瓜蒌。

3. 燥邪犯肺证

（1）证候：干咳连声作呛，咳甚则胸痛，咽喉、口唇、鼻孔干燥。无痰或痰少色黄而黏，不易咯出，口干，或伴鼻塞，头痛，身热，舌苔薄白或薄黄，舌干少津，脉浮。

（2）治法：疏风清肺，润燥止咳。

（3）方药：桑杏汤加减。常用药物：桑叶、山栀、豆豉、连翘、杏仁、象贝、沙参、梨皮、桔梗。

（4）加减：津伤较重者，加麦冬、石斛、玉竹；热象明显者，加生石膏、知母；痰胶黏难出者，加瓜蒌；痰中夹血，加白茅根。凉燥伤肺则用杏苏散加减。

4. 痰热壅肺证

（1）证候：咳嗽，气粗息促，或喉中有痰声，痰多质黏厚或稠黄，面赤，身热，口干欲饮，舌苔黄腻，舌质红，脉滑数。

（2）治法：清热肃肺，豁痰止咳。

（3）方药：清金化痰汤加减。常用药物：桑白皮、黄芩、山栀子、贝母、瓜蒌仁、知母、桔梗、橘红。

（4）加减：痰黄如脓腥臭者，加鱼腥草、冬瓜仁、薏苡仁、金荞麦根；津伤口干渴较重者，加沙参、天花粉；身热烦躁者，加生石膏、知母；大便秘结者，加生大黄。临证参考：要注意观察痰色和量的变化，了解病情变化，判断痰、热比重，给予针对性治疗。

5. 痰湿阻肺证

（1）证候：咳嗽，咳声重浊，痰多，痰出咳平，痰黏腻，或稠厚成块而易咯，色白或带灰色，胸闷腹痞，苔白腻，脉濡滑。

（2）治法：燥湿化痰，理气止咳。

（3）方药：二陈平胃散合三子养亲汤加减。常用药物：陈皮、厚朴、制半夏、茯苓、苍术、苏子、莱菔子、白芥子。

（4）加减：寒痰重，痰黏白如沫、怕冷者，加干姜、细辛、五味子；脾虚食少者，加白术、焦山楂、麦芽；痰吐不利，加瓜蒌仁、海浮石。临证参考：用药要平，不可过热过寒，以防伤阳耗阴而转他证。如病初期有恶寒发热表证者，加荆芥 10g，防风 10g。若寒痰较重，痰黏白如沫，畏寒喜温者，加干姜 8g，细辛 3g。久病脾虚，神疲体倦者，加党参 20g，黄芪 15g。

6. 肝火犯肺证

（1）证候：上气咳逆阵作，咳时面赤，咽干口苦，常感痰滞咽喉而咯之难出，量少质黏，或如絮条，胸胁胀痛，咳时引痛，症状可随情绪波动而增减，舌红或舌边红，舌苔薄黄少津，脉弦数。

（2）治法：清肺泻肝，顺气降火。

（3）方药：黛蛤散合加减泻白散加减。常用药物：桑白皮、地骨皮、黄芩、山栀、牡丹皮、青黛、海蛤壳、粳米、甘草、苏子、竹茹、枇杷叶。

（4）加减：肺气郁滞，胸闷气逆，加瓜蒌、桔梗、枳壳、旋覆花利气降逆；胸痛，加郁金、丝瓜络理气和络；痰黏难咳，加海浮石、知母、贝母清热豁痰；火郁伤津，咽燥口干，咳嗽日久不减，酌加北沙参、麦冬、天花粉、诃子养阴生津敛肺。

7. 肺阴亏耗证

（1）证候：干咳，咳声短促，痰少黏白，或痰中带血丝，或声音逐渐嘶哑，口干咽燥，或午后潮热，颧红，盗汗，日渐消瘦，神疲，舌质红少苔，脉细数。

（2）治法：滋阴润肺，化痰止咳。

（3）方药：沙参麦冬汤加减。常用药物：沙参、麦冬、天花粉、玉竹、百合、甘草、川贝母、甜杏仁、桑白皮、地骨皮。

（4）加减：肺气不敛，咳而气促，加五味子、诃子以敛肺气；阴虚潮热，酌加功劳叶、银柴胡、青蒿、鳖甲、胡黄连以清虚热；阴虚盗汗，加乌梅、瘪桃干、浮小麦收敛止涩；肺热灼津，咳吐黄痰，加海蛤粉、知母、黄芩清热化痰；热伤血络，痰中带血，加牡丹皮、山栀、藕节清热止血。

四、常用中成药

1. 风寒袭肺

（1）通宣理肺丸：紫苏叶、前胡、桔梗、苦杏仁、麻黄、甘草、陈皮、法半夏、茯苓、枳壳、黄芩。一次 2 丸，一日 2 次，口服。解表散寒、宣肺止嗽。用于外感风寒咳嗽。

（2）小青龙颗粒：麻黄、桂枝、白芍、干姜、细辛、五味子、法半夏、甘草（蜜炙）。一次 6g（无糖型）或 13g（含糖型），一日 3 次，冲服。解表化饮，止咳平喘。用于寒饮咳嗽、恶寒发热、无汗、喘咳痰稀。

2. 风热犯肺

（1）川贝枇杷露：川贝母、枇杷叶、桔梗、杏仁、薄荷油。一次 10～20ml，一日 3 次，口服。清热化痰，宣肺止咳。用于风热咳嗽。

（2）蛇胆川贝液：蛇胆汁、川贝母、杏仁、蜂蜜、薄荷脑等。一次 10ml，一日 2～3 次，口服。清热润肺，止咳化痰。用于风热及肺热咳嗽。

3. 风燥伤肺

（1）养阴清肺口服液：地黄、川贝母、麦冬、白芍、玄参、薄荷、牡丹皮、甘草。一次 10ml，一日 2～3 次，口服。养阴润肺，清热利咽。用于咽喉干痒疼痛、干咳、少痰或无痰。

（2）蜜炼川贝枇杷膏：川贝母、沙参、桔梗、枇杷叶、茯苓、化橘红、甘草、苦杏仁等。一次 15ml，一日 3 次，口服。清热润肺，止咳平喘，理气化痰。用于肺燥咳嗽。

4. 痰湿蕴肺

（1）橘红痰咳冲剂：橘红、茯苓、苦杏仁、五味子、半夏（制）、甘草、白前、百部、蔗糖等。一次 10g，一日 2 次，口服。理肺健脾，宁嗽祛痰。用于痰湿咳喘。

（2）桂龙咳喘宁胶囊：桂枝、龙骨、白芍、生姜、大枣、炙甘草、牡蛎、黄连、法半夏、栝蒌皮等。一次 5 粒，一日 3 次，口服。止咳化痰，降气平喘。用于外感风寒、痰湿阻肺引起的咳嗽、气喘、痰涎壅盛等症。

5. 痰热郁肺

（1）肺力咳胶囊：梧桐根、红花龙胆、红管药、前胡、百部、黄芩等。一次 3～4 粒，一日 3 次，口服。止咳平喘，清热解毒，降气祛痰。用于喘咳痰多。

（2）葶贝胶囊：北葶苈子、麻黄、川贝母、苦杏仁、石膏、黄芩、代赭石等。一次 4 粒，一日 3 次，口服，7 天为一疗程或遵医嘱。清肺化痰，止咳平喘。用于痰热壅肺咳喘。

（3）石椒草咳喘颗粒：陈皮、石菖蒲、虎杖、天冬、石椒草、百部、通关藤、臭灵丹、苦杏仁、鱼腥草、桑白皮。清热化痰、止咳平喘。一次 8～16g，一日 3～4 次，口服。清热化痰，止咳平喘。用于肺热咳喘痰稠。

（4）复方鲜竹沥液：鲜竹沥、鱼腥草、枇杷叶、桔梗、生半夏、生姜、薄荷油等。一次 20ml，一日 2～3 次，口服。清热化痰，止咳。用于痰热咳嗽、痰黄黏稠。

（5）橘红丸：化橘红、陈皮、半夏（制）、茯苓、甘草、桔梗、苦杏仁、紫苏子（炒）、紫菀、款冬花、栝蒌皮、浙贝母、地黄、麦冬、石膏。小蜜丸一次 12g，大蜜丸一次 2 丸，一日 2 次，口服。清肺，化痰，止咳。用于咳嗽痰多、痰不易出、胸闷口干。

6. 肝火犯肺　黛蛤散：青黛、蛤壳。一次 6g，一日 1 次，口服。清热利肺，降逆除烦。用于肝肺实热咳嗽。

7. 肺阴亏耗　百合固金丸：百合、地黄、熟地黄、麦冬、玄参、川贝母等。水蜜丸一次 6g，大蜜丸一次 1 丸，一日 2 次，口服。养阴润肺，化痰止咳。用于肺肾阴虚燥咳。

第三节　肺脏不洁论在气管－支气管炎中的应用研究

一、防止急性支气管炎转变为慢性支气管炎

急性支气管炎若治疗不及时，或失治误治，或反复发作，易迁延成慢性支气管炎。急性支气管炎的治疗，在辨证的基础上大体分二期。早期邪气轻浅尚位于上焦，因"上焦如羽，非轻不举"，故治宜"宣散"，以轻辛宣肺祛邪为法，外邪自散。不宜过早用润降之品，否则不但邪气不解，反有恋邪之弊。后期宜"补肺健脾"，外邪已除，气机调畅，此时宜补肺固本脏之气，以防止复发。在补肺的同时要处处顾及脾气，有言："培土以生肺金"，同时配合酸敛之品，以收敛耗散之肺气，巩固疗效。急性支气管炎若按上法，治疗得法，则可防止反复咳嗽，终止其迁延演变，发展为慢性支气管炎。

二、感染后咳嗽的治疗

感染后咳嗽指由呼吸道感染引起，感染控制以后仍迁延不愈的一类咳嗽。我们认为

感染后咳嗽的病因病机为发病初期过用寒凉中药、宣透不足，或滥用抗生素，致风寒未得彻底透发，余邪未尽，伏留于肺，遏阻肺气，或风寒郁而化热，致肺失宣肃而上逆作咳。

中医认为感染后咳嗽主要是风邪犯肺，肺气失宣，尽管表证已解，但风邪未尽，肺气宣降失司，故咳嗽迁延不愈。故本病病机以风为主，又分夹寒夹热的不同。临床所见风寒证偏多，可能与多数患者发病早期过用清热解毒药有关。基于以上病机认识，我们辨治感染后咳嗽的思路为不论风寒或风热，均当从"风"论治，以"宣透"为主要治则，多从宣肺达邪入手，治以祛风补肺，用药如麻黄、荆芥等，以止嗽散加味，常加人参、五味子。如夹寒，加细辛、干姜；夹热，加桑白皮、黄芩；夹燥，加麦冬、桑白皮、川贝、太子参。治疗总以祛邪为主，佐以扶正。组方宜宣敛并用，攻补兼施。药量宜轻，因病在上，"治上焦如羽，非轻不举"。此外适当加入降肺止咳之品，如此全方疏风透邪，宣降有力，则咳嗽得止。

三、治痰之法

痰的产生是由肺失宣通肃降、不能散布津液，或脾失运化、水湿内停而凝聚所致。痰浊不仅是本病迁延不愈之源，而且还是致病之标，治标不治本，已生之痰即便消除，新痰仍不断滋生，故祛痰同时须补益脾肺，以杜绝生痰之源。痰浊得消，肺气清肃，宣发肃降功能得以恢复，则咳嗽自愈。

1. 治痰先治气，气行痰自消　痰的产生，与肺气失宣，脾失健运，肾失气化，影响水液运行，津液聚而为痰。痰性黏腻，易于阻滞气血津液的流通，气滞津凝血阻又可导致新的痰浊产生。故在临床治疗痰证时可有选择性地加用陈皮、青皮、厚朴、枳壳等行气之品，则痰随气行，气顺则痰消，可达到祛痰目的。

2. 治痰先治肺，治肺不远温　肺失宣降，治节无权，津液的输布和排泄障碍，水液停聚而生痰；或肺阴不足，阴虚火旺，肺之虚火灼津成痰；或脾肾气虚为痰或水泛为痰，上泛于肺，故称"肺为贮痰之器"。痰饮由水停，得寒则聚，得温则行，是谓"病痰饮者，当以温药和之"。故常用温药发阳气、开腠理，通水道，用温阳、温散、温补之法使痰饮无所停留。又肺为清肃之脏，喜润而恶燥，化痰勿多为温燥之品，临床使用时应佐用一些养阴润燥之品如天花粉、石斛、麦冬、天冬、贝母之属以防过燥化火伤阴。在临床治疗中尚须注意补脾之法，在选用药物方面应选择甘温、苦温之品，如党参、白术、茯苓之类，以助脾运化水湿之功，杜绝生痰之源。甘寒柔腻之品，滋腻生湿，则不利于脾的健运，不宜过多应用。在补肾方面多选甘温柔润之品，如补骨脂、枸杞子、沙苑子、巴戟天等柔润之品以助阳化饮而不致化热伤阴。

另外，在宣肺祛邪的同时，必须重用祛痰药物的应用，常用的疏风解表化痰药有生姜、桔梗、牛蒡子、前胡等；常用的清化热痰药有浙贝母、胆南星、瓜蒌、竹沥、葶苈子、射干、胖大海、前胡等；常用的燥湿化痰药有半夏、陈皮、茯苓、厚朴、天南星等；常用的降气化痰药有苏子、莱菔子、半夏、枳实、白前、旋覆花、马兜铃等；常用的润燥化痰药有紫菀、款冬花、浙贝母、川贝母、瓜蒌、百合等；常用的温化寒痰药有白芥子、苏子、干姜、半夏、紫菀、天南星等；常用的养阴祛痰药有百合、南沙参、天冬等。

第十二章　慢性支气管炎

第一节　疾病概述

一、概述

慢性支气管炎是由于感染或非感染因素引起气管、支气管黏膜及其周围组织的慢性非特异性炎症，引起气管、支气管黏膜炎性变化，黏液分泌增多，临床上以长期咳嗽、咳痰或伴有喘息为主要特征。其病理特点是支气管腺体增生、黏液分泌增多。临床表现为连续2年以上，每年持续3个月以上的咳嗽、咳痰或气喘等症状。本病早期症状较轻，多在冬季发作，春暖后缓解，且病程缓慢，故不为人们注意。晚期病变进展，并发阻塞性肺气肿时，肺功能遭受损害，影响健康及劳动力极大。

中医学没有慢性支气管炎的病名，但根据其主要临床表现（长期咳嗽、咳痰或伴有喘息）认为属于"咳嗽""痰饮""喘证"范畴。中医有关的论述散见于《素问·咳论》、张仲景《金匮要略》、巢元方《诸病源候论·咳嗽候》、张景岳《景岳全书·咳嗽》及叶天士《临证指南医案·咳嗽》等。其病位在肺，与肝、脾有关，久则及肾。本病既是独立性的病证，又是肺系多种疾病的一个症状。

二、病因病机

慢性支气管炎属于中医学"咳嗽""喘证""痰饮"范畴，与肺、脾、肾三脏密切相关。中医学认为，此病的病因是外因和内因共同作用的结果，分证病机如下：

1. 外邪侵袭　常因重感风寒，邪袭于肺，外闭皮毛，内遏肺气，肺卫为邪所伤，肺气不得宣畅，气机壅阻，上逆作喘。若表邪未解，内已化热，或肺热素盛，寒邪外束，热不得泄，则热为寒郁，肺失宣降，亦气逆作喘。或因风热外袭，内犯于肺，肺气壅实，清肃失司；或热蒸液聚成痰，痰热壅阻肺气，升降失常，发为喘逆。如《景岳全书·喘促》说："实喘之证，以邪实在肺也，非风寒则火邪耳。"

2. 饮食不当　过食生冷、肥甘，或因嗜酒伤中，脾运失健，水谷不归正化，反而聚湿生痰；痰浊上干，壅阻肺气，升降不利，发为喘促。《仁斋直指方》说："惟夫邪气伏藏，痰涎浮涌，呼不得呼，吸不得吸，于是上气喘促。"即是指痰涎壅盛的喘证而言。如复加外感诱发，可见痰浊与风寒、邪热等内外合邪的错杂证候。若痰湿久郁化热，或肺火素盛，痰受热蒸，则痰火交阻于肺，痰壅火迫，肺气不降，上逆为喘。若湿痰转从寒化，可见寒饮伏肺，常因外邪袭表犯肺，引动伏饮，壅阻气道，发为喘促。

3. 情志所伤　情志不遂，忧思气结，肺气痹阻，气机不利，或郁怒伤肝，肝气上逆于肺，肺气不得肃降，升多降少，气逆而喘。《医学入门·喘》所说："惊忧气郁，惕惕闷闷，引息鼻张气喘，呼吸急促而无痰声者"即属此类。

4. 劳欲久病　慢性咳嗽、肺痨等肺系病证，久病肺虚，气失所主，气阴亏耗，不能下荫于肾，肾元亏虚，肾不纳气而短气喘促，或劳欲伤肾，精气内夺，肾之真元伤损，根本不固，不能助肺纳气，气失摄纳，上出于肺，出多入少，逆气上奔为喘。正如《医贯·喘》所言："真元损耗，喘出于肺气之上奔……乃气不归原也。"若肾阳衰弱，肾不主水，水邪泛滥，干肺凌心，肺气上逆，心阳不振，亦可致喘，表现虚中夹实之候。此外，如中气虚弱，肺气失于充养，亦可因气虚而喘。故《证治准绳·喘》说："肺虚则少气而喘。"

喘证的发病机制主要在肺和肾，涉及肝脾。因肺司呼吸，外合皮毛，内为五脏华盖，为气机出入升降之枢纽。肺的宣肃功能正常，则吐浊吸清，呼吸调匀。肾主摄纳，有助于肺气肃降，故有"肺为气之主，肾为气之根"之说。若外邪侵袭，或它脏病气上犯，皆可使肺失宣降，肺气胀满，呼吸不利而致喘。如肺虚，气失所主，亦可少气不足以息，而为喘。肾为气之根，与肺同司气体之出纳，故肾元不固，摄纳失常则气不归原，阴阳不相接续，亦可气逆于肺而为喘。另外，如脾经痰浊上干，以及中气虚弱，土不生金，肺气不足，或肝气上逆乘肺，升多降少，均可致肺气上逆而为喘。

喘证的病理性质有虚实之分。实喘在肺，为外邪、痰浊、肝郁气逆，邪壅肺气，宣降不利所致；虚喘责之肺、肾两脏，因阳气不足，阴精亏耗，而致肺肾出纳失常，且尤以气虚为主。实喘病久伤正，由肺及肾；虚喘复感外邪，或夹痰浊，则病情虚实错杂，每多表现为邪气壅阻于上，肾气亏虚于下的上盛下虚证候。喘证的严重阶段，不但肺肾俱虚，在孤阳欲脱之时，每多影响到心。因心脉上通于肺，肺气治理调节心血的运行，宗气贯心肺而行呼吸，肾脉上络于心，心肾相互既济，心阳根于命门之火，心脏阳气的盛衰，与先天肾气及后天呼吸之气皆有密切关系。故肺肾俱虚，亦可导致心气、心阳衰惫，鼓动血脉无力，血行瘀滞，面色、唇舌、指甲青紫，甚至出现喘汗致脱，亡阴、亡阳的危重局面。

三、临床征象

1. 症状　本病起病多缓慢，病程较长，部分患者发病前有急性支气管炎、流感或肺炎等急性呼吸道感染史，由于迁延不愈而发展为本病。主要症状为慢性咳嗽、咳痰和气短或伴有喘息。症状初期较轻，随着病程进展，因反复呼吸道感染，急性发作愈发频繁，症状亦愈严重，尤以冬季为甚。

（1）咳嗽：初期晨间咳嗽较重，白天较轻，晚期夜间亦明显，睡前常有阵咳发作，并伴咳痰。此系由于支气管黏膜充血、水肿，分泌物积聚于支气管腔内所致。随着病情发展，咳嗽终年不愈。

（2）咳痰：以晨间排痰尤多，痰液一般为白色黏液性或浆液泡沫性，偶可带血。此多系夜间睡眠时咳嗽反射迟钝，气道腔内痰液堆积，晨间起床后因体位变动引起刺激排痰之故。当急性发作伴有细菌感染时，痰量增多，痰液变为黏稠或脓性。

（3）气短与喘息：病程初期多不明显，当病程进展合并阻塞性肺气肿时则逐渐出现轻重程度不同的气短，以活动后尤甚。慢性支气管炎合并哮喘或所谓喘息型慢性支气管炎的患者，特别是在急性发作时，常出现喘息的症状，并常伴有哮鸣音。

2. 体征　早期多无任何异常体征，或可在肺底部闻及散在干、湿啰音，咳嗽排痰后啰音可消失，急性发作期肺部啰音可增多，其数量多寡视病情而定。慢性支气管炎合并哮喘的患者急性发作时可闻及广泛哮鸣音并伴呼气延长。

四、诊断依据

根据咳嗽、咳痰或伴喘息，每年发病持续 3 个月，并连续两年以上，排除其他心、肺疾患（如肺结核、尘肺、支气管哮喘、支气管扩张、肺癌、肺脓肿、心脏病、心功能不全等）之后即可作出慢性支气管炎诊断。如每年发病持续不足 3 个月，而有明确的客观检查依据（如 X 线检查、呼吸功能检查等）亦可诊断。慢性支气管炎可分为单纯型和喘息型。单纯型慢性支气管炎具有咳嗽、咳痰两项症状，喘息型慢性支气管炎除具有咳嗽、咳痰外尚有喘息症状。

五、类证辨别

1. 肺结核　活动性肺结核常伴有低热、乏力、盗汗、咯血等症状；咳嗽和咳痰的程度与肺结核的活动性有关。X 线检查可发现肺部病灶，痰结核菌检查阳性，老年肺结核的毒性症状不明显，常因慢性支气管炎症状的掩盖，长期未被发现，应特别注意。

2. 支气管哮喘　支气管哮喘起病年龄较轻，常有个人或家族过敏性病史；气管和支气管对各种刺激的反应性增高，表现为广泛的支气管痉挛和管腔狭窄，临床上有阵发性呼吸困难和咳嗽，发作短暂或持续。胸部叩诊有过清音，听诊有呼气延长伴高音调的哮鸣音。晚期常并发慢性支气管炎。嗜酸性粒细胞在支气管哮喘患者的痰中较多，而喘息型支气管炎患者的痰中较少。

3. 支气管扩张　支气管扩张多发生于儿童或青年期，常继发于麻疹、肺炎或百日咳后，有反复大量脓痰和咯血症状。两肺下部可听到湿啰音。胸部 X 线检查两肺下部支气管阴影增深，病变严重者可见卷发状阴影。支气管碘油造影示柱状或囊状支气管扩张。

4. 心脏病　由于肺瘀血而引起的咳嗽，常为干咳，痰量不多。详细询问病史可发现有心悸、气急、下肢浮肿等心脏病征象。体征、X 线和心电图检查均有助于鉴别诊断。

5. 支气管肺癌　支气管肺癌多数有数年吸烟史，顽固性刺激性咳嗽或过去有咳嗽史，近期咳嗽性质发生改变，常痰中带血。有时表现为反复同一部位的阻塞性肺炎，经抗菌药物治疗未能完全消退。痰脱落细胞学、CT 及纤维支气管镜等检查可明确诊断。

6. 尘肺　尘肺有粉尘和职业接触史。X 线检查可见矽结节，肺门阴影扩大。

7. 咳嗽变异型哮喘　咳嗽变异型哮喘以刺激性咳嗽为特征，灰尘、烟油、冷空气等容易诱发咳嗽，常有家庭或个人过敏疾病史。对抗生素治疗无效，支气管激发试验阳性可鉴别。

8. 嗜酸性粒细胞支气管炎　嗜酸性粒细胞支气管炎的临床症状与本病类似，X 线检查无明显改变或肺纹理增加，支气管激发试验阴性，临床容易误诊。诱导痰检查嗜酸性粒细胞比例增加可以诊断。

9. 肺间质纤维化　肺间质纤维化的临床经过缓慢，开始仅有咳嗽、咳痰，偶有气短感。仔细听诊在胸部下后侧可闻及爆裂音（Velcro 啰音）。血气分析示动脉血氧分压降低，而二氧化碳分压可不升高。

第二节　中医辨治

一、辨证要点

1. 辨证候虚实　慢性支气管炎依其临床表现多分为实证、虚证两大类。慢性支气管炎为久病，久病必虚，故本病的本质多属虚寒。反映在肺、脾、肾三脏之虚，多见于慢性支气管炎的临床缓解期。如果上呼吸道反复感染，病情加剧，则出现实、热、痰、湿的证候，形成邪实正虚的复杂局面，主要见于慢性支气管炎急性发作期和慢性迁延期。

另外，咳声响亮者多实，咳声低怯者多虚；脉有力者属实，脉无力者属虚。

2. 辨咳嗽的相关因素　咳嗽时作，白天多于夜间，咳而急剧、声重，或咽痒则咳者，多为外感风寒或风热；咳声嘶哑，病势急而病程短者，为外感风寒或风热，病势缓而病程长者为阴虚或气虚；咳声粗浊者多为风热或痰热伤津；早晨咳嗽阵发加剧，咳嗽连声重浊，痰出咳减者，多为痰湿或痰热咳嗽；午后、黄昏咳嗽加重，或夜间时有单声咳嗽，咳声轻微短促者，多为肺燥阴虚；夜卧咳嗽较剧，持续不已，少气或伴有气喘者，为久咳致喘的虚寒证。饮食肥甘、生冷加重者多属痰湿；情志郁怒加重者因于气火；劳累受凉后加重者多为痰湿、虚寒。

3. 辨痰液　咳而少痰，多属燥热或阴虚；痰多的常属痰湿、痰热或虚寒；痰白而稀者属风、属寒；痰黄稠者属热；痰白质黏者属阴虚、燥热；痰白清稀透明呈泡沫样者属虚、属寒；痰中带血者，多为肺热或阴虚火旺；有热腥味或腥臭气者为痰热；味甜者属痰湿；味咸者则属肾虚。

二、治疗原则

慢性支气管炎属本虚标实，虚实夹杂。发作期以标实为急，缓解期则以本虚为主。标实主要为外邪、痰浊、水饮、瘀血。早期以痰浊为主，渐而痰瘀并重，并可兼见气滞、水饮错杂为患。后期痰瘀壅盛，正气虚衰，标实与本虚并重。本虚为肺、脾、肾三脏虚损，但有偏重主次之不同。早期以气虚或气阴两虚为主，病位在肺脾肾，后期气虚及阳或可出现阴阳两虚，甚至阴竭阳脱之证，以肺肾心为主。

三、分证论治

1. 外寒内饮证

（1）证候：咳逆喘满不得卧，气短气急，咳痰白稀，呈泡沫状，胸部膨满，口干不欲饮，面色青暗，周身酸楚，恶寒，舌体胖大，舌质暗淡，舌苔白滑，脉浮紧。

（2）治法：解表化饮，止咳平喘。

（3）方药：小青龙汤加减。常用药物：炙麻黄、桂枝、法半夏、干姜、细辛、五味子、白芍、炙甘草。

（4）加减：若饮郁化热，烦躁而喘，脉浮，可用小青龙加石膏汤解表化饮，兼清郁热；若表寒不甚，或表寒已解，而痰浊壅盛，咳逆喘满，不能平卧，痰涌，舌苔滑腻者，可用三子养亲汤合葶苈大枣泻肺汤化痰降气，泻肺除壅。面色晦暗，唇甲青紫，舌质紫暗者，加桃仁、红花、丹参、当归以活血化瘀。

2. 风热犯肺证

（1）证候：咳嗽气促，喘逆胸闷，咳痰不爽，痰黏稠或稠黄，常伴恶风身热、头痛口渴、鼻流黄涕等表证，舌苔薄黄，脉浮数或浮滑。

（2）治法：疏风清肺，止咳化痰。

（3）方药：桑菊饮加减。常用药物：桑叶、菊花、杏仁、桔梗、连翘、芦根、前胡、牛蒡子、薄荷（后下）、炙甘草。

（4）加减：咳甚，加桑白皮、浙贝母、枇杷叶以降逆化痰止咳；肺热甚，加黄芩、鱼腥草以清泻肺热；咽痛，加金银花、青果以清热利咽。

3. 痰热郁肺证

（1）证候：咳逆喘息气粗，胸满，咳痰黄或白，痰难咯，身热烦躁，溲黄便干，口渴欲饮，舌质暗红，苔黄或黄腻，脉滑数。

（2）治法：清肺化痰，降逆平喘。

（3）方药：清气化痰汤加减。常用药物：瓜蒌、黄芩、鱼腥草、金荞麦、杏仁、枳实、浙贝母、黛蛤散（包煎）、连翘、栀子。

（4）加减：胸满痰涌，喉中痰鸣，喘息不得平卧，加地龙、葶苈（包煎）以泻肺平喘；痰热壅结，腑气不通，腹满便秘，加大黄（后下）通腑泄热以降肺气；咳痰黄稠带腥味，加蒲公英、野菊花、薏苡仁以清热解毒；痰热伤津，口干舌燥，加知母、麦冬、芦根以生津润燥。

4. 气虚血瘀痰阻证

（1）证候：胸憋气短，动则尤甚，咳嗽痰多，色白或呈泡沫，身倦乏力，面色晦暗，唇甲发绀，舌质暗或暗紫，苔腻或浊腻，脉弦滑。

（2）治法：益气活血化痰，降逆止咳平喘。

（3）方药：人参胡桃汤合三子养亲汤加减。常用药物：人参（单煎）、胡桃肉、当归、赤芍、川芎、地龙、五味子、紫苏子、莱菔子。

（4）加减：怕风易汗，合用玉屏风散以补肺固表；大便不畅，加肉苁蓉、枳实以通腑除壅。若见呼吸浅短难续，甚则张口抬肩，喘息不能平卧，咳嗽，痰白，心慌汗出，舌淡暗，苔白润，脉沉细无力，为肺肾两虚，气失摄纳，方选补虚汤合参蛤散加减以补肺纳肾，降气平喘。

5. 肺肾气虚证

（1）证候：呼吸浅短难续，甚则张口抬肩，倚息不能平卧，咳嗽，痰白如沫，咳吐不利，胸闷心慌，形寒汗出，或腰膝酸软，小便清长，或尿后余沥，或咳则小便自遗，舌淡或暗紫，苔白润，脉沉细虚数无力，或有结代。

（2）治法：调补肺肾。

（3）方药：调补肺肾方加减。常用药物：冬虫夏草（单煎）、五味子、丹参、茯苓、山茱萸、淫羊藿、枸杞子。

（4）加减：潮热盗汗，烦躁不安，加生地黄、北沙参、麦冬以滋阴清热；肢体躁动，甚或四肢抽搐者，加龙骨（先煎）、牡蛎（先煎）、代赭石（先煎）、白芍镇肝息风。

四、常用中成药

1. 复方鲜竹沥口服液　功能:清热、化痰、止咳。用于痰热咳嗽。每次 20ml,每日 2 ~ 3 次。

2. 化州橘红颗粒　功能:理气祛痰,润肺止咳。适用于痰多咳嗽气喘的患者。每次 10 ~ 20g,每日 3 次。

3. 猴枣散　功能:消除呼吸道痰浊壅塞,及活血化瘀功效。适用于痰浊壅塞所致痰热蕴肺,喘促昏仆,壮热神昏,喘咳痰盛,四肢抽搐的患者。每次 1 支,每日 3 次。

4. 蛇胆川贝口服液　功能:祛风镇咳、除痰散结。用于风热咳嗽、痰多色黄等症,对于风寒引起的咳嗽、痰白清稀者慎用。每次 1 ~ 2 支,每日 2 次。

5. 痰热清注射液　功能:清热、解毒、祛痰抑菌。用于风湿肺热病属痰热阻肺症。静脉注射,每次 20 ~ 40ml 加入 5% ~ 10% 葡萄糖注射液,每日 1 次。

五、针灸干预

1. 风寒型

(1)针刺列缺、合谷、肺俞、外关、风池、上星、昆仑、温溜以疏风散寒,宣肺化痰。

(2)操作方法:毫针浅刺,每日 1 次。10 次为 1 个疗程。

2. 风热型

(1)针刺尺泽、肺俞、曲池(双)、大椎、合谷、陷谷、复溜(双),或少商点刺放血以疏风清热,肃肺化痰。

(2)操作方法:毫针疾刺,用泻法,留针时间宜短,并可放血。每日 1 次,10 次为 1 个疗程。

3. 燥热型

(1)针刺风门、肺俞、太渊、复溜、尺泽、曲池以清肺,润燥,止咳。

(2)操作方法:进针得气后,用泻法,留针宜短。复溜用补法。每日 1 次,10 次为 1 个疗程。

4. 慢性支气管炎患者　取肺俞、定喘、膻中,中等度刺激,用平补平泻法,留针 30 分钟,每日 1 次。表寒里热者,加尺泽、合谷、大椎;痰热壅肺者,加尺泽、合谷、丰隆;痰湿阻肺者,加中脘、丰隆、脾俞、足三里;虚喘者,加膏肓、足三里、脾俞、肾俞、关元、气海。

第三节　肺脏不洁论在慢性支气管炎中的应用研究

1. 知标本,新久虚实为纲　《素问·标本病传论》曰:"病有标本……知标本者,万举万当,不知标本是谓妄行。"所谓"标本"者,即邪气与正气,病因与病症,新病与久病之鉴。慢支具有反复发作,病势缠绵,症状错综,逐步加重的特点,标本之分实为辨治之纲。

咳之为病,又有新久虚实之殊。慢支初起,多因外感时邪、内伤饮食,《素问·咳论》

谓之"五脏咳","五脏之久咳乃移于六腑……久咳不已则三焦受之"。随着病程的持续而演变为"六腑咳""三焦咳",甚而"面水肿气逆"。《名医杂著》提出"咳嗽治法须分新久虚实……新病风寒则散之,火热则清之,湿热则泻之。久病便属虚、属郁,气虚则补气,血虚则补血,兼郁则开郁,滋之、润之、敛之,则治虚之法也"。《医学正传》亦明言"治咳最要分肺虚肺实。若肺虚久咳,宜五味子、款冬花、紫菀、马兜铃之类以补之;若肺实有火邪,宜黄芩、天花粉、桑白皮、杏仁之类以泻之"。

痰饮、喘证等病证,亦以新久虚实为辨治要点。《名医杂著》记载:"痰有新久轻重之殊,新而轻者,形色清白,气味亦淡;久而重者,黄浊稠结……"《景岳全书》曰:"痰有虚实不可不辨矣。"又曰"气喘之病,最为危候,治失其要,鲜不误人,欲辨之者,亦惟二证而已。所谓二证者,一曰实喘,一曰虚喘也……实喘者有邪,邪气实也;虚喘者无邪,元气虚也。"因此,慢支的辨证必须首先分清标本虚实。

2. 识寒热,祛邪逐实为先　体有阴阳之别,邪有寒热之分。《咳论》曰:"其寒饮食入胃,从肺脉上至于肺则肺寒,肺寒则外内合邪,因而客之,则为肺咳。"表明因寒致咳是其重要病因。然而外邪之中,尚有寒热之辨,且病久寒易于化热。

《诸病源候论》有"热痰候"和"冷痰候"之论。《太平惠民和剂局方》有言:"大抵咳嗽皆从肺出……大略有三:有因寒者,有风者,有热者。"《普济方》亦论:"咳嗽病有数种,有热嗽,有冷嗽。"

《伤寒论》所列麻黄汤、麻杏石甘汤、桂枝汤、射干麻黄汤等经典方,临床应用在于治寒与治热的不同。《仁斋直指附遗方论·嗽喘》曰:"有肺虚夹寒而喘者,有肺实夹热而喘者……如是等类,皆当审正而主治之。"由是,虚实中夹寒热,寒热中有虚实,于临床辨证须一一思量。

3. 调脏腑,肺、脾、肾为要　慢性支气管炎的发生和发展,与脏腑功能失调与衰退,特别是肺、脾、肾三脏功能的失调与衰退有密切关系。

肺为"娇脏",不耐寒热,易受外邪侵扰,导致咳嗽、咳痰、气喘等症。《临证指南医案》云:"咳为气逆,嗽为有痰,内伤外感之因甚多,却不离乎肺脏为患也。"综观历代治咳、痰、喘之方,从麻黄汤、桂枝汤到银翘散,从射干麻黄汤到炙苏子汤,均于祛邪以肃肺气;后有玉屏风散、沙参麦冬汤、补肺阿胶汤等,调理肺脏,固护卫气。

"三焦"为通行元气和水谷运行之道,主持诸气,司人体气机,一旦三焦气化失常,则水湿停聚,内生痰浊。而肺、脾、肾三脏分属上、中、下三焦,三焦气化失利是慢支病机的关键。肺居上焦,外邪首先犯肺,则咳嗽、咳痰、喘息。脾居中焦,主运化水谷输布精微。久咳脾气亦虚,脾失健运,聚湿生痰,痰湿上壅于肺,肺失宣肃,而见咳嗽痰多并有水湿内停之症。肾居下焦,主纳气,蒸化水液,为人体元气之根。久病及肾,肾虚不能温煦脾阳,致脾运失常,化湿生痰而为咳喘,而肾不纳气,则气喘不接,或肾阴不足,内热浊津生痰。

《医贯》认为治咳之法,"不在于肺,而在于脾。不专在脾,而返归重于肾。盖脾者,肺之母;肾者,肺之子。故虚则补其母,虚则补其子也"。《伤寒论》中以麻黄汤、桂枝汤为代表,重在宣肺散邪;《金匮要略》治痰饮咳嗽上气诸方中,屡见人参之类,以培土生金;肾气丸之属则补肾纳气。

第十三章　慢性肺炎

第一节　疾病概述

一、概述

肺炎是指终末气道、肺泡和肺间质的炎症，可由病原微生物（如细菌、病毒、真菌、支原体、衣原体、立克次体、寄生虫等）、理化因素（如放射线、化学）、免疫损伤、过敏及药物所致，是一种常见的呼吸道疾病，也是最常见的感染性疾病之一。

中医学称之为"风温""肺热病"，也可归属于"咳嗽""喘证""肺痈"等病证范畴。中医学认为本病是由风热之邪引起的一种以肺系病变为中心的外感疾病，是肺热与风温病的合称。临床以发热、咳嗽、胸痛等为主要临床表现。肺炎可发生于任何年龄阶段，幼儿、老年患者多见。火热之邪是肺炎的常见致病原因。病邪的侵入与机体正气不足相关，因此本病具有本虚标实、虚实夹杂的病性特点。先天禀赋不足，肺脾两虚是发生本病的根源。肺脾两虚，肺卫不固，易感外邪，又祛邪无力，遂致外邪反复入侵，迁延日久而成本病。外邪侵袭也是导致本病的外因。外邪以风寒、风热、疫毒之邪为主，邪蕴于肺，化热生火，灼伤肺络，煎熬肺津，而出现咳嗽、脓痰的症状。肝失调达，情志不和，郁怒伤肝，逆气化火，上逆犯肺，灼伤肺络而成咯血、咳嗽。久病肺弱，伤及肺阴，或外邪袭肺，耗伤肺阴，阴虚不能制阳，则虚火内生，灼伤肺络而成本病。

二、病因病机

本病多由于劳倦过度，正气虚弱，或寒温失调，起居不慎，卫外功能减弱，暴感外邪，病邪犯肺而发。顺传肺胃，逆传心包，变生诸证。邪在卫分、气分，病位多在上焦肺经，病机为邪犯于肺，肺气上逆。邪在营分、血分，病位多在上焦心包或涉及肝肾二脏。本病初期，多以实证为主，或邪实正虚；后期多以正虚为主，或正虚邪恋，或虚实夹杂。

1. 病因

（1）感六淫：多因起居不慎，寒温失宜，或过度疲劳，肺的卫外功能减退或失调，以致在天气冷热失常，气候突变的情况下，六淫之邪，从口鼻或皮毛而入，侵袭肺系，或因吸入烟尘、异味气体，肺气被郁，肺失宣降。肺居上焦，为五脏之华盖，上连咽喉，开窍于鼻，外合皮毛，而主卫表。风热之邪侵袭人体，从口鼻或皮毛而入，首犯肺卫。邪犯肺卫，外而邪正相争，表现为发热恶寒；内而肺气不清，失于宣肃，则咳嗽、咳痰。故《河间六书·咳嗽论》谓："寒、暑、燥、湿、风、火六气，皆令人咳。"病势不解，则卫表之邪入里而达气分，或寒郁化热，或邪热郁肺。肺热郁蒸，见高热烦渴、咳喘胸痛、咳痰带血；热邪蒸迫津液外泄，热盛伤津，而见面赤汗出、烦渴思饮等症，但病变重点始终在肺。

（2）内邪干肺：内伤咳嗽总由脏腑功能失调、内邪干肺所致，可分其他脏腑病变涉及于肺和肺脏自病两端。他脏及肺者由于饮食不调，可因嗜烟好酒，烟酒辛温燥烈，熏灼肺胃；或因过食肥甘辛辣炙煿，酿湿生痰；或因平素脾运不健，饮食精微不归正化，变生痰浊，肺脉连胃，痰邪上干，乃生咳嗽；或由情志不遂，郁怒伤肝，肝失条达，气机不畅，日久气郁化火，因肝脉布胁而上注于肺，故气火循经犯肺，发为咳嗽。肺脏自病者，常因肺系疾病迁延不愈，阴伤气耗，肺的主气功能失常，以致肃降无权，肺气上逆作咳。

2. 病机　咳嗽的病变主脏在肺，与肝、脾有关，久则及肾。主要病机为邪犯于肺，肺气上逆。因肺主气，司呼吸，上连气道、喉咙，开窍于鼻，外合皮毛，内为五脏华盖，其气贯百脉而通他脏，不耐寒热，称为"娇脏"，易受内外之邪侵袭而致宣肃失司。肺脏为了祛除病邪外达，以致肺气上逆，冲激声门而发为咳嗽。诚如《医学心悟》所说："肺体属金，譬若钟然，钟非叩不鸣，风、寒、暑、湿、燥、火六淫之邪，自外击之则鸣；劳欲情志，饮食炙煿之火，自内攻之则亦鸣。"《医学三字经·咳嗽》亦说："肺为脏腑之华盖，呼之则虚，吸之则满，只受得本脏之正气，受不得外来之客气，客气干之则呛而咳矣；只受得脏腑之清气，受不得脏腑之病气，病气干之，亦呛而咳矣"，提示咳嗽是内外病邪犯肺，肺脏祛邪外达的一种病理反应，但外感咳嗽与内伤咳嗽的机制各有不同。

外感咳嗽，属于邪实，为六淫外邪犯肺，肺气壅遏不畅所致。因于风寒者，肺气失宣，津液凝滞；因于风热者，肺气不清，热蒸液聚为痰；因于风燥者，燥邪灼津生痰，肺气失于润降，则发为咳嗽。若外邪未能及时解散，还可发生演变转化，如风寒久郁化热、风热灼津化燥、肺热蒸液成痰等。

内伤咳嗽，病理因素主要为"痰"与"火"。而痰有寒热之别，火有虚实之分。痰火可互为因果，痰可郁而化火（热），火能炼液灼津为痰。因其常反复发作，迁延日久，脏气多虚，故病理性质属邪实与正虚并见。虚实之间尚有先后主次的不同。他脏有病而及肺者，多因实致虚。如肝火犯肺者，每见气火炼液为痰，灼伤肺津。痰湿犯肺者，多因湿困中焦，水谷不能化为精微上输以养肺，反而聚生痰浊，上干于肺，久延则肺脾气虚，气不化津，痰浊更易滋生，此即"脾为生痰之源，肺为贮痰之器"的道理，甚则病及于肾，以致肺虚不能主气，肾虚不能纳气，由咳致喘。如痰湿蕴肺，遇外感引触，痰从热化，则易耗伤肺阴。肺脏自病者，多因虚致实。如肺阴不足每致阴虚火炎，灼津为痰；肺气亏虚，气不化津，津聚成痰，甚则痰从寒化为饮。

外感咳嗽与内伤咳嗽可相互为病，外感咳嗽如迁延失治，邪伤肺气，更易反复感邪，而致咳嗽屡作，肺脏益伤，逐渐转为内伤咳嗽。内伤咳嗽，肺脏有病，卫外不强，易受外邪引发或加重，在气候转冷时尤为明显。久则肺脏虚弱，阴伤气耗，由实转虚。于此可知，咳嗽虽有外感、内伤之分，但两者又可互为因果。

三、临床征象

1. 症状

（1）病史：肺炎球菌性肺炎常有受寒、劳累、雨淋等诱因或伴慢性阻塞性肺疾病、心力衰竭等基础疾病。金黄色葡萄球菌性肺炎多见于老人和小儿，常继发于流感、麻疹等呼吸道病毒感染或继发于皮肤疮疖等感染。革兰阴性杆菌性肺炎常见于年老、嗜酒、久病体弱、慢性肺部疾病、长期使用抗生素或免疫抑制剂者。支原体性肺炎好发于儿童及青少年，常有家庭、学校或兵营的小流行。病毒性肺炎多发于婴幼儿，也可见于老年体弱者，常有病毒感染病史。军团菌肺炎一般为流行性，也可散发，易发生于中老年，尤其是激素治疗的患者。

（2）典型症状：主要表现为高热，寒战，体温可达 39～40℃，胸痛，咳嗽，气急，咳痰。肺炎球菌性肺炎痰呈铁锈色；金黄色葡萄球菌性肺炎痰呈脓性或脓血性；肺炎杆菌性肺炎痰呈脓性或棕红胶冻状；绿脓杆菌性肺炎痰呈绿色脓痰；厌氧菌性肺炎痰常伴臭味；支原体肺炎可有少量黏液或血痰；病毒性肺炎咯少量黏痰；军团菌肺炎则咯少量黏液痰或血丝痰。重症肺炎可有神经系统症状如神志模糊、烦躁不安、嗜睡、谵妄、昏迷等。

2. 体征　患者呈急性热病容，面颊绯红，鼻翼翕动，皮肤灼热、干燥，口角及鼻周有单纯疱疹；病变广泛时可出现发绀。有败血症者，可出现皮肤、黏膜出血点，巩膜黄染。重证感染时可伴休克、急性呼吸窘迫综合征及神经精神症状，表现为神志模糊、烦躁、呼吸困难、嗜睡、谵妄、昏迷等。肺外表现更为常见，如皮炎（斑丘疹和多形红斑）等。体格检查可见咽部充血，偶见颈淋巴结肿大。

嗅闻：口气可有腥臭异味，全身异臭味，咳嗽阵作，咳痰响鸣，呼吸喘促。视诊：精神不振，严重时面色、口唇、肢端发绀，呼吸急促，甚则张口抬肩，三凹征。触诊：发热时体热，累及脑膜时有颈抵抗及出现病理性反射。叩诊：早期肺部体征无明显异常，仅有胸廓呼吸运动幅度减小，叩诊稍浊，肺实变时有典型的体征，如叩诊浊音、触觉语颤增强。并发胸腔积液者，患侧胸部叩诊浊音，触觉语颤减弱。听诊：可闻及支气管呼吸音等，也可闻及湿啰音。并发胸腔积液者，呼吸音减弱，可有呼吸音减低及胸膜摩擦音。肺实变时叩诊浊音、触觉语颤增强并可闻及支气管呼吸音。消散期可闻及湿啰音。病变较大或融合时可有肺实变体征，气胸或脓气胸则有相应体征。血源性葡萄球菌肺炎应注意肺外病灶，静脉吸毒者多有皮肤针口和三尖瓣赘生物，可闻及心脏杂音。心率增快，有时心律失常。重证患者有肠胀气，上腹部压痛多与炎症累及膈胸膜有关。

四、诊断依据

根据病史、症状和体征，结合 X 线检查和痰液、血液检查进行诊断。病原菌检测是确诊各型肺炎的主要依据。

1. 新近出现的咳嗽、咳痰或原有呼吸道疾病症状加重，并出现脓性痰，伴或不伴胸痛。

2. 发热。

3. 肺实变体征和（或）闻及湿啰音。

4. WBC $> 10 \times 10^9 /$L 或 $< 4 \times 10^9 /$L，伴或不伴细胞核左移。

5. 胸部 X 线检查显示片状、斑片状浸润性阴影或间质性改变，伴或不伴胸腔积液。

以上 1～4 项中任何 1 项加第 5 项，并除外肺结核、肺部肿瘤、非感染性肺间质性疾病、肺水肿、肺不张、肺栓塞、肺嗜酸性粒细胞浸润症及肺血管炎等后，可建立临床诊断。

五、类证辨别

首先必须把肺炎与上呼吸道感染和下呼吸道感染区别开来。呼吸道感染虽然有咳嗽、咳痰和发热等症状，但上、下呼吸道感染无肺实质浸润，胸部 X 线检查可鉴别。其次应把肺炎与其他类似肺炎的疾病区别开来。肺炎常须与下列疾病鉴别。

1. **肺结核**　急性肺结核肺炎的临床表现与肺炎球菌肺炎相似，X 线亦有肺实变。肺结核多发病缓慢，一般毒性症状较轻，肺结核多有全身中毒症状，如午后低热、盗汗、疲乏无力、体重减轻、失眠、心悸，女性患者可有月经失调或闭经等。X 线显示病灶多在肺尖上叶后段或锁骨上下及下叶背段，密度不均匀，久不消散，可形成空洞和肺内播散。痰中可找到结核杆菌。结核试验阳性有助于诊断。

2. **急性肺脓肿**　急性肺脓肿早期的临床表现与肺炎球菌肺炎相似。随病程进展，以咳出大量脓臭痰为肺脓肿的特征，多有疲劳、酗酒及受凉史，大量脓痰排出后 X 线显示脓腔和液平。

3. **肺癌**　少数周围型肺癌的 X 线影像与肺炎相似，多无急性感染中毒症状，有时痰中带血丝。血白细胞计数不高，若痰中发现癌细胞可以确诊。肺癌可伴发阻塞性肺炎，经抗菌药物治疗后炎症消退，肿瘤阴影渐趋明显，或可见肺门淋巴结肿大，有时出现肺不张。若经过抗菌药物治疗后肺部炎症不消散，或暂时消散后于同一部位再出现肺炎，有吸烟史及年龄较大的患者，应高度警惕肺癌，必要时进一步做 CT、MR、纤维支气管镜和痰脱落细胞等检查，以免贻误诊断。

4. **肺血栓**　栓塞症多有静脉血栓的危险因素，如血栓性静脉炎、心肺疾病、创伤、手术和肿瘤等病史，发病前无上呼吸道感染史，很少出现口角疱疹，可突发剧烈的胸痛、发热（多为中度或低热）、明显的呼吸困难、气短、发绀、咯血、血压下降、晕厥、呼吸困难，甚至休克等症状，在大块梗死区叩诊呈浊音，心率增快，心界扩大，发生咯血、较明显颈静脉充盈。X 线胸片示区域性肺血管纹理减少，有时可见尖端指向肺门的三角形或楔形阴影，肺门动脉扩张及右心扩大症，肺扫描示血流受阻。动脉血气分析常见低氧血症及低碳酸血症。心电图可见肺梗死特征性表现，D-二聚体、CT 肺动脉造影（CTPA）、放射性核素肺通气/灌注扫描和 MR 等检查可帮助鉴别。

5. **慢性支气管炎**　慢性支气管炎合并感染时，其症状、体征与肺炎相类似，但慢性支气管炎患者的病史较长，1 周内咳、痰、喘等症状中任一项加重明显，X 线示肺纹理增多、增粗、模糊，呈条索状或网状，以两中下肺野较为明显。慢性支气管炎合并感染时，表现为不规则斑片状阴影，两者可结合胸片加以鉴别。

6. **非感染性肺部浸润**　肺炎的鉴别还需排除非感染性肺部疾病，如肺间质纤维化、肺水肿、肺不张、肺嗜酸性粒细胞增多症和肺血管炎等。

7. **其他**　肺炎伴剧烈胸痛时，应与渗出性胸膜炎、肺梗死相鉴别。另外，下叶肺炎可能出现腹部症状，应通过 X 线、B 超等与急性胆囊炎、膈下脓肿、阑尾炎等相鉴别。

8. 其他疾病肺炎表现　有胸痛或胸腔积液时，须与肺梗死、结核性渗出性胸膜炎鉴别。结核性胸膜炎一般血常规不增高，结核菌素试验阳性，胸腔积液核细胞以单核细胞为主，而肺炎累及胸膜腔，胸腔积液中以多核细胞为主。膈胸膜受累时，须通过 X 线、腹部 B 超及其他相关检查与膈下脓肿等鉴别。

第二节　中医辨治

一、辨证要点

1. 辨咳的特点　病势急而病程短者，多为外感风寒或风热；病势缓而病程长者，多为阴虚或阳虚。咳嗽伴咽痒咽痛者、多为外感风寒或风热；咳声重浊、痰黄黏稠者，多为痰热咳嗽；咳声轻微短促、痰带血丝、多为肺燥阴虚；咳而声低气怯者属虚，洪亮有力者属实。

2. 辨痰的特点　包括痰的色、质、量、味等。咳而少痰的多属燥热、气火、阴虚；咳而痰多常属湿痰、虚寒；痰白清稀的多属风寒；痰黄而稠者多属热；痰白清稀或呈泡沫样的属虚、属寒；咳吐血痰，多为肺热或阴虚；咳痰腥臭，多为痰热；如脓血相兼，为痰、热、瘀互结成痈。

二、治疗原则

咳嗽的治疗应分清邪正虚实。外感咳嗽，多为实证，应祛邪利肺，按病邪性质分风寒、风热、风燥论治。内伤咳嗽，多属邪实正虚。同时除直接治肺外，还应从整体出发，注意治脾、治肝、治肾等。治疗时当以"宣肺透邪，顾护阴液"为原则。而肺为多气少血之脏，故把住气分关是治疗关键。初起邪在肺卫，治以辛凉解表、疏风泄热；邪热入里，痰壅于肺，治以清热化痰、宣肺解毒；热陷心包，合以清心开窍；正气暴脱，当益气固脱；后期邪热伤阴，治以滋养阴液为主。外感忌用敛肺、收涩的镇咳药，误用则致肺气郁遏不得宣畅，不能达邪外出，邪恋不去，反而久咳伤正。必须采用宣肃肺气、疏散外邪治法，因势利导，肺气宣畅则咳嗽自止。内伤忌用宣肺散邪法。误用每致耗损阴液，伤及肺气，正气愈虚。必须注意调护正气，即使虚实夹杂，亦当标本兼顾。

三、分证论治

1. 风寒袭肺证

（1）证候：咳嗽声重，气急，咳痰稀薄色白，常伴咽喉痒，鼻塞，流清涕，头痛，肢体酸楚，恶寒发热，恶寒重，发热轻，无汗等表证，舌苔薄白或苔白厚腻。

（2）治法：疏风散寒，宣肺止咳。

（3）方药：三拗汤合止嗽散加减。常用药物：麻黄、杏仁、紫苏叶、姜半夏、广陈皮、桔梗、前胡、荆芥、防风、甘草。

（4）加减：胸闷、气急等肺气闭实之象不著，而外有表证者，可去麻黄，加生姜；若夹痰湿，咳而痰黏，胸闷，苔腻，加川厚朴、茯苓；咳嗽迁延不已，加紫菀、百部；表寒未解，里有郁热，热为寒遏，咳嗽音哑，气急似喘，痰黏稠，口渴，心烦，或有身热，加生石膏、桑白皮、黄芩；痰多苔白厚腻者，可加茯苓、厚朴；咳嗽甚者，可加百部、牛蒡子。

2. 风热犯肺证

（1）证候：咳嗽频剧，气粗或咳声嘎哑，喉燥咽痛，咳痰不爽，痰黏稠，伴鼻流黄涕，口渴欲饮，头痛，胸痛，肢楚身热，恶寒轻，发热重，汗出或少汗，恶风等表证，舌边尖红，舌苔薄黄，脉浮数或浮滑。

（2）治法：疏风清热，宣肺止咳。

（3）方药：银翘散或桑菊饮加减。常用药物：金银花、连翘、牛蒡子、薄荷、荆芥、桔梗、杏仁、前胡、贝母、板蓝根、大青叶等。

（4）加减：头痛剧烈，加蔓荆子；咳痰浓稠，加黄芩、鱼腥草；咽痛、声嘶，加射干、蝉衣；发热甚，加石膏、知母；口渴咽干者，加沙参、天花粉；肺热内盛，身热较著，恶风不显，口渴喜饮，加黄芩、知母；热邪上壅，咽痛，加射干、山豆根、挂金灯、赤芍；热伤肺津，咽燥口干，舌质红，加南沙参、天花粉、芦根；夏令夹暑加六一散、鲜荷叶；口干渴甚者，加麦冬、玄参、天花粉；胸痛者，加延胡索、郁金；咽痛甚者，加土牛膝、射干、蒲公英、青果。

3. 风燥伤肺证

（1）证候：喉痒干咳，连声作呛，咽喉干痛，唇鼻干燥，胸痛，无痰或痰少而粘连成丝，不易咳出，或痰中带有血丝，口干，初起或伴鼻塞、头痛、微寒、身热等表证，舌质红干而少津，苔薄白或薄黄，脉浮数或浮细数。

（2）治法：疏风清肺，润燥止咳。

（3）方药：桑杏汤加减。常用药物：桑叶、沙参、杏仁、浙贝母、栀子、梨皮。

（4）加减：津伤较甚，干咳，咳痰不多，舌干红少苔，加麦冬；热重不恶寒，心烦口渴，酌加石膏、知母、黑山栀；肺络受损，痰中夹血，加白茅根、茜草；若恶寒甚，无汗，加荆芥、防风。

4. 痰湿蕴肺证

（1）证候：咳嗽反复发作，咳声重浊，或可见鼻塞，咽痛声嘶，胸闷气憋，尤以晨起咳甚，每于早晨或食后则咳甚，痰多，进甘甜油腻食物加重，痰黏腻或稠厚成块，色白或带灰色，痰出则憋减咳缓，常伴体倦，脘痞，食少，腹胀，大便时溏，舌苔白腻，脉濡或滑。

（2）治法：燥湿化痰，降气止咳。

（3）方药：二陈汤合三子养亲汤。常用药物：半夏、生姜、陈皮、莱菔子、白芥子、紫苏子、炙麻黄、桔梗、杏仁、枳壳、前胡、葛根、茯苓、苏叶、甘草。

（4）加减：咳逆气急，痰多胸闷，加白前；寒痰较重，痰黏白如沫，怯寒背冷，加干姜、细辛；久病脾虚，神疲，加党参、白术；痰郁化热者，加黄芩、芦根、连翘；症状平稳后可服六君子丸或合杏苏二陈丸。

5. 痰热郁肺证

(1)证候：发热，咳嗽气息粗促，或喉中痰鸣，痰多质黏厚或稠黄，咳吐不爽，或有热腥味，或吐铁锈色痰，吐血痰，胸胁胀满，咳时引痛，面赤，烦渴，或有身热，汗出，口干而黏，欲饮水，小便黄赤，大便干燥，舌质红，舌苔薄黄腻，脉滑数。

(2)治法：清热肃肺，豁痰止咳。

(3)方药：清金化痰汤加减。常用药物：麻黄、杏仁、石膏、甘草、苇茎、薏苡仁、冬瓜子、桃仁、金银花、连翘、鱼腥草、黄芩、川贝、瓜蒌、甘草。

(4)加减：痰热郁蒸，痰黄如脓或有热腥味，加金荞麦根、浙贝母、薏苡仁；胸痛甚者，加郁金、延胡索；咳痰带血者，加白茅根、侧柏叶；痰热痛盛，腑气不通，胸满咳逆，痰涌，便秘，加葶苈子、大黄、风化硝；痰热伤津，口干，舌红少津，加北沙参、天冬、天花粉。

6. 肝火犯肺证

(1)证候：上气咳逆阵作，咳时面赤，咽干口苦，常感痰滞咽喉而咳之难出，量少质黏，或如絮条，胸胁胀痛，咳时引痛，症状可随情绪波动而增减，舌红或舌边红，舌苔薄黄少津，脉弦数。

(2)治法：清肝泻肺，化痰止咳。

(3)方药：黛蛤散合黄芩泻白散加减。常用药物：桑白皮、地骨皮、黄芩、山栀子、牡丹皮、青黛、海蛤壳、紫苏子、竹茹、枇杷叶、甘草。

(4)加减：肺气郁滞，胸闷气逆，加瓜蒌、桔梗、枳壳、旋覆花；胸痛，加郁金、丝瓜络；痰黏难咳，加海浮石、知母、贝母；火郁伤津，咽燥口干，咳嗽日久不减，酌加北沙参、麦冬、天花粉、诃子。

7. 肺阴亏耗证

(1)证候：干咳、咳声短促，痰少黏白，或痰中带血丝，或声音逐渐嘶哑，口干咽燥，身热，手足心热，午后低热，颧红，自汗或盗汗，胸烦闷，日渐消瘦，虚烦不眠，神疲，口干，口渴欲饮，舌质红，少苔或薄黄，脉细数。

(2)治法：滋阴润肺，化痰止咳。

(3)方药：沙参麦冬汤加减。常用药物：沙参、麦冬、天花粉、玉竹、百合、川贝母、甜杏仁、桑白皮、地骨皮、甘草。

(4)加减：肺气不敛，咳而气促，加五味子、诃子；阴虚潮热，酌加功劳叶、银柴胡、青蒿、鳖甲、胡黄连；阴虚盗汗，加乌梅、核桃干、浮小麦；肺热灼津，咳吐黄痰，加海蛤粉、知母、黄芩；热伤血络，痰中带血，加牡丹皮、山栀子、藕节。

8. 肺胃热盛证

(1)证候：身热汗出热不退，午后为甚，心烦懊忱，口渴多饮，咳嗽痰黄，腹满便秘，舌红，苔黄或灰黑而燥，脉滑数。

(2)治法：通腑泄热，清肺化痰。

(3)方药：宣白承气汤加减。常用药物：生大黄、生石膏、瓜蒌、杏仁、黄芩、枳实、厚朴。

(4)加减：热毒盛者，加板蓝根、大青叶；津液耗伤者，加玄参、麦冬。

9. 气阴两虚证

(1)证候：身热渐退，或低热夜甚，干咳无力，痰少而黏，自汗，神倦纳差，舌红而裂少苔，脉细弱。

(2)治法：益气养阴，润肺止咳。

(3)方药：竹叶石膏汤加减。常用药物：竹叶、生石膏、麦冬、太子参、桑白皮、地骨皮、沙参、生地黄、半夏、炙枇杷叶。

(4)加减：烦躁失眠者，加远志、酸枣仁；低热不退者，加青蒿、银柴胡。

10. 肺脾气虚证

(1)证候：低热或不发热，咳嗽无力，咳痰白稀量少，神疲乏力，纳差，气短，动则加剧，面色㿠白，四肢欠温，畏风自汗，舌淡苔白，脉细无力。

(2)治法：健脾益气，培土生津。

(3)方药：四君子汤合玉屏风散加减。常用药物：党参、茯苓、白术、炙甘草、炙黄芪、山药、薏苡仁、五味子、半夏。

(4)加减：纳食不香者，加神曲、焦山楂、炒二芽；咳嗽严重者，加款冬花、紫菀。

11. 热闭心包证

(1)证候：发热夜甚，烦躁不安，神昏谵语，咳喘鼻翕，痰声漉漉或痰中带血，口渴不欲饮，甚则神昏谵语、痉厥或四肢厥冷，舌红绛少苔，或苔黄黑而干，脉弦数或细数。

(2)治法：清心解毒，化痰开窍，养阴生津。

(3)方药：清宫汤加减。常用药物：水牛角、生地黄、元参、竹叶、麦冬、丹参、金银花、连翘、紫苏子、莱菔子、白芥子、海浮石、玄参、莲子、竹叶卷心、连翘心、连心麦冬、犀角尖。

(4)加减：惊厥者，加磁石、生石决明、钩藤；高热不退者，加大青叶、板蓝根；神志不清者，加牛黄清心丸或安宫牛黄丸；若见烦躁、谵语，可加服紫雪丹；抽搐者，加钩藤、全蝎、炒地龙；便秘者加紫雪散、大黄粉冲服。

12. 邪陷正脱证

(1)证候：高热骤降，呼吸浅促，鼻翼翕动，面色苍白，大汗淋漓，甚则汗出如油，四肢厥冷，唇甲发绀，烦躁不安，神志模糊，面色苍白，舌淡紫，脉细微欲绝。

(2)治法：益气养阴，回阳固脱。

(3)方药：生脉散合参附汤加减。常用药物：西洋参、麦冬、五味子、山茱萸、煅龙牡、红参、炮附子、干姜、炙甘草。

(4)加减：面色青紫者，加丹参、川芎以活血化瘀；肢冷息微者加炮附子；神志不清者，加石菖蒲；阴竭者，用生脉注射液或参麦针静脉滴注；阳脱者，加人参，用参附注射液静脉滴注。

四、常用中成药

1. 银翘解毒片　功能：疏风解表，清热解毒。适用于肺炎初期，邪在肺卫者。每次4片，每日2~3次，使用3~5天。

2. 羚羊清肺丸　功能：清肺利咽，清瘟止嗽。适用于痰热郁肺之肺炎者。每次1丸，每日3次，使用5~7天。

3. 金荞麦片　功能：清热解毒，排脓祛瘀，祛痰止咳平喘。适用于痰热壅肺之肺炎者。每次 5 片，每日 3 次，使用 7 天。

4. 蛇胆川贝液　功能：祛风止咳，除痰散结；适用于风热咳嗽痰多之肺炎者。每次 10ml，每日 2 次，7 天为一个疗程。

5. 蛇胆陈皮液　功能：顺气，止咳，化痰。适用于痰浊阻肺咳喘、痰多之肺炎。每次 10ml，每日 3 次，7 天为一个疗程。

6. 清开灵注射液　功能：清热解毒，化痰通络，醒神开窍。适用于肺炎之痰热盛或热入心包者，症见：发热、咳嗽、咳痰不爽、口渴、舌红、苔黄等。可予清开灵注射液，一日 20～40ml，以 5% 葡萄糖注射液 250ml 或氯化钠注射液 250ml 稀释后静脉滴注，1 日 1 次。5～7 天为一个疗程。

7. 痰热清注射液　功能：清热，解毒，化痰。适用于急性肺炎痰热阻肺证。每次 20～30ml 加入 5% 葡萄糖注射液 250ml 或 0.9% 氯化钠注射液 250ml 静脉滴注，1 日 1 次。5～7 天为一个疗程。

8. 热毒宁注射液　功能：清热、疏风、解毒的功效。用于肺炎属于风热者。一次 20ml，以 5% 葡萄糖注射液或 0.9% 氯化钠注射液 250ml 稀释后使用，滴速为每分钟 30～60 滴，1 日 1 次。

9. 醒脑静注射液，功能：清热泻火，凉血解毒，开窍醒脑。适用于肺炎热盛或热入营血神昏者。可予醒脑静注射液 20ml 加入 5% 葡萄糖注射液 250ml 中静脉滴注，1 日 1 次。7 天为一个疗程。

10. 血必净注射液　功能：化瘀解毒。用于温热类疾病，症见：发热、喘促、心悸、烦躁等瘀毒互结证；适用于因感染诱发的全身炎症反应综合征；也可配合治疗多器官功能失常综合征的脏器功能受损期。全身炎症反应综合征：50ml 加 0.9% 氯化钠注射液 100ml 静脉滴注，在 30～40 分钟内滴毕，一天 2 次。病情重者，一天 3 次。多器官功能失常综合征：100ml 加 0.9% 氯化钠注射液 100ml 静脉滴注，在 30～40 分钟内滴毕，一天 2 次。病情重者，一天 3～4 次。

11. 丹参注射液　功能：活血化瘀，适用肺炎见有瘀血者，特别肺炎后期，炎症吸收不良者。10～20ml 加入 5% 葡萄糖注射液 250ml 中静脉滴注，每日 1 次。7 天为一个疗程。

12. 参麦注射液　功能：益气固脱，养阴生津，生脉。适用于肺炎气阴欲脱者或后期气阴两虚者。以 50ml 加入 5% 葡萄糖注射液 250ml 静脉滴注，每日 1 次，7～10 天为一个疗程。

13. 黄芪注射液　功能：益气养元，扶正祛邪，养心通脉，健脾利湿。适用于肺炎后期以气虚为主者。以 10～20ml 加入 5% 葡萄糖注射液 250ml 中静脉滴注，每日 1 次。7～10 天为一个疗程。

14. 参附注射液　功能：回阳救逆，益气固脱。适用于肺炎出现阳气暴脱的厥脱证和气阳虚者。一次 20～100ml，用 5%～10% 葡萄糖注射液 250～500ml 稀释后使用，或静脉推注：一次 10～20ml（用 5%～10% 葡萄糖注射液 20ml 稀释后使用）。

五、针灸干预

1. 风温犯肺

（1）取穴：合谷、曲池、外关、大椎。热甚加外关、合谷；咽痛加少商。

（2）操作：用泻法。留针 20 分钟，5 次为一个疗程。

2. 痰热壅肺

（1）取穴：合谷、曲池、尺泽、少商、肺俞。若热郁胸隔而烦躁者，加膈俞；痰热结胸者，加丰隆；大便不通者，加天枢、上巨虚。

（2）操作：用泻法。留针 20 分钟，5 次为一个疗程。

3. 热毒内陷

（1）取穴：郄门、神门、曲泽、膈俞、血海，若邪甚蒙闭心包，神昏者加水沟，也可刺水沟、十宣、曲池、委中放血。

（2）操作：用泻法。留针 20 分钟，5 次为一个疗程。

4. 正气暴脱

（1）取穴：水沟、内关，用补法，百会、气海、关元用大艾柱灸。

（2）操作：水沟、内关，用补法，百会、气海、关元用大艾柱灸。留针 30 分钟，5 次为一个疗程。

5. 正虚邪恋

（1）取穴：肺俞、膏肓俞、太渊、太溪、三阴交。低热不退加内关；痰多纳呆加足三里、中脘。

（2）操作：用平补平泻法。留针 20 分钟，5 次为一个疗程。

第三节　肺脏不洁论在肺炎中的应用研究

泻下法治疗重症肺炎是基于"肺与大肠相表里"理论的独特而有效的治疗方法。

1. 泻下法治疗重症肺炎文献古已有之，是治疗温病的重要治则之一　重症肺炎多为外感温热邪毒，传里犯肺，炼液成痰，进而痰热壅遏肺气，肺失肃降而起，故邪正相争则临床见寒战、高热；气机上逆则成咳成喘；若热毒炽盛，陷于心包，扰乱神明，则见神昏。故重症肺炎可根据其某症的偏重表现可归于中医学"风温肺热""暴喘""昏迷"等范畴，多属于古之所谓"温病"的范畴。早在明清时期，薛生白即有以泻下法治疗温病的论述，如薛氏指出"肺胃大肠，一气相通，温热究三焦，以此一脏二腑为最要，肺开窍于鼻，吸入之邪，先犯于肺，肺经不解，则传于胃，谓之顺传，不但脏病传腑为顺，而自上及中，顺流而下，其顺也有不待言者，故温热以大便不闭者易治，为邪有出路也"（《温热经纬·薛生白湿热病》）。这不仅说明了温病中肺与大肠的传变关系，还说明了大便不闭者因其邪有出路而预后良好。另《感证辑要·伤寒戒下温热喜下》中亦有类似的表达，如

"温热为阳邪，火必克金，故先犯肺。火性炎上，难得下行。若肺气清肃有权，移其邪由腑出，正是病之去路"。而吴又可在《温疫论·注意逐邪勿拘结粪》中提出"温病勿拘下不厌迟"，强调温病泻下须及早，及早的通腑泻热能够有效地截断病势，防比逆传心包。

2. 泻下法：泻下法在重症肺炎的临床应用的主要目的应是泻下通便，通利腑气；在治疗手段上应包括针刺通络、中药内服及外治灌肠3个方面。①针刺通络主要是肺系疾病。在针刺基本肺系经络穴位的基础上，加刺其相表里阳明大肠经的穴位曲池，可以宣通肺气、通腑泻热而效果更佳。②中药内服是"泻下法"的经典应用。重症肺炎证属阳明腑实证，此时患者以高热、便闭为主，急用承气汤类药物泻下通便可导邪热外出。主方为宣白承气汤加减：生石膏40g，生大黄10g，黄芩15g，瓜蒌皮30g，杏仁10g，桃仁10g，枳实15g。每日1剂，入水煎至300mL左右，分2次口服。随证加减：化热明显者，加黄芩、金荞麦根等；气阳亏虚者，加生黄芪、熟附片；气阴不足者，加党参、麦门冬、五味子等；痰壅气滞者加紫苏子、瓜蒌仁等具通便作用之品。寒痰阻肺时加麻黄、厚朴、当归、玄参、甘草等。③灌肠法。灌肠法是对泻下法的变裁新用，即防止了内服泻下峻猛之药对年老体弱者的伤害，又能有效地通邪腑气，达到导邪外出的目的，是泻下法在治疗重症肺炎的临床应用中最主要的手段。清代吴师机认为"肺现络大肠，又与大肠相表里，肺咳不已，往往大肠受之，煎抹中焦，而更用导法，从魄门入大肠，升气于肺，表里可兼治"，并认为灌肠法可收汤液利而无遗害。急重症患者尤其是胃肠壅滞不通，积聚内生而阳明受累者，只有攻下以消积导滞才能邪去而正安。然而重病患者往往久病体弱，年龄偏大，内服攻下之品恐多药力太过而耗损正气，故临床多将内服药物改为保留灌肠泻下，以釜底抽薪之法攻邪自魄门出。在治疗方面既不伤正气，又能直达病所，是故"壅碍既夺，重积得减，则气血流通，而身自健"（张从正）。

现代研究证明，经直肠给药能够通过直肠静脉入肝脏、下腔静脉，进入大循环，有效地避免胃肠消化酶对药物的破坏和肝脏首过消除效应。另外近现代对常用于灌肠的中药大黄的相关研究也表明，大黄可改善微循环，清除胃肠道内细菌和毒素，促使胃肠黏膜低氧状态缓解，抑制肠道内细菌易位，阻止肠道内内毒素侵入血液。而应用大黄甘草汤类方能够改善脓毒症患者的肠功能障碍，提高其对肠内营养耐受性，从而降低病死率。而通过大黄灌肠通腑泻下而宣上能提高重症肺炎机械通气的通气效率并减少机械通气时间和无创通气的不良反应，减少并发症的发生，并提高撤机率。重症肺炎的灌肠时机和常用灌肠形式的选择应注意以下几点。①患者高热极期，此时首要是降温，可酌情使用冰盐水灌肠，中病即止，热退后则停用。②肠热腑实证比较明显者，中药保留灌肠治疗。中药灌肠的基本方：大黄10~15g（后下），芒硝10~15g（冲服），姜厚朴20~30g，枳实20~30g。根据患者情况调整剂量。随症加减：阴虚明显者，可加生地黄、玄参、麦冬以养阴生津；偏气虚者加黄芪、党参补气，腹胀甚者加莱菔子、槟榔以行气；腹水者加大腹皮、泽泻、茯苓以利水；夹瘀夹滞则加红花、桃仁。③一般通便清肠治疗：肥皂水灌肠。④可根据患者病情酌情予灌肠次数。一般为每日1~2次，连用1周左右。

第十四章　支气管哮喘

第一节　疾病概述

一、概述

支气管哮喘，相当于中医学的"哮病""哮证""哮喘"，是一种发作性的痰鸣气喘疾患。发时喉中有哮鸣声，呼吸气促困难，甚则喘息不能平卧。哮是指呼吸时喉间发出的喘鸣音。因哮必兼喘，故又称哮喘。

《内经》虽无哮病之名，但在许多篇章里，都有有关哮病症状、病因病机的记载。如《素问·阴阳别论》所说之"阴争于内，阳扰于外，魄汗未藏，四逆而起，起则熏肺，使人喘鸣"即包括哮病症状在内。汉·张仲景《金匮要略·肺痿肺痈咳嗽上气病脉证并治》曰："咳而上气，喉中水鸡声，射干麻黄汤主之。"明确指出了哮病发作时的特征及治疗，并从病理上将其归属于痰饮病中的"伏饮"证在"痰饮咳嗽病脉证并治"篇中指出"膈上病痰，满喘咳吐，发则寒热，背痛腰疼，目泣自出，其人振振身瞤剧，必有伏饮"。此后还有呷嗽、哮吼等形象性的命名。元·朱丹溪首创哮喘病名，在《丹溪心法》一书中作为专篇论述，并认为"哮喘必用薄滋味，专主于痰"，提出"未发以扶正气为主，既发以攻邪气为急"的治疗原则。明·虞抟《医学正传》则进一步对哮与喘作了明确的区别，指出"哮以声响言，喘以气息言"。后世医家鉴于"哮必兼喘"，故一般统称"哮喘"，而简名"哮证""哮病"。

二、病因病机

哮病的发生为痰伏于肺，每因外邪侵袭、饮食不当、情志刺激、体虚劳倦等诱因引动而触发，以致痰壅气道，肺气宣降功能失常。

1. 病因

（1）外邪侵袭：外感风寒或风热之邪，未能及时表散，邪蕴于肺，壅阻肺气，气不布津，聚液生痰。如《临证指南医案·哮》说："若夫哮证，亦由初感外邪，失于表散，邪伏于里，留于肺俞。"或因吸入烟尘、花粉、动物毛屑、异味气体等，影响肺气的宣降，津液凝聚，痰浊内生而致哮。

（2）饮食不当：过食生冷，寒饮内停，或嗜食酸咸甘肥，积痰蒸热，或进食海膻发物，以致脾失健运，痰浊内生，上干于肺，壅塞气道，诱发本病。《医碥·哮喘》曰："哮者……得之食味酸咸太过，渗透气管，痰入结聚，一遇风寒，气郁痰壅即发。"故古又有称为"食哮""鱼腥哮""卤哮""糖哮""醋哮"者。

（3）痰湿内蕴：肺经痰湿停聚引起痰伏于肺是发病的宿根（亦称夙根）。痰湿是由于肺脏不能布散津液、脾脏不能运输精微、肾脏不能蒸化水液，以致津液凝聚而产生的，其内伏于肺而形成哮喘的宿根。如《景岳全书》曰："喘有夙根，遇寒即发或遇劳而发者，亦名哮喘"，即含有宿根之意。

（4）体虚病后：素质不强，则易受邪侵。如幼儿哮病往往由于禀赋不足所致，故有称"幼稚天哮"者。若病后体弱，如幼年患麻疹、顿咳，或反复感冒、咳嗽日久等导致肺虚；肺气不足，阳虚阴盛，气不化津，痰饮内生，或阴虚阳盛，热蒸液聚，痰热胶固，均可致哮。一般而言，素质不强者多以肾为主，而病后所致者多以肺为主。

（5）情志不畅：忧伤、暴怒、生气均可引发哮喘。

2. 病机　本病病理因素以痰为主，如朱丹溪说："哮喘专主于痰。"痰的产生主要由于人体津液不归正化，凝聚而成，如伏藏于肺，则成为发病的潜在"夙根"，因各种诱因如气候、饮食、情志、劳累等诱发，这些诱因每多错杂相关，其中尤以气候变化为主。《景岳全书·喘促》曰："喘有夙根，遇寒即发，或遇劳即发者，亦名哮喘。"《症因脉治·哮病》亦指出"哮病之因，痰饮留伏，结成窠臼，潜伏于内，偶有七情之犯，饮食之伤，或外有时令之风寒束其肌表，则哮喘之症作矣"。进而论之，哮喘"夙根"论的实质，主要在于脏腑阴阳失调，素体偏盛偏虚，对津液的运化失常，肺不能布散津液，脾不能输化水精，肾不能蒸化水液，而致凝聚成痰，若痰伏于肺则成为潜在的病理因素。本病发作时的基本病理变化为"伏痰"遇感引触，痰随气升，气因痰阻，相互搏结，壅塞气道，肺管狭窄，通畅不利，肺气宣降失常，引动停积之痰，而致痰鸣如吼，气息喘促。《证治汇补·哮病》说："哮即痰喘之久而常发者，因内有壅塞之气，外有非时之感，膈有胶固之痰，三者相合，闭拒气道，搏击有声，发为哮病。"若病因于寒，素体阳虚，痰从寒化，属寒痰为患，则发为冷哮；病因于热，素体阳盛，痰从热化，属痰热为患，则发为热哮；如"痰热内郁，风寒外束"引起发作者，可以表现为外寒内热的寒包热哮；痰浊伏肺，肺气壅实，风邪触发者则表现为风痰哮；反复发作，正气耗伤或素体肺肾不足者，可表现为虚哮。若长期反复发作，寒痰伤及脾肾之阳，痰热耗灼肺肾之阴，则可从实转虚，在平时表现肺、脾、肾等脏气虚弱之候。肺虚不能主气，气不化津，则痰浊内蕴，肃降无权，并因卫外不固，而更易受外邪的侵袭诱发；脾虚不能化水谷为精微，上输养肺，反而积湿生痰，上贮于肺，则影响肺气的升降；肾虚精气亏乏，摄纳失常，则阳虚水泛为痰，或阴虚虚火灼津成痰，上干于肺，加重肺气之升降失常。由于三脏之间的相互影响，可致同病，表现肺脾气虚或肺肾两虚之象。在平时亦觉短气、疲乏，并有轻度喘哮，难以全部消失。一旦大发作时，每易持续不解，邪实与正虚错综并见。肺肾两虚而痰浊又复壅盛，严重者肺不能治理调节心血的运行，肾虚命门之火不能上济于心，则心阳亦同时受累，甚至发生喘脱危候。

总之，哮病是一种反复发作，缠绵难愈的疾病。部分青少年患者，随着年龄的增长，正气渐充，肾气日盛，再辅以药物治疗，可以终止发作，而中老年及体弱患者，肾气渐衰，发作频繁，则不易根除；或在平时亦有轻度哮鸣气喘，若大发作时持续不已，可出现喘急鼻扇，胸高气促，张口抬肩，汗出肢冷，面色青紫，肢体浮肿，烦躁昏昧等喘脱危候。如长期不愈，反复发作，病由肺脏影响及脾、肾、心，可导致肺气胀满，不能敛降之肺胀重证。

三、临床征象

1. **症状** 常见两组症状，即呼吸困难和喘鸣，部分患者表现为咳嗽，多为昼轻夜重（下半夜和凌晨易发）。呼吸困难以呼气相较明显，患者自觉胸闷、憋气，可自行缓解或治疗后缓解。典型的哮喘患者在发病前常有先兆症状，如反复咳嗽、胸闷等，有的患者还可有鼻痒、连续喷嚏、憋气，刺激性或痉挛性咳嗽等表现。有特异质的哮喘患者，发作常常由接触变应原所致。哮喘的发作大多有季节性，如秋季豚草季节或春季花树繁茂季节。

非典型的哮喘可表现为发作性胸闷或顽固性咳嗽，后者又称"咳嗽变异性哮喘"，以顽固性咳嗽为唯一表现，无喘息症状。

2. **体征** 发作时胸廓饱满，叩诊呈过清音，听诊呼气相延长，有广泛哮鸣音。但在轻度哮喘或重症哮喘发作时，哮鸣音可不出现，后者称为寂静肺，提示气道通气极度不良，并预示即将出现呼吸衰竭。另外，重症哮喘患者可出现心率增快、脉搏强弱不等（奇脉）、胸腹反常运动、发绀和神志异常。非发作期体检可无异常，长期反复发作者可有轻度肺气肿征。

3. **常见并发症** 哮喘发作时可并发气胸、纵隔气肿、肺不张。长期反复发作和感染可并发慢性支气管炎、肺气肿、支气管扩张和慢性肺源性心脏病。

四、诊断依据

1. 呈反复发作性，发时常多突然，可见鼻痒、喷嚏、咳嗽、胸闷等先兆。喉中有明显哮鸣声，呼吸困难，不能平卧，甚至面色苍白，唇甲青紫，约数分钟、数小时后缓解。

2. 平时如常人，或稍感疲劳、纳差。但病程日久，反复发作，导致正气亏虚，可常有轻度哮鸣，甚至在大发作时持续难平，出现喘脱。

3. 多与先天禀赋有关，家族中可有哮病史。常由气候突变、饮食不当、情志失调、劳累等诱发。

五、类证辨别

1. **哮病与喘证** 哮病和喘证都有呼吸急促、困难的表现。哮必兼喘，但喘未必兼哮。哮指声响言，喉中哮鸣有声，是一种反复发作的独立性疾病；喘指气息言，为呼吸气促困难，是多种肺系急慢性疾病的一个症状。如《医学正传·哮喘》指出"哮以声响言，喘以气息言，夫喘促喉间如水鸡声者谓之哮，气促而连续不能以息者谓之喘"。《临证指南医案·哮》认为喘证之因，若由外邪壅遏而致者，"邪散则喘亦止，后不复发……若因根本有亏，肾虚气逆，浊阴上冲而喘者，此不过一二日之间，势必危笃……若夫哮证……邪伏于里，留于肺俞，故频发频止，淹缠岁月"，分别从症状特点及有无复发说明两者的不同。

2. **哮病与支饮** 支饮亦可表现痰鸣气喘的症状，大多由于慢性咳嗽经久不愈，逐渐加重而成咳喘，病情时轻时重，发作与间歇的界限不清，以咳嗽和气喘为主，与哮病之间歇发作，突然起病，迅速缓解，喉中哮鸣有声，轻度咳嗽或不咳有明显的差别。

第二节 中医辨治

一、辨证要点

1. **首辨发作期缓解期及其虚实兼加** 哮病的辨证应首先辨别是发作期还是缓解期，发作期以实为主，缓解期以虚为要；实证者病势骤急，喘息，声粗息高，甚至张口抬肩；虚证者病势徐缓，呼吸无力、短促难续，呼多吸少，活动时加剧。

2. **次辨寒热** 哮病在发作期主要表现为寒哮和热哮，寒哮者，痰色白而多泡沫，口不渴或渴喜热饮，形寒怕冷，天冷或受寒易发，舌苔白滑，脉弦紧或浮紧；热哮者咳痰黄稠，口苦，喜冷饮，舌质红苔黄腻，脉滑数或弦滑。

3. **辨肺脾肾之虚** 哮病在缓解期可表现为虚证，但有肺虚、脾虚、肾虚之异。

4. **辨痰瘀** 发作期或缓解期均可兼有痰证、瘀证。痰证以痰阻为主，喉中痰鸣，苔腻脉滑；瘀证面色晦黯，舌黯有瘀斑，脉涩。

二、治疗原则

本病治疗当宗丹溪"未发以扶正气为主，既发以攻邪气为急"之说，以"发时治标，平时治本"为基本原则。发时攻邪治标，祛痰利气。寒痰宜温化宣肺；热痰当清化肃肺；寒热错杂者，当温清并施；表证明显者兼以解表；属风痰为患者又当祛风涤痰；反复日久，正虚邪实者，又当兼顾，不可单纯拘泥于祛邪。若发生喘脱危候，当急予扶正救脱。平时应扶正治本，阳气虚者应予温补，阴虚者则予滋养，分别采取补肺、健脾、益肾等法，以冀减轻、减少或控制其发作。如《景岳全书·喘促门》说："扶正气者，须辨阴阳，阴虚者补其阴，阳虚者补其阳。攻邪气者，须分微甚，或散其风，或温其寒，或清其痰火。然发久者，气无不虚，故于消散中宜酌加温补，或于温补中宜量加消散，此等证候，当倦倦以元气为念，必致元气渐充，庶可望其渐愈。若攻之太过，未有不致日甚而危者"，堪为哮病辨治的要领，临证应用的准则。

三、分证论治

1. 发作期

（1）冷哮证

1）证候：喉中哮鸣如水鸡声，呼吸急促，喘憋气逆，胸膈满闷如塞，咳不甚，痰少咳吐不爽，色白而多泡沫，口不渴或渴喜热饮，形寒怕冷，天冷或受寒易发，面色青晦，舌苔白滑，脉弦紧或浮紧。

2）治法：宣肺散寒，化痰平喘。

3）方药：射干麻黄汤或小青龙汤加减。常用药物：麻黄、射干、干姜、细辛、半夏、紫菀、款冬花、五味子、大枣、甘草。

4）加减：表寒明显，寒热身疼，配桂枝、生姜辛散风寒；痰涌气逆，不得平卧，加葶苈子、苏子泻肺降逆，并酌加杏仁、白前、橘皮等化痰利气；咳逆上气，汗多，加白芍以敛肺。痰壅喘逆不得卧，合三子养亲汤、皂荚。咽干口燥，痰涎稠黏，咳吐困难，加服祛痰灵。沉寒痼冷，顽痰不化，喘哮甚剧，恶寒背冷，痰白呈小泡沫状，舌苔白而水滑，脉弦缓有力。加紫金丹[每服米粒大，5～10粒（＜150mg）睡前冷茶送服，连服5～7日]。气虚痰盛，发作频繁，喉中痰鸣如鼾，声低、气短不足以息，咳痰清稀，面色苍白，汗出肢冷，舌淡苔白，脉沉弱，治宜温阳补虚，降气化痰，方用苏子降气汤。

（2）热哮证

1）证候：喉中痰鸣如吼，喘而气粗息涌，胸高胁胀，咳呛阵作，咳痰色黄或白，黏浊稠厚，排吐不利，口苦，口渴喜饮，汗出，面赤，或有身热，甚至有好发于夏季者，舌苔黄腻，质红，脉滑数或弦滑。

2）治法：清热宣肺，化痰定喘。

3）方药：定喘汤或越婢加半夏汤加减。常用药物：麻黄、黄芩、桑白皮、杏仁、半夏、款冬花、苏子、白果、甘草。

4）加减：若表寒外束，肺热内郁，加石膏配麻黄解表清里；肺气壅实，痰鸣息涌，不得平卧，加葶苈子、广地龙泻肺平喘；肺热壅盛，痰吐稠黄，加海蛤壳、射干、知母、鱼腥草以清热化痰；兼有大便秘结者，可用大黄、芒硝、全瓜蒌、枳实通腑以利肺；病久热盛伤阴，气急难续，痰少质黏，口咽干燥，舌红少苔，脉细数者，当养阴清热化痰，加沙参、知母、天花粉。便秘加大黄、芒硝。内热偏盛，加石膏、金银花、鱼腥草。

（3）寒包热哮证

1）证候：喉中哮鸣有声，胸膈烦闷，呼吸急促，喘咳气逆，咳痰不爽，痰黏色黄，或黄白相兼，烦躁，发热，恶寒，无汗，身痛，口干欲饮，大便偏干，舌苔白腻罩黄，舌尖边红，脉弦紧。

2）治法：解表散寒，清化痰热。

3）方药：小青龙加石膏汤或厚朴麻黄汤加减。常用药物：麻黄散、石膏、厚朴、杏仁、生姜、半夏、甘草、大枣。

4）加减：表寒重者加桂枝、细辛；喘哮，痰鸣气逆，加射干、葶苈子、苏子祛痰降气平喘；痰吐稠黄胶黏加黄芩、前胡、瓜蒌皮等清化痰热。

（4）风痰哮证

1）证候：喉中痰涎壅盛，声如拽锯，或鸣声如吹哨笛，喘急胸满，但坐不得卧，咳痰黏腻难出，或为白色泡沫痰液，无明显寒热倾向，面色青暗，起病多急，常倏忽来去，发前自觉鼻、咽、眼、耳发痒，喷嚏，鼻塞，流涕，胸部憋塞，随之迅即发作，舌苔厚浊，脉滑实。

2）治法：祛风涤痰，降气平喘。

3）方药：三子养亲汤加味。常用药物：白芥子、苏子、莱菔子、麻黄、杏仁、僵蚕、厚朴、半夏、陈皮、茯苓。

4）加减：痰壅喘急，不能平卧，加用葶苈子、猪牙皂泻肺涤痰，必要时可暂予控涎丹泻肺祛痰；若感受风邪而发作者，加苏叶、防风、苍耳草、蝉衣、地龙等祛风化痰。

（5）虚哮证

1）证候：喉中哮鸣如鼾，声低，气短息促，动则喘甚，发作频繁，甚则持续喘哮，口唇、爪甲青紫，咳痰无力，痰涎清稀或质黏起沫，面色苍白或颧红唇紫，口不渴或咽干口渴，形寒肢冷或烦热，舌质淡或偏红，或紫暗，脉沉细或细数。

2）治法：补肺纳肾，降气化痰。

3）方药：平喘固本汤加减。常用药物：党参、黄芪、胡桃肉、沉香、脐带、冬虫夏草、五味子、苏子、半夏、款冬花、橘皮。

4）加减：肾阳虚加附子、鹿角片、补骨脂、钟乳石；肺肾阴虚，配沙参、麦冬、生地黄、当归；痰气瘀阻，口唇青紫，加桃仁、苏木；气逆于上，动则气喘，加紫石英、磁石镇纳肾气。

（6）喘脱危证

1）证候：哮病反复久发，喘息鼻扇，张口抬肩，气短息促，烦躁，昏蒙，面青，四肢厥冷，汗出如油，脉细数不清，或浮大无根，舌质青暗，苔腻或滑。

2）治法：补肺纳肾，扶正固脱。

3）方药：回阳急救汤合生脉饮加减。常用药物：人参、附子、甘草、山萸肉、五味子、麦冬、龙骨、牡蛎、冬虫夏草、蛤蚧。

4）加减：如喘急面青，躁烦不安，汗出肢冷，舌淡紫，脉细，另吞黑锡丹镇纳虚阳，温肾平喘固脱，每次服用3～4.5g，温水送下。阳虚甚，气息微弱，汗出肢冷，舌淡，脉沉细加肉桂、干姜回阳固脱；气息急促，心烦内热，汗出黏手，口干舌红，脉沉细数加生地黄、玉竹养阴救脱，人参改用西洋参。

2. 缓解期

（1）肺脾气虚证

1）证候：气短声低，喉中时有轻度哮鸣，痰多质稀，色白，自汗，怕风，常易感冒，倦怠无力，食少便溏，舌质淡，苔白，脉细弱。

2）治法：健脾益气，补土生金。

3）方药：六君子汤加减。常用药物：党参、白木、山药、薏苡仁、茯苓、法半夏、橘皮、五味子、甘草。

4）加减：表虚自汗加炙黄芪、浮小麦、大枣；怕冷，畏风，易感冒，可加桂枝、白芍、附片；痰多者加前胡、杏仁。

（2）肺肾两虚证

1）证候：短气息促，动则为甚，吸气不利，咳痰质黏起沫，脑转耳鸣，腰酸腿软，心慌，不耐劳累；或五心烦热，颧红，口干，舌质红少苔，脉细数；或畏寒肢冷，面色苍白，舌苔淡白，质胖，脉沉细。

2）治法：补肺益肾。

3）方药：生脉地黄汤合金水六君煎加减。常用药物：熟地黄、山萸肉、胡桃肉、人参、麦冬、五味子、茯苓、甘草、半夏、陈皮。

4）加减：肺气阴两虚为主者加黄芪、沙参、百合肾阳虚为主者，酌加补骨脂、淫羊藿、鹿角片、制附片、肉桂；肾阴虚为主者加生地黄、冬虫夏草。另可常服紫河车粉补益肾精。

四、常用中成药

1. 珠贝定喘丸　功能：理气化痰，镇咳平喘，补气温肾。用于治疗支气管哮喘、慢性支气管炎等久病喘咳，痰涎壅盛等症。含服或用温开水送服。每次 6 粒，每日 3 次。2 周为 1 个疗程。

2. 痰咳净　功能：通窍顺气，止咳，化痰。用于支气管炎、咽炎等引起的咳嗽多痰、气促、气喘。含服。每次 0.2g（一小药匙），每日 3～6 次。2 周为 1 个疗程。

3. 蛤蚧定喘丸　功能：滋阴清肺，止咳平喘。用于肺肾两虚、阴虚肺热所致的虚劳咳喘，气短烦热，胸满郁闷，自汗盗汗。口服。每次 1 丸，每日 2 次。2 周为 1 个疗程。

4. 河车大造丸　功能：滋阴清热，补肾益肺。用于肺肾两亏，虚劳咳嗽，骨蒸潮热，盗汗遗精，腰膝酸软。口服。每次 6g，每日 2 次。8 周为 1 个疗程。

5. 固本咳喘片　功能：益气固表，健脾补肾。用于脾虚痰盛、肾气不固所致的咳嗽、痰多、喘息气促、动则喘剧。口服。一次 3 片，一日 3 次。12 周为 1 个疗程。

6. 玉屏风颗粒　功能：益气，固表，止汗。用于表虚不固，自汗恶风，面色㿠白，或体虚易感风邪者。开水冲服。每次 5g，每日 3 次。2～4 周为 1 个疗程。

7. 百令胶囊　功能：补肺肾，益精气。用于肺肾两虚引起的咳嗽、气喘、咯血、腰背酸痛。口服。1 次 5～15 粒，一日 3 次。8 周为 1 个疗程。

8. 喘可治注射液　功能：温阳补肾，平喘止咳，有抗过敏、增强体液免疫与细胞免疫的功能。主治哮证属肾虚夹痰证，症见喘促日久，反复发作，面色苍白，腰酸肢软，畏寒，汗多；发时喘促气短，动则加重，喉有痰鸣，咳嗽，痰白清稀不畅，以及支气管炎、哮喘急性发作期间见上症者。肌内注射。每次 4ml，每日 1 次或隔日 1 次。发作期 2 周为 1 个疗程，缓解期 12 周为 1 个疗程。

9. 止喘灵注射液　功能：平喘，止咳，祛痰。用于哮喘，咳嗽，胸闷痰多。肌内注射。每次 2ml，每日 2～3 次。1～2 周为 1 个疗程。

五、针灸干预

1. 哮喘反复　取穴：定喘，膏肓，肺俞，太渊。操作：补法或补泻兼施。每日 1 次，1 个月为 1 个疗程。

2. 哮喘发作　取穴：鱼际。操作：直刺或针尖向掌心斜刺，深 5 分左右，留针 20 分钟，每隔 5 分钟捻转行针 1 次。每次针一侧，每日 1 次，左右交替，10 次为 1 个疗程。

3. 虚证哮喘　取穴：中府，云门，天府，华盖，肺俞。操作：采用补法或补泻兼施法针刺。每日 1 次，10 次为 1 个疗程。

4. 肺脾两虚　取穴：脾俞，肺俞，章门，足三里为主穴，可配用膻中，膏肓，中脘。操作：补法为主或平补平泻，背俞穴可用温针法或针罐法。隔日 1 次，1 个月为 1 个疗程。

5. 肺肾两虚　取穴：肾俞，肺俞，关元，章门为主穴，可配用太溪，气海，志室，定喘，足三里。操作：以补法为主，背俞穴用温针或针后加灸。隔日 1 次，1 个月为 1 个疗程。

第三节　肺脏不洁论在哮喘中的应用研究

1. 减少哮喘反复发作　哮喘反复发作，是患者、家属、医务人员共同关心的问题，也是哮喘治疗的难点。多数哮喘患者，由于免疫功能低下，容易受到体内、外致病因素侵袭而反复发作。

哮喘发作的诱因主要是接触过敏原，包括花粉、尘螨、真菌、蟑螂、动物皮毛等。可通过病史、环境激发试验、特异性皮试、血清过敏原检测等确定过敏原。其他诱发哮喘的因素还有药物(如阿司匹林)、环境、职业、感染、运动和情绪等。找到明确的触发因素后，应尽量去除或避免接触触发因素，对于有明确过敏原的患者，还可采用脱敏疗法。

2. 控制重症哮喘　即哮喘的严重急性发作，经正规治疗症状继续恶化或者伴有严重并发症，以气道高反应性，肺功能阻塞性改变以及经过高剂量的吸入糖皮质激素表现为持续的气道炎症为特征。重症哮喘是哮喘发作的严重阶段，如不及时处理会导致生命危险。

根据重症哮喘的临床表现，特别是严重呼吸困难，伴大汗淋漓，唇周青紫，四肢不温，通气功能障碍出现严重的缺氧或呼吸衰竭，在中医学多属于阳气暴脱之证。在以上西医治疗的基础上，可配合中医回阳固脱、益气平喘，方选回阳急救汤(《医学衷中参西录》)合生脉饮(《内外伤辨惑论》)加减。组方：人参20g，附子10g，甘草10g，山萸肉20g，五味子10g，麦冬16g，龙骨20g，牡蛎20g，蛤蚧10g。如喘急面青，烦躁不安，汗出肢冷，舌淡紫，脉细，另吞黑锡丹镇纳虚阳，温肾平喘固脱，每次服用3～4.5g，温水送下。阳虚甚，气息微弱，汗出肢冷，舌淡，脉沉细，加肉桂、干姜回阳固脱；气息急促，心烦内热，汗出黏手，口干舌红，脉沉细数，加生地、玉竹养阴救脱，人参改用西洋参。

3. 激素依赖型哮喘的治疗　激素依赖性哮喘属于难治性哮喘的一种临床表型。这类患者常常存在持续的气流受限，气流受限的可逆性差，而且对激素治疗反应差，表现出不同程度的激素抵抗，需要长期依赖大剂量吸入激素，甚至是口服激素。

吸入大剂量激素可减少口服激素维持剂量，从而减少激素的全身不良反应，注意确定这类患者口服激素的最低维持剂量。有研究表明，甲氨蝶呤和环孢素A可以显著减少口服激素依赖性哮喘患者口服激素的剂量。属于此类的其他药物包括静脉注射免疫球蛋白(特别是对儿童哮喘患者)、氨苯砜、秋水仙碱及羟氯喹等。但由于尚无高级别循证医学研究证据，上述药物的疗效和安全性尚不明确，不宜常规使用。

中医认为支气管哮喘与肺、脾、肾三脏有关，而激素依赖型哮喘临床大部分表现为肾脏的阴阳虚损，特别是肾阳虚损，症见形体虚胖，面色苍白，腰酸膝软，夜尿多，舌淡红，苔白，脉沉细无力。临床以右归丸汤剂为主，若阴虚症状明显者则采用阴阳并补法，对减少或撤除激素的使用有一定帮助。或用金匮肾气丸，加补骨脂、淫羊藿、巴戟天等，且早晚加服人参蛤蚧胎盘散以加强药效。乌梅丸集酸苦辛甘于一方，寒热并用、气血双调、标本兼顾，收中有散而无寒热升降之偏，从而使机体神经－内分泌－免疫网络系统重获稳态，而激素亦得以撤除，哮喘得以控制。柴朴汤是小柴胡汤和半夏厚朴汤的合方。在日本和捷克常用于治疗激素依赖型哮喘，有研究表明柴朴汤与糖皮质激素合用，可以减少激素用量，并可减轻其不良反应。部分患者还兼表现有阴阳两虚、肝气郁结、脾胃气虚等证候，治疗应在补肾阳的基础上兼服六味地黄丸以补阴济阳，或加上人参等益气固表；郁金、佛手等疏肝解郁，人参、茯苓、白术等益气健脾。

4. 证型复杂多变　哮喘发作期可分为寒哮、热哮、风哮、痰瘀交阻、阳气暴脱等证型，还有部分由于在冬天或寒冷环境中因感冒而诱发，常常表现为外寒内热之证，如恶寒，鼻流清涕，打喷嚏，咳嗽痰多色黄，稠难咳出，口干渴等证。这相当于西医中的混合型哮喘，在治疗上除用疏散风寒，涤痰平喘外，还应加强清里热的中药方能奏效。缓解期虽然可见肺、脾、肾虚单独出现，但临床上更多的是复合表现，如肺肾两虚、脾肾两虚、肺脾两虚或肺脾肾俱虚等证候。治疗上又当仔细辨证，分别处理。

中药治疗发作期以祛邪平喘为主，缓解期则侧重于调补肺、脾、肾。治疗过程中要时刻注意保护阳气。哮喘患者经常反复发病，常服用疏解或清热的药物，易伤人之阳气；同时患者发病时往往大汗淋漓，以致阳从汗泄，容易出现阳气暴脱，这是哮喘最危险的变证，其辨证之法是：①检查患者的意识状态和缺氧情况有无改善；②患者呼吸困难情况有无改善；③患者的肺部听诊喘鸣音响亮还是消失。若患者意识模糊，呼吸困难情况仍无改善，听诊肺部喘鸣音反而消失，是属于阳脱危候，应时时警惕。所以，在治疗过程中要注意解表药物使用，不要过于发散，清热药物不宜过于苦寒，特别是形体消瘦、体弱的患者或长期服用激素虚胖的患者更应加倍注意。仲景治疗哮喘的方中多配有五味子或白芍，就是预防药物辛散过度，寓酸收、酸敛之意保护人之阳气。

5. 平喘用药规律　哮喘发作期主要是由于肥大细胞、嗜酸性粒细胞等参与的气道炎症，引起黏膜肿胀，支气管平滑肌痉挛，分泌物增加以致气道狭窄而出现呼吸困难等一系列症状。所以消除气道炎症、解除支气管平滑肌痉挛及清除痰浊水液等分泌物是平喘治疗的三个重要环节。下列一些中药对以上三个重要环节具有一定治疗作用，可供临床不同证型选择使用。

(1)辛温解表药：麻黄、细辛、紫苏、荆芥、生姜、辛夷、艾叶、藿香、白芷、蒿本等药可以通过解表祛邪、宣肺利气而消除气道炎症，畅通气道。

(2)祛痰止咳药：杏仁、百部、百合、白果、款冬花、旋覆花、白芥子、前胡、山豆根、枇杷叶、洋金花、矮地茶、紫金牛、杜鹃花叶、葶苈子等以其固有的四气五味，主治功能，均有特异的针对性的化痰降浊作用，而达到消除气道中分泌物的堵塞，使得气道通畅。

(3)理气温胃药：胡椒、椒目、陈皮、佛手、丁香、白豆蔻、甘松、木香、高良姜、吴茱萸等均有温暖肺胃、健脾运湿之功，扶正祛邪，消除炎症，减少痰涎等气道分泌物的产生。

(4)清热解毒药：苦参、秦皮、白茅根、黄芩、半边莲、半枝莲、侧柏叶等清热解毒，又可以降浊定喘，针对热哮最为适宜。

(5)解痉平喘药：地龙、钩藤、石菖蒲、芦荟、草决明、蟾酥、薤白等有一定作用。

治疗哮喘时在辨证论治的基础上可以有目的地从上述各类药物中挑选适当的药物进行加减配伍,例如风寒外束的寒哮患者,伴有胸闷恶心、呕吐痰涎等胃气虚寒等证,我们可根据寒哮辨证使用小青龙汤的同时,在上述有一定解痉作用的理气温胃药中选用陈皮、高良姜、吴茱萸等药加入方中治疗。又如热哮患者在使用定喘汤的基础上加入白茅根、半边莲、地龙等清热药配伍,这样既有辨证施治的优势,又结合现代药理研究结果选择药物,使治疗更具有针对性,其平喘疗效肯定会提高。

6. 补虚与调节免疫 哮喘的免疫学异常一方面是过高的抗体应变能力,一方面是宿主免疫功能低下,不能有效地清除入侵的抗原物质。中医药的免疫调节作用可大致归纳为:实则泻之,为免疫抑制药(如上述祛风、调气、化痰、通瘀都偏于此);虚则补之,为免疫促进剂(如补气用党参、黄芪;补血用当归、熟地;补阴用黄精、枸杞子;补阳用补骨脂、仙灵脾);补虚泻实,为免疫调节剂(邪静则实中求虚,邪动则虚中求实)。具体运用时应注意:在哮喘发作期攻邪莫忘扶正,虚损蕴伏,不能拘泥于降气平喘一律禁用参芪之类补气升提,因一药之性毕竟不能代表一方之性;在缓解期因气道高反应性及气道炎症依然存在,仍须正本清源,而达邪去所以安正。

第十五章　支气管扩张

第一节　疾病概述

一、概述

支气管扩张症是指支气管及其周围肺组织的慢性炎症，导致支气管壁的损坏而形成的扩张和变形。临床症状有慢性咳嗽、咳大量脓痰和反复咯血。中医学认为，本病单纯以反复咯血为主要症状者，与咯血相类似（咯血是指血由肺系来，经气道咳嗽而出，或一咯即出）。症见咯血鲜红，常于黏痰中夹黄痰或痰血相兼，或痰中带血丝，伴咳喘、胸闷等。咯血又称咳血、嗽血。有关咯血的论述最早见于《内经》，但在唐代之前多将咯血包括在吐血之内，至元代朱丹溪首将咯血列为专篇讨论。当支气管扩张症以慢性咳嗽为主时，则可按中医"咳嗽"辨治；以反复咳脓痰为主者，则可按中医"肺痈"辨治。

二、病因病机

咯血的发生多由肺热壅盛、肝火犯肺、阴虚火旺、气虚不摄、瘀血阻滞导致。

1. 原发病因

（1）感受外邪：外感风、火、燥、热、疫毒之邪，邪蕴积于肺，化热生火，煎熬肺津，灼伤肺络而咯血。张璐著《张氏医通·诸血门》所云："咳血者……为火逆咳伤血膜而血随痰而出也。"

（2）情志过极：以郁怒伤肝为主。情志不遂，气郁化火，或因暴怒伤肝，气逆化火，肝火上逆犯肺，灼伤肺络而为咯血。正如民国《丁甘仁医案·吐血》所言："郁怒伤肝……气郁化火，火炽气焰，扰动阳络则血上溢也。"

（3）气虚不摄：劳倦过度，饮食失节，或情志内伤导致肺脾气虚，气不摄血而咯血。如《张聿清医案·吐血》："脾土必伤，以致统摄无权，血液外溢，咯吐带红。"

（4）阴虚火热：热病之后，因长期肺系疾患，久则耗伤津液，或痨虫侵肺伤阴，以致阴虚肺燥，虚火内炽，灼伤肺络而成本病。张璐《张氏医通·诸血门》曾言："肺为清肃之藏，金为阴火所制，水亏火旺，迫而上行，以为咯血，逆之甚矣。"

2. 继发病因

（1）痰火：多因肺肾两亏，肾虚水泛为痰。此属所谓咯血出于肾。正如清代唐容川《血证论·咯血》所云："盖肾主五液，虚火上升，则水液泛上，凝而为痰……今肾经之气不化于膀胱……膀胱之水随火上沸，引动胞血，随之而上，是水病兼病血也。"而火热之邪常熬津液成痰，痰火互阻肺络，可使咯血发作不已。

（2）瘀血：血不循经，离经之血便为瘀，或因肺气壅遏致血行瘀滞，或肺气不足无力推动血行，或火热伤津，津亏不能载血运行，均可使血液瘀滞，以致咯血迁延不愈或反复发作。

3. 诱发因素　感受外邪，内伤七情，饮食辛辣，劳欲过度，均可诱发或加重本病。本病如由外邪、情志等因素引起，多起病急骤。但若久病体虚，或热伤肺阴，则发作较缓。咯血的病位在肺络，主脏属肺，与肝、脾、肾三脏相关。本病为本虚标实、虚实兼夹。肺脾两虚为本，风寒、风热、疫毒屡犯为标，肺脏本虚贯穿疾病始终。肺热、肝火、虚火内炽及痰瘀阻络为本病主要病理改变。本病初起总为肺脾素虚、热伤肺络。进而肺热及肝或肝郁化火，可转化为肝火犯肺。肺热蕴久，又可耗伤肺阴而成阴虚肺热。如治疗不当或治不及时，晚期本已不足之正气更加耗损，致虚象毕露。进而转化为气虚失摄、血液妄行。总之，病由虚起，初期以标实为主导，渐转为虚实夹杂，晚期以正虚为主。

三、临床征象

1. 症状

（1）慢性咳嗽、咳脓痰：体位改变时分泌物刺激支气管黏膜引起咳嗽和排痰，如起床时或就寝后最多，每日可达 100～400ml。咳痰通畅时患者自感轻松；若痰不能咳出，则感胸闷不适，全身症状即趋明显。痰液呈黄绿色脓样，若有厌氧菌混合感染，则有臭味。收集全日痰液静置于玻璃瓶中，数小时后分离为 4 层：上层为泡沫，下悬脓性成分，中为浑浊黏液，下层为坏死组织沉淀物。

（2）反复咯血：50%～70% 的患者有不同程度的咯血，从痰中带血至大量咯血，咯血量与病情严重程度、病变范围有时不一致。有一类临床称为"干性支气管扩张"，仅表现为反复咯血，平时无咳嗽脓痰等呼吸道症状，其支气管扩张多位于引流好的部位，不易感染。

（3）反复肺部感染：同一部位反复发生肺炎并迁延不愈，这是由于扩张的支气管清除分泌物的功能丧失，引流差，容易反复发生感染。

（4）慢性感染中毒症状：若有反复感染，可引起周身毒性症状，如发热、盗汗、食欲减退、消瘦、贫血等。

2. 体征　早期支气管扩张可无异常体征。病情进展后可在肺下部闻及湿啰音。随着并发症如支气管肺炎、肺纤维化、胸膜增厚与肺气肿等的发生，可有相应的体征。慢性化脓性支气管扩张患者呼出气息发臭，且有杵状指、趾，全身营养情况也较差。

四、诊断依据

根据反复咳脓痰、咯血的临床特点，既往有诱发支气管扩张的呼吸道感染病史，HRCT 显示支气管扩张的异常影像学改变，即可明确诊断为支气管扩张。

1. 临床症状特点

（1）咳嗽和咳痰，痰常为脓性，清晨为多，缓解期脓痰亦多不消失，未治者痰量可达 100～500ml/d，可有异味和恶臭。

（2）咯血：大多数患者反复咳血，占 50%～70%，咳血量大小不等，可痰中带血至大量咯血,与病变范围和病情严重程度不一定平行。部分患者仅有咯血而无咳嗽及咳痰,称为干性支气管扩张。

(3)反复继发感染:其时痰量增多可伴发热、无力、食欲减退和贫血等全身症状。

(4)体检时病变区域常有持续存在且固定的湿性啰音。反复感染及大量脓痰者常可见杵状指。

2. 胸部影像学改变　支气管扩张是一种解剖学定义,故放射性影像改变是确诊的根据。

(1)常规胸部 X 线检查:缺乏特征性改变,不能确定病变范围,常作为初筛检查。病程早期70% ~ 100%的患者胸片可能正常。常见的 X 线影像有非特异性纹理增多、粗乱,轨道征。若扩张的支气管内有分泌物潴留,则呈柱状增粗。由于支气管扩张常伴有间质性炎症,因此在纹理增多同时伴有网状改变。如果在胸片上显示大小不等蜂窝状、圆形、卵圆形透明区,或有液平,代表囊状支气管扩张,有一定诊断价值。

(2)支气管造影:是诊断支气管扩张的金标准,能显示支气管树扩张的囊状、柱状或囊柱状阴影形态,部位及严重程度,是判断能否手术切除的重要资料。目前已被胸部CT 检查取代。

(3)胸部 CT:CT 能显示支气管扩张的形态、范围和程度。目前已经代替支气管造影做出诊断。CT 所见:基本为管腔扩张和管壁增厚。支气管扩张常合并肺实质炎,也易出现肺不张,而出现相应影像。

(4)支气管镜检查:不能用于支气管扩张的诊断,但它对明确阻塞或出血部位和清除分泌物有益。

五、类证辨别

1. 慢性支气管炎　慢性支气管炎多发生于中老年吸烟患者,多为白色黏液痰,一般在感染急性发作时才出现脓性痰,且多在冬、春季多发,反复咯血少见,两肺底可闻及部位不固定的干湿性啰音。

2. 肺脓肿　肺脓肿起病急,有高热、咳嗽、大量脓臭痰,X 线检查可见团片状阴影,其中有空腔伴液平面。经有效抗生素治疗后炎症可完全吸收消散。

3. 肺结核　肺结核常有低热、盗汗等结核性中毒症状,干湿啰音多位于上肺局部,X 线胸片和痰结核杆菌检查可做出诊断。

4. 先天性肺囊肿　先天性肺囊肿多在体检、或合并急性感染时发现,X 线检查肺部可见多个边界纤细的圆形或椭圆形阴影,壁较薄,周围组织无炎症浸润,胸部 CT 检查和支气管造影可协助诊断。

5. 弥漫性泛细支气管炎　弥漫性泛细支气管炎有慢性咳嗽、咳痰、活动时呼吸困难,一般无大量脓痰,常伴有慢性鼻窦炎,胸片和胸部 CT 显示弥漫分布的小结节影,大环内酯类抗生素治疗有效。

第二节　中医辨治

一、辨证要点

本病多属虚实错杂，本虚标实之证，临床首当辨虚实主次，标本缓急。

1. 初期多以标实为主，感受外邪，继而外邪入里，壅遏于肺，或肺热腑实，或肝火旺盛，应根据痰的色质量味、咯血量、病程及临床表现、舌脉等辨别痰、热（火）、瘀等邪及邪正盛衰。

2. 后期气阴耗伤，要辨清阴虚、气虚以及病位在肺、脾、肾。若感受外邪，肺失宣降，气道阻塞，可出现呼吸困难，颜面青紫等危重证候，如若大咯血，将出现气随血而脱危重之候。

二、治疗原则

中医学将本病归属于"咳嗽""肺痈"等范畴，认为感受外邪、饮食失节、情志不遂、劳倦过度、正气亏损等均可导致本病。如感受热邪，或风寒之邪化热，蕴结于肺，肺受热灼，失其清肃，热壅血瘀，蕴结成痈；或痰热素盛，饮食不节，嗜酒，过食辛热厚味，脾虚不运，使湿热内蕴，复感外邪，致内外合邪而发病；或六情不遂，肝气郁结，化火犯肺，灼伤肺络；或久病体虚，劳倦过度，损及肺脏，肺气不足而发病；或阴需火旺，灼伤肺络而致病。

三、分证论治

1. 风热袭肺证

（1）证候：恶风发热、鼻塞流涕、咽疼咳嗽，痰黏不易咳出，苔黄，脉浮滑数。

（2）治法：宣散表邪，肃肺清热。

（3）方药：银翘清肺汤。常用药物：金银花、连翘、竹叶、牛蒡子、荆芥、芦根、桔梗、鱼腥草、海浮石、海蛤壳、浙贝母、杏仁、甘草。

（4）加减：热甚烦渴者，加栀子、天花粉、摹生石膏；喘促甚者，加麻黄、生石膏；咽喉肿痛者，加射干、蒲公英；胸痛明显者加延胡索、桃仁；咳痰黏稠者加川贝母。

2. 肺热壅盛证

（1）证候：咳嗽痰多，黄、绿黏稠或有臭味，或反复咯血，咳甚胸闷气促，或有身热，口渴口臭，便秘溲赤，苔黄厚腻质红，脉弦数或滑。

（2）治法：清热泻肺豁痰。

（3）方药：清肺化痰汤加减。常用药物：桑白皮、黄芩、山栀子、杏仁、知母、全瓜蒌、浙贝母、白头翁、鱼腥草、生大黄、生甘草。

（4）加减：若兼外感加荆芥、牛蒡子；咳甚加百部；痰多加胆南星、半夏；便秘加生大黄泻腑通便，釜底抽薪；咳血甚者加仙鹤草、白及、大小蓟。

3. 肝火犯肺证

(1)证候：每于发病前有明显情志因素，突感咽痒，并有血腥味，随即咯血，色鲜量多，伴呛咳，胸胁引痛，心烦易怒，口干苦，咳时面赤，头晕而痛，苔黄、红，脉弦数。

(2)治法：清肝泻肺，降气，凉血止血。

(3)方药：旋覆代赭汤合黛蛤散加减。常用药物：旋覆花、代赭石、桑白皮、黄芩、焦山栀、牡丹皮、黛蛤散、仙鹤草、夏枯草、藕节、白及、甘草。

(4)加减：胸胁疼痛明显加郁金、川楝子、枳壳；痰多色黄加鱼腥草、浙贝母、半夏。

4. 阴虚火旺证

(1)证候：咯血停止，咳嗽痰少或见痰中带血，低热盗汗，口舌干燥，五心烦热，舌红少苔或乏津，脉细弦代数。

(2)治法：滋阴降火，润肺化痰。

(3)方药：百合固金汤加减。常用药物：百合、生地黄、熟地黄、麦冬、川贝母、玄参、桔梗、当归、白芍、沙参、牡丹皮、甘草。

(4)加减：潮热明显加知母、白薇、地骨皮等；兼气虚症见气短乏力加黄芪、太子参等；兼脾虚运弱，食欲不振，便溏加淮山药、白术、鸡内金、谷麦芽等。

5. 气虚失摄证

(1)证候：长期卧床不起，体虚气弱，神疲乏力，久咳不已，痰中带血或咯鲜血，动则喘促汗出，头晕心慌，舌淡胖苔薄白，脉细弱无力。

(2)治法：益气摄血，宁络止嗽。

(3)方药：益气止血汤。常用药物：党参、黄芪、麦冬、川贝母、杏仁、阿胶、沙参、仙鹤草、旱莲草、白茅根、甘草。

(4)加减：若突然出现大咯血，汗出肢冷，脉微欲绝者，此为气虚血脱之危象，急以独参汤，用人参10～30g煎汤立服，固气救脱；此证当中西药结合治之，待病情稳定后即转益气养血，润肺止咳善后。

四、常用中成药

1. 风热袭肺证

(1)银翘解毒片：金银花、连翘、薄荷、荆芥、淡豆豉、牛蒡子、桔梗、淡竹叶、甘草等。1次4片，一日2～3次，口服。辛凉解表，清热解毒。用于风热袭肺之咳嗽、咳痰、咽干、咽喉疼痛。

(2)双黄连口服液：金银花、黄芩、连翘。1次20ml，一日2～3次，口服。辛凉解表，清热解毒。用于风热袭肺之发热、咳嗽、咽痛。

(3)连花清瘟胶囊：连翘、金银花、炙麻黄、炒杏仁、石膏、板蓝根、贯众、鱼腥草、广藿香、大黄、红景天、薄荷脑、甘草。一次4粒，一日3次，口服。用于风热袭肺之发热或高热、恶寒、肌肉酸痛、鼻塞流涕、咳嗽、头痛、咽干咽痛、舌偏红、苔黄或黄腻等症。

(4)抗病毒口服液：板蓝根、石膏、芦根、生地黄、广藿香、连翘、郁金、知母、石菖蒲。一次10ml，每日3次，口服。辛凉解表，清热解毒。用于风热袭肺之发热、咳嗽、咳痰、咽痛、音哑等症。

2. 肺热壅盛

（1）肺力咳胶囊：梧桐根、红花、龙胆、红管药、前胡、百部、黄芩等。一次 3~4 粒，一日 3 次，口服。止咳平喘，清热解毒，降气祛痰。用于喘咳痰多。

（2）葶贝胶囊：北葶苈子、麻黄、川贝母、苦杏仁、石膏、黄芩、赭石等。一次 4 粒，一日 3 次，口服，7 天为一个疗程或遵医嘱。清肺化痰，止咳平喘。用于肺热壅肺咳喘。

（3）石椒草咳喘颗粒：陈皮、石菖蒲、虎杖、天冬、石椒草、百部、通关藤、臭灵丹、苦杏仁、鱼腥草、桑白皮。清热化痰、止咳平喘。一次 8~16g，一日 3~4 次，口服。清热化痰，止咳平喘。用于肺热壅盛之咳嗽、痰稠。

（4）复方鲜竹沥液：鲜竹沥、鱼腥草、枇杷叶、桔梗、生半夏、生姜、薄荷油等。一次 20ml，一日 2~3 次，口服。清热化痰，止咳。用于肺热壅盛之咳嗽、痰黄黏稠。

（5）橘红丸：化橘红、陈皮、半夏（制）、茯苓、甘草、桔梗、苦杏仁、紫苏子（炒）、紫菀、款冬花、栝蒌皮、浙贝母、地黄、麦冬、石膏。小蜜丸一次 12g，大蜜丸一次 2 丸，一日 2 次，口服。清肺，化痰，止咳。用于肺热壅盛之咳嗽、痰多、痰不易出、胸闷口干。

（6）痰热清注射液：黄芩、熊胆粉、山羊角、金银花、连翘。每次 20ml，加入 5% 葡萄糖注射液 250~500ml，一日 1 次，静脉滴注。清热，解毒，化痰。用于肺热壅盛证，症见发热、咳嗽、咳痰不爽、口渴、舌红、苔黄等。

3. 肝火犯肺

黛蛤散：青黛，蚌壳。1 次 6g，1 日 1 次。清肝利肺，降逆除烦。用于肝肺实热，头晕耳鸣，咳嗽吐衄，肺痿肺痈，咽膈不利，口渴心烦。

4. 阴虚火旺

（1）生脉饮口服液：人参、麦冬、五味子。一次 10ml，日 3 次，口服。益气养阴。用于气阴两虚证。

（2）养阴清肺丸：地黄、玄参、麦冬、川贝母、牡丹皮、白芍、薄荷、甘草。一次 1 丸（9g），一日 2 次，口服。养阴清肺，清热利咽。用于阴虚肺燥，证见咽喉干燥疼痛、干咳少痰、痰中带血。

（3）麦味地黄口服液：熟地黄、山茱萸（制）、山药、茯苓、牡丹皮、泽泻、麦冬、五味子。一次 10ml，一日 2 次，口服。用于阴虚火旺，证见潮热盗汗、咽干、眩晕耳鸣、腰膝酸软。

（4）生脉注射液：人参、麦冬、五味子。用 20ml 加入 5% 葡萄糖注射液 20ml 中，静脉注射。益气复脉，益阴生津。用于干咳少痰、气短自汗、口干舌燥、脉虚细等的治疗，或生脉饮口服液 1~2 支，每日 2~3 次。

（5）三七粉：每次 3g，口服，每日 3 次。或云南白药胶囊：每次 0.25~0.5g，口服，每日 3 次。

5. 气虚痰阻

（1）参苓白术散：人参、白术、山药、茯苓、白扁豆、莲子、薏苡仁、砂仁、桔梗、甘草。一次 6~9g，一日 2~3 次，口服。补脾胃，益肺气。用于肺脾气虚证，证见食少便溏、气短、咳嗽、肢倦乏力。

（2）玉屏风冲剂：每次 5g，口服，每日 3 次。玉屏风冲剂：黄芪、白术（炒）、防风。

一次 5g，一日 3 次，开水冲服。益气，固表，止汗。用于表虚不固，自汗恶风，面色㿠白或体虚易感风邪者。

第三节　肺脏不洁论在支气管扩张中的应用研究

1. 反复感染的预防　支气管扩张患者黏液腺增生和黏液分泌增多、支气管黏液 - 纤毛廓清功能减退均可造成引流不畅，分泌物潴留可诱发感染或引起感染持续存在，细菌反复滋生而使支气管扩张患者反复感染难愈。目前有学者使用支气管肺泡灌洗后再长期坚持体位引流治疗支气管扩张，这可使支气管肺泡灌洗后通畅的支气管始终保持通畅，从而起到了预防支气管扩张反复感染的作用。同时也有研究认为罗红霉素能减少中性粒细胞、气道上皮细胞、嗜酸性粒细胞等的产生，从而减轻气道炎症；减少气管黏膜分泌黏液，增强气管黏膜纤毛运动；抑制中性粒细胞产生氧自由基，从而影响炎性递质的产生，改善支气管扩张患者的症状，减少感染的反复加重。也可以长期使用强力稀化黏素，其除有良好的祛痰作用外，对于支气管扩张症稳定期患者还有非特异抗感染作用，可疏通气道，促进引流，减少支气管扩张反复感染。

中医认为"正气存内，邪不可干；邪之所凑，其气必虚"，支气管扩张反复感染与脏腑亏虚有密切关系。脾胃为后天之本，运化无权，则水湿内停，水谷不化，凝聚为痰；肾司开阖，若肾气肾精不足，一则开阖不利，水湿上泛，聚而成痰，一则命门火衰，温运无度，水谷不化精微，亦可生湿成痰；而肾阴亏耗，虚火内生，以致灼津为痰；情志不遂，肝气郁结，气郁化火，可煎熬津液为痰。肺卫不固，腠理疏松，护卫不利，易受外邪；气机欠畅，肺失宣肃，久咳不止，又伤肺络，而痰血相间。因此在支气管扩张缓解期应注重调理五脏，平和阴阳气血，以资巩固，防止感染的反复出现。

支气管扩张是慢性疾病，脏腑功能失调，调理五脏应持之以恒，这是一个长期治疗，患者不仅要坚持服药，还要注重日常生活的调理。

2. 反复出血的治疗　支气管扩张反复出现咯血，个别甚至咯血方止，旋即复发，严重影响生活质量。对于此类患者，如果病变比较局限，在一叶或一侧肺组织，可选择手术治疗。若无手术指征，内科保守治疗无效患者，可以选择支气管动脉栓塞术，栓塞对部分患者可以持久控制咯血。

而中医认为，血证的病机主要为火热熏灼、迫血妄行及气虚不摄、血溢脉外两类。正如《景岳全书·血证》说："血本阴精，不宜动也，而动则为病。血主荣气，不宜损也，而损则为病。盖动者多由于火，火盛则逼血妄行；损者多由于气，气伤则血无以存。"同样的道理，反复咯血的原因不外乎热伤肺络，或脏腑亏虚。

(1)痰热壅肺：因感受燥热火邪，或风寒化热，肺失清肃，肺络灼伤，治疗上可给予清热泻火、宁络止血。选用泻白散合泻心汤治疗，同时可重用清热泻火之剂，如鱼腥草、败酱草。

（2）肝火犯肺：肝火上逆犯肺，肺络灼伤，应以清肝泻肺，凉血止血为法，可选用黛蛤散合泻白散，并加用清肝泻火之品，如菊花、夏枯草、龙胆草等。

（3）瘀血阻滞：瘀血内阻，血不循经，咯血久治不愈，治疗应理气活血止血，常选用十灰散加减，并注重祛邪止血而不留瘀。

（4）止血：中成药的应用咯血属于急症，此时中成药的使用比汤剂更加方便快捷，常用的中成药有：①裸花紫珠片：有清热解毒、收敛止血的功效，每次3～5片，每日3～4次。②十灰丸：有凉血止血的功效，每次10g，每日3次。③三七粉：有活血止血的功效，每次3g，每日3次。④云南白药：有活血止血的功效，每次1g，每日3次。

（5）大黄的妙用：大黄被誉为"既是气药又是血药，止血不留瘀，尤为妙药"，它性味大苦大寒，能通腑泻热、凉血祛瘀。肺与大肠相表里，肺热伤络，热移大肠而致大肠燥结，邪无出路，脏腑同病，咯血难止。总之，咯血的治疗应分清虚实，由火热亢盛所致者属于实证；由阴虚火旺及气虚不摄所致者，则属于虚证，但在疾病发展变化的过程中，又常发生实证向虚证的转化，同时还需注意"瘀血"既是病理产物，又是致病因素。

3. 治疗分清缓急主次　支气管扩张患者以咳嗽、咳脓痰或咯血为主要表现，多数患者平素皆有咳嗽咳痰症状，若处在疾病稳定期，治疗上当以增强机体抵抗力、保证痰液引流、减少感染为主要目的。若患者出现咳嗽咳痰增多，或者痰液变黏稠难咳、痰液颜色变深，应考虑患者急性感染，治疗应以抗感染治疗为主，多数反复感染的支气管扩张患者都存在铜绿假单胞菌定植，抗感染治疗应选用覆盖铜绿假单胞菌抗菌药物，同时应反复行痰病原学检查，以便指导用药。如果患者出现咯血，治疗上应以止血、防止窒息为主要目的，同时应辨别诱发咯血的原因，治疗祛除诱发因素。

中医认为支气管扩张发生多因幼年患百日咳等肺病，气阴脉络受损，痰瘀互结成为夙根，或先天禀赋不足，卫外不固，外邪入侵，或因七情劳倦所伤，或饮食偏颇，化热化火，熏灼于肺，引动肺内伏痰，肺气上逆发为咳嗽、咳吐脓痰。因此，支气管扩张患者多以本虚标实为主，治疗应当分清主次，分清以治标为主还是治本为主，还是标本兼治。若患者出现急性加重时，以咳嗽、咳黄脓痰为主，咳嗽咳痰症状比平时增多，此时应主要治其"标"，此时是否要兼顾治疗其"本"，应仔细辨别。若患者神色正常，声音响亮，脉象有力，舌红苔黄，正气尚充，此时宜"急则治其标"，以清肺化痰为法，治疗上可以清金化痰汤为基础方，再合用鱼腥草、蒲公英等清热解毒药物，金荞麦、海蛤壳等清热化痰药物。若患者伴随以疲倦乏力、声音低微、脉象无力为主，则应在治标基础上同时兼顾治本，此时若患者舌淡、苔白、口淡，容易感冒，则以气虚为主，考虑脾为生痰之源、肺为储痰之器，脾虚水谷不化、肺虚津液不布，皆可生痰，治疗上可以加用党参、茯苓、白术等健脾补肺；若患者舌红，苔少，口干夜间明显，脉细，则以阴虚为主，可加用生地、天冬、麦冬、玄参、南北沙参等滋阴润肺。同理，如果患者出现咯血症状，应当以止血为主，可选用仙鹤草、侧柏叶、茜根炭、藕节、白及等止血，但应辨别是实证出血还是虚证出血，如果由火热亢盛所致出现应清热泻火，可选用咯血方等；由阴虚火旺及气虚不摄所致出血应以滋阴降火止血或补气止血，可选用百合固金汤等。当然，患者疾病稳定时，多数患者每日都有咳嗽咳痰症状，脾虚运化无权，水谷聚而成痰；肺虚宣降失司，津液聚而成痰；肾虚温运无度，水湿上泛成痰；肝气郁结，气郁化火，可煎熬津液为痰；因此在疾病的稳定期应辨别脏腑关系，以调和五脏为主，同时考虑到患者患病日久，多数存在顽痰、老痰，在治本的同时可兼顾化痰。

4. 辨证用药特点　支气管扩张的辨证离不开"痰、火（热）、虚"。该病的特点以咳嗽咳痰为主，化痰的治疗应贯穿治疗的全程。大多数患者以咳吐黄脓黏稠痰液为主，此时是痰热内蕴，应以清热化痰为主，化痰药可选用：金荞麦、海蛤壳、竹沥、浙贝、胆南星等；在缓解期，有部分患者痰液以白黏痰为主，此时可能存在痰湿内蕴，选用化痰药物时常用法夏、陈皮、北杏等。火（热）以痰热和肝火为主，痰热内蕴时除了使用上述清热化痰药物外，还应注重清热解毒排脓药物的使用，常使用鱼腥草、败酱草、蒲公英、黄芩等。肝火犯肺多见于性格急躁、焦虑抑郁的患者，此时以清肝泻肺为主，多选用青黛、生栀子、桑白皮等药物。久病必虚，支气管扩张患者以肺脾气虚和肺阴虚为多见。在疾病缓解期，应加强"虚"证的治疗，减少痰液内生，防止疾病反复加重。肺脾气虚可以四君子、玉屏风散、补肺汤为主加减，药物多选用黄芪、党参、茯苓、白术、山药等；肺阴虚以沙参麦冬汤为主，可选用太子参、麦冬、百合、芡实等药物。总之，支气管扩张患者以虚实夹杂为主，临床用药时需注意随症加减。

第十六章　肺间质纤维化

第一节　疾病概述

一、概述

肺间质纤维化（PIF）是由已明或未明的致病因素通过直接损伤或有免疫系统介入，引起的肺泡壁、肺间质的进行性炎症，最后导致肺间质纤维化。常见的已知病因为有害物质（有机粉尘、无机粉尘）吸入，细菌、病毒、支原体的肺部感染，致肺间质纤维化药物的应用，以及肺部的化学、放射性损伤等。未明病因则称为特发性间质性肺炎（IIP），可分6种亚型，其中以特发性肺间质纤维化（IPF）为最常见。此外，还继发于其他疾病，常见的有结缔组织病、结节病、慢性左心衰竭等。

中医古籍中无本病病名，有关本病的认识，散见于"肺痿""肺胀""上气""咳喘""胸痹""肺痨""虚劳"等病证的记载中。

二、病因病机

1. 病因　主要病因有外感和内伤二大类。

（1）外感邪毒：肺为娇脏，不耐寒热，易受邪侵，外感六淫、病气及环境毒邪侵袭导致本病的发生。如外感热邪，损伤肺络，津气损伤；外感寒邪，内舍于肺，经脉凝滞而痹阻；风寒湿邪留滞于肺脏，胸阳不展，肺络阻滞；疫气、环境毒邪侵袭，导致气机不畅、血运失调，瘀邪痰浊内阻肺络，痹阻不通，肺失宣降。肺气亏虚，邪气滞留，经皮肤侵入血络，结成毒邪，影响肺之气血运行而成瘀。气虚血瘀，加之毒邪伤肺，瘀毒互结，血行凝滞，肺络受损。

（2）内伤不足：先天亏虚，禀赋薄弱，正气亏损，外邪袭肺，气血循行受阻致气滞血瘀，脉络失通；或咳喘日久，伤及肺肾，经久难愈；或病久耗伤气津，肺叶痿弱，宣降失司所致。肺肾亏虚是发病的内因。

2. 病机　本病的病机较为复杂，在不同的病理阶段，病机特点也不尽相同。其基本病机特点是因虚致病，因虚致瘀，本虚标实，虚实夹杂。早期以肺气亏虚为主，邪毒血瘀充滞其中，或寒或热；中期则气阴两虚，肺脾同病，痰凝血瘀，互结为患；晚期至肾气受累，阴损及阳，气不摄纳，水湿渐停。

（1）肺气亏虚，外邪滞留肺脉瘀阻：若禀赋不足或后天失养，导致肺气虚，卫外失固，营卫失和，则外邪容易侵袭而致病。肺朝百脉，肺气亏虚，邪气不得外解，经皮肤侵入血络，形成毒邪，影响肺之气血运行而成瘀。气虚血瘀，加之毒邪伤肺，瘀毒互结，肺络受损，是早期间质性肺疾病的基本病机表现。

（2）气阴亏虚，痰瘀互结：病久耗气，肺气虚甚，子盗母气，脾气受损，脾虚不能化生水谷精微，聚津成痰，痰瘀交阻，瘀阻更甚。肺气闭郁，气机不畅，可郁而化火，火热伤津，阴液亏耗。正如《金匮要略·肺痿肺痈咳嗽上气》所云："热在上焦，因咳为肺痿。"阴津不足，气阴亏虚，痰瘀互结，以致使病势更加缠绵难愈。

（3）久病及肾，阴损及阳：疾病日久，累及肾气。肾气虚不能摄纳，气浮于上，以致虚喘动甚。阴阳互根，阴损及阳；或气虚渐甚，而致阳虚。阳虚不能制水，水液泛滥，溢于肌肤，上凌心肺，病情危重。

总之，肺气亏虚为主要病因，瘀血痰浊为基本病理产物，痰瘀互结、肺络痹阻为发病关键，毒邪侵袭、反复外感加重疾病进展，痰浊瘀毒痹阻肺络更致气阴两虚。因此本病病位在肺，涉及脾肾。虚痰瘀毒，痹阻肺络，缠绵难愈，痿废不用。气虚血瘀痰结为基本病机表现，并贯穿疾病始终，病机复杂，预后不佳。

三、临床征象

1. 症状　以进行性呼吸困难，活动后加重为其临床特征，急性型常有发热、干咳、起病后发展迅速的胸闷、气急，类似 ARDS 的病情，1～2 周即发生呼衰，1～2 个月可致死亡。慢性型隐匿起病，胸闷、气短呈进行性加重，初期劳累时加重，后期则静息时亦然。病程常数年。当继发感染后则咳吐痰液、喘急、发热或导致呼吸衰竭。

2. 体征　呼吸急促、发绀、心率快，两肺底听及弥漫性密集、高调、爆裂音或有杵状指。慢性型可并发肺心病，可有右心衰竭体征，颈静脉充盈，肝大、下肢水肿。

四、诊断要点

1. 临床表现

（1）发病年龄多在中年以上，男：女≈2:1，儿童罕见。

（2）起病隐袭，主要表现为干咳、进行性呼吸困难，活动后明显。

（3）本病少有肺外器官受累，但可出现全身症状，如疲倦、关节痛及体重下降等，发热少见。

（4）50% 左右的患者出现杵状指（趾），多数患者双肺下部可闻及 velcro 音。

（5）晚期出现发绀，偶可发生肺动脉高压、肺心病和右心功能不全等。

2. X 线胸片

（1）常表现为网状或网状结节影伴肺容积减小。随着病情进展，可出现直径多在 3～15mm 大小的多发性囊状透光影（蜂窝肺）。

（2）病变分布多为双侧弥漫性，相对对称，单侧分布少见。病变多分布于基底部、周边部或胸膜下区。

（3）少数患者出现症状时，X 线胸片可无异常改变。

3. 高分辨 CT（HRCT）

（1）HRCT 扫描有助于评估肺周边部、膈肌部、纵隔和支气管–血管束周围的异常改变，对 IPF 的诊断有重要价值。

(2)可见次小叶细微结构改变，如线状、网状、磨玻璃状阴影。

(3)病变多见于中下肺野周边部，常表现为网状和蜂窝肺，亦可见新月形影、胸膜下线状影和极少量磨玻璃影。多数患者上述影像混合存在，在纤维化严重区域常有牵引性支气管和细支气管扩张，和(或)胸膜下蜂窝肺样改变。

4. 肺功能检查

(1)典型肺功能改变为限制性通气功能障碍，表现为肺总量(TLC)、功能残气量(FRC)和残气量(RV)下降。一秒钟用力呼气容积/用力肺活量(FEV$_1$/FVC)正常或增加。

(2)单次呼吸法一氧化碳弥散(DLCO)降低，即在通气功能和肺容积正常时，DLCO也可降低。

(3)通气/血流比例失调，PaO$_2$、PaCO$_2$下降，肺泡-动脉血氧分压差[P(A-a)O$_2$]增大。

5. 血液检查

(1)IPF 的血液检查结果缺乏特异性。

(2)可见红细胞沉降率增快，丙种球蛋白、乳酸脱氢酶(LDH)水平升高。

(3)出现某些抗体阳性或滴度增高，如抗核抗体(ANA)和类风湿因子(RF)等可呈弱阳性反应。

6. 组织病理学改变

(1)开胸/胸腔镜肺活检的组织病理学呈 UIP 改变。

(2)病变分布不均匀以下肺为重，胸膜下、周边部小叶间隔周围的纤维化常见。

(3)低倍显微镜下呈"轻重不一，新老并存"的特点，即病变时相不均一，在广泛纤维化和蜂窝肺组织中常混杂炎性细胞浸润和肺泡间隔增厚等早期病变或正常肺组织。

(4)肺纤维化区主要由致密胶原组织和增生的成纤维细胞构成。成纤维细胞局灶性增生构成所谓的"成纤维细胞灶"。蜂窝肺部分由囊性纤维气腔构成，常常内衬以细支气管上皮。另外，在纤维化和蜂窝肺部位可见平滑肌细胞增生。

(5)排除其他已知原因 ILD 和其他类型的 IIP。

五、类证辨别

1. 肺痿与肺痈　肺痈失治久延，可以转为肺痿，但两者在病因病机、病性、主症、脉象等各方面均存在差异。肺痿多因久病肺虚、误治津伤致虚热肺燥或虚寒肺燥而成，以咳吐浊唾涎沫为主症，病性总属本虚标实而以本虚为主。而肺痈多因外感风热、痰热内盛致热壅血瘀、蕴酿成痈、血败肉腐化脓而成，以咳则胸痛，吐痰腥臭，甚则咳吐脓血为主症，病性属实。肺痿脉象多为虚数或虚弱，肺痈则为浮数、滑数。

2. 肺痿与肺痨　肺痨是由于痨虫入侵所致的具有传染性的慢性虚弱性疾病，主症为咳嗽、咳血、潮热、盗汗及身体逐渐消瘦等，与肺痿以吐涎沫为主症有别，但肺痨后期可以转为肺痿。

3. 肺痿与肺痹　肺痹病名最早见于《素问·痹论》："凡痹之客五脏者，肺痹者烦满喘而呕，淫气喘息，痹聚在肺……""皮痹不已，复感于邪，内舍于肺"，清代林佩琴《类证治裁》："诸痹，良由营卫先虚，腠理不密，风寒湿乘虚内袭，正气为邪所阻而不能宣行，因而留滞，气血凝滞，久而成痹"。可见，肺痹病因多责之正虚又感外邪，邪气入里，痹阻肺络为病机特点，临床表现主要以实象为主，或咳或喘或胸闷，以病机特点而命名；肺痿病因则多强调致虚因素，肺气津不足为其核心病机，临床表现以虚象为主，特点是肺叶痿弱不用，咳吐浊唾涎沫，以病机特点结合形态特征而命名。

4. 涎沫与痰　肺痿咳吐涎沫与痰饮病咳吐痰、饮有别，肺痿咳吐之涎沫的特点是中间不带痰块，胶黏难出，伴口燥咽干，白沫之泡小于粟粒，轻如飞絮，结如棉球，有时粘在唇边，吐而不爽；痰饮病咳吐之痰、饮，痰液成块，或虽色白黏连成丝，但口咽一般不燥，较易咳出。另外，需要指出的是，一般肺燥津伤之轻者，肺气布散津液救急于内，多发为无痰之干咳，而虚热肺痿之肺燥津伤较重，部分肺叶痿弱不用，津液有所不至，相对有余，且肺气布散津液之功受损，可致津停、热烁上泛为浊唾。

第二节　中医辨治

一、辨证要点

1. 首辨气阴亏虚、五脏气衰　本病以本虚为其病理基础，急进型多以气阴两亏并见，阴亏甚者必耗其气，气虚者必伤其阴，益气养阴为急重型治疗大法，非益气不能统摄阴津，不保阴津血液而气无所主。病缓者应辨其五脏虚损，初病者胸闷、气短、咽干口燥、纳少腹胀、汗出量多，病属脾肺气虚。病久者胸闷如室，胸痛彻背，胸胁疼痛，口苦烦躁，目眩耳鸣，心悸不寐，腰膝酸软，则以心、肝、肾亏虚多见。

2. 明辨在气在血，掌握轻重缓急　本病虽与外感疾病不同，但多数也有先入气分，后入血分，新病在气，久病入血的规律。但急重型（急性间质性肺炎）发展迅速，症状明显，患者多痛苦异常，胸闷如室，行走气短，口干咽燥，乏力汗出，这时治疗非常关键，应早期配合应用西药肾上腺皮质激素，用大剂的益气养阴之品，有效地控制病情发展，不然病情会迅速恶化，导致功能衰竭。但对缓进型患者，养阴补血、滋填肝肾、化瘀祛痰为治疗大法，对中型、轻型患者，单纯中药治疗往往有效，但要以症状、体征、肺功能的客观指标为依据，密切观察病情，必要时仍需中西医结合治疗。

3. 急以养阴清热，缓以活血化瘀　重症患者以痰、瘀、热毒为标，以气阴两亏为本。邪毒甚者，可用银花、连翘、蒲公英、生地、沙参、黄芩、丹参、栀子、芦根、玄参、柴胡、陈皮、川贝、浙贝、桔梗、甘草。气阴两亏为主者则投人参、西洋参、童参、麦冬、沙参、五味子、生地、川贝、陈皮。缓进期气虚津亏血瘀，应重在益气活血化瘀在辨证治疗基础上加入丹参、当归、生地、赤芍、桃仁、红花等。

二、治疗原则

本病的病机较为复杂，在不同的病理阶段，病机特点也不尽相同。早期以肺气亏虚为主，邪毒血瘀充滞其中，或寒或热；中期则气阴两虚，肺脾同病，痰凝血瘀，互结为患；晚期至肾气受累，阴损及阳，气不摄纳，水湿渐停。早期以益气活血散结为主，或佐清热，或加散寒，中期在益气养阴的基础上配合化痰清瘀，晚期则补肾纳气或温阳利水。

三、分证论治

1. 肺阴亏虚，燥热伤肺

（1）证候：干咳无痰，胸中灼热、紧束感、干裂感，动则气急，胸闷，胸痛，乏力，气短，或有五心烦热，夜不得寐，或有咽干口渴，唇干舌燥。舌红或舌边尖红，苔薄黄而干或无苔，甚者舌红绛有裂纹，脉细或细数。

（2）治法：益气养阴，止咳化痰。

（3）方药：五味子汤。红参12g(慢火单炖1小时)，（或党参、北沙参各30g）麦冬15g，五味子9g，川贝母12g，陈皮6g，生姜3片，大枣3枚。

（4）加减：本证是本类疾病最常见的临床证候，可见于本病的各种临床病种，以肺阴亏虚为主要病理机制，投以五味子汤养阴止咳化痰，既顾其阴虚之本，又兼管其干咳之症。若舌红苔少或无苔干裂者，可加鲜生地60g，鲜石斛30g，肥玉竹15g。伴身热、咳嗽、咽干、便结者可予以清燥救肺汤；胃中灼热、烦渴者，予沙参麦冬汤；五心烦热、夜热早凉、舌红无苔者，予以秦艽鳖甲汤；伴腰膝酸软者，予以百合固金汤；如有低热干咳，痰少带血丝鲜红者，改用苏叶、黄芪、生地、阿胶、白茅根、桔梗、麦冬、贝母、蒲黄、甘草加三七粉冲服。

2. 肺脾气虚，痰热壅肺

（1）证候：胸闷气急，发热，咽部阻塞憋闷，喉中痰鸣，咳吐黄浊痰，难以咳出，胃脘灼热，纳可，舌红苔黄厚或腻，脉弦滑数。

（2）治法：益气开郁，清热化痰。

（3）方药：涤痰汤加味。全瓜蒌15g，枯黄芩12g，党参12g，姜半夏12g，桔梗12g，云苓15g，橘红12g，贝母12g，石菖蒲9g，竹茹3g，甘草3g，生姜3片，大枣3枚。

（4）加减：本型多见于慢性病继发感染者以痰热壅肺为主，故以清热化痰治疗。兼胸脘痞满者加薤白12g；伴呛咳、咽干，脉细数者改用贝母瓜蒌散加沙参、杏仁；伴咽部红肿者再加蝉衣、僵蚕、银花、连翘、薄荷。

3. 脾肺肾亏，痰浊内阻

（1）证候：胸中窒闷，咳吐痰涎或痰黏难咳，脘腹胀闷，腰膝酸软，乏力，纳呆食少或腹胀泄泻。舌淡或黯红，苔白或白腻，脉滑或沉。

（2）治法：健脾益肾，化痰止咳。

（3）方药：金水六君煎加味。清半夏12g，云苓12g，当归12g，陈皮9g，党参9g，苍术9g，白术9g，紫苏9g，枳壳9g，生、熟地各12g，生姜(煨)3片，大枣5枚。

（4）加减：证多见于慢性进展、迁延难愈者，以痰浊内蕴为主要表现，化痰为主要治则。若咳嗽重者加浙贝母、杏仁、桑白皮，喘鸣，咳痰清稀伴腰背胀痛者改用小青龙汤；伴腰膝酸软，下肢浮肿，咳嗽痰多，腹胀者予以苏子降气汤；病久咳嗽夜甚，低热者用紫菀茸汤(人参、半夏、炙甘草、紫菀、冬花、桑叶、杏仁、贝母、蒲黄、百合、阿胶、生姜、水牛角粉)。

4. 气虚阴亏，痰瘀交阻

（1）证候：胸痛隐隐或胸胁掣痛，胸闷，焦躁善怒，失眠心悸，面后色黯，胃脘胀满，纳少，乏力，动则气短。舌黯红，苔黄或有瘀斑，脉沉弦或细涩。

（2）治法：益气养阴，化痰止痛。

（3）方药：血府逐瘀汤加味。当归15g，生地18g，党参12g，桃仁12g，赤芍12g，柴胡9g，枳壳9g，川芎12g，牛膝9g，红花9g，桔梗9g，炙甘草6g。

（4）加减：本型多见于晚期患者，以气虚阴亏为主，但其病理已呈肺痿，有瘀血内阻，故治用活血化瘀。伴咳嗽气急者，可加沙参12g、浙贝9g、瓜蒌18g；胃脘疼痛，干呕者可加香附12g、焦山栀9g、苏叶9g；胃脘疼甚者，加丹参18g，砂仁9g；咽干善饮者，加麦冬15g，芦根30g，木蝴蝶6g。

5. 五脏俱虚，气衰痰盛

（1）证候：干咳气急，喘急气促，短气汗出，动则喘甚、心悸、憋闷异常，胸痛如裂，羸弱消瘦。舌红或红绛，少苔或无苔，脉细弱或细数。

（2）治法：益气养阴，利窍祛痰。

（3）方药：三才汤加味。人参（慢火单炖1小时）15g，天门冬30g，生地黄60g，川贝母12g，桔梗6g，石菖蒲9g。

（4）加减：本证已是本病的晚期表现，已有呼衰等垂危见症，当以益气养阴救逆为主。兼口干甚，舌红绛无苔干裂者加鲜石斛、鲜芦根、鲜玉竹；骨蒸潮热、盗汗者加秦艽、鳖甲、青蒿、知母，人参改用西洋参；病情较缓者可用集灵膏（生地、熟地、天冬、麦冬、人参、枸杞）；如纳呆乏力，舌淡苔白，脉沉者改用香砂六君子汤；病情危重，大汗淋漓。精神萎靡，口开目合，手撒遗尿，脉微欲绝者，急用独参汤，取红参30g或野山参15g单炖喂服。

四、常用中成药

1. 黄芪注射液 黄芪。益气养元，扶正祛邪，养心通脉，健脾利湿。每次20ml，每日1次，加入5%葡萄糖液或0.9%氯化钠溶液250ml内，静脉滴注。每10～14日为1个疗程，每疗程间隔5～7日。

2. 补肺活血胶囊 黄芪，赤芍，补骨脂。一次4粒，一日3次，口服。益气活血，补肺固肾。用于咳嗽气促，或咳喘胸闷，心悸气短，肢冷乏力，腰膝酸软，口唇发绀，舌淡苔白或舌紫黯等。

3. 参芍片 白芍、人参茎叶皂苷。活血化瘀，益气止痛。一次4片，一日2次，口服。用于气虚血瘀所致的胸闷、胸痛、心悸、气短。

4. 六君子丸 党参、半夏（制）、白术（麸炒）、陈皮、茯苓、甘草（蜜炙）。补脾益气，燥湿化痰。一次9g，一日2次，口服。用于脾胃虚弱，食量不多，气虚痰多，腹胀便溏。

5. 血府逐瘀胶囊 桃仁、红花、当归、赤芍、生地黄、川芎、枳壳、桔梗、柴胡、牛膝、甘草。一次6粒，一日2次，口服。活血祛瘀，行气止痛，用于瘀血内阻，舌质紫黯，舌有瘀斑等。

6. 人参健脾丸 人参、白术（麸炒）、茯苓、山药、陈皮、木香、砂仁、黄芪（蜜炙）、当归、酸枣仁（炒）、远志（制）。一次2丸，一日2次，口服。健脾益气。用于体倦乏力，胃脘不适，不思饮食。

7. 蛤蚧定喘丸 蛤蚧、瓜蒌子、麻黄、石膏、黄芩、黄连、苦杏仁（炒）、紫苏子（炒）、紫菀、百合、麦冬、甘草等14味。每粒0.5g，一次3粒，一日2次，口服。滋阴清肺，祛痰平喘。用于虚劳咳喘，症见气短胸闷、自汗盗汗。

8. 百合固金丸　百合、地黄、麦冬、玄参、川贝母等。水蜜丸一次6g，大蜜丸一次1丸，一日2次，口服。养阴润肺，化痰止咳。用于肺肾阴虚燥咳。

9. 金水宝胶囊　发酵虫草菌粉。每粒0.33g。一次3粒，一日3次，口服。补益肺肾，秘精益气。用于肺肾两虚，精气不足，久咳虚喘，神疲乏力，不寐健忘，腰膝酸软，月经不调。

10. 定喘膏　干姜、附子、生川乌、天南星、血余炭、洋葱头。温阳祛痰，止咳定喘。用于阳虚痰阻所致的咳嗽痰多，气急喘促，冬季加重。温热软化，外贴肺俞穴。

11. 参茸黑锡丸　鹿茸、附子（制）、肉桂、红参、葫芦巴、益智仁（盐炒）、阳起石（煅）、补骨脂（盐炒）、黑锡、硫黄（制）、荜澄茄、丁香、小茴香（盐炒）、肉豆蔻（制霜）、木香、沉香、橘红、半夏（制）、赭石（煅）、川楝子。回阳固脱，坠痰定喘。每80粒重0.3g。一次1.5~3g，一日1~2次，口服。用于肾阳亏虚、痰浊壅肺所致的痰壅气喘，四肢厥冷，大汗不止，猝然昏倒，腹中冷痛。

五、针灸干预

艾灸双侧"肺俞"、"膏肓"，以5mg左右艾绒施灸，每穴3壮，每天艾灸1次。补肺益肾，通经活络。适用于肺肾亏虚、气虚血瘀型肺间质纤维化的治疗。

第三节　肺脏不洁论在肺脏纤维化中的应用研究

治肺化痰行瘀，治肾补肾纳气。

此患者入院之初属间质性肺炎急性期，表现为既有动则喘促之肾虚之证，又有发热咳嗽咳痰之肺实之候，为"肺中有邪，肾中有虚"。本着急则治其标的原则，入院之初肺中有邪时应着重化痰止咳。中医治疗咳痰可归纳为两条主线，一曰制源，即减少痰液的生成。可用健脾，亦可用清肺，此乃"脾为生痰之源，肺为贮痰之器"之谓也；二曰畅流，即使痰液排出通畅。"治咳先治痰，治痰先理气"，故有形之痰由无形之气推动而排出。另外应使痰液液化便于畅流。

间质性肺炎不同于一般性肺炎，首先体现在病理特点的不同，间质性肺炎发展至后期病情顽固的阶段时，往往表现为通气功能的障碍、肺组织的纤维化和伴有部分肺实质的肉芽肿，严重者伴发肺血管性病变。这些可归为中医学上的"积"病，治疗应软坚散结，可用石见穿、茯苓、羊乳根、石上柏、藤梨根，也可用生牡蛎、青礞石、海蛤壳等。另外，间质性肺病晚期并发肺脏组织纤维化、肺实质肉芽肿、肺心病等都是属于瘀血痹阻为病。因为通气功能障碍可理解为气滞，气行不畅，血运无力，导致血瘀，治疗应活血化瘀，也可适当加用虫类药以改善患者机体瘀滞状态。

第十七章　慢性阻塞性肺疾病

第一节　疾病概述

一、概述

慢性阻塞性肺疾病（COPD）属于中医学的"咳嗽""喘证""肺胀"等范畴，其急性加重期可分为风寒袭肺、外寒内饮、痰热壅肺、痰湿阻肺、痰蒙心窍等证，稳定期可分为肺气虚、肺脾气虚、肺肾气虚、肺肾气阴两虚等证。血瘀既是 COPD 的主要病机，也是常见兼证，故急性加重期应采用清热、涤痰、活血、宣肺降气、开窍等治法，稳定期以益气、养阴为主，兼祛痰活血。慢性阻塞性肺疾病是现代医学病名，但中医学对此早有认识，历代在这方面有不少文献记载。早在 2000 年前的秦汉时期，人们即对包括慢性阻塞性肺疾病在内的呼吸系统疾病有了一定认识。在中医典籍《黄帝内经》中就有有关"咳嗽""喘证"及"肺胀""肺痿"等病症的论述，如对咳嗽就有专篇《素问·咳论》论述。从其成因来说，《内经》指出了内外两个方面，外因主要是风寒外感，内因则由于寒饮入胃，冷饮之邪，循胃口上膈，上干肺系而发病。《素问·咳论》指出："五气受病……肺为咳"，但不限于肺，"五脏六腑皆令人咳，非独肺也"。而五脏六腑皆令人咳，"皆聚于胃，关于肺"，说明他脏受邪，皆可影响肺而发病。

东汉时期的张仲景在《伤寒论》和《金匮要略》中对咳嗽、喘证、证治做了许多具体论述。如《伤寒论》治疗外寒内饮而致咳喘用小青龙汤，风寒致喘用麻黄汤，"下之微喘者，表不解"用桂枝加厚朴杏子汤，《金匮·肺痿肺痈咳嗽上气病脉证治》治表邪夹寒饮咳喘气逆用射干麻黄汤，治寒饮内停用苓甘五味姜辛汤，治虚火咳逆用麦门冬汤，治饮邪迫肺、喘而不得卧用葶苈大枣泻肺汤，治"喘息咳唾、胸背痛短气"用瓜蒌薤白半夏汤。有关肺胀亦有专门论述，如"上气喘而躁者，属肺胀，欲作风水，发汗则愈"，"咳而上气，此为肺胀，其人喘，目如脱状，脉浮大者，越婢加半夏汤主之""肺胀咳而上气，烦躁而喘，脉浮者，心下有水，小青龙加石膏汤主之。"此外，治痰浊壅塞用皂荚丸，水饮内结夹有脾虚郁热者则用泽漆汤，水饮上迫用厚朴麻黄汤，饮热互结（热盛）用越婢加半夏汤，饮热互结（饮盛）用小青龙加石膏汤等，均为后世之治奠定了基础。

隋代巢元方《诸病源候论》，在论述《内经》五脏六腑皆令人咳的基础上，又把咳嗽分为"风咳""寒咳""咳""肝咳""心咳""脾咳""肾咳""胆咳""厥阴咳"等十种，并作了症状的描述及鉴别，对后世影响较大；其论及喘证时，一方面指出"若气有余则喘满逆上"，一方面又有"阴阳俱伤，或血气偏损"导致"上气"之证。唐、宋时期论咳嗽大多宗巢氏之说，宋陈无择《三因极一病证方论》将咳嗽分为内因、外因、不内外因三类；对喘证之治，唐代《千金方》《外台秘要》对方书广搜博采，如《外台》所载"肘后疗咳上气，喘息便欲绝，以人参末之"，即为后世治肺虚气脱之独参汤的滥觞；《千金方》论及肺胀多指肺实热证，《圣济总录》说明了肺胀的特点是既咳且喘，而且兼有气满胀感"其证气满胀，膨膨而咳喘"，已将肺胀作为一个独立的病名出现。

自隋唐以后，金元四大家对于咳嗽的病机分析及辨证治疗做了进一步的阐发，如金代刘完素、张子和更明确地把咳嗽与六气联系起来，提出"风、寒、暑、湿、燥、火皆令人咳"及"嗽分六气，无拘以寒说"，进一步阐明咳嗽与自然界"六淫"的关系，而刘完素及李东垣尤重视湿邪的致病因素，王好古《此事难知》专文阐发了"秋伤于湿，冬生咳嗽"的经义；刘河间《素问·病机气宜保命集·咳嗽论》说："咳谓无痰而有声，肺气伤而不清也；嗽为无声而有痰，脾湿动而为痰也；咳嗽谓有痰而有声，盖因伤于肺气，动于脾湿，咳而为嗽也"，指出了咳嗽于肺气、脾湿的关系。那时对喘证的论述，多各明一义，如刘河间论喘因于火热；张子和在此基础上，提出寒、饮、湿亦可引发"嗽急而喘"；朱丹溪认为喘与痰、火、水气有关，其对肺胀的认识也别具一格，提出"肺胀而嗽，或左或右，不得眠，此痰挟瘀血碍气而病"，其治疗宜"养血以流动乎气，降火疏肝以清痰"等观点，对后世各家影响颇大。明代医家对咳嗽的辨证论治又有新的补充，王纶《明医杂著·论咳嗽证治》强调治咳需分六淫七情及五脏相胜，脾肺虚实。王肯堂《证治准绳》、赵献可《医贯》结合脏腑生理功能并从其相互关系研究了咳嗽的病机。张景岳对外感、内伤咳嗽的病因病机证候治疗，论述颇详，提出外感咳嗽由肺而及他脏，故以肺为本，他脏为标；而内伤咳嗽则由他脏及肺，故以他脏为本，肺为标的见解。李中梓《医宗必读·卷九·咳嗽》对外感内伤咳嗽的治疗原则，作了指导性的说明"大抵治表者，药不宜静，静则留连不解，变生他病……治内者，药不宜动，动则虚火不宁，燥痒愈甚"，"然治表者虽宜动以散邪，若形病惧虚者，又当补中气而佐以和解，倘专于发散，恐肺气益弱，腠理益疏，邪乘虚入，病反增剧也。治内者，虽静以养阴，若命门火衰不能归元，则参芪桂附在所必用，否则气不化水，终无补于阴也……因气者利之，随其所见之证而调治"。喻嘉言《医门法律·卷五·咳嗽门》对于燥咳证治又有发挥，对内伤咳嗽提出"内伤咳嗽，治各不同，火盛壮水，金虚崇土，郁甚疏肝，气逆理肺，食积和中……"等治疗法则。对于喘证的论述也很丰富，如王肯堂《证治准绳》对喘证的临床特点作了较为详细的论述，秦景明《症因脉治》则将喘证的证候分类做了阐述。在治疗上，张景岳主张以虚实论治等。清代沈金鳌之《杂病源流犀烛》、程钟龄之《医学心悟》等均从不同角度阐发了咳嗽的辨治方法，使咳嗽的有关理论和实践经验不断得到充实；对喘证的论述也渐趋实用，如叶天士、张聿青、蒋宝素、方仁渊等皆有精辟阐发，如方氏说"实喘治肺，须兼治胃；虚喘治肾，宜兼治肺"等。

二、病因病机

1. 病因

（1）外邪侵袭：常因重感风寒，邪袭于肺，内则壅遏肺气，外则郁闭皮毛，肺卫为邪所伤，肺气不得宣畅，或因风热犯肺，肺气壅实，甚则热蒸液聚成痰，清肃失司，以致肺气上逆作喘。若表寒未解，内已化热，或肺热素盛，寒邪外束，热不得泄，则热为寒郁，肺失宣降，气逆而喘。故《景岳全书·喘促篇》说："实喘之证，以邪实在肺也，肺之实邪，非风寒则活邪耳。"肺虚久病，卫外不固，六淫外邪每易乘袭，诱使本病发作，病情日益加重。

（2）饮食不当：恣食肥甘生冷，或嗜酒伤中，脾失健运，痰浊内生，上干于肺，壅阻肺气，升降不利，发为喘促。若湿痰久郁化热，或肺火素盛，痰受热蒸，则痰火交阻，清肃之令不行，肺气为之上逆。《仁斋直指附遗方论·喘嗽》指出"夫邪气伏藏，凝涎浮涌，呼不得呼，吸不得吸，于是上气促急"。即指痰浊涌盛之喘证而言。如复加外感诱发，可见痰浊与风寒邪热等内外合邪的错杂情况。

（3）情志不调：情怀不遂，忧思气结，肺气痹阻，气机不利，或郁怒伤肝，肝气上逆于肺，肺气不得肃降，升多降少，气逆而喘。此即《医学入门·喘》所说"惊忧气郁，惕惕闷闷，引息鼻张气喘，呼吸急促而无痰声音"之类。

（4）劳欲久病：内伤久咳、支饮、喘哮、肺痨等肺系慢性疾患，迁延失治，痰浊潴留，壅阻肺气，气之出纳失常，还于肺间，日久导致肺虚，成为发病的基础。咳伤肺气，肺之气阴不足，以致气失所主而短气喘促，故《证治准绳·喘》说："肺虚则少气而喘。"若久病迁延不愈，由肺及肾，或劳欲伤肾，精气内夺，肺之气阴亏耗，不能下滋于肾，肾之真元伤损，根本不固，则气失摄纳，上出于肺，出多入少，逆气上奔而为喘。此即《医贯·喘》所说："真元损耗，喘出于肾气之上奔……乃气不归元也。"若肾阳衰弱，水无所主，凌心射肺，肺气上逆，心阳不振而致喘，则属虚中夹实之候。此外，中气虚弱，肺气失于充养，亦可导致气虚而为喘。

（5）伤肺损脏：肺虚久病，卫外不固，六淫外邪每易乘袭，诱使本病发作，病情日益加重。病变首先在肺，继则影响脾、肾，后期病及于心。因肺主气，开窍于鼻，外合皮毛，职司卫外，为人身之藩篱，故外邪从口鼻、皮毛入侵，每多首先犯肺，以致肺之宣降功能不利，气逆于上而为咳，升降失常则为喘。久则肺虚，肺之主气功能失常，影响呼吸出入，肺气壅滞，还于肺间，导致肺气胀满，张缩无力，不能敛降。若肺病及脾，子盗母气，脾失健运，则可导致肺脾两虚。肺为气之主，肾为气之根，若久病肺虚及肾，金不生水，致肾气衰惫，肺不主气，肾不纳气，则气喘日益加重，呼吸短促难续，吸气尤为困难，动则更甚。心脉上通于肺，肺气辅佐心脏治理、调节心血的运行，阳根于命门真火，故肺虚治节失职，或肾虚命门火衰，均可病及于心，使心气、心阳衰竭，甚则可以出现喘脱等危候。

（6）痰瘀互患：病理因素主要为痰浊、水饮与血瘀互为影响，兼见同病。痰的产生，病初肺气郁滞，脾失健运，津液不归正化而成，渐因肺虚不能化津，脾虚不能转输，肾虚不能蒸化，痰浊愈益潴留，喘咳持续难已。久延阳虚阴盛，气不化津，痰从阴化为饮为水，饮留上焦，迫肺则咳逆上气，凌心则心悸气短；湿困于中焦，则纳减呕恶，脘腹胀满，便溏；饮溢肌肤则为水肿尿少；饮停胸胁、腹部而为悬饮之类。痰浊储肺，病久势深，肺虚不能治理调节心血的运行，"心主"营运过劳，心气、心阳虚衰，无力推动血脉，则血行涩滞，可见心动悸，脉结代，唇、舌、甲床发绀，颈脉动甚。心主血而肝藏血，肝主疏泄，为调血之脏，心脉不利，肝脏疏调失职，血郁于肝，则致血瘀之象。痰浊、水饮、血瘀三者之间又互相影响和转化。如痰从寒化则成饮；饮溢肌表则为水；痰浊久留，肺气郁滞，心脉失畅则血郁为瘀；瘀阻血脉，"血不利则为水"。但一般早期以痰浊为主，渐而痰瘀并见，终至痰浊、血瘀、水饮错杂为患。病程中由于肺虚卫外不固，尤易感受外邪而使病情诱发或加重。若复感风寒，则可成为外寒内饮之证。感受风热或痰郁化热，可表现为痰热证。如痰浊壅盛，或痰热内扰，闭阻气道，蒙蔽神窍，则可发生烦躁、嗜睡、昏迷等变证。

2. 病机　COPD的发病与外邪侵袭及肺、脾、肾等功能失调有关。多因久病肺虚，痰浊潴留，而致肺不敛降，气还肺间，肺气胀满，每因复感外邪诱使病情发作或加剧。病位初在肺，继则影响到脾肾，后期及心。因肺主气，开窍于鼻，外合皮毛，主表，卫外，故外邪从口鼻、皮毛入侵，首先犯肺，导致肺气宣降不利，上逆而为咳，升降失常则为喘，久则肺虚，主气功能失常。若肺病及脾，子耗母气，脾失健运，则可导致肺脾两虚。肺脾气虚，气不摄血，可致咳血、吐血、便血等。心主血而肝藏血，肝主疏泄，为调血之脏，心脉不利，肝脏疏调失职，血郁于肝，瘀结胁下，则致癥积。若痰热内郁，热动肝风，可见肉跳、震颤，甚则抽搐，或因动血而致出血。肺为气之主，肾为气之根，肺伤及肾，肾气衰惫，摄纳失权，则气短不续，动则益甚。且肾主水，肾阳衰微，则气不化水，水邪泛溢则肿，上凌心肺则喘咳心悸。肺与心脉相通，肺气辅佐心脏运行血脉，肺虚治节失职，则血行涩滞，循环不利，血瘀肺脉，肺气更加壅塞，造成气虚血滞，血滞气郁，由肺及心的恶性后果，临床可见心悸、发绀、水肿、舌质暗紫等症。阳根于命门真火，肾阳不振，进一步导致心肾阳衰，可出现喘脱危候。

病理性质为标实本虚，但有偏实、偏虚的不同，且多以标实为急。本虚以气虚、气阴两虚为主，或发展为阳虚；标实以痰、热、瘀为主。在本虚的基础上，痰浊与瘀血交阻，是其主要的病机特点。外感诱发时则偏于邪实，平时偏于本虚。早期由肺而及脾、肾，多属气虚、气阴两虚；晚期以肺、肾、心为主，气虚及阳，或阴阳两虚，但纯属阴虚者罕见。正虚与邪实每多互为因果。如阳虚卫外不固，易感外邪，痰饮难蠲；阴虚则外邪、痰浊易从热化，故虚实诸候常夹杂出现，每致越发越频，经常反复发作，甚则持续不已，难期根治。尤其是老年患者，发病后若不及时控制，极易发生变端。

三、临床征象

1. 症状

（1）慢性咳嗽：常为首发症状。初为间断性咳嗽，早晨较重，以后早晚或整日均可有咳嗽，夜间咳嗽常不显著。少数患者无咳嗽症状，但肺功能显示明显气流受限。

（2）咳痰：咳少量黏液性痰，清晨较多。合并感染时痰量增多，可有脓性痰。少数患者咳嗽不伴咳痰。

（3）气短或呼吸困难：是COPD的典型表现。早期仅于活动后出现，后逐渐加重，严重时日常活动甚至休息时也感气短。

（4）喘息：部分患者，特别是重度患者可出现喘息症状。

（5）全身性症状：体重下降、食欲减退、外周肌肉萎缩和功能障碍、精神抑郁和（或）焦虑等。

2. 体征　早期体征可不明显，随疾病进展，可出现以下体征：

（1）一般情况：黏膜及皮肤发绀，严重时呈前倾坐位，球结膜水肿，颈静脉充盈或怒张。

（2）呼吸系统：呼吸浅快，辅助呼吸肌参与呼吸运动，严重时可呈胸腹矛盾呼吸；桶状胸，胸廓前后径增大，肋间隙增宽，剑突下胸骨下角增宽；双侧语颤减弱；肺叩诊可呈过清音，肺肝界下移；两肺呼吸音减低，呼气相延长，有时可闻干性啰音和（或）湿性啰音。

（3）心脏：可见剑突下心尖搏动；心脏浊音界缩小；心音遥远，剑突部心音较清晰响亮，出现肺动脉高压和肺心病时 $P_2 > A_2$，三尖瓣区可闻收缩期杂音。

（4）腹部：肝界下移，右心功能不全时肝颈静脉反流征阳性，出现腹水移动性浊音阳性。

（5）其他：长期低氧患者可见杵状指/趾，高碳酸血症或右心衰竭患者可出现双下肢可凹性水肿。

3. 常见并发症　COPD 的常见并发症有自发性气胸、呼吸衰竭、肺部感染、慢性肺源性心脏病和右心衰竭、胃溃疡、睡眠呼吸障碍、继发性红细胞增多症等。

四、诊断依据

1. 个人及职业史　长期吸烟，吸入粉尘、烟雾或有害气体。

2. 病史　有长期慢性咳喘病史及反复发作史。多于中年以后发病，症状好发于秋冬寒冷季节，随病情进展，急性加重愈渐频繁。慢性咳嗽，咳痰至少每年 3 个月，连续 2 年以上。每因外感时邪、过劳、暴怒而诱发。

3. 证候　咳嗽、咳痰、气短、喘息。

4. 体征　桶状胸，胸部叩诊呈过清音；心浊音量缩小，呼吸音降低。可闻及肺部哮鸣音及湿啰音，心音遥远等。呼吸频率增快，辅助呼吸肌运动，肋缘矛盾运动，缩唇呼吸，呼气相延长，发绀，颈静脉怒张，外周水肿。重则可见面色晦暗，唇舌发绀，脘腹胀满，四肢或颜面水肿。有少数患者可无咳嗽、咳痰症状。

5. X 线检查　胸廓扩张，肋间隙增宽，肋骨平行，活动减弱，横膈降低且变平，两肺野透亮度增加，肺血管纹理增粗，右下肺动脉干扩张，右心室增大。肺功能检查有无阻塞性通气功能障碍。吸入支气管舒张药后 $FEV_1/FVC < 70\%$ 及 $FEV_1 < 80\%$ 预计值。血气分析检查可见低氧血症或合并高碳酸血症。血液检查红细胞和血红蛋白可升高，全血黏度和血浆黏度可增加。白细胞总数可增高，中性粒细胞增加。心电图检查表现为右心室肥大的改变，电轴右偏，顺钟向转位，出现肺型 P 波等。

五、类证辨别

慢性阻塞性肺疾病（COPD）以气流受限不完全可逆为体征，但一些已知病因或具有特征病理表现的气流受限疾病，如支气管扩张、肺结核纤维化病变、肺囊性纤维化、弥漫性泛细支气管炎及闭塞性细支气管炎等，均不属于 COPD。

肺胀与哮病、喘证：肺胀与哮病、喘证均以咳而上气、喘满为主症，有其类似之处。区别言之，肺胀是多种慢性肺系疾病日久积渐而成，除咳喘外，尚有心悸、唇甲发绀、胸腹胀满、肢体浮肿等症状；哮是呈反复发作性的一个病种，以喉中哮鸣有声为特征；喘是多种急慢性疾病的一个症状，以呼吸气促困难为主要表现。从三者的相互关系来看，肺胀可以隶属于喘证的范畴，哮与喘病久不愈又可发展成为肺胀。此外，肺胀因外感诱发，病情加剧时，还可表现为痰饮病中的"支饮"证。凡此俱当联系互参，掌握其异同。本病应与以下疾病进行鉴别。

1. 支气管哮喘　COPD 多发于中年以上患者，症状缓慢进展，逐渐加重，多有长期吸烟史和（或）有害气体、颗粒接触史，气流受限为不可逆性。支气管哮喘常于幼年和青年突然发病，以发作性喘息为特征，症状起伏很大，发作时两肺布满哮鸣音，缓解后可毫无症状。常伴过敏体质、过敏性鼻炎等，部分患者有哮喘家族史。典型病例不难区别，但支气管哮喘并发肺气肿，则难以区别。但此时在治疗上有很多相同之处，结合病史的支气管激发试验和支气管舒张试验可有助于鉴别。大多数哮喘患者的气流受限具有显著的可逆性，是其不同于 COPD 的一个关键特征。但是，部分哮喘患者随着病程延长，可出现较明显的气道重塑，导致气流受限的可逆性明显减小，临床很难与 COPD 相鉴别。COPD 和哮喘可以发生于同一位患者。此时应根据临床及实验室所见全面分析，必要时做支气管激发试验、支气管舒张试验和（或）PEF 昼夜变异率来进行鉴别。在少部分患者中，两种疾病可重叠存在，难以截然区分。

2. 支气管扩张　支气管扩张也有慢性咳嗽、咳痰反复发作的特点，合并感染时咳大量脓性痰，或有反复和多少不等的咯血史。肺部以湿性啰音为主，多位于一侧且固定在下肺，可有杵状指（趾）。胸部 X 线检查常见下肺纹理粗乱或呈卷发状影，或呈多发性蜂窝状透光区，高分辨 CT 可见支气管扩张改变，支气管碘油造影可以鉴别。

3. 肺结核　肺结核患者多有结核中毒症状，如发热、乏力、盗汗、消瘦、咯血等。痰检可发现抗酸杆菌，胸部 X 线片检查可发现病灶。经胸部 X 线检查、PPD 试验和痰结核菌检查等可以明确诊断。

4. 肺癌　对于 40 岁以上，特别是有多年吸烟史，发生刺激性咳嗽的男性患者，不宜轻易诊断为慢性支气管炎。肺癌常有反复发生或持续的痰中带血，或者咳嗽性质发生改变。胸部 X 线检查及 CT 可发现有块状阴影或结节状影占位病变或阻塞性肺炎。抗生素治疗后，病变不能完全消散，应考虑肺癌的可能，查痰脱落细胞及经纤维支气管镜活检以至肺活检一般可明确诊断。

5. 弥漫性泛细支气管炎　弥漫性泛细支气管炎大多数为男性非吸烟者，几乎所有患者均有慢性鼻窦炎；X 线胸片和高分辨率 CT 显示弥漫性小叶中央结节影和过度充气征，红霉素治疗有效。

6. 其他原因所致呼吸气腔扩大　肺气肿是一病理诊断名词。呼吸气腔均匀规则扩大而不伴有肺泡壁的破坏时，虽不符合肺气肿的严格定义，但临床上也常习惯称为肺气肿，如代偿性肺气肿、老年性肺气肿、Down 综合征（唐氏综合征）中的先天性肺气肿等。临床表现可以出现劳力性呼吸困难和肺气肿体征，但肺功能测定没有气流受限的改变，与 COPD 不同。

7. 肺间质纤维化　慢性肺间质纤维化开始阶段是咳嗽、咳痰，偶感气短。详尽询问病史及仔细听诊，在肺下后侧可闻及爆裂音，肺功能呈限制性通气功能障碍，动脉血氧分压降低，且可逐渐发生杵状指。

8. 尘肺　尘肺有粉尘接触史，胸部 X 线检查可见双肺有矽结节，肺门阴影扩大及网状纹理增多，可做出诊断。

第二节　中医辨治

一、辨证要点

1. 明主诉　首先要明确最主要的症状，本病常以喘息气促，呼吸困难，气急不能续，甚至张口抬肩，不能平卧，伴有咳嗽咳痰为主症，有较长喘咳病史。

2. 辨病位　病位主要在肺、肾，病久可涉及心、脾、肝、脑各脏。喘息急促，咳吐白痰，病位在肺；呼多吸少，喘声浊恶，病位在肾。实喘多责之于肺，虚喘多责之于肾。气喘伴见大汗淋漓，当属心阳虚脱。

3. 定病性　喘病的病性当分虚实，实证以寒、热、痰、湿为主，虚证以气、阴两虚为主。实证者呼吸深长有余，呼出为快，气粗声高，张口抬肩，咳吐黄白痰；虚证者呼吸短促难续，深吸为快，气怯声低；喘作不重、活动后气难接续，咳嗽无力，咳痰不爽，甚至神志恍惚，属虚实夹杂。一般久喘多属虚中夹实。

老年多脏腑虚弱，肺脾肾不足，或因喘咳日久，正气亏虚，病性多为虚证或本虚标实证。一般缓解期以本虚为主，发作期以邪实为主。

二、治疗原则

COPD 的中医治疗原则是按虚实论治。实喘治肺，治以祛邪利气。应区别寒、热、痰、气的不同，分别采用温宣、清肃、祛痰、降气等不同治法。虚喘治在肺肾，以肾为主，治以培补摄纳。针对脏腑病机，采用补肺、纳肾、温阳、益气、养阴、固脱等法。虚实夹杂，当分清主次，权衡处理。缓解期以补虚为主，可采用补肺健脾，温阳益肾，气阴或阴阳双补等方法，发作期以祛邪为主，应注意宣散表邪。

同时应根据疾病分期与病机的不同进行辨证论治。COPD 的病理变化为本虚标实。COPD 急性加重期病机为痰（痰热、痰浊）壅或痰瘀互阻，气阴受损，时伴腑气不通，以痰瘀互阻为关键。稳定期痰瘀危害减轻但稽留难除，正虚显露而多表现为气（阳）、阴虚损，集中于肺、脾、肾，气（阳）、阴虚损中以气（阳）为主，肺脾肾虚损以肾为基。故稳定期病机以气（阳）虚、气阴两虚为主，常兼痰瘀。急性加重期以实为主，稳定期以虚为主。急性加重期常见风寒袭肺、外寒内饮、痰热壅肺、痰湿阻肺、痰蒙神窍等证，稳定期常见肺气虚、肺脾气虚、肺肾气虚、肺肾气阴两虚等证。血瘀既是 COPD 的主要病机环节，也是常见兼证，常兼于其他证候中，如兼于痰湿阻肺证则为痰湿瘀肺证，兼于痰热壅肺证则为痰热瘀肺证，兼于肺肾气虚证则为肺肾气虚瘀证。治疗应遵"急则治其标，缓则治其本"原则，急性加重期以清热、涤痰、活血、宣肺降气、开窍而立法，兼顾气阴。稳定期以益气（阳）、养阴为主，兼祛痰活血。

三、分证论治

1. 风寒袭肺

（1）证候：咳嗽，喘息，恶寒，痰白、清稀，舌苔薄、白，脉紧。发热，无汗，鼻塞、流清涕，肢体酸痛，脉浮。

（2）治法：宣肺散寒，止咳平喘。

（3）方药：三拗汤合止嗽散加减。炙麻黄，杏仁，荆芥，紫苏，白前，百部，桔梗，枳壳，陈皮，炙甘草。

（4）加减：痰多白黏、舌苔白腻者，加法半夏、厚朴、茯苓；肢体酸痛甚者，加羌活、独活；头痛者，加白芷、藁本；喘息明显者，紫苏改为紫苏子，加厚朴。

2. 外寒里饮

（1）证候：咳逆喘满不得卧，气短气急，咳痰白稀量多，呈泡沫状，胸部膨满，口干不欲饮，面色青暗，周身酸楚，头痛，恶寒，无汗，舌体胖大，舌质暗淡，舌苔白滑，脉浮紧。

（2）治法：温肺散寒，涤痰降逆。

（3）方药：小青龙汤加减。基本处方：麻黄 8g，桂枝 10g，白芍 12g，干姜 10g，射干 15g，葶苈子 15g，款冬花 12g，紫菀 12g，细辛 3g，五味子 6g，甘草 6g。每日 1 剂，水煎服。

（4）加减：饮邪内阻见痰多者加杏仁、炒莱菔子以止咳化痰；饮邪化热去干姜、细辛、桂枝，加桑白皮、黄芩、知母以清热化痰。

3. 痰浊阻肺

（1）证候：胸满，咳嗽痰多，色白黏腻或呈泡沫，短气喘息，稍劳即著，怕风易汗，脘腹痞胀，纳少，泛恶，便溏，倦怠乏力，或面色紫暗，唇甲青紫，舌质偏淡或淡胖，或舌质紫暗，舌下青筋显露，苔薄腻或浊腻，脉细滑或代涩。

（2）治法：化痰降逆。

（3）方药：二陈汤合三子养亲汤加减。法半夏 15g，陈皮 6g，茯苓 20g，白芥子 10g，甘草 6g，莱菔子 12g，苏子 15g，香附 12g，砂仁 6g(后下)，紫菀 12g，款冬花 12g，杏仁 10g。每日 1 剂，水煎服。

（4）加减：咳逆胸闷加前胡以宣肺止咳、厚朴以燥湿化浊；脾虚便溏加党参、白术以健脾化湿；形寒肢冷加干姜、细辛以温肺散寒。

4. 痰热郁肺

（1）证候：咳逆喘息气粗，胸满，咳痰黄或白，黏稠难咳，身热，烦躁，目睛胀突，溲黄，便干，口渴欲饮。或发热微恶寒，咽痒疼痛，身体酸楚，出汗。舌红或边尖红，舌苔黄或黄腻，脉数或滑数或浮滑数。

（2）治法：清肺化痰，降逆平喘。

（3）方药：定喘汤加葶苈汤加减。麻黄 8g，桑白皮 12g，苏子 10g，枳壳 10g，法半夏 10g，黄芩 15g，葶苈 15g，川贝母 10g，桃仁 10g，天竺黄 10g，杏仁 12g，甘草 6g。每日 1 剂，水煎服。

（4）加减：热邪壅盛见高热者去法半夏、苏子，加青蒿、石膏、柴胡、鱼腥草以清热泻火，解表退热；喉痒加防风、白僵蚕以宣肺祛风。

5. 痰蒙神窍

（1）证候：意识蒙眬，表情淡漠，嗜睡，或烦躁不安，或昏迷，谵妄，撮空理线，肢体瞤动，抽搐。咳逆喘促，咳痰黏稠或黄黏不爽，或伴痰鸣。唇甲青紫。舌质暗红或淡紫或紫绛，苔白腻或黄腻；脉细滑数。

（2）治法：涤痰，开窍，息风。

（3）方药：涤痰汤加减。胆南星6g，半夏12g，枳实9g，茯苓9g，橘红12g，石菖蒲9g，人参9g，竹茹9g，甘草6g。每日1剂，水煎服。

6. 肺肾气虚

（1）证候：呼吸浅短难续，甚则张口抬肩，倚息不能平卧，咳嗽，痰白如沫，咳吐不利，胸满闷塞，声低气怯，心悸，形寒汗出，面色晦暗，或腰膝酸软，小便清长，或尿后余沥，或咳则小便自遗，舌淡或暗紫，苔白润；脉沉细虚数无力，或有结代。

（2）治法：补肺纳肾，降气平喘。

（3）方药：补虚汤合参蛤散加减。黄芪9g，茯苓9g，干姜6g，半夏12g，厚朴9g，五味子9g，陈皮12g，炙甘草6g，人参9g，蛤蚧粉3g（冲服）。每日1剂，水煎服。

（4）加减：若肺虚有寒、怕冷，痰清晰如沫者，加肉桂、干姜、钟乳石以温肺化饮；如兼阴伤，见低热、舌红少苔者，加麦门冬、玉竹以养阴清热；气虚血瘀，如口唇发绀、面色黧黑者，加当归、丹参、苏木以活血通脉；如见喘脱危象，急用参附汤送服蛤蚧粉或黑锡丹补气纳肾，回阳固脱。

7. 阳虚水泛

（1）证候：喘咳不能平卧，咳痰清稀，胸满气憋，面浮，下肢肿，甚则一身悉肿，腹部胀满有水，尿少；脘痞，食欲缺乏，心悸，怕冷，面唇青紫，舌胖质暗，苔白滑；脉沉虚数或结代。

（2）治法：温肾健脾，化饮利水。

（3）方药：真武汤合五苓散加减。炮附子15g（先煎），白术12g，茯苓12g，芍药12g，生姜12g，泽泻9g，猪苓9g，桂枝12g。每日1剂，水煎服。

四、常用中成药

1. 通宣理肺丸　紫苏叶、前胡、桔梗、苦杏仁、麻黄、甘草、陈皮、半夏（制）、茯苓、枳壳（炒）、黄芩等。1次7g（水蜜丸）或8～10丸（浓缩丸），1日2～3次，口服。解表散寒，宣肺止嗽。用于风寒外感所致的咳嗽，发热恶寒，鼻塞流涕，头痛无汗，肢体酸痛。

2. 杏苏止咳颗粒　苦杏仁、陈皮、紫苏叶、桔梗、前胡、甘草。1次12g，1日3次，冲服。宣肺散寒，止咳祛痰。用于风寒外感所致咳嗽、气逆。

3. 感冒疏风颗粒　麻黄，苦杏仁，桂枝，白芍（酒炙），紫苏叶，防风，独活，桔梗，谷芽（炒），甘草等。1次3g，1日2次，口服。散寒解表，宣肺和中。用于风寒外感所致的发热咳嗽，头痛怕冷，鼻流清涕，骨节酸痛，四肢疲倦。

4. 风寒咳嗽颗粒（冲剂）　麻黄、苦杏仁、法半夏、紫苏叶、陈叶、桑白皮、五味子、青皮、生姜、炙甘草等。一次5g，一日2次，开水冲服。温肺散寒，祛痰止咳。用于外感风寒，头痛鼻塞，痰多咳嗽，胸闷气喘等风寒外感证候。

5. 气管炎丸　麻黄、杏仁、川贝母、款冬花、枇杷叶、半夏、远志、桔梗等组成。一次30粒，一日2次，口服。散寒镇咳，祛痰定喘。用于外感风寒咳喘。

6. 小青龙颗粒 麻黄、桂枝、白芍、干姜、细辛、甘草、法半夏、五味子等。一次6g（无糖型）或一次13g（含糖型），一日3次，开水冲服。解表化饮，止咳平喘。用于外感风寒所致的恶寒发热，无汗，喘咳痰稀。

7. 蛇胆川贝液 蛇胆汁、川贝母、杏仁、蜂蜜、薄荷脑等。一次10ml，一日2~3次，口服。清热润肺，止咳化痰。用于风热及肺热咳嗽。

8. 复方鲜竹沥口服液 鲜竹沥、鱼腥草、枇杷叶、桔梗、生半夏、生姜、薄荷油等。一次20ml，一日2~3次，口服。

9. 痰热清注射液 黄芩、熊胆粉、山羊角、金银花、连翘。清热、化痰、解毒。用于肺胀属痰热阻肺者。适用于咳嗽、气喘、痰多色黄者。每次20~40ml加入5%葡萄糖注射液或0.9%氧化钠注射液250~500ml静脉滴注，每日1次。

10. 清肺消炎丸 麻黄、石膏、地龙、牛蒡子、葶苈子、牛黄、苦杏仁（炒）、羚羊角。1次8g，1日3次，口服。清肺化痰，止咳平喘。用于痰热阻肺，咳嗽气喘，胸胁胀痛，吐痰黄稠。

11. 桂龙咳喘宁胶囊 桂枝、龙骨、白芍、牡蛎、黄连、法半夏，栝蒌皮、苦杏仁（炒）、大枣、生姜、炙甘草。一次5粒，一日3次，口服。止咳化痰，降气平喘。用于外感风寒、痰湿阻肺引起的咳嗽、气喘、痰涎壅盛。

12. 咳喘顺丸 茯苓、甘草、瓜蒌仁、桑白皮、苦杏仁、紫菀、款冬花、紫苏子、前胡、陈皮、鱼腥草等。一次5g，一日3次，口服。健脾燥湿，宣肺平喘，化痰止咳。用于慢性支气管炎所致的气喘胸闷，咳嗽痰多。

13. 苓桂咳喘宁胶囊 茯苓、法半夏、桂枝、陈皮、龙骨、牡蛎、白术、甘草、苦杏仁、桔梗、生姜、大枣。1次5粒，1日3次，口服。温肺化饮，止咳平喘。主治外感风寒，痰湿阻肺，症见咳嗽痰多，喘息胸闷气短等。

14. 苏子降气丸 沉香、陈皮、当归、甘草、厚朴、姜半夏、前胡、紫苏子。1次6g，1日2次，口服。降气化痰，温肾纳气。用于上盛下虚，气逆痰壅所致的咳嗽喘息，胸膈痞塞。

15. 醒脑静注射液 麝香、冰片、栀子、郁金等。一次10~20ml，用5%~10%葡萄糖注射液或0.9%氯化钠注射液250~500ml稀释，静脉注射。清热泻火，凉血解毒，开窍醒脑。用于热入营血，内陷心包，证见高热烦躁、神昏谵语等。

16. 安宫牛黄丸 牛黄、水牛角浓缩粉、麝香、珍珠、朱砂、雄黄等。一次1丸，一日1次，口服。清热解毒，镇惊开窍。用于热病，邪入心包，证见高热惊厥、神昏谵语。

17. 至宝丹 生乌犀屑（研）、生玳瑁屑（研）、琥珀（研）、朱砂（研飞）、雄黄（研飞）、龙脑（研）、麝香、牛黄（研）、安息香、金箔、银箔。研末为丸，每丸重3g，每服一丸，研碎开水冲服。开窍安神，清热解毒。用于温病痰热内闭，证见神昏谵语、身热烦躁、痰盛气粗、舌赤苔黄等。

18. 苏合香丸 白术、青木香、香附、诃黎勒、白檀香、安息香（用元灰酒熬膏）、沉香、丁香、荜茇、朱砂、麝香、犀角（水牛角代）、龙脑、薰陆香（乳香）、苏合香油。蜜丸剂3g/丸，一次1丸，一日1~2次，姜汤或温开水送服。解郁开窍。适用于猝然昏倒、牙关紧闭、不省人事，或突然昏迷、痰壅气闭等证。

19. 清开灵注射液　胆酸、珍珠母、猪去氧胆酸、栀子、水牛角、板蓝根、黄芩苷、金银花。一日 20～40ml，以 10% 葡萄糖注射液 200ml 或生理盐水注射液 100ml 稀释，静脉滴注。清热解毒，化痰通络，醒神开窍。适用于热病神昏、神志不清等症。

20. 玉屏风颗粒　黄芪、白术(炒)、防风。1 次 5g，1 日 3 次，开水冲服。益气，固表，止汗。用于表虚不固，自汗恶风，面色㿠白，或体虚易感风邪者。

21. 黄芪颗粒　黄芪。1 次 4g，1 日 2 次，冲服。补气固表。用于气短心悸，自汗。

22. 慢支固本颗粒　黄芪、白术、当归、防风。一次 10g，一日 2 次，口服。补肺健脾，固表和血。用于慢性支气管炎非急性发作期之肺气虚，肺脾气虚证。

23. 金咳息胶囊　蛤蚧(去头足鳞)、生晒参、黄芪、川贝母、五味子、桑白皮(蜜制)、苦杏仁(炒)、玄参、当归、白芍、茯苓、甘草等。一次 4～5 粒，一日 3 次，口服。补肺纳气，止咳平喘，理肺化痰。适用于肺脾两虚，肾不纳气所致久咳痰白、气喘阵作、动则益甚、疲乏无力、畏寒背冷、苔白、脉沉等症，或用于慢性气管炎迁延、缓解期，轻度慢性阻塞性肺气肿见有上述证候者。

24. 玉屏风颗粒　黄芪、白术(炒)、防风。1 次 5g，1 日 3 次，开水冲服。益气，固表，止汗。用于表虚不固，自汗恶风，面色㿠白，或体虚易感风邪者。

25. 百令胶囊　发酵虫草菌粉。一次 5～15 粒，一日 3 次，口服。补肺肾，益精气。用于肺肾两虚引起的咳嗽、气喘、腰背酸痛。

26. 金水宝胶囊　发酵虫草菌粉。一次 3 粒，一日 3 次，口服。补益肺肾，秘精益气。用于肺肾两虚、精气不足所致的久咳虚喘、神疲乏力、不寐健忘、腰膝酸软。

27. 固肾定喘丸　熟地黄、附片(黑顺片)、牡丹皮、牛膝、盐补骨脂、砂仁、车前子、茯苓、盐益智仁、肉桂、山药、泽泻、金樱子肉。1 次 1.5～2g，1 日 2～3 次，口服。温肾纳气，健脾化痰。用于肺脾气虚，肾不纳气所致的咳嗽、气喘、动则尤甚；慢性支气管炎，肺气肿，支气管哮喘见上述证候者。

28. 固本咳喘胶囊　党参、白术、茯苓、麦冬、五味子(醋制)、炙甘草、补骨脂(盐水炒)。1 次 3 粒，1 日 3 次，口服。益气固表、健脾补肾。用于脾虚痰盛、肾气不固所致的咳嗽、痰多、喘息气促、动则喘剧，慢性支气管炎、肺气肿、支气管哮喘见上述证候者。

29. 生脉饮口服液　人参、麦冬、五味子。一次 10ml，日 3 次，口服。益气养阴。用于气阴两虚证。

30. 养阴清肺丸　地黄、玄参、麦冬、川贝母、牡丹皮、白芍、薄荷、甘草。一次 1 丸(9g)，一日 2 次，口服。养阴清肺，清热利咽。用于阴虚肺燥，证见咽喉干燥疼痛、干咳少痰、痰中带血。

31. 麦味地黄口服液　熟地黄、山茱萸(制)、山药、茯苓、牡丹皮、泽泻、麦冬、五味子。一次 10ml，一日 2 次，口服。滋肾养肺。用于肺肾阴亏，证见潮热盗汗、咽干、眩晕耳鸣、腰膝酸软。

五、针灸干预

1. 表寒里热

(1)取穴：肺俞，膻中，定喘，尺泽，合谷，大椎。

（2）操作：用平补平泻法，留针 30 分钟，每日 1 次。

2. 痰热壅肺

（1）取穴：肺俞，膻中，定喘，尺泽，合谷，丰隆。

（2）操作：用平补平泻法，留针 30 分钟，每日 1 次。

3. 痰湿阻肺

（1）取穴：肺俞，膻中，定喘，中脘，丰隆，脾俞，足三里。

（2）操作：用平补平泻法，留针 30 分钟，每日 1 次。

4. 虚喘

（1）取穴：肺俞，膻中，定喘，膏肓，足三里，脾俞，肾俞，关元，气海。

（2）操作：用平补平泻法，留针 30 分钟，每日 1 次。

第三节　肺脏不洁论在阻塞性肺疾病中的应用研究

一、辨证要点

1. 辨证纲目　有本病在慢性支气管炎阶段的辨证，首当辨其虚实，再则分清寒热。根据病程经过分为急性发作期、慢性迁延期、临床缓解期，以便临床治疗有所侧重。急性发作期以痰邪阻肺、气机壅塞之邪实为主；缓解期以肺脾肾之正气虚损为主；慢性迁延期则多属正虚邪恋。而至肺气肿阶段的辨证，总属本虚标实，一般感邪发作时偏于邪实，平时不发时偏于本虚。偏实者，须分清风寒、风热、痰浊（水饮）、痰热的不同；偏虚者，当区别气（阳）虚、阴虚的性质以及肺、脾、心、肾病变的主次等。

2. 病性辨证要点

（1）慢性支气管炎的病性辨证

辨虚实：可从病势、咳声、呼吸、脉象及全身症状来辨别。属实者，病势多急，咳声有力或咳嗽连声，呼吸深长有余，喘而气粗声高，脉象多数而有力，无全身性虚弱症候表现。属虚者，病势多缓或反复久发，或遇劳易发，咳声低怯无力，喘而短促难续或气怯声低，脉多微弱无力或浮大中空，可伴有全身性虚弱证候，如体倦乏力，气短懒言，纳少便溏，四肢不温，头昏腰酸等症。

辨寒热：可从痰色、口、面、二便、脉象等方面辨别。属寒者，痰多清稀色白，口淡不渴，面色多白或晦滞，大便稀溏，小便清白而长，脉象多迟。属热者，痰多色黄黏稠，口干口苦，面红目赤，大便干结，小便黄赤短少，脉象多数。

（2）肺气肿病性辨证：阻塞性肺气肿在辨证上，首先应辨邪实与正虚的主次。以邪实为主者，病史相对较短，吸气深长，呼出为快，气粗声高。可伴有痰鸣咳喘，脉象有力，病势亦多急骤；以正虚为主者，病史较久，呼吸浅短，吸气困难，气怯声低，喉中少有痰鸣，脉弱，病势较徐缓，遇劳症状加重。以邪实为主者，还当辨外邪诱发和内伤痰阻的不同。外邪诱发者，发病多急，兼有卫表证候；内伤痰阻者，胸闷痰多，喉中痰鸣有声，兼有胸脘痞闷，纳少泛恶舌苔厚腻。以正虚为主者，当辨明病变脏器，即应辨别肺虚、肾虚和脾虚的不同。肺虚者，喘促气短，咳声低弱，自汗怕风，易反复感受外邪；脾虚者，气短息促，倦怠乏力，食欲不振，咳痰量多，病情多因进食油腻或不洁饮食而加重；肾虚者，呼多吸少，气不得续，每因活动则加重，常见有腰酸神萎、头昏耳鸣等症。

（3）简要辨证：结合本病临床特点，亦可将本病简要分成标证与本证。标证主要见于急性发作期与慢性迁延期，病位主要在肺、在脾，以邪实（寒热、痰浊）为主；本证则主要见于临床缓解期，以正衰（肺、脾、肾虚损）为矛盾的主要方面。

标证：①寒痰：咳嗽、咳痰或喘息，痰清白或黏，或白泡沫状，较易咳出，畏寒肢冷，口不渴。舌苔薄白或腻，脉沉紧或细弱；②热痰：咳嗽或喘息，咳吐黄痰或黄绿痰，或白黏脓痰，不易咳出，身热口渴，便干或结，尿黄。舌质红，苔黄或黄腻，脉滑数。此外，若无明显寒象，仅咳喘痰多而白者，称"湿痰"，辨治时可归类于寒痰；无明显热象，以痰稠不易咳出，口干舌燥为主者，称"燥痰"，辨治时则宜归类于热痰；③上实下虚：痰多咳嗽，胸闷气促，动则气喘，舌苔腻，脉细尺弱。

本证：①肺脾气（阳）虚：短气乏力，声低气怯，偶咳，自汗，易感冒，或腹胀食少，或便溏，畏寒，形瘦无华。舌淡，苔薄白或腻，脉细弱；②脾肾阳（气）虚：形寒肢冷，腰膝酸软，时而咳喘，少气无力，动则明显，面色暗淡，便溏，纳少，形瘦，小便清长或尿后余沥不净。舌淡嫩或暗，苔白滑，脉沉细无力；③肺肾阴虚：腰膝酸软，五心烦热，干咳少痰，难以咳出，口干舌燥，或潮热盗汗。舌红少津，脉细而数；④肺肾气虚：咳声低微，呼长吸短，气不得续，喘促不已，动则为甚，痰多清稀，腰酸耳鸣，精神疲惫，舌淡苔白，脉沉细无力等。

二、宣降同施，注重痰瘀

肺主气，司呼吸，肺主宣发和肃降，宣发和肃降功能相辅相成，在生理情况下相互依存、相互制约，在病理情况下，则相互影响，故临床经常宣降并用，可使肺的宣发肃降功能得以正常。若肺气郁闭，以宣为主，常用麻黄、荆芥等宣肺发散之品；若肺气不降，以降为主，宜用苏子、五味子等降气敛肺之品。

阻塞性肺疾病病初多为肺气瘀滞，生痰、停饮、血瘀，久则肺虚气不化津而致痰饮内生，气虚无以运血而致脉络瘀阻，虚实互为因果，痰瘀兼夹同病。痰瘀伏肺、气道壅塞为阻塞性肺疾病的基本病机之一，因此，祛痰行瘀为其泻实的主要治法。痰为水饮所聚，而水饮之所生又多因于湿，始微渐显，聚则成痰，故有痰必有湿。治痰必治湿，首选半夏、南星。在感受外邪，诱发急性加重时，每因外邪触发肺中伏痰而致痰浊壅阻气道，肺气不利，故涤痰利肺为当务之急，方多选三子养亲汤、葶苈泻肺汤加减。另痰瘀导致气道阻塞，影响肺气肃降，是引发喘息憋闷的重要原因，也是急性加重的病理基础。痰瘀为阴邪，非温不化。因此用药宜温，切忌寒凉郁遏，出现痰瘀交固，加重气道壅塞，一般选用桂枝茯苓丸、血府逐瘀汤加减。若痰瘀化热，出现痰黄黏稠，口渴便结，舌红苔黄腻，脉滑数等痰热瘀结证候时，改用清热化痰、散瘀泻热方药，可予清金化痰汤加减。所谓"治痰先治气""治痰先顺气"，治痰同时加用行气之品，可起到事半功倍之效。

三、腑通气顺，相得益彰

胃肠胀气、大便秘结是阻塞性肺疾病急性加重期的常见症状，为肺与大肠相表里，肺肃降无权,大肠传导失司所致。大便秘结,肠道运动障碍,进而影响膈肌运动,而胃肠胀气又使膈肌升高,阻碍呼吸运动,因而加重呼吸困难。肠道运动障碍,又能促进内毒素吸收,加重肺损伤,影响换气,加重缺氧。根据"肺与大肠相表里""腑以通降为顺"的中医理论,以行气通腑为治法,泻大肠可以清肺热,理大肠可以降肺气,腑气通、肺气降,则咳喘自平。及时用中药通里攻下,能使胃肠道蠕动增加,促进排便排气,在消除胃肠胀气、肠梗阻并发症的同时,又能有效降低腹压,降低了吸气时膈肌的阻力,从而改善了呼吸功能,达到治疗呼吸衰竭的目的。此外,中药制剂具有消炎、抑菌作用,可对炎症起到一定治疗作用。从中医的角度看,阻塞性肺疾病急性发作期患者早期辨证多见痰热之象,若痰热化燥伤阴易致腑实内结,临床表现为发热,咳嗽,气促加剧,腹胀,舌红、苔黄燥,脉滑数,辨证属肺热腑实,治以通腑泻热为法。中药以大承气汤加减:大黄30g,厚朴30g,枳实30g,芒硝15g,黄芩15g,桃仁12g,鱼腥草30g。用法:水煎成150ml保留灌肠,或胃管注入,每日1~2次。症状轻者可用大黄胶囊口服,每次4粒,每日3次,或者酌情加入厚朴、莱菔子、全瓜蒌、大黄等行气通腑之品,可同时配合电针双侧足三里穴20分钟,每日2次,以加强行气通腑之效。

第十八章　阻塞性肺气肿

第一节　疾病概述

一、概述

阻塞性肺气肿简称肺气肿，是由于支气管慢性炎症或其他原因逐渐引起的细支气管狭窄，气道阻力增加，终末细支气管远端气腔过度膨胀、充气，伴气腔壁的破坏而产生，是慢性支气管炎最常见的并发症，也是肺气肿中最常见的一种。中医学认为本病是多种慢性肺系疾患反复发作，迁延不愈，导致肺气胀满，不能敛降的一种病证。临床表现为胸部膨满，憋闷如塞，喘息上气，咳嗽痰多，烦躁，心悸，面色晦暗，或唇甲发绀，脘腹胀满等。其病程缠绵，时轻时重，经久难愈。中医称之为"肺胀"。肺气肿一般病程较长，发展缓慢，若不及时治疗，可导致慢性肺源性心脏病。

肺胀的病名首见于《内经》。《灵枢·胀论》说："肺胀者，虚满而喘咳"。《灵枢·经脉》说："肺手太阴之脉，……是动则病肺胀满膨膨而喘咳。"指出了本病虚满的基本性质和典型症状。汉代《金匮要略》还观察到肺胀可出现浮肿，烦躁，目如脱等症状，认为本病与痰饮有关，开始应用越婢加半夏汤、小青龙加石膏汤等方药进行辨证论治。隋代《诸病源候论·咳逆短气候》记载肺胀的发病机制是由于"肺虚为微寒所伤则咳嗽，嗽则气还于肺间则肺胀，肺胀则气逆，而肺本虚，气为不足，复为邪所乘，壅否不能宣畅，故咳逆短乏气也"。

二、病因病机

肺胀的发生，多因久病肺虚，痰浊潴留，而致肺不敛降，气还肺间，肺气胀满，每因复感外邪诱使病情发作或加剧。

1. 久病肺虚　如内伤久咳、支饮、喘哮、肺痨等肺系慢性疾患，迁延失治，痰浊潴留，壅阻肺气，气之出纳失常，还于肺间，日久导致肺虚，成为发病的基础。

2. 感受外邪　肺虚久病，卫外不固，六淫外邪每易乘袭，诱使本病发作，病情日益加重。病变首先在肺，继则影响脾、肾，后期病及于心。因肺主气，开窍于鼻，外合皮毛，职司卫外，为人身之藩篱，故外邪从口鼻、皮毛入侵，每多首先犯肺，以致肺之宣降功能不利，气逆于上而为咳，升降失常则为喘。久则肺虚，肺之主气功能失常，影响呼吸出入，肺气壅滞，还于肺间，导致肺气胀满，张缩无力，不能敛降。若肺病及脾，子盗母气，脾失健运，则可导致肺脾两虚。肺为气之主，肾为气之根，若久病肺虚及肾，金不生水，致肾气衰惫，肺不主气，肾不纳气，则气喘日益加重，呼吸短促难续，吸气尤为困难，动则更甚。心脉上通于肺，肺气辅佐心脏治理、调节心血的运行，心阳根于命门真火，故肺虚治节失职，或肾虚命门火衰，均可病及于心，使心气、心阳衰竭，甚则可以出现喘脱等危候。

病理因素主要为痰浊、水饮与血瘀互为影响，兼见同病。痰的产生，病初由肺气郁滞，脾失健运，津液不归正化而成，渐因肺虚不能化津，脾虚不能转输，肾虚不能蒸化，痰浊愈益潴留，喘咳持续难已。久延阳虚阴盛，气不化津，痰从阴化为饮为水，饮留上焦，迫肺则咳逆上气，凌心则心悸气短；痰湿困于中焦，则纳减呕恶，脘腹胀满，便溏；饮溢肌肤则为水肿尿少；饮停胸胁、腹部而为悬饮之类。痰浊潴肺，病久势深，肺虚不能治理调节心血的运行，"心主"营运过劳，心气、心阳虚衰，无力推动血脉，则血行涩滞，可见心动悸，脉结代，唇、舌、甲床发绀，颈脉动甚。心主血而肝藏血，肝主疏泄，为调血之脏，心脉不利，肝脏疏调失职，血郁于肝，则致血瘀之象。

痰浊、水饮、血瘀三者之间又互相影响和转化。如痰从寒化则成饮；饮溢肌表则为水；痰浊久留，肺气郁滞，心脉失畅则血郁为瘀；瘀阻血脉，"血不利则为水"。但一般早期以痰浊为主，渐而痰瘀并见，终至痰浊、血瘀、水饮错杂为患。

病程中由于肺虚卫外不固，尤易感受外邪而使病情诱发或加重。若复感风寒，则可成为外寒内饮之证。感受风热或痰郁化热，可表现为痰热证。如痰浊壅盛，或痰热内扰，闭阻气道，蒙蔽神窍，则可发生烦躁、嗜睡、昏迷等变证。

病理性质多属标实本虚，但有偏实、偏虚的不同，且多以标实为急。外感诱发时则偏于邪实，平时偏于本虚。早期由肺而及脾、肾，多属气虚、气阴两虚；晚期以肺、肾、心为主，气虚及阳，或阴阳两虚，但纯属阴虚者罕见。正虚与邪实每多互为因果。如阳虚卫外不固，易感外邪，痰饮难蠲；阴虚则外邪、痰浊易从热化，故虚实诸候常夹杂出现，每致愈发愈频，甚则持续不已。

三、临床征象

喘、咳、痰、胀，即喘息气促，咳嗽，咳痰，胸部膨满，胀闷如塞等是肺胀的证候特征。病久可见唇甲发绀，心悸浮肿等症。兼外邪或调治不当，其变证坏病可见昏迷、抽搐以至喘脱等。

肺胀是多种慢性肺系疾病后期转归而成，故有长期的咳嗽、咳痰、气喘等症状，胸肺膨胀和病变由肺及心的过程是逐渐形成的。早期除咳嗽、咳痰外，仅有疲劳或活动后有心悸气短，随着病程的进展，肺气壅塞肿满逐渐加重，叩之膨膨作响，自觉憋闷如塞，心悸气急加重或颜面爪甲发绀；进一步发展可出现颈脉动甚，右胁下症积，下肢浮肿甚至有腹水。病变后期，喘咳上气进一步加重，倚息不能平卧，白黏痰增多或咳黄绿色脓痰，发绀明显，头痛，有时烦躁不安，有时神志模糊，或嗜睡或谵语，或有肉困，震颤，抽搐，甚或出现咯血、吐血、便血等。舌质多为暗紫、紫绛，舌下脉络瘀暗增粗。

四、诊断依据

1. 典型的临床表现为胸部膨满，胀闷如塞，喘咳上气，痰多及烦躁，心悸等，以喘、咳、痰、胀为特征。

2. 病程缠绵，时轻时重，日久可见面色晦暗，唇甲发绀，脘腹胀满，肢体水肿，甚或喘脱等危重证候，病重可并发神昏、动风或出血等症。

3. 有长期慢性喘咳病史及反复发作史，一般经 10~20 年形成；发病年龄多为老年，中青年少见。

4. 常因外感而诱发，其中以寒邪为主，过劳、暴怒、炎热也可诱发本病。

5. 体检可见桶状胸，胸部叩诊为过清音，肺部闻及哮鸣音或痰鸣音及湿性啰音，且心音遥远。

6. X 线、心电图等检查支持西医学肺气肿、肺心病的诊断。

五、类证辨别

1. 肺癌　患者有多年吸烟史，刺激性咳嗽，也可有胸闷、气急。胸部 X 线检查、痰脱落细胞及纤维支气管镜检查一般可明确诊断。

2. 支气管哮喘　支气管哮喘常于幼年和青年突然发病，以发作性喘息为特征，发作时两肺布满哮鸣音，缓解后可毫无症状。常有个人或家族过敏性疾病史，典型病例不难区别，但支气管哮喘并发肺气肿，则难以区别。但此时在治疗上有很多相同之处。结合病史的支气管激发试验和支气管舒张试验可有助于鉴别。

3. 肺间质纤维化　慢性肺间质纤维化开始阶段只是咳嗽、咳痰，偶感气短。详尽询问病史及仔细听诊，在肺下后侧可闻爆裂音，肺功能呈限制性通气功能障碍，动脉血氧分压降低，且可逐渐发生杵状指。

4. 尘肺　有粉尘接触史，胸部 X 线检查可见双肺有矽结节，肺门阴影扩大及网状纹理增多，可作诊断。

第二节　中医辨治

一、辨证要点

1. 辨外感内伤　外感肺胀有肺寒、肺热，以实证为主；内伤肺胀，在肺者，以实证为主，肺胀及于心、脾、肾者，则以虚实夹杂证为主。

2. 辨证候虚实　辨寒热求虚实，审痰瘀分寒热，定部位别主次，病久及心脾肾。外感诱发多实证，内伤引起有虚证、有实证，痰瘀相互演变多为虚实夹杂证。

3. 辨相关因素　白天病重以痰热为主，夜间加甚以寒痰、瘀血为主，动则加剧以气虚为主，情绪异常加重以气郁为主。

4. 辨痰　痰黄者属热，痰白者属寒，黄多白少者，寒热夹杂以热为主，黄少白多者，寒热夹杂以寒为主。痰夹腥臭为肺热，痰夹甜味为脾湿，痰夹咸味为肾虚，痰中带血，色鲜红为热证，色黯红为瘀血。

二、治疗原则

辨治肺胀基本原则是，因寒热分温清，量虚实定补泻；外感诱发者治以泻实为主，内伤引起者治以虚实兼顾；病初者治以泻实，病久者治以补泻兼施；治肺者以宣降，化痰分温清；肺病及脾者，兼以健脾益气；肺病及肾者，兼以补肾纳气；肺病及心者，兼以益心安神、或开窍、或理血等。

外邪侵袭者，病证轻浅易治，积极治疗即可控制病情或痊愈；内伤邪生者，病证深重难治，积极治疗才能控制病情或痊愈。急性病，及时治疗，病可痊愈；慢性病、或危重病，即使积极治疗，也很难取得最佳治疗效果。

三、分证论治

1. 外寒内饮

（1）证候：咳嗽，气喘，胸满，烦躁，不得平卧，痰稀色白，呈泡沫状，口干不欲饮，恶寒，发热，无汗，身体酸楚疼痛，舌体胖大，舌质黯淡，苔白略腻，脉浮紧。

（2）治法：解表散寒，温肺化饮。

（3）方药：小青龙汤加减。麻黄，桂枝，细辛，干姜，半夏，白芍，五味子，苏子，白芥子，甘草。

（4）加减：若咳嗽甚者，加款冬花、紫菀，以宣降肺气止逆；若气喘甚者，加苏子、杏仁，以降逆平喘；若痰盛者，加半夏、天南星，以燥湿化痰；若肢体浮肿者，加茯苓、车前子，以健脾利水；若胸闷甚者，加川芎、香附，以行气理血；若夹肺气虚者，加人参、黄芪，以益气固肺；若不思饮食者，加白术、莱菔子，以健脾消食和胃等。

寒饮郁肺，经久不愈，郁而化热，或痰夹黄色，或口干欲饮水，或舌尖红者，可选用小青龙加石膏汤、或厚朴麻黄汤（厚朴、麻黄、石膏、杏仁、半夏、干姜、细辛、小麦、五味子），温肺化饮，兼清郁热。

2. 寒痰壅肺

（1）证候：咳嗽，气喘，胸满，烦躁，不得平卧，痰多色白黏腻、或呈泡沫，口不渴，胸脘痞闷，肢体沉重，舌体胖大，舌质淡，苔白浊腻，脉滑。

（2）治法：温肺散寒，化痰降逆。

（3）代表方药：苏子降气汤合三子养亲汤加减。苏子，半夏，前胡，厚朴，肉桂，陈皮，当归，白芥子，葶苈子，莱菔子，苏叶，生姜，甘草。

（4）加减：若寒痰甚者，加天南星、麻黄，以温肺散寒，燥湿化痰；若肢体浮肿甚者，加茯苓、泽泻，以益心气，泻水气；若喘甚者，加杏仁、葶苈子，以化痰泻肺平喘；若咳甚者，加麻黄、紫菀、款冬花，以降逆止咳；若胸中闷塞者，加枳实、厚朴，行气降气；若肾虚甚者，加蛤蚧、巴戟天，以温补肾阳等。

寒痰壅肺及脾，若脾虚生痰者，可再选用六君子汤（人参、白术、茯苓、陈皮、半夏、甘草）加减，健脾益气，燥湿化痰；若痰湿困脾者，可选用二陈汤（半夏、陈皮、茯苓、甘草）加减。

3. 痰热郁肺

（1）证候：咳嗽，气喘，胸满，烦躁，憋气，痰稠色黄，咳痰不爽，身热有汗，口渴欲饮，溲赤便干，舌质黯红，苔黄或腻，脉滑数。

（2）治法：清热化痰，宣肺降逆。

（3）代表方药：越婢加半夏汤合清气化痰丸加减。麻黄，石膏，生姜，半夏，大枣，胆南星，陈皮，杏仁，枳实，黄芩，瓜蒌仁，茯苓，甘草。

（4）加减：若肺热盛者，加桑白皮、知母，以清泻肺热；若痰多气急者，加鱼腥草、葶苈子，以泻肺行水化痰；若热结便秘者，加芒硝、大黄，以泻热通便涤痰；若痰鸣喘息者，加射干、葶苈子、白芥子，以泻肺平喘利咽；若痰热伤津者，加天花粉、贝母，以养阴润肺化痰；若胸中烦热甚者，加栀子、淡豆豉，以清泻胸中郁热等。

痰热郁肺，热势内盛，肺气有伤，胸中喘鸣迫塞，咳痰不利者，可选用泽漆汤（半夏、紫参、泽漆、生姜、白前、甘草、黄芩、人参、桂枝）加减；若肺热夹阴伤者，可选用泻白散（桑白皮、地骨皮、粳米、甘草）加味；若肺中燥热内盛者，可选用清燥救肺汤（石膏、桑叶、人参、麦冬、麻仁、杏仁、阿胶、枇杷叶、甘草）加减。

4. 肺胃热盛

（1）证候：咳嗽，或气喘，痰稠色黄，或咳痰不爽，恶心，口渴欲饮水，口臭，或大便干结，或脘腹胀满，或胸中烦热，或发热，舌红，苔薄黄，脉数或浮。

（2）治法：清宣肺热，泄热通下。

（3）代表方药：麻杏白承汤加减。麻黄，杏仁，石膏，大黄，枳实，厚朴，知母，粳米，紫菀，款冬花，炙甘草。

（4）加减：若痰甚者，加胆南星、桑白皮、黄芩，以清泻肺热涤痰；若气喘甚者，加苏子、葶苈子、半夏，以泻肺降逆平喘；若胸中烦热者，加瓜蒌、贝母、栀子，以清泻胸中烦热；若发热甚者，加银花、连翘，以清热解毒；若大便不通者，加芒硝、以泻热通便；若口苦者，加黄连、黄芩，以清泻积热等。

肺胃热盛，若热伤津而演变为燥痰者，可选用贝母瓜蒌散（贝母、瓜蒌、天花粉、橘红、桔梗、茯苓）加减；若以胃热为主者，可选用桔梗汤（桔梗、甘草）与泻心汤（大黄、黄连、黄芩）合方加味。

5. 肺热瘀阻

（1）证候：咳嗽，气喘，痰稠色黄，痰中带血，或咯血块，或咳脓血痰，胸痛，或胸闷，烦躁，或胸中烦热，或大便干结，舌红夹瘀点或边紫，苔黄腻，脉涩或数。

（2）治法：清宣肺热，活血化瘀。

（3）代表方药：麻杏石甘汤合桃红四物汤加减。麻黄，石膏，杏仁，桃仁，红花，生地黄，赤芍，当归，川芎，瓜蒌仁，薏苡仁，生甘草。

（4）加减：若肺热甚者，加桑白皮、黄芩、白茅根，以清泻肺热；若痰中带血者，加茜草、栀子、小蓟，以清热凉血止血；若瘀血甚者，加水蛭、虻虫，以破血逐瘀；若大便干结者，加大黄、芒硝，以泻热通便等。

肺热瘀阻，若热盛灼腐脉络，咯吐脓血甚者，可选用桔梗汤与苇茎汤（苇茎、桃仁、冬瓜子、薏苡仁）合方加味；若热伤脉络，瘀阻血脉，血不归经而咯血多者，可选用咳血方（青黛、栀子、海粉、瓜蒌仁、诃子）与十灰散（大蓟、小蓟、白茅根、侧柏叶、棕榈、荷叶、茜草、丹皮、栀子、大黄）合方加减。

6. 痰蒙心窍

（1）证候：心神恍惚，表情淡漠，谵妄烦躁，撮空理线，嗜睡，甚则神昏，或肢体瞤动，或四肢抽搐，咳喘，或伴痰鸣，舌质黯或紫绛，苔厚腻，脉沉滑。

（2）治法：涤痰，开窍，息风。

（3）代表方药：涤痰汤合通关散加减。南星，半夏，枳实，茯苓，橘红，石菖蒲，人参，竹茹，甘草，细辛，猪牙皂，鹅不食草，全蝎，白僵蚕。

（4）加减：若寒甚者，加附子、干姜，以温阳散寒；若痰盛甚，加白附子，以涤痰消痰；若气虚甚者，加黄芪、白术，以益气健脾，燥湿化痰；若神昏者，加麝香、冰片，以开窍醒神；若喉中痰鸣者，加雄黄、牛黄，以涤痰利咽等。

痰蒙心窍，若痰阻心肺，心神被遏，寒气内盛，神志昏沉者，可选用苏合香丸加减。

7. 阳虚水气

（1）证候：咳嗽，或痰稀色白，气喘，动则喘甚，短气，肢体水肿，胸满，或烦躁，小便短少，或手足不温，或腰酸腿软，身体消瘦，舌淡，苔薄白或腻，脉虚或迟。

（2）治法：补益肺气，温阳化水。

（3）方药：真武汤合四君子汤加减。附子，生姜，白芍，茯苓，白术，人参，甘草，厚朴，泽泻，桂枝。

（4）加减：若水肿甚者，加通草、瞿麦、薏苡仁，以利水消肿；若气喘甚者，加蛤蚧、苏子，以纳气降逆；若恶寒甚者，加肉桂、干姜，以温阳化饮；若气滞者，加厚朴、枳实、槟榔，以行气导滞；若气虚甚者，加黄芪、扁豆，以益气健脾等。

若水饮内结，二便不利者，可选用己椒苈黄丸（防己、椒目、葶苈子、大黄）加味；若夹脾虚甚者，可选用苓桂术甘汤与茯苓四逆汤（人参、附子、干姜、茯苓、甘草）合方加减。

8. 肺脾痰蕴

（1）证候：咳嗽，气喘，胸满，痰多或甚于夜间，烦躁，脘腹痞满，不思饮食，肢体困重，或头沉，大便溏泄，舌淡苔厚腻，脉弱。

（2）治法：益肺化痰，健脾燥湿。

（3）代表方药：桂枝人参汤与六君子汤合方加减。桂枝，人参，白术，干姜，茯苓，陈皮，半夏，紫菀，款冬花，炙甘草。

（4）加减：若痰多者，加桔梗、百部，以宣降肺气化痰；若气喘甚者，加蛤蚧、五味子，以温补肺气定喘；若胸闷甚者，加厚朴、薤白，以下气宽胸化痰；若气虚甚者，加山药、黄芪，以补益肺气；若烦躁甚者，加远志、石菖蒲，以化痰开窍等。

肺脾痰蕴，若以脾虚痰盛为主，夜间痰多、胸满者，可选用参苓白术散（人参、白术、茯苓、陈皮、山药、莲子、砂仁、薏苡仁、扁豆、甘草）加减。

9. 肺肾气虚

（1）证候：咳嗽，痰稀色白，气喘，短气，胸满，憋气，汗出淋漓，或呼多吸少，或身体水肿，或手足不温，或面色不荣，或腰酸腿软，身体消瘦，舌淡，苔薄白或腻，脉虚或迟或沉。

（2）治法：补益肺肾，温肺化痰。

（3）方药：平喘固本汤加减。党参，五味子，冬虫夏草，胡桃肉，沉香，灵磁石，脐带，苏子，款冬花，法半夏，橘红，蛤蚧。

（4）加减：若气喘甚者，加葫芦巴、巴戟天，以益肾纳气；若咳嗽甚者，加紫菀、款冬花、前胡，以宣降肺气止咳；若痰多者，加白芥子、莱菔子，以化痰降逆；若气虚甚者，加黄芪、山药、人参，以益气和胃等。

肺肾气虚，若气虚及阳，阳虚及阴，以此演变为阴阳俱虚者，可选用肾气丸(干地黄、山药、山茱萸、茯苓、泽泻、丹皮、附子、桂枝)加减．，或选用参附汤送服黑锡丸；若肺肾虚脱，大汗淋漓，汗出如油者，可选用通脉四逆加猪胆汁汤(生附子、干姜、甘草、猪胆汁)再加人参。

四、常用中成药

1. 外寒内饮

(1)小青龙胶囊：由麻黄、桂枝、细辛、干姜、半夏、白芍、五味子、甘草组成。口服，一次3~6粒，一日3次。解表散寒,温肺化饮。用于外寒内饮证，无汗，咳喘痰稀等。

(2)京制咳嗽痰喘丸：由前胡、白前、苦杏仁(去皮炒)、麻黄、紫苏子(炒)、川贝母、射干、百部(蜜炙)、马兜铃(蜜炙)、罂粟壳(蜜炙)、紫菀、款冬花等36味组成。口服，一次30粒，一日2次，8岁以内小儿酌减。散风清热，宣肺止咳，祛痰定喘。用于外感风邪，痰热阻肺，咳嗽痰盛，气促咳喘，不能躺卧，喉中作痒，胸膈满闷，老年痰喘。

2. 寒痰壅肺

(1)寒喘丸：由射干、麻黄、细辛、干姜、款冬花、半夏、紫菀、五味子、大枣组成。口服，成人一次6g，一日2次；小儿用量酌减，温开水送服。温肺化饮，止咳平喘。用于寒痰壅肺证。

(2)橘红丸：由化橘红、陈皮、半夏、茯苓、甘草、桔梗、苦杏仁、紫苏子、紫菀、款冬花、栝蒌皮、浙贝母、地黄、麦冬、石膏组成。口服，大蜜丸，一次2丸；水蜜丸，一次12g，一日2次，温开水送服。温肺化痰，兼以清热。用于寒痰壅肺夹热证。

3. 痰热郁肺

(1)急支糖浆：由金芥麦、四季青、鱼腥草、前胡等组成。口服，成人一次20~30ml，一日3~4次，小儿酌减。清肺解毒止咳。用于肺热证。

(2)止嗽定喘丸：由麻黄、杏仁、生石膏、甘草组成，口服，一次6g，一日2次，温开水送服。清热泄肺，宣肺平喘。用于肺热咳喘者。

(3)二母宁嗽丸：由川贝母、知母、石膏、栀子、黄芩、桑白皮、茯苓、瓜蒌子、陈皮、枳实、五味子、甘草组成。口服，成人一次1丸，一日2次，温开水送服。清泻肺热，化痰止咳。用于痰热郁肺证。

(4)川贝清肺糖浆：由苦杏仁、枇杷叶、川贝母、麦冬、地黄、甘草、桔梗、薄荷组成。口服，一次15~30ml，一日3次。清肺润燥，止咳化痰。用于肺痰热证。

4. 肺胃热盛

(1)竹沥化痰丸：由鲜竹沥、黄芩、陈皮、半夏、金礞石、沉香、熟大黄、白术、甘草组成。口服，成人一次6g，一日2次。清肺解毒通便。用于肺胃热盛证。

(2)儿童清肺化痰口服液：由麻黄、苦杏仁(去皮炒)、石膏、甘草、桑白皮(蜜炙)、瓜蒌皮、黄芩、板蓝根、法半夏、浙贝母、橘红、紫苏子(炒)、葶苈子、紫苏叶、细辛、薄荷、枇杷叶(蜜炙)、白前、前胡、石菖蒲、天花粉、青礞石(煅)组成。口服，一次2支，六岁以下一次1支，一日3次；成人口服3~4支。清肺化痰止咳。用于面赤身热，咳嗽，痰多，咽痛。

5. 肺热瘀阻

（1）麻杏止咳糖浆：由麻黄、杏仁、生石膏、薄荷脑组成。口服，一次 5ml，一日 3 次。清热泄肺，宣肺平喘。用于肺热喘息者。

（2）蛇胆川贝液：由蛇胆汁、川贝母组成。口服，一次 10ml，一日 2 次。清肺化痰止咳。用于肺热证。

6. 痰蒙心窍 苏合香丸：由苏合香、龙脑（冰片）、麝香、安息香、青木香、香附、白檀香、丁香、沉香、荜茇、熏陆香、白术、诃黎勒、朱砂、犀角（水牛角）组成。口服，一次 1 丸，一日 2 次，温开水送服。芳香开窍，行气温中。用于寒痰郁闭证。

7. 阳虚水气

（1）蛤蚧定喘胶囊：由蛤蚧、瓜蒌子、麻黄、石膏、黄芩、黄连、苦杏仁（炒）、紫苏子（炒）、紫菀、百合、麦冬、甘草等 14 味组成。口服，一次 3 粒，一日 2 次。滋阴清肺，祛痰平喘。用于虚劳咳喘，气短胸闷、自汗盗汗。

（2）人参保肺丸：由人参、枳实、生石膏、川贝母、陈皮、麻黄、元参、苦杏仁、五味子、甘草、砂仁、罂粟壳组成。口服，成人一次 1 丸，一日 2 次，温开火送服。益气补肺，兼益阴津，用于阳虚阴伤水气证。

8. 肺脾痰蕴

（1）健脾丸：由人参、白术、茯苓、陈皮、木香、砂仁、肉豆蔻、山楂、神曲、麦芽、黄连、山药、甘草组成。口服，成人一次 10g，一日 3 次，温开水送服。健脾益气，消食化痰。用于脾虚痰食证。

（2）补肺丸：由黄芪、党参、白术、防风、蛤蚧组成。口服，一次 1 丸，一日 2 次，温开水送服。补肺益气，健脾纳肾。用于肺脾气虚证。

9. 肺肾气虚

（1）参麦注射液：40～80ml 加入 5% 葡萄糖液 250ml 中，静脉滴注，一日 1～2 次，亦可用 10～20ml 加入或 10% 葡萄糖液 40ml 中；静脉注射，一日 2～4 次。益气养阴，回阳救逆。用于气虚厥脱者。

（2）黄芪注射液：10～20ml 加入 5% 或 10% 葡萄糖液 250ml 中，静脉滴注，一日 1 次，或 2～4ml，肌内注射，一日 1～2 次。健脾益气。用于脾肺气虚者。

（3）参附注射液：20～40ml 加入 5% 或 10% 葡萄糖液 250ml 中，静脉注滴，或 5～20ml 加入 50% 葡萄糖液 20ml 中，静脉注射，一日 1～2 次。回阳救逆，益气固脱。用于阳气暴脱者。

第三节　肺脏不洁论在肺气肿中的应用研究

肺气肿病性为本虚标实，本虚为肺、脾、肾、心四脏亏虚，初期病位在肺主，日久及脾，晚期累及肾、心；病理因素涉及痰浊、瘀血、湿浊、水饮、外邪、毒热等标实；肺气郁滞、痰浊内生是其启动因素，瘀血阻滞是发展的重要因素，并贯穿疾病始终；感邪发作时以邪实为主，病情稳定时以正虚为主。临床表现轻重悬殊、虚实夹杂甚为多见，临证须辨别虚实、分清标本主次进行辨治。

肺气肿论治要分辨虚实治有侧重，根据"急则治其标，缓则治其本"的原则，发作期邪盛标实以宣散祛邪为主，当分外感内伤；稳定期邪气渐退，正气耗损，则宜固本以恢复正气，同时辨肺、脾、肾、心何脏之虚，分而培之；若正虚邪实，则标本兼顾，或根据病情先攻后补，或先补后攻。

肺气肿正气亏虚是内因，外邪侵袭为诱因，正虚邪恋是主要发病机制，痰、瘀是病理产物，亦是致病因素，治疗上强调发时攻邪，缓时扶正固本，理气化痰、活血化瘀或利水贯穿其中。临证时对缓解期肺气虚或肺脾气虚者，立培土生金为法，以陈夏六君汤加味为方。病久及肾，肺、脾、肾俱虚者，加补肾纳气之品，以培补先天、温肾填精为法；方以右归丸化裁，酌加蛤蚧、金樱子、干姜、五味子、核桃肉、肉苁蓉。对急性发作时，以补气健脾、理气化痰为法，多选用陈皮、橘红、法半夏、天南星、茯苓、芥子、莱菔子、枳壳、紫苏子等药；对肺气阻滞，瘀血阻络者，加用通络化瘀之品，如丹参、桃仁、三七、赤芍、红花等。肾阳虚衰、痰浊水饮犯肺证，以金匮肾气丸合五苓散加味；外寒束表、寒饮内停证以小青龙方加味治疗；痰热壅肺、肺气失宣证用麻杏石甘汤加味；肺肾两虚、气虚痰浊证予补肺汤合平喘固本汤化裁（用药有黄芪、党参、五味子、甘草、款冬花、半夏）治疗。有学者认为肺气肿急性加重期其治主要在肺，祛邪豁痰，降气平喘，辅以健脾和胃，药用法半夏、陈皮、芥子、甘草、紫苏子、香附、紫菀、款冬花、杏仁、砂仁等；外寒内饮型，治以解表散热，温化里饮，药用麻黄、桂枝、白芍、干姜、射干、法半夏、款冬花、甘草等。也有学者以升陷汤加味佐治肺气肿急性加重期，血瘀者加川芎、当归、丹参；痰浊者加芥子、莱菔子、紫苏子，中药治本，西药治标，标本兼治。也有认为，肺气肿系气虚血瘀痰阻所致，并拟定活血化瘀方（用药有甘草、杏仁、紫苏子、紫菀、浙贝母、鸡内金、款冬花等）治疗，以活血化瘀，散寒化饮，清热化痰，可以从根本上调节患者体内的痰液和血液的状态，改善血液微循环，提高肺气肿的治疗效果。

第十九章　肺脓肿

第一节　疾病概述

一、概述

肺脓肿是由多种病因所引起的肺组织化脓性感染，中医称之为"肺痈"。

《金匮要略》首次列有肺痈病名，并作专篇进行讨论。《金匮要略·肺痿肺痈咳嗽上气病脉证并治》曰："咳而胸满振寒，脉数，咽干不渴，时出浊唾腥臭，久久吐脓如米粥者，为肺痈。"指出成脓者治以排脓，未成脓者治以泻肺，分别制定了相应的方药，还强调早期治疗的重要性。汉以后，对肺痈的认识有所发展。晋《脉经》对本病的诊断和辨证有详细的论述。隋《诸病源候论·肺痈候》说："肺痈者……寒乘虚伤肺，寒搏于血，蕴结成痈，热又加之，积热不散，血败为脓。"认为风寒化热亦可为痈，并强调正虚是发病的重要原因。唐《备急千金要方》创用苇茎汤以清肺排脓，活血消痈，此为后世治疗本病的要方。迄至明清，对本病的认识更趋深入、全面。明《医学纲目》有"肺痈者，由食啖辛热炙煿，或醑饮热酒，燥热伤肺"的记载，认为饮食不节为本病的病因之一。陈实功《外科正宗·肺痈论》对肺痈初起、已成、溃后的临床表现作了详细的描述，根据病机演变提出了初起在表者宜散风清肺，已有里热者宜降火益阴，脓成则平肺排脓，脓溃正虚者宜补肺健脾的治疗原则。清《医门法律·肺痿肺痈门》认为病由"五脏蕴崇之火，与胃中停蓄之热，上乘于肺"，认识到他脏及肺的发病机制，治疗上主张以"清肺热，救肺气"为要点。《张氏医通》中主张"乘初宠时极力攻之""慎不可用温补保肺药，尤忌发汗伤其肺气。"指出了本病的治疗原则和治疗注意事项。

二、病因病机

本病由感受外邪，内犯于肺，或痰热素盛，蒸灼肺脏，以致热壅血瘀，蕴酿成痈，血败肉腐化脓。

1. 感受外邪多为风热外邪自口鼻或皮毛侵犯于肺所致，正如《类证治裁·肺痿肺痈》所说："肺痈者，咽干吐脓，因风热客肺蕴毒成痈。"或因风寒袭肺，未得及时表散，内蕴不解，郁而化热所为，《张氏医通·肺痈》曾说："肺痈者，由感受风寒，未经发越，停留胸中，蕴发为热。"肺脏受邪热熏灼，肺气失于清肃，血热壅聚而成。

2. 痰热素盛平素嗜酒太过或嗜食辛辣炙煿厚味，酿湿蒸痰化热，熏灼于肺；或肺脏宿有痰热，或他脏痰浊瘀结日久，上干于肺，形成肺痈。若宿有痰热蕴肺，复加外感风热，内外合邪，则更易引发本病。《医宗金鉴·外科心法要诀·肺痈》曾指出："此症系肺脏蓄热，复伤风邪，郁久成痈。"

劳累过度，正气虚弱，则卫外不固，外邪易乘虚侵袭，是致病的重要内因。本病病位在肺，病理性质属实、属热。《杂病源流犀烛·肺病源流》谓："肺痈，肺热极而成痈也。"因邪热郁肺，蒸液成痰，邪阻肺络，血滞为瘀，而致痰热与瘀血互结，蕴酿成痈，血败肉腐化脓，肺损络伤，脓疡溃破外泄，其成痈化脓的病理基础，主要在热壅血瘀。

正如《柳选四家医案·环溪草堂医案·咳喘门》所说"肺痈之病，皆因邪瘀阻于肺络，久蕴生热，蒸化成痈"，明确地突出"瘀热"的病理概念。

本病的病理演变过程，可以随着病情的发展，邪正的消长，表现为初期、成痈期、溃脓期、恢复期等不同阶段。

初期，因风热(寒)之邪侵犯卫表，内郁于肺，或内外合邪，肺卫同病，蓄热内蒸，热伤肺气，肺失清肃，出现恶寒、发热、咳嗽等肺卫表证。

成痈期，为邪热壅肺，蒸液成痰，气分热毒浸淫及血，热伤血脉，血为之凝滞，热壅血瘀，蕴酿成痈，表现高热，振寒、咳嗽、气急、胸痛等痰瘀热毒蕴肺的证候。

溃脓期，为痰热与瘀血壅阻肺络，肉腐血败化脓，肺损络伤，脓疡溃破，排出大量腥臭脓痰或脓血痰。

恢复期，为脓疡内溃外泄之后，邪毒渐尽，病情趋向好转，但因肺体损伤，故可见邪去正虚，阴伤气耗的病理过程，继则正气逐渐恢复，痈疡渐告愈合。若溃后脓毒不尽，邪恋正虚，每致迁延反复，日久不愈，病势时轻时重，而转为慢性。

三、临床征象

热毒瘀结，血败肉腐成痈所引起的肺痈症状，如发热，咳嗽、胸痛，咳吐腥臭浊痰，甚则脓血痰等，是肺痈的临床表现特征。本病发病多急，常突然出现恶寒或寒战，高热，午后热甚，咳嗽胸痛，咳吐黏浊痰，经过旬日左右，痰量增多，咳痰如脓，有腥臭味，或脓血相兼，甚则咯血量多，随着脓血的大量排出，身热下降，症状减轻，病情有所好转，经数周逐渐恢复。如脓毒不净，持续咳嗽，咳吐脓血臭痰，低热，出汗，形体消瘦者，则可转入慢性。舌红，苔黄或黄腻，脉滑数或实。恢复阶段，多见气阴两虚，故舌质红或淡红，脉细或细数无力为多见。

四、诊断依据

1. 有外感因素或有痰热甚之病史。

2. 起病急骤，突然寒战高热，咳嗽，胸痛，咳吐大量腥臭浊痰，甚则脓血痰。

3. 脓血浊痰吐入水中，沉者是痈脓，浮者是痰；口啖生黄豆或生豆汁不觉有腥味者，便为肺痈。

4. 肺部病侧呼吸音降低或闻及湿锣音。慢性病变还可见"爪甲紫而带弯"，指端呈鼓槌样。

5. 血常规化验，白细胞总数及中性粒细胞增高；X线检查，胸片可见大片浓密炎症阴影或透光区及液平面；支气管碘油造影、纤维支气管镜检查等，有助于西医肺脓疡的诊断。

五、类证辨别

1. 肺痈与风温　风温初起与肺痈初期极为相似,颇难鉴别,两者都有起病急、发热、咳嗽、烦渴、气急、胸痛等。但风温有明显的季节性,经正确及时治疗,一般邪在气分即解,病程短,多在1周内治愈,如经1周身热不退,或退而复升,咳吐痰浊,应进一步考虑肺痈之可能。而肺痈无明显季节性,身热持续时间较长,且咳吐浊痰,痰中有腥臭味。

2. 肺痈与痰热蕴肺证　肺系其他疾病表现痰热蕴肺,热伤血络证候,亦可见发热、咳嗽咳痰,痰中带血等症状,但一般痰热蕴肺证为气分邪热动血伤络,病情较轻;肺痈则为痰热蕴结成痈,酿脓溃破,病情较重。在病理表现上有血热与血瘀的区别,临床特征亦有不同,前者咳吐黄稠脓痰,量多,夹有血色,后者则咳吐大量腥臭脓血浊痰。若痰热蕴肺迁延失治,邪热进一步瘀阻肺络,也可发展形成肺痈。

3. 肺痈与肺痿　肺痿是以肺萎弱为主要病变的慢性疾患。起病缓,病程长,患者形体虚弱,多继发于其他疾病,并以虚热、咳吐浊唾涎沫为其特征。肺痈多为实热,咳吐浊痰,喉中有腥味是其特点。

4. 肺痈与肺痨　肺痨系感染痨虫所致的肺部慢性消耗性传染性疾患,以咳嗽、咯血、潮热、盗汗、消瘦为主要症状,以肺阴亏损为主要病机。而肺痈则表现为热毒为患,突然寒战高热,咳嗽胸痛,咳吐大量腥臭浊痰,甚则脓血相兼。必要时结合X线检查、结核菌素试验等,可进一步明确诊断。

第二节　中医辨治

一、辨证要点

1. 掌握病性　本病为热毒瘀结于肺,成痈酿脓,故发病急,病程短,多属正盛邪实,临床以实热证候为主要表现,但应辨别痰、热、毒、瘀的主次;病之后期应注意有无气阴伤耗或正虚邪恋之证。

2. 辨别病期　本病各个病期的病机重点有所差异,故应结合病程和临床表现分辨出初期、成痈期、溃脓期、恢复期,为临床治疗提供依据。初期病位在肺卫,出现发热、咳嗽,胸痛等症状;成痈期邪热壅肺,寒战高热,咳吐浊痰腥臭;溃脓期,肺热炽盛,血败肉腐,咳吐大量腥臭脓痰,或如米粥,腥臭异常;恢复期肺气阴两伤,咳嗽,痰量减少,低热,乏力,自汗或盗汗等症。

二、治疗原则

清热散结,解毒排脓以祛邪,是治疗肺痈的基本原则。针对不同病期,分别采取相应治法。如初期以清肺散邪;成痈期,清热解毒,化瘀消痈;溃脓期,排脓解毒;恢复期,阴伤气耗者养阴益气,若久病邪恋正虚者,当扶正祛邪。在肺痈的治疗过程中,要坚持在未成脓前给予大剂清肺消痈之品以力求消散;已成脓者当解毒排脓,按照"有脓必排"

的原则，尤以排脓为首要措施；脓毒消除后，再予以补虚养肺。

肺痈为热壅血瘀的实热病证，即使风寒所致也已经化热，故切忌用辛温发散之品以退热，恐以热助热，邪热鸱张。同时，亦不宜早投补敛之剂，以免助邪资寇，延长病程，即使见有虚象，亦当分清主次，酌情兼顾。

三、分证论治

1. 初期

（1）证候：发热微恶寒，咳嗽，咳黏液痰或黏液脓性痰，痰量由少渐多，胸痛，咳时尤甚，呼吸不利，口干鼻燥，舌苔薄黄或薄白，脉浮数而滑。

（2）治法：疏风散热，清肺化痰。

（3）方药：银翘散加减。银花 15g，连翘 10g，芦根 10g，竹叶 10g，桔梗 10g，浙贝母 10g，牛蒡子 10g，前胡 5g，甘草 5g。

（4）加减：本方为辛凉解表之剂，疏散风热，轻宣肺气，内热转甚，身热较重，咳痰黄，口渴者加生石膏、炒黄芩以清肺热，酌加鱼腥草增强清热解毒之力；咳甚痰多加杏仁、川贝母、前胡、桑白皮、枇杷叶肃肺化痰；胸痛，呼吸不利，加瓜蒌皮、广郁金以利气宽胸；若头痛者，可加菊花、桑叶以疏散风热，清利头目；燥热伤津者，可加麦冬、花粉以润肺生津。

2. 成痈期

（1）证候：身热转甚，时时振寒，继则壮热不寒，汗出烦躁，咳嗽气急，胸满作痛，转侧不利，咳吐浊痰，呈现黄绿色，自觉喉间有腥味，口干咽燥，舌苔黄腻，脉滑数。

（2）治法：清肺化瘀消痈。

（3）方药：千金苇茎汤合如金解毒散。薏苡仁 15g，冬瓜仁 10g，桃仁 10g，桔梗 15g，黄芩 10g，银花 10g，鱼腥草 15g，红藤 10g，蒲公英 10g，紫花地丁 15g，甘草 5g，芦根 10g。

（4）加减：若咳痰黄稠不利，可加桑白皮、射干、瓜蒌、贝母以清化痰热；若咳逆气急，咳痰脓浊量多者，可加瓜蒌仁、葶苈子以泻肺祛浊；胸满而痛，转侧不利者，可加乳香、没药以活血通络定痛；若大便秘结者，可加大黄、枳实以泻火通便；若烦渴者，可加生石膏、花粉以清热保津。热毒瘀结，咳脓浊痰，腥臭味严重，可合犀黄丸以解毒化痰。

3. 溃脓期

（1）证候：突然咳吐大量血痰，或痰如米粥，腥臭异常，有时咯血，胸中烦满而痛，甚则气喘不能平卧，仍身热面赤，烦渴喜饮，舌质红，苔黄腻，脉滑数或数实。

（2）治法：排脓解毒。

（3）方药：加味桔梗汤。桔梗 20g，薏苡仁 15g，冬瓜子 10g，鱼腥草 15g，金荞麦根 15 g，败酱草 10g，银花 10g，黄芩 10g，芦根 15g。

（4）加减：本方清肺化痰，排脓去壅。咯血量多者，可加白茅根、丹皮、藕节、栀子以凉血止血，并冲服三七粉；若烦渴津伤者，可加天花粉、知母、麦冬以清热生津；若咳脓浊痰，腥臭异常者，可合犀黄丸以解毒化瘀；若形证俱实，喘满不得卧，大便秘结，脉滑数有力者，可服桔梗白散以峻驱脓痰，因本药性猛烈，峻下逐脓的作用甚强，一般不宜轻易使用，体弱者禁用。若体弱气虚者，可加生黄芪以补气排脓。

4. 恢复期

（1）证候：身热渐退，咳嗽减轻，咯吐脓血渐少，臭味亦减，痰液转为清稀，或见胸胁隐痛，难以久卧，气短乏力，自汗，盗汗，低热，午后潮热，心烦，口干咽燥，面色不华，形瘦神疲，舌质红或淡红，苔薄，脉细或细数无力。

（2）治法：益气养阴清肺。

（3）方药：沙参清肺汤或桔梗杏仁煎加减。沙参 15g，麦冬 15g，百合 10g，玉竹 10g，党参 10g，太子参 10g，黄芪 10g，当归 10g，贝母 10g，冬瓜仁 10g。

（4）加减：前方益气养阴，清肺化痰。后方养肺滋阴，兼清余毒，若低热不退者，可加白薇、青蒿、地骨皮、功劳叶以退虚热；口燥咽干明显者，加芦根、天花粉以清热生津；若纳少便清者，可加扁豆、山药、白术以培土生金；咳吐脓血不净，或痰液一度清稀而复转稠浊时，可加鱼腥草、蒲公英、败酱草清热排脓解毒。

四、常用中成药

1. 清金止嗽化痰丸

（1）组成：黄芩、桑白皮、知母、麦冬、浙贝母、熟大黄、天花粉、化橘红、苦杏仁（去皮炒）、桔梗、枳壳、甘草、前胡、百部。

（2）适应证：用于肺痈初期，恶寒发热，胸痛，咳嗽，咳白色黏痰，痰量渐多，口干鼻燥。苔薄黄，脉浮数而滑者。

（3）用法：每次 6g，每日 2 次，温开水送服。

2. 橘红丸

（1）组成：橘红、陈皮、制半夏、茯苓、甘草、桔梗、杏仁、紫菀、款冬花、浙贝母、紫苏子、瓜蒌皮、地黄、麦冬、石膏。

（2）适应证：用于成痈期，肺痈寒战壮热，烦躁汗出，咳嗽胸痛，咳黄绿色痰，口中有腥味，口咽干燥。舌红，苔黄腻，脉滑数。

（3）用法：每次 6~12g，每日 2 次，空腹时温开水送服。

3. 犀黄丸

（1）组成：麝香、牛黄、乳香、没药。

（2）适应证：用于溃脓期，咳吐大量脓痰，或如米粥，或痰血相兼，腥臭异常，心烦，胸满，胸痛，身热口渴。舌红，苔黄腻，脉滑数。

（3）用法：每次 1~3g，每日 2 次，温开水送服。

第三节　肺脏不洁论在肺脓肿中的应用研究

一、辨证要点

准确辨证是遣方论治的关键。肺痈的疾病传变规律独特，发生发展有独特的病理演变过程，分期特征明显，因此应根据分期特点辨证，并根据分期不同分别立法。在辨证过程中，重视痰色、质、量、气味的变化十分重要。

肺痈初期：疾病初起，有恶寒、发热、口干鼻燥等邪热犯肺症状，咳嗽，痰色白或微黄，量少，无特殊气味，可有胸痛。舌苔薄黄，脉浮数而滑。

肺痈成痈期：此期患者外感邪热之象渐消，转而入里成热毒，弥漫三焦，尤其蕴结于肺，此时患者身热转甚，时时振寒，甚至壮热不寒，汗出气急，胸痛，尿赤、口干咽燥。舌苔黄腻，脉滑数。此期痰色转黄绿色，量较多，有腥臭味。

肺痈溃脓期：此期患者热壅血瘀，血败肉腐，成痈化脓。因此此时，患者会咳吐大量脓痰，常呈黄红色，如米粥，量多，甚至咯血，味道腥臭异常；同时患者身热面赤，烦渴喜饮，舌苔黄腻，舌红，脉滑数或数实。

肺痈恢复期：此期患者身热逐渐减退，咳嗽、胸痛减轻，此期咳吐脓痰逐渐减少，色黄白色，质清稀，量少，臭味渐减。或有自汗盗汗，低热，午后潮热，舌燥咽干等。舌质红或淡红，苔薄，脉细或细数无力。

二、辨证治疗（针对肺痈脓、热、瘀、虚进行治疗）

肺脓肿临床证治以清热散结，解毒排脓为主要原则。治法上特别重视清热、排脓、化瘀、扶正等。而清热是核心，始终贯穿于治疗的全程。由于肺脓肿初期（表证期）、中期（成脓期）、后期（溃脓期）及恢复期表现各不相同，故治法也各有所侧重。

1. 针对"痰热""邪热"的证治 清热解毒为肺脓肿的基本治法，可分为清宣和清泄两种。所谓清宣，即清热宣肺之意，此法主要应用于肺脓肿初期阶段。虽然此期以攻邪为主。但是在选方用药上仍不宜过于寒凉，以防肺气郁遏，邪热伏闭，表散不易而迁延不解，以往多数医家都以银翘散投治。采用辛凉解表的同时，必须酌情加用清热解毒以散邪防痈，尽早促使邪热从表而解，不致郁结成脓。因此，在临诊时常选用银翘散或桑菊饮为基本方，并重用鱼腥草、败酱草、丹皮、红藤、桔梗、黄芩等药，对治疗肺脓肿初期患者多能获效。有人主张应用宣肺解表的麻黄和清热药配伍，可起到防止寒凉药物阻郁肺气之弊，有利于邪热的消散，认为是本病初期的关键性药物之一。至于泻热，则是指清泄肺热而言，主要用于肺脓肿成脓期和溃脓期的热毒壅盛阶段。在择药上要选用效大力专的泻热降火、消痈散邪之品，以有利于炎症的控制和痈脓的消散。一般常以千金苇茎汤合五味消毒饮为主，同时须再用金荞麦、红藤、败酱草、银花、石膏、知母、竹叶等以清泄邪热；热重便秘用增液承气汤加减，大胆选用生大黄，予以清里攻下，釜底抽薪，使之能火降热消。由于本法量大药凉，易伤脾胃，对素有脾胃虚弱病者，必要时可酌减用量，并加和胃之品，以保中气。我们的经验是，治疗肺脓肿早期痰热蕴肺者，合或不合腑气不通，最好配合肺热Ⅰ号灌肠（苇茎30g，桃仁15g，薏苡仁30g，冬瓜仁30g，牡丹皮15g，大黄15g，鱼腥草30g），因"肺与大肠相表里"，配合大肠用药，可更好地发挥宣肺泻热之疗效。

2. 针对"脓毒"的证治 "有脓必排"是本病的重要治则。排脓方法有三：一为透脓，用于脓毒壅盛，而排脓效果不理想者。往往选用皂角刺、桔梗、穿山甲、金荞麦、地鳖虫等，其中桔梗须重用，但溃脓期咯血量多者，则不宜用透脓药物；二为清脓，即清除脓液之意，为肺脓肿排脓的常规治法，目的在于加速本病脓液的清除，从而起到缩短疗程和促进病灶吸收愈合的作用。此法多选用生薏仁、冬瓜仁、桔梗、桃仁、瓜蒌、牡丹皮、赤芍、鱼腥草等；三为托脓，主要用于肺脓肿的溃脓期阶段。临床表现气虚而无力排脓外出者，此时可配合托脓法，常选用生黄芪、绞股蓝、西党参、太子参等。但在邪热亢盛而正气未虚之时，不可滥用托脓法，否则有弊无利，徒长毒邪，加剧病势，而犯"实实"之戒，切宜注意。但针对老年患者，尤其是热象不显的老年患者，往往伴有气虚，甚至气阴两虚的患者，要在成痈、排痈选用大量清热解毒排脓药物的过程中注意固护正气，尤其是肺胃之气。可酌加太子参、北芪、麦冬、百合、白术、淮山等健脾益气，兼顾养阴。

3. 针对"瘀热"的证治　瘀热郁阻是肺痈成脓期及溃脓期的主要病理特点，除清热外，化瘀也是治疗肺脓肿一种较为常用的方法。本法往往与前述的清热、排脓两法并用。现代研究已证明，应用化瘀药物对改善肺的微循环，增加肺毛细血管血流量，加强脓液的排出，促进组织氧供和使病情能尽快康复等方面，不无裨益。在临床上常多选用桃仁、广郁金、乳香、没药、白茅根、红藤、丹参、三七、当归等化瘀生新或养血活血之品；但对咯血量较多者，则不宜使用。此时可改投花蕊石、生蒲黄、云南白药、藕节、茜草等既能化瘀，又兼有止血作用的双向性药物。

第二十章　肺结核

第一节　疾病概述

一、概述

肺结核病是结核分枝杆菌引起的慢性肺部感染性疾病，占各器官结核病总数80%以上。中医学认为本病是由于体质虚弱，气血不足，感染痨虫，侵蚀肺脏所致的具有传染性的慢性虚弱性疾患。临床主要以咳嗽、咯血、潮热、盗汗及身体逐渐消瘦等为其特征。肺痨之病，历代医家命名甚多，如有"尸疰""劳疰""虫疰""毒疰""传尸""骨蒸""劳嗽""急痨""痨瘵"等，由于劳损在肺，故现今一般通称肺痨。

二、病因病机

肺痨的致病因素，不外内因和外因两个方面。外因是指痨虫传染，内因是指内伤体虚，气血不足，阴精耗损。病理性质主要在于阴虚，病位主要在肺，易累及脾肾，甚则传及五脏。

1. 痨虫传染　痨虫侵袭肺脏，腐蚀肺叶，肺体受损，肺阴耗伤，肺失滋润，清肃失调而发生肺痨咳嗽，如损伤肺中络脉，则发生咯血；阴虚火旺，津液外泄，则出现潮热、盗汗。《三因极一病证方论·痨瘵诸证》指出："诸证虽曰不同，其根多有虫"，明确提出痨虫传染是形成本病的唯一因素，而直接接触本病患者是导致痨虫传染的条件。

2. 正气虚弱　禀赋不足，或后天嗜欲无度，如酒色过度，忧思劳倦，或大病久病之后失于调治，如麻疹、外感久咳及产后等，耗伤气血津液，正气亏虚，抗病力弱，或营养不良，体虚不复，则痨虫乘虚袭入，可感染痨虫而发病。《明医杂著·痨瘵》认为"男子二十前后，色欲过度，耗伤精血，必生阴虚火动之病"。《古今医统·痨瘵》云："凡人平素保养元气，爱惜精血，瘵不可得而传，惟夫纵欲多淫，苦不自觉，精血内耗，邪气外乘"，并提出"气虚血痿，最不可入痨瘵之门……皆能乘虚而染触"。

总之，本病主要在于痨虫为患，正虚是发病的关键。正气旺盛，虽然感染痨虫但不一定发病，正气不强则感染后易于致病。同时病情的轻重与内在正气的强弱，也有很大关系；另一方面感染痨虫，既是耗伤人体气血的直接原因，同时又决定发病后病变发展的规律，这也是有别于其他疾病的特点。

肺主气，司呼吸，受气于天，吸清呼浊。若肺脏本体虚弱，卫外功能不强，或因其他脏腑病变耗伤肺脏，导致肺虚，则"痨虫"极易犯肺，侵蚀肺脏而发病。本病的病理性质以阴虚为主，临床上多见干咳，咽燥，痰中带血以及喉痛声嘶等肺系症状。由于脏腑之间有互相资生和制约的关系，因此肺脏病变，也必然会影响其他脏腑。脾为肺之母，肺虚耗夺脾气以自养，则致脾虚；脾虚不能化水谷为精微而上输以养肺，则肺脏益弱，故易致肺脾同病，症见神疲懒言、四肢乏力等。肾为肺之子，肺虚肾失滋生之源，或肾虚相火灼金，上耗母气，则可致肺肾两虚，伴见骨蒸、潮热、男子失精等肾虚症状。若肺虚不能制肝，肾虚不能养肝，肝火偏旺，上逆侮肺，可见性急善怒、胁肋掣痛等症，如肺心火乘客，肾虚水不济火，还可伴见虚烦不寐、盗汗等症。甚则肺虚不能佐心治节血脉之运行，而致气虚血瘀。出现气短、心慌、唇紫、浮肿等症。概括而言，初起肺体受损，肺阴受伤，肺失滋润，病位在肺，继则肺脾同病，导致气阴两伤，或肺肾同病，而致阴虚火旺。后期脾肺肾三脏皆损，阴损及阳，元气耗伤，阴阳两虚。

三、临床征象

1. 症状

（1）全身症状：发热为主要的也是最常见的全身中毒性症状，多表现为长期低热，午后或傍晚开始，清晨恢复正常或仅表现为体温不稳定，运动或月经后体温不能恢复正常。肺结核病引起的发热是由于结核菌的毒性物质和代谢产物刺激中枢神经系统，造成大脑皮质功能紊乱，引起的一系列自主功能紊乱，可伴有疲倦乏力、颜面潮红、心悸、食欲减退、体重减轻等症状。

（2）呼吸系统症状：咳嗽、咳痰3周或以上，可伴有咯血、胸痛、呼吸困难等症状。浸润性病灶咳嗽较轻微，干咳为主，可咳少量黏液痰，存在空洞时，痰液量增加，若伴感染，痰呈脓性。1/3～1/2患者存在咯血，表现为血性痰，若侵犯到大血管则为大咯血，咯血容易引起结核播散。结核病的胸部隐痛多为神经反射引起，若隐痛呈固定性刺痛，随呼吸和咳嗽加重，而患者卧位时症状减轻，常为胸膜受累的表现。当肺组织受到广泛破坏，或伴有肺气肿、肺心病时存在气急，并发重度毒血症和高热的患者亦可出现气急。

（3）特殊表现：过敏反应多见于青年妇女，主要表现为多发性关节疼痛，以四肢大关节受累为主，亦可间歇性的在四肢见结节性红斑及环形红斑，因其类似风湿热表现，故有人称其为结核性风湿症。另有一种严重的网状内皮系统结核病，称为结核性败血症。多见于极度免疫抑制的患者，表现为持续高热，骨髓抑制或类白血病反应。

2. 体征　取决于病变的性质和病情的轻重。早期病灶小且位于肺深部者，可无异常体征，而结病变范围较大者，患侧呼吸运动减弱，叩诊呈浊音，听诊呼吸音减低或为支气管肺泡呼吸音。病灶以渗出性为主的肺实变或干酪性肺结核，叩诊浊音，听诊可闻及支气管呼吸音和细湿啰音。继发性肺结核于锁骨上下、肩胛间区叩诊略浊，咳嗽后可闻及湿啰音。空洞性肺结核位置表浅而引流管通畅者时有支气管呼吸音或伴湿啰音，巨大空洞时可出现空瓮音。慢性纤维空洞性肺结核可见胸膜坍塌，气管及纵隔移位，叩诊浊音，听诊呼吸音降低或可闻及湿啰音，伴有肺气肿体征。粟粒性肺结核则很少有肺病体征，并发ARDS时可见严重呼吸困难和发绀。

四、诊断依据

1. 具有以潮热、盗汗、咳嗽、咯血、倦怠乏力、身体逐渐消瘦为特征的临床表现。上述诸症可间作，也可相继发生或兼见并存。

2. 有与肺痨患者密切接触史。

3. 理化检查

（1）结核菌素皮肤试验：对接种卡介苗者，阳性的意义不大；但对未接种卡介苗者，阳性则提示已受结核菌感染或体内有活动性结核病；当呈现强阳性时，表示机体处于超过敏状态，发病概率高，可作为临床诊断结核病的参考指征。

（2）直接痰涂片：镜检抗酸杆菌阳性 2 次；或阳性 1 次，且胸片显示活动性肺结核病变；或阳性 1 次加结核分枝杆菌培养阳性 1 次。

4. 胸部 X 线片显示云絮状、云雾状或斑片点状阴影。

五、类证辨别

1. **肺炎**　各种肺炎因病原体不同而临床特点各异，但大都起病急伴有发热、咳嗽、咳痰明显。胸片表现密度较淡且较均匀的片状或斑片状阴影，抗菌治疗后体温迅速下降，12 周左右阴影有明显吸收。典型肺炎链球菌肺炎与浸润型肺结核区别不难。原发综合征的肺门淋巴结结核不明显或原发灶周围存在大片渗出，病变波及整个肺叶并将肺门掩盖时，以及继发性肺结核主要表现为渗出性病变或干酪性肺炎时，需与肺炎特别是肺炎链球菌肺炎鉴别。肺炎链球菌性肺炎起病急骤、高热、寒战、胸痛伴气急，咳铁锈色痰，X 线征象病变常局限于一叶，血白细胞总数及中性粒细胞增多，痰涂片或培养可分离到细菌，结核菌阴性，抗生素治疗有效。而病情进展较快的继发性肺结核，扩大到整个肺叶，形成干酪样肺炎。干酪样肺炎则多有结核中毒症状，起病较慢，咳黄色黏液痰，X 线征象病变多位于右上叶，可波及右上叶尖、后段，呈云絮状、密度不均，可出现虫蚀样空洞，抗结核治疗有效，痰中易找到结核菌。有轻度咳嗽、低热的支原体肺炎、病毒性肺炎或过敏性肺炎（嗜酸性粒细胞肺浸润症）在 X 线上的炎症征象，与早期继发性肺结核相似，对这类一时难以鉴别的病例，不宜急于抗结核治疗。支原体肺炎通常在短时间内（2～3 周）可自行消散；过敏性肺炎的肺内浸润常呈游走性，血中嗜酸性粒细胞增多。

2. **慢性支气管炎**　老年慢性支气管炎症状酷似继发性肺结核，且近年来老年人肺结核的发病率有所增高，慢性支气管炎 X 线片检查仅有肺纹理增粗改变，继发性肺结核有特征表现。慢性支气管炎与支气管内膜结核难以鉴别，纤维支气管镜检查可以确诊。

3. **COPD**　COPD 发病年龄较大，常无明显的全身中毒症状，多表现为慢性咳嗽、咳痰，很少咯血，冬季多发，急性加重期可以有发热。肺功能检查为阻塞性通气功能障碍，胸部影像学检查有助于鉴别诊断，抗炎治疗有效，老年患者肺结核常与慢性支气管炎并存，应注意鉴别。

4. **支气管扩张**　支气管扩张常从幼年发病，慢性反复咳嗽、咳痰，多有大量脓痰，可有臭味，常反复咯血，常有杵状指（趾）。轻者 X 线胸片无异常或仅见肺纹理增粗，典型者可见卷发样改变，支气管造影或 CT 特别是高分辨 CT 能发现支气管腔扩大可确诊。

5. **肺脓肿**　肺脓肿起病急，发热，畏寒，咳嗽，咳大量脓臭痰，静止后痰可分三层，慢性患者有杵状指（趾），白细胞和中性粒细胞明显增高，X 线检查示带有液平面的空洞伴周围浓密的炎性阴影。肺脓肿空洞多见于肺下叶，脓肿周围的炎症浸润较严重，空洞内常有液平面。肺结核空洞则多发生在肺上叶，空洞壁较薄，洞内很少有液平面。此外，肺脓肿起病较急，高热、大量脓痰，痰中无结核菌，但有多种其他细菌，血白细胞总数及中性粒细胞增多，抗生素治疗有效。继发性肺结核中形成慢性纤维空洞合并感染时易与慢性肺脓肿混淆，后者痰结核菌阴性。

6. 肺癌　肺癌多见于40岁以上的患者，可有长期吸烟史，表现为刺激性咳嗽、痰中带血、胸痛和消瘦等症状，常无发热等全身中毒症状，痰液脱落细胞检查可发现癌细胞，X线检查示肿块可呈球状、分叶状，有毛刺、切迹。癌组织坏死液化后，可形成偏心厚壁空洞。结核球周围可有卫星病灶、钙化。支气管镜检查有其特征性改变。但近年来老年肺结核患者有增加趋势，应警惕两者并存的可能。癌性胸膜渗出液多为血性，抽吸后再生快，胸腔积液内可查到癌细胞，抗痨无效。肺癌与肺结核的并存，亦需注意发现。

7. 纵隔和肺门疾病　原发性肺结核应与纵隔和肺门疾病相鉴别。小儿胸腺在婴幼儿时期多见，胸内甲状腺多发生于右上纵隔，淋巴系统肿瘤多位于中纵隔，多见于青年人，症状多，结核菌素试验可呈阴性或弱阳性。皮样囊肿和畸胎瘤多呈边缘清晰的囊状阴影，多发生于前纵隔。

8. 其他发热性疾病　各型肺结核常有不同类型的发热，因此肺结核常需与临床上其他发热性疾病相鉴别。伤寒、败血症、白血病、纵隔淋巴瘤及结节病等与结核病有诸多相似之处。伤寒有高热、血白细胞计数减少及肝脾大等临床表现，易与急性血行播散型肺结核混淆。但伤寒热型常呈稽留热，有相对缓脉、皮肤玫瑰疹，血清伤寒凝集试验阳性。血、粪便伤寒杆菌培养阳性。肥达试验可以确诊。败血症起病急、寒战及弛张热型，白细胞及中性粒细胞增多，常有近期皮肤感染，疮疖挤压史或尿路、胆道等感染史，皮肤常见瘀点，病程中出现迁徙病灶或感染性休克，血或骨髓培养可发现致病菌。急性血行播散型肺结核有发热、肝脾大，起病数周后出现特异性X线表现。偶见血常规呈类白血病反应或单核细胞异常增多，需与白血病鉴别。后者多有明显出血倾向，骨髓涂片及动态X线胸片随访有助于确立诊断。成人原发性肺结核中支气管淋巴结结核常表现为发热及肺门淋巴结肿大，应与结节病、纵隔淋巴瘤等鉴别。结核病患者结核菌素试验阳性，抗结核治疗有效；而淋巴瘤发展迅速，常有肝脾及浅表淋巴结肿大，确诊常需组织活检。结节病通常不发热，肺门淋巴结肿大多为双侧性、对称性，结核菌素试验阴性，糖皮质激素治疗有效，必要时应做活检以明确诊断。

第二节　中医辨治

一、辨证要点

1. 辨病位，明病性　其病位在肺，临床以肺阴亏虚为主。肺阴虚常易累及心、肝、脾、肾，致阴虚火旺；肺阴亏虚多兼肺气虚，子盗母气，常易及脾，致气阴两亏，久延病重；由气阴两虚而致阳虚，病损及心肾，表现为阴阳两虚，或兼痰浊、瘀血停滞之候。然脾肾虚弱为本，痰浊、瘀血为标，临证必明辨阴阳虚实寒热，方不致误。

2. 辨主症，切病机　本病以与肺痨患者有长期密切接触病史及咳嗽、咯血、潮热、盗汗四大主症为主要特征。四大主症通常是其临床诊断的重要依据，肺痨的四大症或先后发生，或合并出现，轻者诸证未必悉具，重者可诸证俱全。现分述如下：

（1）咳嗽：多为干咳无痰，或痰少质黏，咳吐不爽；午后或夜间剧烈多属阴虚；咳而气短，声低，痰清稀多为气虚；痰多白沫，胸闷，苔白腻多为气虚兼痰浊；少数为痰热咳嗽，痰黄稠或痰中带血；咳甚可伴胸痛。

（2）咯血：多为痰中带血丝，或大量咯血，常夹有泡沫痰；若热伤肺络，多见血色鲜红量多；血瘀阻络，证见少量咯血，时发时止，血色紫黯或带血块；如出现小量咯血时须警惕大咯血，故应及时治疗。

（3）潮热：肺痨患者的潮热多表现为午后或夜间低热，一般早晨热退身凉，或但觉骨蒸，手足心灼热者，多属阴虚；若发热不著，或小劳则低热，兼恶风易汗者，多属气虚所致；若潮热不已，为病有加重；潮热渐减，提示阴津有所恢复，病情缓解。

（4）盗汗：阴虚内热迫津外泄，虚热不止，盗汗日增，真阴耗损则潮热更甚。故观盗汗的进退有无，可测病情之轻重，病势的进退。若兼白昼有汗或动则汗出者，为气亦亏虚。

3. 辨证候，判顺逆　脾胃未伤，运化尚健，元气得充，脉来有根；无短气、大热，或低热较轻；无痰壅咯血等，一般为顺，较易治。若现大肉脱陷，骨枯发焦；潮热持续不解；胃气大伤，虚不受补；大量咯血，反复发作；短气不续，动则大汗，声音低微；脉浮大无根或细数疾等为逆证，多较难治。

二、治疗原则

1. 补虚培元，以固其本　本病为正气亏虚，痨虫入侵，肺阴耗伤所致。治疗可遵循杀虫和补虚两大原则。杀虫是针对病因的治疗，补其虚复其真元，以提高抗病能力。但补虚培元还要根据受损脏腑在肺、在脾、在肾的不同，以及病性为阴虚、气虚、阳虚的差异进行辨证治疗。

因痨虫主要损伤于肺，故应以益肺阴、补肺气为主。但由于目前老年人群发病有所增加，且在复治患者中耐药尤其是耐多药结核病占相当大的比例，往往病情迁延、多脏受累、传变复杂。肺虚则子盗母气而累及于脾，或母病及子而累及于肾，或金虚不及制木而反被木侮现木火刑金等。故治疗肺痨尤需首重培土生金，或金水相生，或佐金平木等，补虚培元，以提高机体自身的抗病和调节能力。故补益肺脾肾，增强正气乃贯彻始终之主法。

2. 抗痨杀虫，以绝其根　根据患者正气强弱的具体情况，针对病因治疗应杀痨虫，绝病根。

但应注意，肺痨以阴虚为主，补虚重在滋阴，药忌辛燥苦寒太过，以免损伤胃气，故应以甘平滋阴为主。即使阴虚火旺应降其火，只可暂时少佐苦寒坚阴，不可苦寒伤阴败胃，仍应佐以甘淡实脾之品。久病不愈，兼痰浊瘀血者可配用相应药物。

除药物治疗外，同时还应注意饮食、情志、房事等方面的调养，综合治疗，对于病情缓解和康复都具有重要作用。故《明医杂著·痨瘵》提出："然必须病人爱命，坚心定志，绝房室，息妄想，戒恼怒，节饮食，以自培其根。"

三、分证论治

1. 肺阴亏损证

(1)证候：干咳，咳声短促，或咳少量黏痰，痰少黏白，或痰中带有血丝，色鲜红，胸部隐隐闷痛，午后自觉手足心热，或见少量盗汗，皮肤干灼，口干咽燥，或有少量盗汗，胸闷隐痛，疲倦乏力，纳食不香，边尖红，苔薄白少津，脉细数。

(2)治法：滋阴润肺，清热杀虫。

(3)方药：月华丸加减。常用药物：天冬、麦冬、生地黄、熟地黄、山药、百部、沙参、川贝母、茯苓、阿胶、三七、獭肝、菊花、桑叶。

(4)加减：咳嗽频而痰少质黏者，可合甜杏仁以润肺化痰止咳，并可配合琼玉膏以滋阴润肺；咳甚者加杏仁、桑白皮以止咳；痰中带血丝较多者，加蛤粉炒阿胶、仙鹤草、白茅根、白及、藕节等以润肺和络止血；若低热不退者，可配银柴胡、青蒿、胡黄连、地骨皮、功劳叶、葎草等以清热除蒸；若咳久不已，声音嘶哑者，加诃子、木蝴蝶、凤凰衣等以养肺利咽，开音止咳，可加百合、玉竹以增滋补肺阴之力；若神疲食少，宜加太子参以甘平养胃；惊悸加茯神、远志、柏子仁、酸枣仁以养心安神。

2. 阴虚火旺证

(1)证候：呛咳气急，痰少质黏，或吐痰黄稠量多，时时咯血，血色鲜红，混有泡沫痰涎，午后潮热，骨蒸，五心烦热，颧红，盗汗量多，口渴心烦，失眠，性情急躁易怒，或胸胁掣痛，男子可见遗精，女子月经不调，形体日益消瘦，舌干而红，苔薄黄而剥，脉弦细数。

(2)治法：滋阴降火，补益肺肾。

(3)方药：百合固金汤合秦艽鳖甲散加减。常用药物：百合、麦冬、玄参、生地黄、熟地黄、鳖甲、知母、秦艽、银柴胡、地骨皮、青蒿、川贝母、甘草、桔梗、当归、白芍、白及、百部、龟板、阿胶、五味子、乌梅。

(4)加减：火旺较甚，热象明显者，当增入胡黄连、黄芩苦寒泻火，坚阴清热；骨蒸劳热再加秦艽、白薇等清热除蒸；痰热蕴肺，咳嗽痰黏色黄，酌加桑白皮、天花粉、知母、海蛤粉、鱼腥草以清热化痰；咯血较著者，加牡丹皮、黑山栀、紫珠草、醋制大黄等，或配合十灰丸以凉血止血；血色紫暗成块，伴有胸胁刺痛者，加参三七、血余炭、花蕊石、广郁金等以化瘀和络止血；盗汗较著，加乌梅、核桃干、浮小麦、煅龙骨、煅牡蛎、麻黄根等养阴止汗；咳呛而声音嘶哑者，合诃子肉、血余炭、白蜜等润肺肾而通声音；梦遗者加山萸肉、芡实、金樱子滋补肾阴，涩精；胸胁掣痛者，宜加川楝子、延胡索、广郁金以和络止痛；烦躁失眠者，宜加酸枣仁、夜交藤、珍珠母以宁心安神。服本方易腻胃碍脾，故须酌加砂仁、香橼、佛手等醒脾理气之品，以除滋腻碍脾之弊。

3. 气阴耗伤证

(1)证候：咳嗽无力，气短声低，咳痰清稀色白，量较多，痰中偶或夹血，或咯血，血色淡红，午后潮热，伴有畏风，怕冷，自汗与盗汗可并见，神疲倦怠，面色㿠白，气短声低，身体消瘦，食欲不振，便溏，颧红，舌质光淡，边有齿印，苔薄，脉细弱而数。

(2)治法：益气养阴。

(3)方药：保真汤或参苓白术散加减。常用药物：太子参、白术、黄芪、茯苓、炙甘草、麦冬、天冬、生地黄、五味子、当归、白芍、熟地黄、地骨皮、黄柏、知母、柴胡、厚朴、莲心、陈皮、生姜、大枣。

（4）加减：夹有湿痰者，可加姜半夏、橘红、薏苡仁等燥湿化痰；咯血量多者，可加山萸肉、仙鹤草、煅龙牡、参三七、阿胶、仙鹤草、三七等，配合补气药，共奏补气摄血之功；若见劳热、自汗、恶风者，可宗甘温除热之意，取桂枝、白芍、红枣，配合党参、黄芪、炙甘草等和营气而固卫表；兼有骨蒸盗汗等阴伤症状者，酌加鳖甲、牡蛎、乌梅、地骨皮、银柴胡等以益阴配阳，清热除蒸；如纳少腹胀，大便溏薄者，加扁豆、薏苡仁、莲肉、橘白等健脾之品，忌用地黄、麦冬、阿胶等过于滋腻的药物。咳嗽痰稀，可加紫菀、款冬花、紫苏子等温润止嗽；骨蒸、盗汗者可加鳖甲、牡蛎、浮小麦以补阴除蒸敛汗；如便溏、腹胀、食少等脾虚症状明显者，应酌加扁豆、山药、薏苡仁、莲肉等甘淡健脾，并去知母、黄柏苦寒伤中及生地黄、熟地黄、当归滋补碍脾之弊；若咳甚者加紫菀、款冬花、枇杷叶以温肺止咳。

4. 阴阳虚损证

（1）证候：咳逆喘息，少气，咳痰色白有沫，或夹血丝，血色暗淡，劳热骨蒸，潮热，自汗，盗汗，声嘶或失音，形体消瘦，面浮肢肿，心慌，唇紫，肢冷，形寒，或见五更泄泻，口舌生糜，大肉尽脱，男子遗精阳痿，女子经闭，舌质光淡隐紫，苔黄而剥，少津，脉微细而数，或虚大无力。

（2）治法：滋阴补阳。

（3）方药：补天大造丸加减。常用药物：黄芪、人参、山药、枸杞子、龟板、鹿角、紫河车、当归、酸枣仁、远志、白芍、茯苓、白术、熟地黄。

（4）加减：肾虚气逆喘息者，配冬虫夏草、诃子、钟乳石、紫石英、诃子肉摄纳肾气；心慌者加紫石英、丹参、远志、柏子仁、五味子镇心安神；五更泄泻，配煨肉蔻、补骨脂补火暖土，并去熟地黄等滋腻碍脾药物；五更腹泻者，则当去熟地黄，加肉豆蔻、补骨脂以补肾固肠，忌投阿胶等滋腻之品。

四、常用中成药

1. 肺阴亏虚

（1）养阴清肺膏：由地黄、玄参、麦门冬、川贝母、牡丹皮、白芍、薄荷、甘草组成。口服，成人每次 15g，每日两次。养阴清肺。用于肺肾阴虚，燥热内生证。

（2）养阴脉安片：主要由龟板、鳖甲、山药、生地黄、女贞子、五味子、枸杞子、何首乌等组成。口服，成人每次 6 片，每日服 3 次。滋补肝肾，养阴柔络。用于肺阴虚证。

（3）秋梨膏：由秋梨、浙贝母、麦门冬、青萝卜、鲜藕组成。口服，每次 15g，每日服 3 次。养阴生津，止咳化痰。用于肺热久嗽伤阴，或久嗽耗伤肺阴证。

2. 阴虚火旺

（1）大补阴丸：由熟地黄、龟板、猪脊髓、黄柏(盐炒)、知母(盐炒)组成。口服，每日 2~3 次，每次服 1 丸。滋阴降火。用于阴虚火旺之证。

（2）知柏地黄丸：由知母、黄柏、熟地黄、山茱萸、牡丹皮、山药、茯苓、泽泻组成。口服，每日服 2 次，早晚各 1 丸。滋阴降火。用于肝肾阴虚，虚火上炎证。

3. 气阴两虚

(1) 人参固本丸：由人参（去芦）、山药、生地黄、熟地黄、麦门冬、天门冬、茯苓、山萸肉（醋制）、丹皮、泽泻组成。口服，一次1丸，每日2次。滋阴补气，固本培元。用于气阴两虚证。

(2) 百部丸：由百部粉、小雌鸡（去毛、爪、肠）组成。口服，每日2次，每次9g。润肺止咳，补虚羸。用于虚劳骨蒸，自汗盗汗，特别是对长期服用抗痨药物效果不佳者，效果更好。

4. 阴阳两虚

(1) 人参养荣丸：由人参、肉桂、五味子、白芍、黄芪、白术、茯苓、当归、熟地黄、陈皮、甘草、远志肉组成。口服，每次1丸，每日2次。补益气血。用于气血亏虚证。

(2) 全鹿丸：由全鹿干、锁阳（酒炒）、党参、生地黄、炒牛膝、熟地黄、菟丝子、山药、补骨脂（盐炒）、巴戟天、炙甘草、天门冬、五味子、麦冬、炒白术、覆盆子、炒杜仲、芡实、花椒、茯苓、陈皮、黄芪、炒小茴香、炒续断、青盐、秋石、炒葫芦巴、沉香等组成。口服，每次1丸，每日2次。补阴益阳，固精填髓，养血益气。用于阴阳气血俱虚证。

(3) 薯蓣丸：由人参、山药、白术（麸炒）、茯苓、炙甘草、大豆黄卷、地黄、当归、川芎、白芍、麦门冬、阿胶珠、桂枝、红枣肉、干姜、柴胡、防风、炒杏仁、桔梗、神曲（炒）、白蔹组成。口服，每次2~3丸，每日2次。调理气血，益气健脾。用于气血两虚，脾肺不足之证。

第三节　肺脏不洁论在肺结核中的应用研究

1. 耐药性肺结核的治疗　中医认为耐药性肺结核是由于患者机体抵抗力低下与病邪的外侵所致。在中医的理论系统中，我们将其归为"正虚"与"邪实"的关系。肺结核患者多为虚体受邪，虚实夹杂，当以扶正与祛邪相兼，避免采用攻伐正气之药。临证用药注重以下几个方面：①扶正固本：以滋阴、养阳、益气、补血之品培元固本，扶正祛邪，增强机体抗病能力和免疫功能；②培土生金：遵循五行学说生克制化的原理，通过健补脾胃使津液充分输布于肺，肺脉得以濡养，则根本以固；③滋养肝肾：以保肝益肾类中药拮抗、防止化疗药物的毒副反应（肝损害、眩晕、耳鸣等），亦吻合金水相生之理，消除木火刑金之弊；④活血化瘀：针对"久病多瘀""久病入络"，适当选用一定数量的活血化瘀类中药，以改善微循环，抑制纤维增生，利于药物渗透，促进病变吸收，空洞闭合。

2. 肝功能受损　肝胆湿热、疫毒蕴结型，症见口苦口臭、心烦、大便黏滞不爽，舌边红，舌苔厚腻，脉弦滑。治以清热利湿，凉血解毒，佐以和中为法。方药选龙胆泻肝汤合茵陈蒿汤加减，若兼见发热者，可加薄荷、青蒿、紫草以透邪达表；黄疸不退者，加郁金、金钱草、红花以活血利胆；小便淋漓涩痛者，可加木通、滑石、石韦以通利膀胱。

3. 改善结核相关症状　肺结核的主要症状之一为咯血，肺结核发生咯血的患者，汤药方面可选用黄连阿胶汤，方中以黄连清心火，黄芩、桑白皮清肺火，阿胶、白芍、北沙参、麦冬养肺肾之阴，诸药合用，共奏滋阴降火之功，使火降则血自宁。咯血患者有部分因阳热亢盛，临床表现为烦躁不安、夜不眠、舌尖红甚有芒刺，治疗当泻其火，可选用清肺止血汤加大黄，直折其火，火降血络自安，血则止；有一些患者临床症见：痰中带血，可在主方中配入化瘀止血之品，如白茅根、仙鹤草、藕节炭等；出血量多者可冲服三七末或云南白药；若身热面赤，咯血鲜红者则宜泻火止血，可选用大黄炭、炒栀子、煅赭石、黄芩炭、阿胶珠以及黛蛤散等；若失血过多，气随血脱，欲休克者，当以人参 15g 煎汤内服，迅速补气救脱，再予止血；咯血色鲜红或黯红，兼夹瘀块，烦热口渴，舌质黯红或有瘀斑，此属瘀热相搏，络损血溢所致，治疗上宜凉血化瘀止血，可选用水牛角、大黄、生地黄、牡丹皮、栀子、血余炭、紫珠草之类药物配伍运用；还有因肝火盛、上犯肺络引起，可选用青皮、郁金、柴胡以疏肝理气，黄芩、虎杖、龙胆草清泻肝火，配合侧柏叶、紫珠草、藕节等凉血止血。

第二十一章　肺积(肺癌)

第一节　疾病概述

一、概述

原发性支气管肺癌(简称肺癌)在肺部原发性恶性肿瘤中最为常见,大多起源于支气管黏膜或腺体。早期多表现为刺激性咳嗽、咳痰、痰中带血等呼吸道症状,随瘤体增大,可出现局部压迫症状,或通过淋巴结、血行转移至远处,晚期可出现消瘦或恶病质。

中医无肺癌之病名,但依据临床表现见于肺积、积聚、息贲、痈疽、咳嗽、咯血、胸痛等文献。《素问·奇病论》曰:"病胁下满气逆,二三岁不已……病名曰息贲。"《难经·五十六难》云:"肺之积,名曰息贲,在右胁下,覆大如杯,久不已,令人洒淅寒热,喘咳,发肺壅。"《东医宝鉴·痈疽篇》:"痈疽发于内者,当审脏腑,如中府隐隐而痛者,肺疽也。"《素问·玉机真脏论》曰:"大骨枯槁,大肉陷下,胸中气满,喘息不便,内痛引肩项,身热,脱肉破䐃,真脏见,十日之内死。"《圣惠方》载有治疗息贲、咳嗽、喘促、结聚胀痛的方药,具体症状可见咳嗽咯血、痰黏不易咳出、胸中壅闷、食少乏力、面黄肌瘦,呕吐痰涎,其所治之症类似于肺癌症状。

二、病因病机

1. 病因

(1)正气亏虚:《诸病源候论·积聚候》云:"积聚者,由阴阳不和,脏腑虚弱,受于风邪,搏于腑脏之气所为也。"正气内虚,脏腑阴阳失调,是罹患肺癌的病理基础,此所谓"积之成者,正气不足,而后邪气踞之"。年老体衰,或劳累过度,肺气、肺阴亏损,外邪乘虚而入,客邪留滞不去,气机不畅,终致肺部血行瘀滞,结而成块。

(2)烟毒内蕴:"烟为辛热之魁",长期吸烟,热灼津液,阴液内耗,致肺阴不足,气随阴亏,加之烟毒之气内蕴,羁留肺窍,阻塞气道,而致痰湿瘀血凝结,形成肿块。其次,"肺为华盖,其脏娇嫩",易受邪毒侵袭,如工业废气、汽车尾气、石棉、矿石粉尘、放射性物质等致癌物质,致使肺气肃降失司,肺气郁滞不宣,进而血瘀不行,毒瘀互结,久而形成肿块。

(3)六淫侵袭:肺为娇脏,外界六淫之邪侵淫肺,导致肺宣降功能失司,肺气壅遏,血行受阻,气滞血瘀,日久形成积块。《素问·至真要大论》说:"夫百病之始生也,皆生于风、寒、暑、湿、燥、火,以之化之变也。"

风为阳邪,"为百病之长其性开泄",风邪善行而数变,具有生发、向上、向外的特性。风邪侵袭首先犯肺,风温化热,热极生风,互相转化,郁结不散,而成热毒,热毒侵肺,肺气壅塞,宣肃失司,脉络不畅,气滞血瘀,而成肺癌。正如严用和《济生方》云:"积者,生于五脏之阴气也……此由阴阳和,脏腑虚弱,风邪搏之,所以为积为聚也。"

寒为阴邪,易伤阳气,寒邪侵袭机体,血得寒则凝,血瘀则气滞,津液失于温化,痰饮水湿停聚,停留日久,著而成块。如《灵枢·百病始生》云:"积之始生,得寒乃生,厥乃成积也……卒然外中于寒,若内伤于忧怒,则气上逆,气上逆则六输不通,温气不行,凝血蕴里而不散,津液涩渗,著而不去,而积皆成矣。"

火(热)为阳邪,"火曰炎上",不仅可以迫津外泄,津随气耗,还可直接消灼津液,耗伤人体的阴气。火热遏肺,灼伤肺阴,肺气失之宣散;或者嗜烟酒过度,火毒上蒸;或五志过极化火,久而郁热烁腐肺叶,发为肺积。其次,火热还可侵入血脉,迫血妄行或损伤血络。轻则血行加速而脉数,甚则灼伤脉络,迫血妄行,引起各种出血证。实火或虚火灼肺,损伤肺络,迫血妄行,则会出现咳血。

燥性干涩,"燥胜则干",燥邪易耗伤人体津液,出现各种干燥、滞涩的症状。金代刘完素《素问玄机原病式》:"诸涩枯涸,干劲皴揭,皆属于燥。"肺,在时为秋,与六气中"燥"同气相求。肺为华盖,喜润恶燥,开窍于口鼻,故燥邪容易从口鼻而入,所以有"燥易伤肺"之说。燥邪伤肺,失于津润,则肺气宣肃失职,肺气壅塞,脉络不畅,久之血瘀气滞,酿成肺积。其次,燥邪与火(热)邪相兼,灼伤肺津,损伤肺络,迫血妄动,出现干咳少痰,痰黏难咳,或痰中带血,甚则喘息胸痛等表现。

湿为阴邪,黏滞不爽,阻滞气机,缠绵难愈。湿邪犯肺,易出现咳嗽反复发作,痰黏色白,质稠量多,舌苔浊腻,脉濡缓或濡滑。湿邪日久,容易生痰化热,郁之成毒。湿毒袭肺,损伤肺络,宣降功能失调,肺络受阻,壅塞不通,而成肺癌。

(4)情志内伤:喜、怒、忧、思、悲、恐、惊,为"七情"。宋代严用和《济生方》云:"忧思喜怒之气,人之所不能无者,过则伤乎五脏。逆于四时,传克不行,乃留结而为五积。"张从正《儒门事亲·五积六聚治同郁断》亦曰:"积之成也,或因暴怒喜悲思恐之气……"

肺癌的发病主要与"悲""怒"等情志内伤密切相关。"悲则气消",肺在志为悲(忧),过度悲忧,则肺气耗散,日久气虚津停,气虚血瘀。气滞、痰浊、瘀血互结,壅塞不通,日积月累,形成肺内积块,如《金匮翼·积聚统论》言:"凡忧思郁怒,久不得解者,多成疾。"

"怒则气上",肝在志为怒,大怒肝气失于疏泄,气机上逆,血随气涌。《灵枢·邪气脏腑病形》说:"若有所大怒,气上而不下,积于胁下,则伤肝。"肝与肺在生理、病理上都存在着联系"肝生于左,肺藏于右",肝气以升发为宜,肺气以肃降为顺。肝升肺降,气机升降相宜,气血调和;反之,怒气伤肝,肝气左升太过,肺气右降不及,肝气横逆犯肺,气郁胸中,则胸部塞闷、呼吸急促,如《素问·至真要大论》言:"诸气膹郁,皆属于肺",日久气滞血瘀,发为积块。

(5)劳逸失度:过度劳累,包括劳力过度、劳神过度、房劳过度。《素问·举痛论》说:"劳则气耗。"过度劳累,能使阳气外张,肺气不得降而喘息。《素问·宣明五气》:

"五劳所伤，久视伤血，久卧伤气，久坐伤肉，久立伤骨，久行伤筋。"劳倦过度可伤及气、血、肉、骨、筋，导致气血失调，阴阳失衡，而生癌毒，最终气滞血瘀，津枯痰结，形成肿瘤，留于肺为肺癌。

过度安逸，主要表现为体力过逸和脑力过逸。人体长期不从事体育锻炼和脑力训练，神气衰弱，阳气失于振奋，脾胃功能减弱，全身气机失于调达，气血津液运行不畅，生化乏源，终致痰浊瘀血内生，痰瘀胶结于肺，形成肺癌。

2. 病机

（1）基本病机：肺癌的病因虽然十分复杂，但其基本病机为正气亏虚，癌毒内结。正气先虚，邪毒乘虚而入，肺气责郁，宣降失司，气滞、血瘀、痰凝、热聚胶结于肺中，酿而成毒，久成积块。

1）气滞血瘀，癌毒阻肺：人体气机以通顺为贵，气机郁滞，则血行不畅，瘀血内停，所谓"气塞不通、血壅不流"，日久化为癌毒，羁留于肺，形成肺癌。《合类医学入门·积聚门》云："气不能作块成聚，块乃痰与食积、死血有形之物，而成积聚癥瘕也。"元代滑寿《难经本义》亦言："积蓄也，言血脉不行，蓄积而成病也。"

2）痰饮凝聚，癌毒阻肺：痰饮既是病理产物，又是致病因素，痰浊不化，阻塞经脉气血，可与瘀血为患。此外，痰可从寒化为寒痰，痰从热化为热痰，痰郁久不解，则可化为毒，久之化为积块。《明医杂著》云："老痰郁痰，结成黏块……肺气被郁，凝浊郁结而成，岁月积久，根深蒂固。"《丹溪心法》指出："人上中下有结块者，多属痰"，又云"痰挟瘀血，遂成窠囊。"痰浊流注于筋骨，则见肢体麻木、半身不遂；痰浊凝结于喉部，则见声音嘶哑；痰浊流注于心，蒙蔽心包，则见神昏谵语，甚至引起癫、狂、痫等疾病。

3）热毒内结，癌毒阻肺：热毒，为阳盛所致，既可由外邪如风热、暑热入侵所致，亦可由脏腑功能失常、阴阳气血失调内生，如肝火亢盛、心火炽热、肺经郁热等，正如《太平圣惠方》所言"脏腑生热，热乘于血"。热毒壅肺，热灼津液而成痰，阻遏气血的运行则形成血瘀，热毒痰瘀阻肺，血败肉腐，结于肺，则为肺癌。

（2）病机演变：肺癌的基本病理因素为癌毒，主要由气滞、血瘀、痰凝、邪热蕴结化毒所致。肺癌的病理性质为本虚标实，虚实夹杂。肺癌因虚得病，因虚致实；虚是本，实是标；虚是全身性的，实为局部性的。虚以气虚、气阴两虚多见，实者不外乎痰凝、气滞、血瘀、热毒。

肺癌病位在肺，涉及脾肾，与肝相关。金克木，金盛则乘肝木，灼伤肝阴，致肝脏疏泄失常，可引起右胁下肿块疼痛，触之质硬不平及黄疸、腹水等症。土生金，肺病则子盗母气，致脾胃升降无序，运化功能失健。一则运化食物不行，引起饮食不香、便秘或腹泻，饮食量减少，气血乏源，故出现疲乏无力、形体消瘦、面黄不华等症；二则运化水液无力，产生了水湿痰饮等病理产物。金生水，肺癌日久，肺气亏虚，肾精耗损，肾气亏虚，气不归肾，则呼多吸少，动则气喘；肾不纳气，喘息气促，复而影响肺主气司呼吸的功能。肾气渐衰，日久伤及肾阳肾阴。若肾阳下竭，则肾阴无所守，五脏之阳亦绝；若肾阴耗竭，则肾阳无所附，五脏之阴亦绝，会出现腰膝酸软、耳鸣、头晕目胀、下肢水肿、尿频，气喘气促进一步加重，活动后气喘加重明显。

三、临床征象

1. 咳嗽、咳痰　为常见的早期症状。主要与肿瘤生长的部位、方式和速度有关。肿瘤生长在大气道时，可有阵发性刺激性呛咳，无痰或少许泡沫痰，继发感染时，痰量增多呈黏液性或脓性。肺泡细胞癌时可有大量黏液痰。

2. 咯血　由于癌组织血管丰富常引起咯血。以中央型肺癌多见，多为痰中带血或间断血痰。

3. 喘鸣　肿瘤阻塞支气管，可发生局限性喘鸣。

4. 胸闷、气急　肿瘤阻塞造成支气管狭窄，或压迫大气道，或转移至胸膜引起胸腔积液，或转移至心包出现心包积液，或有膈肌麻痹、上腔静脉阻塞以及肺部广泛受累时，均可发生胸闷、气急。

5. 体重下降　消瘦是肿瘤的常见症状之一。肿瘤晚期，多有感染、疼痛所致的食欲减退，可表现为消瘦或恶病质。

6. 发热　肿瘤组织坏死而引起发热，但多数发热的原因是由于肿瘤引起的继发性肺炎所致。

四、诊断依据

肺癌的治疗效果与预后取决于肺癌能否早期诊断及肺癌的恶性程度。

对于下列情况之一的人群（特别是 40 岁以上男性长期或重度吸烟者）应提高警惕，及时进行排癌检查：

刺激性咳嗽 2～3 周而抗炎、镇咳治疗无效；原有慢性呼吸道疾病，近来咳嗽性质改变者；近 2～3 个月持续痰中带血而无其他原因可以解释者；同一部位、反复发作的肺炎；原因不明的肺脓肿，无毒性症状，无大量脓痰，无异物吸入史，且抗炎治疗疗效不佳者；原因不明的四肢关节疼痛及杵状指（趾）；X 线显示局限性肺气肿或段、叶性肺不张；肺部孤立性圆形病灶和单侧性肺门阴影增大者；原有肺结核病灶已稳定，而其他部位又出现新增大的病灶者；无中毒症状的、血性、进行性增多的胸腔积液者等。

一般根据病史、临床表现、体格检查和相关的辅助检查，80%～90% 的肺癌患者可确诊。必要的辅助检查中，肺癌发现的最常用检查是影像学，而肺癌确诊的必要手段则是细胞学、病理学。

五、类证辨别

1. 肺痨　肺痨与肺积均有咳嗽、咯血、胸痛、发热，身体消瘦等症状，两者易混淆。但是，一般肺痨多发于 40 岁以下患者且具有传染性，若发生在 40 以上者，往往在青少年时期有肺痨病史；而肺积则好发于 40 岁以上的中老年男性。肺痨经抗痨治疗后有效，肺积经抗痨治疗病情继续恶化。借助现代诊断方法有助于两者的鉴别。

2. 肺痈　典型的肺痈以急性发作，高热，突发性痰多而臭为表现；肺积则发病较缓，热势一般不高，咳痰不臭或痰中带血。两者凭此不难鉴别。

3. 肺胀　肺胀由于多种慢性肺系疾病反复发作，迁延不愈，而致肺气胀满，不能敛降，症见胸部膨满，胀闷如塞，喘息气促，咳嗽咳痰，甚至颜面紫黯，肢体浮肿等。

第二节　中医辨治

一、辨证要点

1. 辨证候虚实　肺癌的发生多与肺气不足、痰湿瘀血阻滞有关。肺癌早期，多见气滞血瘀，痰湿毒蕴之证，以邪实为主；肺癌晚期，多见阴虚毒热，气阴两虚之证，以正虚为主。

2. 辨邪正盛衰　肺癌是高度恶性的肿瘤，发展快。辨明邪正盛衰，是把握扶正祛邪和合理遣方用药的关键。一般说来，肺部癌瘤及症状明显，但患者形体尚丰，生活、活动、饮食等尚未受阻，此时多为邪气盛而正气尚充，正邪交争之时；如病邪在肺部广泛侵犯或多处转移，全身情况较差，消瘦、乏力、衰弱、食少，生活行动困难，症状复杂多变者，多为邪毒内盛而正气明显不支的正虚邪实者。

二、治疗原则

中医对肺癌的治疗应在中医辨证理论指导下，明辨邪正虚实，以"扶正祛邪，标本兼治"为总的原则。治疗早期邪实为主，治以化痰软坚、行气祛痰、利湿解毒等；晚期正虚为主，治以扶正祛邪，并根据脏腑气血阴阳的偏盛偏衰恰当处理。总之，肺癌治疗过程中，始终要顾护正气，扶正祛邪贯穿治疗始终。

三、分型论治

1. 气滞血瘀

（1）证候：咳嗽不畅，咳痰不爽，胸胁胀痛或刺痛，气急，面青唇暗，大便秘结，舌质暗紫或有瘀斑，脉弦或涩。

（2）治法：活血散瘀，行气化滞。

（3）方药：血府逐瘀汤加减。当归10g，生地黄10g，桃仁15g，红花10g，枳壳6g，赤芍6g，柴胡3g，甘草3g，桔梗5g，川芎5g，牛膝10g。

（4）加减：本方行气导滞，活血化瘀。若胸痛甚加丹皮、香附、延胡索等行气止痛；若反复咳血，血色暗红者加蒲黄、藕节、仙鹤草、三七、茜草根祛瘀止血；食少、乏力、气短者加黄芪、党参、白术健脾益气；瘀滞化热，损伤气津见口干、舌糜者加沙参、天花粉、生地、知母等清热养阴生津。

2. 痰湿毒蕴

（1）证候：咳嗽较重，痰多，气憋胸闷，或胸胁疼痛，或胁下痞块，刺痛拒按，纳差便溏，身热尿黄。舌质暗或有瘀斑，苔厚腻，脉滑数。

（2）治法：祛湿化痰，清热解毒。

（3）方药：导痰汤加减。半夏12g，陈皮6g，枳实6g，茯苓6g，甘草3g，制南星6g，生姜10片。

（4）加减：本方可清热化痰，祛湿解毒。若见胸脘胀闷，咳喘较甚者，可加用葶苈大枣泻肺汤以泻肺行水;痰黄黏稠难咳者,加海蛤壳、鱼腥草、黄芩清热化痰;胸痛甚,且瘀象较明显者,加郁金、川芎、延胡索行瘀止痛;神疲纳呆者,加西洋参、白术、鸡内金等益气健脾。

3. 阴虚毒热

(1)证候:咳嗽无痰或少痰,或有痰中带血,甚则咯血不止,心烦,少寐,五心烦热,或低热盗汗,或邪热炽盛,羁留不退,口渴,大便秘结,舌质红,苔薄黄,脉细数或数大。

(2)治法:解毒散结,清热养阴。

(3)方药:沙参麦冬汤合五味消毒饮。沙参9g,玉竹6g,生甘草3g,冬桑叶4.5g,麦冬9g,生扁豆4.5g,花粉4.5g,金银花20g,野菊花15g,蒲公英15g,紫花地丁15g,紫背天葵子15g。

(4)加减:本方养阴清热,解毒散结。大便干结加瓜蒌、麻仁润肠通便。

4. 气阴两虚

(1)证候:咳嗽无力,有痰或无痰,痰中带血,神疲乏力,时有心悸,汗出气短,口干,发热或午后潮热,手足心热,纳呆脘胀,便干或稀,舌质红苔薄,或舌质胖嫩有齿痕,脉细数无力。

(2)治法:益气养阴,化痰散结。

(3)方药:沙参麦冬汤加减。沙参9g,玉竹6g,生甘草3g,冬桑叶4.5g,麦冬9g,生扁豆4.5g,花粉4.5g。亦可选用大补元煎、生脉饮、参芪麦味地黄汤加减。

(4)加减:本方益气养阴。若兼有瘀血者,可加入归尾、赤芍、桃仁、红花、郁金、玄胡、丹参、三棱、莪术等活血化瘀。

5. 肺肾阴虚

(1)证候:干咳无痰或痰少而黏不易咯出,或兼咯血,胸闷气短,心烦口渴,潮热盗汗,颧红咽干,声音嘶哑,舌质红而干,苔薄或光剥无苔,脉细数。

(2)治法:滋肾润肺。

(3)方药:六味地黄汤合百合固金汤。怀山药12g,枣皮6g,熟地24g,茯苓9g,丹皮9g,泽泻9g,麦冬9g,生地9g,贝母6g,百合9g,当归9g,芍药6g,甘草3g,玄参3g,桔梗6g。

(4)加减:本方滋肾润肺。咳嗽加百部、款冬花;咯血甚加白及、鲜茅根、仙鹤草;潮热盗汗加地骨皮、银柴胡、秦艽、鳖甲、牡蛎、浮小麦。

四、常用中成药

1. 鹤蟾片

(1)组成:仙鹤草、干蟾皮、猪爪草、浙贝母、生半夏、鱼腥草、天冬、人参、葶苈子。

(2)适应证:解毒除痰、凉血养阴、消瘀散结。适用于中晚期肺癌。

(3)用法:每片0.4g,口服,每次6片,每日3次,可连续服数月至1年。

2. 金龙胶囊

(1)组成:鲜守宫、鲜金钱白花蛇、鲜蕲蛇。

(2)适应证:扶正荡邪、填精培元、破瘀散结、解郁通络、清热解毒。适用于中晚期肺癌，与放、化疗联合用药或手术前后用药。少数患者可能有过敏反应，宜立即停药，对症处理。

（3）用法：口服，每次 2~4 粒，每日 3 次，3~6 天为 1 个疗程。

3. 榄香烯乳注射液

（1）组成：莪术中提取的抗癌活性物质。

（2）适应证：具有扶正抗癌作用。适用于中晚期肺癌，特别是有胸膜转移者，可单用或放、化疗联合应用。该药毒副作用较小，不发生骨髓抑制，无明显心、肝、肾功能损害。常见毒副反应有静脉炎、发热、局部疼痛、过敏反应等。

（3）用法：①静脉注射：200~500mg/次，每日 1 次。5~10 天为 1 个疗程，宜采用锁骨下静脉注射，或选取较粗静脉血管，两臂交替使用，先用 250mg 生理盐水打通静脉通路，为预防静脉炎的发生可于第 1~5 天加 2mg 地塞米松，从小壶冲入，再将本品稀释于 300~400ml 生理盐水中快速滴入，最后用 250ml 生理盐水冲洗血管。②胸腔注射：用闭式引流尽量放尽胸水，按每次 200~300mg/m² 注入胸腔，每周 1~2 次，1~3 次为 1 个疗程。

4. 康莱特注射液

（1）组成：薏苡仁提取物。

（2）适应证：具有扶正抗癌作用。适用于气阴两虚、脾虚痰湿型中、晚期肺癌，可术前或与放、化疗联合应用。

（3）用法：①静脉滴注：200ml/次，每日 1 次，21 天为 1 个疗程。②介入治疗：经股动脉插管造影证实进入支气管动脉，缓缓推入，100ml/次，每 4~6 周 1 次，共 2 次。③胸腔注射：用闭式引流放尽胸水，胸腔内注入 200ml/次，每周 1 次，3 周为 1 个疗程，同时予静脉滴注治疗。如能同时静脉给药，介入前 3 天起静脉滴注康莱特注射液，连续给药 2~3 周，效果更好。

5. 艾迪注射液

（1）组成：人参、黄芪、刺五加、斑蝥。

（2）适应证：清热解毒，消瘀散结功能。适用于原发性肝癌、消化道肿瘤、肺癌、鼻咽癌、泌尿系肿瘤、恶性淋巴瘤、妇科恶性肿瘤等多种肿瘤的治疗。各类肿瘤术后的巩固治疗。也可与放、化疗配合使用，增效减毒。

（3）用法：成人 1 次 50~100ml，加入 0.9% 氯化钠注射液或 10% 葡萄糖注射液 400~450ml 中静脉滴注，每日 1 次；与放、化疗合用时，疗程与放、化疗同步；手术前后使用 10 天为 1 个疗程；介入治疗 10 天为 1 个疗程；单独使用 15 天为 1 个周期，间隔 3 天，2 周期为 1 个疗程；晚期恶病质患者，连用 30 天为 1 个疗程；或视病情而定。

6. 康赛迪胶囊

（1）组成：斑蝥、刺五加、半枝莲、黄芪、女贞子、山茱萸、人参、三棱、莪术、熊胆粉、甘草。

（2）适应证：破血散瘀，攻毒蚀疮。适用于原发性肝癌、肺癌、直肠癌、恶性淋巴瘤、妇科恶性肿瘤等。

（3）用法：口服，每日 2 次，每次 3 粒。

五、针灸干预

针灸具有双向的免疫调节作用，尤其是对肺癌的放、化疗患者提高免疫力方面有很好效果。肺癌常取：风门、心俞、肺俞、天宗、膻中、尺泽、中府、膏肓，配列缺、内关、足三里。

如取肺俞、心俞、尺泽、曲池穴，用毫针刺，行泻法，每天 1 次，有清肺化痰的作用。对痰热者加丰隆；喘甚者，加天突、定喘；胸痛甚者，取孔最穴，针尖循经脉循行方向，用快速强刺激，留针 30 ~ 60 分钟。

第三节　肺脏不洁论在肺癌中的应用研究

一、辨证分型

目前中医对肺癌的辨证分型尚未统一，各位学者的观点不同，辨证依据不一，分型也有差异，但肺癌的辨证分型大致可以分为三种：①虚证为主：如气阴两虚型、肺脾气虚型、肺肾阴虚型、气血两虚及阴阳两虚型；②实证为主：如气滞血瘀型、痰热阻肺型、痰湿瘀阻型；③虚实互见：如肺虚痰热型、气虚痰湿型、脾虚痰湿型。总之，肺癌是由于正气虚损，阴阳失调，邪毒乘虚入肺，导致脏腑功能失调，肺气郁滞，宣降失司，气机不利，津液失于输布，津聚为痰，痰凝气滞，瘀阻脉络，于是瘀毒胶结，日久形成肺部积块。因此，肺癌以气阴两虚型最为多见，气滞血瘀型次之，肺脾气虚型再次之，其他证型出现相对较少。总之，近年来，对肺癌的病因病机认识趋向于把正气虚损学说和邪毒痰湿学说结合起来。

二、预防肿瘤复发转移，延长生存期、提高治愈率

局部或区域性肿瘤经手术切除或经放、化疗控制后，进一步消灭体内残余癌灶或亚临床转移灶，是提高癌症治愈率的关键，中医药可从以下三个方面争取预防肿瘤复发转移。

1. 用扶正培本法　调动癌症患者的免疫功能，控制和逐步消灭体内残留的癌灶。常用益气滋阴，健脾补肾以及多糖类中药。

2. 用某些清热解毒中药　如白花蛇舌草、夏枯草、肿节风、白英、半枝莲、黄连、黄柏、黄芩、山豆根、土茯苓、鱼腥草等，不仅有抑杀癌细胞作用，同时也有提高免疫功能的作用。

3. 适当应用活血化瘀药　如丹参、玉金、鸡血藤、参三七等可能有预防肿瘤转移的作用。

三、活血化瘀治则的应用取得了丰富经验

1. 实验研究证明活血化瘀药的作用有　①改善血循环，抗血管痉挛，保持微循环通畅，抑制结缔组织增生和胶原纤维形成；②可调整凝血功能紊乱，使过高的血浆纤维蛋

白原趋于正常；③有一定的抗炎镇痛和提高免疫功能作用；④某些活血化瘀药有一定的抑杀癌细胞的作用。

2. 中药丹参、桃仁等有抗纤维化的作用，能抑制胶原的合成和沉积，恢复血窦微循环，恢复肝细胞活力。

3. 一些活血化瘀药能改善癌症患者的血液高凝状态，可能有防止癌细胞着床形成转移灶的作用。

4. 活血化瘀药通过口服途径，促肿瘤转移的可能性很小，但动物试验静脉注射复方丹参可促使发生转移。

5. 常用的活血化瘀药有　赤芍、川芎、丹参、桃仁、红花、三棱、莪术、当归、三七等。

第二十二章 呼吸衰竭

第一节 疾病概述

一、概述

呼吸衰竭是各种原因引起的肺通气和（或）换气功能严重障碍，以致在静息状态下亦不能维持足够的气体交换，导致缺氧或伴有二氧化碳潴留，从而引起一系列生理功能和代谢功能紊乱的临床综合征。临床上以呼吸困难、发绀、头痛、嗜睡、甚至昏迷为主症。在静息状态下，无心向右向左分流疾病，于海平面呼吸空气时，动脉血氧分压（PaO_2）低于 60mmHg，或伴有二氧化碳分压（$PaCO_2$）高于 50mmHg，即为呼吸衰竭（简称呼衰）。

呼衰在临床上可分为急性与慢性两类。急性呼衰多见于突然发生的气道梗阻、神经肌肉损伤、胸廓病变及急性呼吸窘迫综合征（ARDS）等原因，特点是起病急骤，病情发展迅速，需要及时抢救才可挽救生命。慢性呼衰多继发于慢性呼吸系统疾病，尤其是慢性阻塞性肺疾病（COPD）。慢性呼衰起病徐缓，病程漫长，机体有一定的代偿能力，但一旦有呼吸道感染，加重呼吸功能负担，即可出现危重症状。本章主要讨论和阐述慢性呼吸衰竭。

中医无呼吸衰竭的病名，有学者提出肺衰，其症状及临床表现与呼吸衰竭相似，故相当于呼吸衰竭。也有部分人把呼吸衰竭归属于中医的喘证，但目前尚未得到公认。肺衰的病名始见于《备急千金要方》称"肺气衰"。《医参》亦有："肺主皮毛，皱纹多且深则肺衰矣。"故一般将呼吸衰竭归属于中医"喘证""喘脱""肺衰"证等危急重症的范畴。

二、病因病机

本病多由肺气虚衰，感受邪毒所致，肺失主持诸气的功能。一则不能上助心脉以行血气，致心脉阻滞；二则脏腑气逆，升降失常，升多降少，肺气壅塞，肺叶焦满；肺失治节，金气不平。金不平则不能制肝，肝气壅闭，中焦脾胃受抑，脾不运，胃不腐，升降失常，浊气上壅于肺，肺举叶张，升而不降，气不得出，呼吸错乱，清浊相混，营气不清，上犯于脑，脑窍闭塞，水津不布，结而不散，波及于血。伤及肺之脏真，而致肺衰。本病虽在肺脏，但与心、肝、脾、肾、脑密切相关，以肺、脾、肾虚损为本，以热毒、瘀血和痰浊为标，系本虚标实，虚实相兼的病症。由于久病损及多个脏腑，且正虚邪实，互为因果，相互影响，因而病情迁延危重，病程缠绵难愈。

1. 感受外邪　六淫之邪从口鼻、皮毛而入，壅阻于肺。风寒袭肺，内则壅塞肺气，外则郁闭皮毛，肺气不得宣泄；风热犯肺，壅滞肺气，炼津成痰，肺失清肃；外感温热、疫毒，未及时消散，内攻于肺，壅遏肺气；或邪热移于大肠，阳明腑浊之气上逆；或肺素有瘀痰，复感外邪，痰瘀互结，壅塞气道，脏真受伤，肺体受损，治节功能失司，互换清浊功能障碍，发为本证。

2. 创伤瘀毒　大面积烧伤、烫伤所致热毒瘀肺，或胸部创伤，肺络受伤，肺体受损，气血失和，血结内瘀，肺络不畅，血脉瘀阻，浊气内逆，清气亏少，脏真受伤而生此痰。也有疫毒炽盛，灼伤肺络，痰瘀互结，阻碍气机；亦有败血冲心乘肺，心阳受阻不能温肺，肺失治节，升降失司，气道壅塞，肺心两衰发于本证。

3. 肺气虚衰　久患肺胀、哮喘、心脏疾患，或痰热久留，水饮内停，以致痰瘀内阻，水毒犯肺，或久病体虚，邪气复感，肺体受损，脏真受伤，造成肺不能推行营卫，营气不清，气血败浊而成痰瘀，气道闭塞，肺管不通而发为本证。

肺衰的病位在肺，与心、脑、肾关系密切。《三因极一病证方论·喘脉证治篇》曰："失五脏皆有上气喘咳，但肺为五脏之华盖，百脉取气于肺，喘既动气，故以肺为主。"本病病性多属虚实夹杂之恶候。《医家四要·喘急虚实之评》："暴病而喘者为实，久病而喘者为虚。"虚者，肺气虚衰；实者，邪气壅实。

慢性呼衰中医学认为是外感六淫，内伤七情，饮食劳倦，素嗜香烟，工作环境不良，导致久咳、顽喘、肺痿、肺胀等多种慢性肺系疾病，久病上损及下，肺虚及肾，肺肾心脾俱虚，水湿、瘀血、痰浊、热毒内生，痰、瘀、热互结于内，阻遏气机，郁闭肺气，凌侮心火，壅塞水道，甚至上扰清空，蒙蔽神明，而发为喘证、肺胀，甚至于痉证、厥证、闭证、脱证等严重并发症。

三、临床征象

1. 症状

（1）呼吸困难：呼吸困难往往是临床最早出现的症状，其随着呼吸功能减退而加重，表现为呼吸费力和自感空气不足。中枢性呼衰，呼吸困难主要表现在节律和频率方面的改变，可表现为潮式、间歇式或抽泣样呼吸；呼吸器官病变引起的周围性呼衰，多伴有呼吸劳累，辅助呼吸肌参与呼吸，表现为点头或提肩呼吸；COPD 患者由原来慢而较深的呼吸变为浅快或不规则呼吸，虽然通气量无差别，但是呼吸浅快，无效腔量增大，肺泡通气量减少。呼吸衰竭不一定有呼吸困难，如中枢神经药物中毒时呼吸匀缓，表情淡漠或昏睡；重度肺气肿并发呼衰或肺性脑病引起二氧化碳麻醉时，往往没有明显的呼吸困难症状。

（2）发绀：是缺氧的典型症状。当动脉血氧饱和度低于80%，$PaO_2 > 50mmHg$ 时，可在血流量较大的口唇、口腔黏膜出现发绀；但缺氧不一定都有发绀，因为发绀主要取决于血液中还原血红蛋白绝对值的大小，红细胞增多者发绀可明显，贫血者则不明显或不出现；严重休克者即使动脉血氧分压正常，也可出现发绀。发绀还受皮肤色素及心功能的影响。

（3）精神神经症状：缺氧和二氧化碳潴留都会引起精神神经症状。症状的轻重不但决定于缺氧和二氧化碳潴留的程度，也与人体的适应和代偿有密切的关系。急性呼衰的症状较慢性病例明显。急性严重缺氧，可立即出现精神错乱，狂躁，昏迷，抽搐等症状。慢性缺氧多有智力、定向功能障碍。

二氧化碳麻醉，所谓"肺性脑病"是二氧化碳潴留的典型临床表现，有神志淡漠，肌肉震颤，间歇抽搐，嗜睡，昏迷等。但中枢抑制前的兴奋症状，如由于脑血管扩张引起头痛，逐渐出现恍惚，幻觉，昼夜颠倒，精神错乱，失眠，烦躁，躁动等，此时切忌用镇静剂或安眠药，以免加重二氧化碳潴留对中枢神经的抑制。但呼吸空气时，二氧化碳潴留很少引起昏迷，因昏迷前患者可能因缺氧而死亡。二氧化碳潴留不是决定精神症状的单一因素，pH 对精神症状亦有重要影响。若患者吸氧时，虽有严重的二氧化碳潴留，$PaCO_2$ 达 100mmHg（13.3kPa），如 pH 代偿，可无明显的神志改变，急性二氧化碳潴留 pH 低于 7.3 时，可出现嗜睡、昏迷等严重的精神症状，严重二氧化碳潴留可出现腱反射减弱或消失，锥体束征阳性等。

（4）血液循环系统的症状：严重的二氧化碳潴留和缺氧可引起心悸、球结膜充血水肿、心律失常、肺动脉高压、右心衰竭、低血压等。

（5）消化和泌尿系统症状：呼衰对肝肾功能都有影响，如溃疡病症状、上消化道出血、肝功能异常、肾功能不全，多为功能性肾功能不全，严重二氧化碳潴留、缺氧晚期，可出现肾衰竭。

（6）酸碱平衡和电解质紊乱：常见的异常动脉血气及酸碱失衡类型是：严重缺氧伴有呼吸性酸中毒（简称呼酸）、严重缺氧伴有呼酸并代谢性碱中毒、严重缺氧伴有呼酸并代谢性酸中毒、缺氧伴有呼吸性碱中毒、缺氧伴有呼吸性碱中毒并代谢性碱中毒、缺氧伴有三重酸碱失衡。

2. 体征　慢性呼衰患者胸部体格检查，均可见肋间隙增宽，桶状胸，呼吸运动度减弱，叩诊呈过清音，呼吸音减低，双肺干湿性啰音等。急性呼衰者多有原发病的体征特点。

四、诊断依据

除原发疾病和低氧血症及 CO_2 潴留导致的临床表现外，呼吸衰竭的诊断主要依靠血气分析，而结合肺功能、胸部影像学和纤维支气管镜等检查对于明确呼吸衰竭的原因至为重要。

1. 动脉血气分析　对于判断呼吸衰竭和酸碱失衡的严重程度并指导治疗具有重要意义。呼吸衰竭的动脉血气诊断标准：在海平面大气压下，静息条件呼吸室内空气，排除心内分流或心排出量降低因素后，$PaO_2 < 60mmHg$ 伴（或不伴）$PaCO_2 > 50mmHg$。当 $PaCO_2$ 升高、pH 正常时，称为代偿性呼吸性酸中毒，若 $PaCO_2$ 升高、$pH < 7.35$，则称为失代偿性呼吸性酸中毒。特别指出，由于血气受年龄、海拔高度、氧疗等多种因素的影响，在具体分析时一定要结合临床情况。但在临床上 II 型呼吸衰竭患者还常见于另一种情况，即吸氧治疗后，$PaO_2 > 60mmHg$，但 $PaCO_2$ 仍高于正常水平。

2. 临床分型　根据动脉血气的改变，呼吸衰竭分为两型：I 型呼吸衰竭：$PaO_2 < 7.8960mmHg$，$PaCO_2$ 正常或轻度下降，此类型又称为低氧血症型呼吸衰竭。II 型呼吸衰竭：$PaO_2 < 60mmHg$，$PaCO_2 > 50mmHg$。此型又称高碳酸血症型呼吸衰竭。

3. 肺功能检测　尽管在某些重症患者，肺功能检测受到限制，但通过肺功能的检测能判断通气功能障碍的性质（阻塞性、限制性或混合性）及是否合并有换气功能障碍，并对通气和换气功能障碍的严重程度进行判断。

4. 胸部影像学检查　包括普通 X 线胸片、胸部 CT 和放射性核素肺通气/灌注扫描、肺血管造影等。

5. 纤维支气管镜检查　对于明确大气道情况和取得病理学证据具有重要意义。

6. 慢性呼吸衰竭的诊断

（1）患者有慢性呼吸衰竭基础疾病史及诱因。

（2）缺氧或/伴有二氧化碳潴留的上述临床表现。

（3）动脉血气分析可确诊呼吸衰竭的性质及其程度。并对指导氧疗、呼吸兴奋剂和机械通气参数的调节，以及纠正酸碱失衡和电解质紊乱均有重要价值。

五、类证辨别

1. 心源性呼吸困难　左心衰竭引起的呼吸困难应与呼吸衰竭所引起的呼吸困难相鉴别。左心衰竭引起的呼吸困难是由于心搏量减少，左心室舒张末期压增高继而引起左房压、肺静脉压和肺毛细血管楔嵌压升高，造成肺循环瘀血的结果，按其渐进性严重程度，表现为劳力性呼吸困难，端坐呼吸，阵发性夜间呼吸困难，心源性哮喘和急性肺水肿。可伴有咳嗽、咳痰等肺泡和支气管黏膜瘀血症状，亦伴有疲乏无力、头昏、苍白、心动过速等心排血量降低为主的症状。查体心界增大，心率增快，心尖区可听到舒张期奔马律。急性肺水肿时，咳粉红色泡沫痰，两肺可闻及大、中水泡音。

呼吸衰竭引起的呼吸困难，特别是 COPD 引起的呼吸困难，多可以平卧，患者由平卧位坐起后，呼吸困难并无改善，心率可以不快，两肺多细湿性啰音和干性啰音，心电图可有肺心的相应变化，血气分析有低氧和（或）二氧化碳潴留的表现。

2. 重症自发性气胸　继发于基础肺部病变，尤其 COPD 患者并发自发性气胸，或者张力性气胸患者亦有呼吸困难，患者紧张，胸闷，甚至心率快，心律失常，强迫坐位，发绀，大汗，意识不清，甚至有低氧血症和二氧化碳潴留。但气胸患者常突然发作，伴有一侧胸痛，患者可有胸部隆起，呼吸运动和语颤减弱，叩诊鼓音，听诊呼吸音减弱或消失。X 线显示气胸征是确诊依据。

3. 重症代谢性酸中毒　重症代谢性酸中毒，尤其急性代谢性酸中毒时出现深大呼吸，应和呼衰引起的呼吸困难鉴别。患者可有恶心，呕吐，食欲不振，烦躁不安，以至精神恍惚，嗜睡，昏迷。代谢性酸中毒时常伴有原发病的其他表现，如糖尿病酮症呼气有烂苹果味；尿毒症者有尿味；失水者皮肤黏膜干燥等。确诊应依靠血气分析，其 pH 值降低，$PaCO_2$ 降低，SB 减少，AB 小于 SB，BE 负值增大（$< -3mmol/L$）。

第二节　中医辨治

一、辨证要点

1. 辨痰饮、瘀血、脏腑亏虚　本病的主要病机为痰饮、瘀血、脏腑亏虚，临床应首辨痰饮的部位，热痰、寒痰、湿痰，是否有水饮停留；其次辨明是否有瘀血兼加；再辨脏腑之亏虚。

2. 辨病位 即辨别病位之在肺在肾。凡感受外邪、痰浊、瘀血等致邪壅肺气，宣降不利而致者属实，病位多在肺；而久病迁延、肺肾出纳失常者属虚，或虚实夹杂者，病位多在肺肾两脏，各有偏属。若至后期出现心气虚衰，可见喘息持续不已，心悸、汗出当肺心同治。

3. 辨病势缓急 本病急易受外邪诱发而加重，因此辨明疾病向恶化方向转变的时机很重要，临床要辨明患病机体的邪正虚实标本缓急态势，及时采取扶正祛邪的有效方法，尽快截断其向疾病恶化方向转变，阻止疾病的进一步恶化，重建或恢复脏腑阴阳气血的平衡，促使疾病维持稳定。

二、治疗原则

慢性呼吸衰竭的治疗以虚实为纲，实则由外邪、痰浊、水饮、瘀血，以祛邪利气、降气祛痰、豁痰开窍、活血化瘀、泻肺利水等法。虚者以肺脾肾为主，法以培补摄纳，针对脏腑病机，采用补肺、纳肾、温阳、益气、养阴、固脱等法。虚实夹杂者，当祛邪与扶正并举，但要分清主次，权衡标本，有所侧重，辨证选方用药。

三、分证论治

1. 痰热壅盛

(1)证候：喘促气急，喉间痰鸣，咳痰黄黏稠，发热口渴，烦躁不安，时有抽风，汗出，口干，舌质红，苔黄厚，脉滑数。

(2)治法：清肺化痰，祛风平喘。

(3)方药：清热化痰汤合桑白皮汤加减。炙麻黄，苇茎，薏苡仁，冬瓜仁，杏仁，石膏，瓜蒌，黄芩，桔梗，鱼腥草，郁金，僵蚕，赤芍，甘草。

(4)加减：喘息严重者，加半夏、苏子、葶苈子等降气化痰平喘；痰多黏稠者，加海蛤粉、皂角刺，清化痰热；痰涌便秘，喘不得卧，加莱菔子、大黄涤痰通腑；痰有腥臭味，加蒲公英、败酱草等清热解毒；身热甚者，加连翘、青蒿。

2. 痰火扰心

(1)证候：谵语神昏，躁动不安，痰黄而稠，喘促气急，呼吸气粗，大便秘结，舌苔黄厚而腻，脉滑数有力。

(2)治法：清心化痰，定志宁心。

(3)方药：黄连温胆汤合犀角地黄汤加减。黄连、犀牛角、竹茹、枳实、半夏、茯苓、黄芩，熟大黄、赤芍、野荞麦根、鱼腥草、生地黄、浙贝母、甘草、生姜。

(4)加减：痰多者，加桔梗、海蛤壳增加祛痰化痰之力；痰郁化热，热象重者，加连翘、鱼腥草清除邪热；痰火扰心，夜不能寐者，加生地黄、夜交藤滋阴降火，除烦静心。

3. 肝风内动证

(1)证候：喘促气急，痰黄而稠，肌肉颤动，手足抽搐，甚至癫痫样发作，气粗痰黄，手颤动，苔黄腻，脉弦数。

(2)治法：平肝熄风，清热涤痰。

(3)方药：止痉散合清气化痰丸加减。全蝎，僵蚕，杏仁，枳实，黄芩，白芍，瓜蒌仁，制南星，陈皮，法半夏，生龙牡，石菖蒲，赤芍，川芎。

（4）加减：痰热甚者，加竹沥、黛蛤粉，加强清热化痰之效；神昏谵语者，加郁金、黄连清心祛痰开窍；大便秘结者，加大黄、火麻仁通腑泄热。

4. 痰浊蒙窍

（1）证候：咳逆喘促，甚则嗜睡昏迷或肢体抽搐，苔白腻或腻而润，舌淡红或淡紫，脉滑数。

（2）治法：涤痰开窍。

（3）方药：涤痰汤加减。法半夏，茯苓，橘红，胆南星，竹茹，枳实，石菖蒲，郁金，桃仁，丹参，枳壳，皂角，钩藤，浙贝母，紫苏子，葶苈子。

（4）加减：血瘀者，加红花、川芎、赤芍或加用川芎嗪注射液静脉滴注以活血化瘀；喘促较甚者，加苏子、炙麻黄、蛤蚧等以平喘化痰；气虚者，加人参、黄芪以补肺益气；大便干结者加莱菔子、杏仁、瓜蒌仁以通便。

5. 水凌心肺证

（1）证候：喘咳气逆倚息难以平卧，心悸，咳痰稀白，面目肢体浮肿，怯寒肢冷，小便量少，面唇青紫，舌胖黯，苔白滑，脉沉细。

（2）治法：温阳利水，泻肺平喘。

（3）方药：真武汤加减。制附子，桂枝，干姜，白术，茯苓，车前子，泽泻，葶苈子，桑白皮，猪苓，泽兰。

（4）加减：发绀明显者，加川芎、红花、桃仁以活血祛瘀；阳损及阴，见水肿，五心烦热，口苦而干，舌红黯，脉沉弦细数，宜温阳滋阴利水，以生脉散合五苓散及济生肾气丸加减。

6. 肾阳虚衰

（1）证候：喘促日久，呼多吸少，心悸气短，动则喘促更甚，汗出肢冷，面青唇黯，精神疲惫，时有下肢或颜面水肿，舌质淡胖，苔白腻，脉沉弱无力。

（2）治法：温肾纳气，祛瘀利水。

（3）方药：金匮肾气丸合真武汤加减。熟地黄，山药，山茱萸，茯苓，泽泻，牡丹皮，熟附子，肉桂，白芍，白术，丹参。

（4）加减：肺气虚者，加党参、黄芪温阳益气；稍动则喘者，加沉香、枳壳下气平喘；痰多者，加白芥子、苏子以增祛痰、化痰平喘之力；舌质青紫者，加赤芍、当归活血消瘀。

7. 喘脱证

（1）证候：喘促加剧，或状若抽泣，呼吸时停时续，气息微弱，神志昏迷，面唇青黯，汗出如油，四肢厥冷，舌质淡胖，脉微欲绝。

（2）治法：回阳救逆固脱。

（3）方药：人参四逆汤加味。人参，熟附子，干姜，肉桂，山萸肉，煅龙骨、煅牡砺，甘草。

（4）加减：气虚者，加黄芪，加强益气回阳之力；发绀明显者，加丹参、川芎加强行气活血祛瘀之力。

8. 气阴两竭

（1）证候：呼吸微弱，间断不续，或叹气样呼吸，时有抽搐，神志昏迷，精神萎靡，汗出如洗，舌红无苔，或光绛而紫赤，脉细微而数。

（2）治法：益气养阴固脱。

（3）方药：生脉散加味。

（4）加减：西洋参、黄芪、麦冬、玄参、天冬、五味子、生地黄、山萸肉；血瘀者，加赤芍、丹皮以活血化瘀；汗多者，加龙骨、牡蛎；阴竭阳脱者，加附子、肉桂急救回阳。

四、常用中成药

1. 痰热壅盛

（1）肺力咳合剂：黄芩、前胡、百部、红花龙胆、梧桐根、白花蛇舌草、红管药。一次20ml，每日3次，口服。清热解毒、镇咳祛痰。用于咳嗽痰黄等症。

（2）痰热清注射液：黄芩、熊胆粉、山羊角、金银花、连翘。每次20ml，加入5%葡萄糖注射液500ml，静脉滴注，注意控制滴数在60滴/分内，一日1次。清热，解毒，化痰。用于痰多、痰黄、发热患者。

2. 痰火扰心

（1）清开灵注射液：胆酸、珍珠母、猪去氧胆酸、栀子、水牛角、板蓝根、黄芩苷、金银花。一日40ml，以10%葡萄糖注射液200ml或氯化钠注射液100ml稀释，静脉滴注。清热解毒，化痰通络，醒神开窍。用于痰热闭窍证者。

（2）醒脑静注射液：麝香、栀子、郁金、冰片。一次20ml，用50%~10%葡萄糖注射液或氯化钠注射液250~500ml稀释，静脉滴注。清热泻火，凉血解毒，开窍醒脑。用于热入营血，内陷心包，高热烦躁，神昏谵语，舌绛脉数者。

3. 肝风内动证

（1）安宫牛黄丸：牛黄、郁金、犀角（水牛角代）、黄芩、黄连、雄黄、栀子、朱砂、冰片、麝香、珍珠、金箔为衣。大丸每次1丸，小丸每次2丸，病重者每日2~3次，口服。昏迷不能口服者，可用温开水化开，鼻饲给药。清热开窍、豁痰解毒。用于神昏谵语、烦躁不安重症患者。

（2）醒脑静注射液：麝香、栀子、郁金、冰片。每次20ml，用5%~10%葡萄糖注射液或氯化钠注射液250~500ml稀释，静脉滴注。

4. 痰浊蒙窍

（1）苏合香丸：白术、青木香、乌犀屑、香附子、朱砂、诃黎勒、白檀香、安息香、沉香、麝香、丁香、荜茇、龙脑、苏合香油、薰陆香。1~3丸鼻饲，每4~6小时1次。芳香开窍。对晚期呼吸衰竭亦有一定作用。

（2）苏子降气丸：紫苏子、厚朴（炒）、前胡、甘草、姜半夏、陈皮、沉香、当归、生姜、大枣。口服，每次6g，每日2次。治以降气化痰。

5. 肾阳虚衰

（1）黑锡丹：沉香、附子、葫芦巴、阳起石、茴香、破故纸、肉豆蔻、金铃子、木香、肉桂。每次10g，每日1次，口服。温壮下元，镇纳浮阳。适用于肾阳虚衰患者。

（2）补肾防喘片：地黄、熟地黄、淫羊藿（羊油炙）、补骨脂（盐炙）、菟丝子（盐炙）、山药、陈皮、附片。每次 4~6 片，每日 3 次，口服。温阳补肾。适用于喘促、胸闷患者。

6. 喘脱证

（1）苏合香丸：白术、青木香、乌犀屑、香附子、朱砂、诃黎勒、白檀香、安息香、沉香、麝香、丁香、荜茇、龙脑、苏合香油、薰陆香。1~3 丸鼻饲，每 4~6 小时 1 次。芳香开窍。对晚期呼吸衰竭亦有一定作用。

（2）参附注射液：人参、附子。一次 50~100ml，加入 5% 葡萄糖注射液 250~500ml 稀释，静脉滴注。益气固脱，回阳救逆。用于阳气欲脱者。

7. 气阴两竭

（1）参麦注射液：红参，麦冬。一次 50~100ml，加入 5% 葡萄糖注射液 250~500ml 稀释，静脉滴注。益气固脱，养阴生津。用于气阴两虚型之休克等。

（2）生脉饮口服液：人参，麦冬，五味子。每次 20ml，每日 3 次。以益气复脉，养阴生津。

第三节　肺脏不洁论在呼吸衰竭中的应用研究

一、标本虚实兼顾

中医认为此类患者病势沉重，邪毒内炽，而正气已伤，多为虚实夹杂，本虚标实，以痰浊、痰火或痰瘀为标，肺、脾、肾三脏虚损，或气阴两虚、气阳两虚为本；治疗当攻补兼施。攻邪可采用清热解毒的中药，此类药物对病毒、细菌均有一定的杀菌或抑菌作用。某教授采用辨证辨病相结合的思路选用药物，如肺炎双球菌感染选用黄芩、鱼腥草、连翘、金银花等；铜绿假单胞菌感染者选用黄连、白头翁、丁香、厚朴、百部等；支原体感染者选用黄柏、穿心莲、白芷、地肤子等；结核杆菌感染选用黄精、百部、白果、大蓟等。依据辨证用药原则选药，在辨证处方中加入对症抗菌中药。如细菌感染后表现为热毒炽盛者，选加黄芩、黄柏、栀子、大黄等清热解毒抗菌药；细菌感染后表现为咳嗽、咳痰、气喘者，选加瓜蒌、百部、丁香、白果等除痰止咳、定喘抗菌药。对于不能进食的患者，除了用胃管鼻饲中药汤剂外，亦可用清热解毒的中药针剂静脉滴注，如痰热清注射液、清开灵注射液等，均有一定效果。同时痰液引流不畅是导致感染失控的原因之一，在常规吸痰、必要时纤维支气管镜冲洗基础上，通过使用有祛痰作用的中药内服及雾化吸入，可加快痰液排出而保持呼吸道通畅，对于改善缺氧和难治性感染有很好的疗效。许多中药具有良好的祛痰作用，如桔梗、冬瓜仁、浙贝母、川贝母、礞石、石菖蒲、桑白皮、瓜蒌仁、瓜蒌皮、杏仁、法半夏、胆南星、莱菔子、橘红、葶苈子等均有宣肺化痰平喘的作用，对解除气道平滑肌痉挛，稀化痰浊以利于气道通畅有良好的效果，临证可随症加减。

古云"正气存内，邪不可干""邪之所凑，其气必虚"，我们认为在驱邪治疗的同时，更需要匡扶正气。在使用西药方面，抗生素类药物对感染控制的效果与机体的状态和防御机制有关，使用抗生素必须注意增强患者的免疫功能，增强抗病能力，才能充分发挥抗生素类药物的作用。对于耐药菌感染的危重患者，补益法有利于增强免疫功能及营养支持治疗效果。根据患者的病情和体质特点辨证施治，中药选用黄芪、党参或红参、边条参、西洋参、淫羊藿、补骨脂、女贞子、当归、白术、刺五加、鹿茸、灵芝、枸杞子等健脾益气、补肾填精之品，达到扶正补虚的功效。针剂可选用参附注射液、参脉注射液、生脉注射液、黄芪注射液等静脉滴注。亦可配合灸法治疗，常选穴位有足三里、关元、气海等，以培补元气、健脾益气，增强机体免疫力，促进单核巨噬细胞系统的吞噬能力，促进T淋巴细胞活化，提高自然杀伤细胞活性及特异性抗体，从而达到预防或控制感染的目的。

二、肺肠同治在呼吸衰竭中的运用

《灵枢·本输》云"肺与大肠相表里"，两者在生理、病理上关系密切，相互影响。《素问·咳论篇》称："肺咳不已，则大肠受之。"《证因脉治·卷三》指出："肺气不清，下遗大肠，则腹乃胀。"呼吸衰竭尤其是痰热的患者，常见腑气不通，肺气壅塞，表现为胸闷、腹胀、大便秘结，此为肺病影响大肠，大肠传导受阻，腑气不通，上逆可为咳喘，形成相关脏腑共病。治疗时应肺肠同治，清肺肃肺，通腑泻下，使肺气得宣，腑气得通。

1. 治肺　不外乎宣肺、肃肺、清肺、补肺，为下病上取之法，主要体现在肺气虚弱，推动无力，失于宣肃则大肠传导无力，或热移于大肠，以致肠腑燥热内结，临证应注意宣发，清轻宣扬，以轻祛实，勿过辛散，以免伤津耗气，致肠腑不利；补肺宜平补甘润，勿过用滋腻使气机壅滞。常用黄芩、桑白皮、川贝、栀子、杏仁、枇杷叶等以清热化痰、宣肺平喘；陈皮、法半夏、茯苓、紫苏子、白芥子等燥湿化痰、降气平喘；麦冬、五味子、百合等润肺平喘。

2. 通腑　急性呼吸衰竭辨证为邪热内生的患者，常会因邪热下注大肠，致腑气不通，而出现腹胀、便秘等大肠实热证。治疗在宣肺清热的同时，宜加入大黄、枳壳、厚朴等通腑泻热之品，可起到肃降肺气、釜底抽薪的作用，邪热得泄，其病自除。慢性呼吸衰竭患者久病肺虚，病性多属本虚标实，若一味的通腑攻下易出现"泻下无度"和"下多伤阴"之虞，我们运用攻补兼施之调肠理肺法弥补此弊端。给机械通气的患者预防性使用吴茱萸敷脐，电针双足三里、上巨虚、丰隆、曲池穴以调胃和中、健脾化痰。若腑实之象明显者，加用承气汤类灌肠以泄肺平喘、行气通腑。如中焦实热，燥结于阳明者，治宜大承气汤以苦寒通下；湿热毒邪内蕴，积滞胶结于肠者，治宜桃核承气汤以导滞通下；热入下焦，瘀热互结，或热毒入血而热血壅滞者，治宜桃仁承气汤以逐瘀通下；腑实兼有气血阴伤，邪正合治者用新加黄龙汤；腑实兼有阴虚，增水行舟者用增液承气汤；腑实兼有肺失宣降，脏腑合治者用宣白承气汤；腑实兼有小便淋漓而痛，二肠合治者用导赤承气汤；腑实兼有热闭心包，开窍通腑合用者用牛黄承气汤。此法宜遵循"衰其大半""中病即止"的原则，如服药后能排烂便2~3次，则腑气得泄，气机畅通，呼吸可平顺，其他症状亦很快得到改善，注意不宜通下过猛，恐伤正气。

第二十三章　肺源性心脏病

第一节　疾病概述

一、概述

慢性肺源性心脏病简称"肺心病"。是指由肺组织、胸廓或肺动脉系统病变引起的肺动脉高压，伴或不伴有右心衰竭的一类疾病。一般归属于中医"肺胀""喘证""痰饮""心悸""水肿"等病范畴。

二、病因病机

肺胀是由于长期慢性咳喘气逆反复发作，以致引起五脏功能失调，气血津液运行输布障碍，终至肺失肃降，肾不纳气出现胸中胀满、上气咳喘、动则尤甚，或伴痰涎壅盛，甚则面色晦黯、唇舌发绀、颜面四肢浮肿、病程缠绵经久不愈。因此其病位主要在肺，兼及心、脾、肾等脏腑。归结其病因病机可以有如下几种情况。

1. 肺脾肾虚，水停痰凝　禀赋不足，年高体弱，嗜烟酗酒、过劳忧伤、频繁外感等内外因素，使肺脾肾三脏功能受损。肺虚卫外不固，外邪侵犯其气失宣，则发咳嗽、咳痰、喘息等候。肺病经久不愈，反复发作，形成宿疾，正气必衰，进而累及脾、肾、心等脏。脾失健运则津液转输无能，水湿内停，化饮生痰，上干于肺，久则阻塞气道，呼吸不利，而为肺胀；肾阳虚衰不能制水，水湿浸淫肌肤则成水肿，下焦阴寒之气夹水饮上逆于肺，可致喘咳气逆为肺胀；又因肺为气之主，肾为气之根，病由肺及肾，肺肾俱虚，摄纳无权，则每见咳逆气促，不能平卧，动则喘甚，自汗易感冒等候。

2. 痰瘀互结　痰既是一种病理产物，又是继发病因。肺朝百脉而助心行血，肺病日久，气虚则无力推动血行，每致心血瘀阻，出现心悸、胸闷、发绀、舌黯；水气凌心可使心悸、气短加重；心血瘀阻又使水道进一步壅滞而发生水肿。正如《丹溪心法·咳嗽》曰："肺胀而嗽，或左或右，不得眠，此痰夹瘀血碍气而病……"

肺胀病久肺、脾、心、肾俱虚，更易为外邪所侵，外邪引动伏痰，反复发病，使正气虚上加虚，造成恶性循环。如病至晚期，痰浊蒙蔽清窍，可引起神昏谵语，烦躁不安等；痰热相兼，热极引动肝风可出现惊厥抽搐；如气滞血瘀，脉道不畅，或火热迫血妄行常引起出血；又如热毒炽盛而致气阴两伤，或出血量多而致气血衰微；或痰涎壅盛而致肺气闭塞者，均可导致阴绝阳脱，而出现大汗淋漓、四肢厥冷、脉微欲绝之危证。

本病病因与外感六淫、痰湿、水饮、瘀血息息相关，病位主要在肺、脾、肾、心等脏。

本虚标实、虚实夹杂为本病之特点。本虚为肺脾肾心俱虚；标实为水饮内停、痰浊内阻、气滞血瘀为患。

三、临床征象

本病发展缓慢，临床上除原有肺、胸疾病的各种症状和体征外，主要是逐步出现肺、心功能衰竭以及其他器官损害的征象。按其功能的代偿期与失代偿期进行分述。

（一）肺、心功能代偿期

1. 症状　咳嗽、咳痰、气促，活动后可有心悸、呼吸困难、乏力和劳动耐力下降。急性感染可使上述症状加重。少有胸痛或咯血。

2. 体征　可有不同程度的发绀和肺气肿体征。偶有干、湿性啰音，心音遥远，$P_2 > A_2$，三尖瓣区可出现收缩期杂音或剑突下心脏搏动增强，提示有右心室肥厚。部分患者因肺气肿使胸内压升高，阻碍腔静脉回流，可有颈静脉充盈。此期肝界下移是横膈下降所致。

（二）肺、心功能失代偿期

1. 呼吸衰竭

（1）症状：呼吸困难加重，夜间为甚，常有头痛、失眠、食欲下降，但白天嗜睡，甚至出现表情淡漠、神志恍惚、谵妄等肺性脑病的表现。

（2）体征：明显发绀，球结膜充血、水肿，严重时可有视网膜血管扩张、视乳头水肿等颅内压升高的表现。腱反射减弱或消失，出现病理反射。因高碳酸血症可出现周围血管扩张的表现，如皮肤潮红、多汗。

2. 右心衰竭

（1）症状：气促更明显，心悸、食欲不振、腹胀、恶心等。

（2）体征：发绀更明显，颈静脉怒张，心率增快，可出现心律失常，剑突下可闻及收缩期杂音，甚至出现舒张期杂音。肝大且有压痛，肝颈静脉反流征阳性，下肢水肿，重者可有腹水。少数患者可出现肺水肿及全心衰竭的体征。

（三）并发症

最常见为酸碱平衡失调和电解质紊乱。其他尚有上消化道出血和休克，其次为肝、肾功能损害及肺性脑病，少见的有自发性气胸、弥散性血管内凝血（DIC）等，后者病死率高。

四、诊断依据

慢性肺心病是慢性支气管炎、肺气肿、其他肺胸疾病或肺血管病引起的心脏病，有肺动脉高压、右心室增大或右心功能不全。患者一旦出现肺心功能衰竭，诊断一般不难。但对于早期患者，诊断有时尚难肯定。因此必须结合病史、症状、体征、各项实验室检查等进行全面分析和综合判断。

1. 具有慢性支气管炎等肺、胸疾病史。

2. 存在慢性阻塞性肺气肿或慢性肺间质纤维化等基础疾病的体征。

3. 出现肺动脉高压的客观征象。

4. 具有右心损害如右心室肥大的各种表现。

5. 肺、心功能失代偿的患者则具有呼吸衰竭和右心衰竭的临床征象和血气改变。

五、类证辨别

1. 冠心病　慢性肺心病与冠心病均多见于老年人，有许多相似之处，而且常有两病共存。冠心病有典型的心绞痛、心肌梗死病史或心电图表现，若有左心衰竭的发作史、原发性高血压、高脂血症、糖尿病史，则更有助鉴别。体检、X线、心电图、超声心动图检查呈左心室肥厚为主的征象，可资鉴别。慢性肺心病合并冠心病时鉴别有较多困难，应详细询问病史，并结合体格检查和有关心、肺功能检查加以鉴别。

2. 风湿性心脏病　风湿性心脏病的三尖瓣疾患，应与慢性肺心病的相对三尖瓣关闭不全相鉴别。前者往往有风湿性关节炎和心肌炎病史，其他瓣膜如二尖瓣、主动脉瓣常有病变，X线、心电图、超声心动图有特殊表现。

3. 原发性心肌病　本病多为全心增大，无慢性呼吸道疾病史，无肺动脉高压的X线表现等。

第二节　中医辨治

一、辨证要点

本病之成是以肺、心为本，痰饮、气滞、水饮、血瘀为标。肾失摄纳为根，脾失运化为基。总属本虚标实。但因外邪的控制与否，正气虚衰的程度不一，而偏实偏虚不同。发作期偏实为主，缓解期偏虚为主。病程短偏实，病程长偏虚。偏实者当辨清病邪性质属风寒、风热，还是痰浊、水饮、痰热、血瘀。偏虚者当分辨肺、心、脾、肾病变主次之所在。

二、治疗原则

本病多见本虚标实，故以急则治其标，缓则治其本为治疗原则。根据外邪、血瘀、痰浊、水饮等病理因素不同及机体虚实状况，常应用温肺化饮、清热化痰、活血祛瘀、化气行水，温肾纳气等治法。对于出现脱证、闭证、动风、动血等危重症分别予回阳固脱、开闭醒神、息风、止血等分别处理。

三、分证论治

1. 寒饮射肺

（1）证候：恶寒发热，身痛无汗，咳逆喘促，胸闷胀满，气逆不得平卧，痰稀泡沫量多，口干不欲饮。甚则面浮目脱，唇舌发青。苔白滑，脉象浮紧。

（2）治法：外散寒邪，内逐水饮。

（3）方药：小青龙汤加减。桂枝10g，麻黄8g，芍药15g，干姜10g，细辛3g，半夏15g，五味子10g。每日1剂，水煎服。

（4）加减：如兼见烦躁、口渴、舌苔薄黄不滑，为"寒包火"证，可用小青龙汤加石膏汤及厚朴麻黄汤寒热兼治。寒痰阻肺，痰白清稀加苏子 15g、白前 15g、生姜 15g、白芥子 15g、橘红 10g 以温肺化饮；咳喘重，胸满气逆加射干 15g、前胡 12g、厚朴 15g、紫菀 15g 降气平喘；尿少加万年青根 5g、泽泻 15g 以利水。

2. 痰热郁肺

（1）证候：咳嗽气壅，痰黄稠或脓痰不爽，身热汗出，尿少身肿，心烦口渴，心悸气短，口苦咽干，渴喜冷饮，大便秘结，口唇发绀。舌质黯红，苔黄腻而厚，脉滑数。

（2）治法：清热化痰，祛痰平喘。

（3）方药：越婢加半夏汤加减。炙麻黄 10g，生石膏 20g（先煎），法半夏 15g，杏仁 10g，生甘草 6g，葶苈 15g，薏苡仁 15g，冬瓜仁 20g，桃仁 15g，瓜蒌皮 15g，海蛤壳 15g，浙贝 10g。每日 1 剂，水煎服。

（4）加减：肺热盛，痰黏稠难咳者，加鱼腥草 20g、金荞麦 15g、瓜蒌皮 15g、海蛤粉 15g、贝母 15g 清热化痰；痰浊内蕴，痰鸣音重，不能平卧者，加射干 15g、葶苈子 15g 理气豁痰；痰热伤津，口干舌燥者，加天花粉 20g、知母 15g、芦根 15g 清热生津；腑气不通者，加大黄 10g、芒硝 10g 等通腑泄热；阴伤者，加沙参 15g、麦冬 15g 滋养肺阴。

3. 痰瘀阻肺

（1）证候：咳嗽气喘，痰多色白黏腻，胸闷心悸，面唇爪甲黯紫，喉间痰鸣，喘息不能平卧，胸部膨满，憋闷如塞，肢体水肿，小便量少。舌质紫黯，舌下静脉增粗，苔腻或浊腻，脉弦滑。

（2）治法：涤痰祛瘀，泻肺平喘。

（3）方药：葶苈大枣泻肺汤合桂枝茯苓丸加减。葶苈子 18g，大枣 10g，桂枝 10g，茯苓 15g，丹皮 12g，桃仁 15g，赤芍 10g，桔梗 15g，枳壳 10g。每日 1 剂，水煎服。

（4）加减：瘀阻脉络，口唇发绀甚者，加地龙 10g、红花 10g、水蛭 10g 等活血通络；肺气虚弱，易汗出，短气乏力，痰量不多者，加党参 15g、黄芪 20g、防风 15g 等补益肺气。

4. 阳虚水泛

（1）证候：心悸喘息不能平卧，面目及肢体浮肿势甚，面唇青紫，头额汗出，腹胀，尿少，腰以下水肿明显，按之凹陷不起，腰酸膝冷，恶寒乏力，或伴有腹水。舌体胖质黯，苔白滑，脉沉细。

（2）治法：温阳利水，活血化瘀。

（3）方药：真武汤合五苓散加减。熟附子 15g，干姜 10g，肉桂 3g，茯苓 15g，猪苓 15g，白术 15g，桂枝 10g，丹参 10g，赤芍 15g。每日 1 剂，水煎服。

（4）加减：水气凌心，不能平卧者，加沉香 3g、葶苈子 25g、万年青根（干）5g 降气平喘；心血瘀阻，发绀甚者，加泽兰 15g、红花 10g、益母草 15g 活血化瘀；水湿内停，腹水甚者加黑白丑末 2g（冲服）、沉香末 0.5g（冲服）降气逐水；气虚甚者加红参 15g、黄芪 15g 补气；湿浊内阻，恶心厌食加砂仁 10g、陈皮 10g 等化气降浊。

5. 阴竭阳脱

（1）证候：四肢厥逆，冷汗淋漓，喘息欲脱，烦躁不安，面色黧黑晦滞，全身浮肿，小便量少。舌质淡白,脉沉微欲绝或散乱无力。

(2)治法:温肾纳气,滋阴敛肺。

(3)方药:参附龙牡汤合生脉散。红参20g(另炖),熟附子15g,干姜15g,甘草5g,麦冬15g,五味子10g,煅龙骨30g(先煎),煅牡蛎30g(先煎)。每日1剂,水煎服。

(4)加减:阳虚畏寒者,加肉桂3g;心阳不振,发绀甚者,加丹参15g。

四、常用中成药

1. 蛇胆川贝液 功能:清热除痰止咳。适用于痰热郁肺或痰瘀阻肺者。每次10ml,每日2～3次,7～10日一个疗程。

2. 蛇胆陈皮液 功能:理气化痰止咳。适应于痰浊内阻者。每次10ml,每日3次,7～10日一个疗程。

3. 诺迪康胶囊 功能:益气活血,通脉止痛。适用于痰瘀阻肺者。每次1～2粒,每日3次,15～20日一个疗程。

4. 三拗片 功能:宣肺解表降气。适用于寒饮射肺者。每次2片,每日3次,7日一个疗程。

5. 痰热清注射液 功能:清热、化痰、解毒。适用于痰热郁肺者。每次20ml,重症患者每次可用40ml,加入5%葡萄糖注射液或0.9%氯化钠注射液250～500ml,静脉滴注,每分钟不超过60滴,每日1次;3～5日一个疗程。表寒者、肝肾功能不全者、伴有心力衰竭者禁用。

6. 清开灵注射液 功能:清热解毒,化痰通络,醒神开窍。适用于痰热郁肺者。每次20～40ml加入10%葡萄糖注射液200ml或氯化钠注射液100ml静脉滴注,每日1次,3～5日一个疗程。

7. 丹参注射液 功能:活血化瘀通脉。适用于痰瘀阻肺者。每次10ml加入5%葡萄糖注射液100～500ml稀释静脉滴注,每日1次,7～14日一个疗程。

8. 参附注射液 功能:益气温阳,回阳救逆。适用于阳虚水泛、阴竭阳脱者。每次20～100ml加入5%～10%葡萄糖注射液250～500ml稀释后静脉滴注,每日1次,5～7日一个疗程。

9. 参麦注射液 功能:益气固脱,养阴生津。适用于阴竭阳脱者。每次20～100ml加入5%葡萄糖注射液250～500ml稀释后静脉滴注,每日1次,5～7日一个疗程。

第三节 肺脏不洁论在肺心病中的应用研究

一、标本兼顾治外感

慢性肺源性心脏病患者多为患久本虚之体,易感外邪,又因感受外邪可引致急性加重,心肺功能失代偿。所以,预防肺心病患者外感以及及时而有效的控制其外感,是阻止病情进一步发展恶化的关键。首先,注重"治未病"。"正气存内,邪不可干",患者的日常起居、饮食要因时调理；注重缓解期的巩固性治疗；增强免疫力，如可注射肺炎疫苗和流感疫苗，减少感染机会。其次，及早治疗。当肺心病患者一旦外感，要及时治疗。因肺心病病机复杂，故治疗上如果单以解表为法，表证虽去，但里证难愈，故应标本兼顾；临证多从寒热辨治。有外寒内饮及外感风热两证，外寒内饮以解表化饮，止咳平喘为法，治以小青龙汤为主；外感风热以辛凉宣泄，清肺平喘为法，麻杏石甘汤主之；若外感寒邪，内有痰热者常用小青龙汤加石膏治疗。若外感寒邪兼阳虚者，常用麻黄附子细辛汤治疗。有表热证者，多用银翘散加减治疗。我们通过多年的临床经验总结及多名中医专家共识，总结出肺心病"肺脾肾气阳亏虚、痰瘀壅塞、气机阻滞"的病机特点，考虑肺心病患者外感时多以外寒内饮为主，治以散寒化饮为法，配合穴位贴敷等中医特色治疗方法，达到驱邪外出，宣降肺气，化痰祛瘀等治疗目的；总之，本病临床表现多样，病情较为复杂，故临证时仍需以患者表里、虚实、寒热之情况随证选方，方可应手起效。

二、治痰邪贯穿始终

痰证贯穿肺心病的始终。临证时通过辨别痰之性状、寒热、病位之不同针对不同病机，分别予温化痰饮、燥湿化痰、清热化痰、降气化痰等治法，使痰邪得解，气机畅达。寒痰证，多遵仲景"病痰饮者，当以温药和之"的原则，选用小青龙汤、苓桂术甘汤、三子养亲汤等治疗。对热痰证，用清热化痰法治疗，常用方剂有：清气化痰丸、礞石滚痰丸、黄连温胆汤、千金苇茎汤等；对痰热合并腑实证者，常选用宣白承气汤；对湿痰证，用燥湿化痰之法，常用方剂有二陈汤。对痰迷清窍出现意识障碍者治以化痰开窍，多用导痰汤和苏合香丸。在缓解期，充分发挥中医培本固元的优势，从培补先后天之本脾肾入手，补肾以纳气、培土以生金以助生化之源，绝生痰之源。但补虚应不忘祛邪，宜加理气化痰药以顾其标，以防闭门留寇之弊。肺气素亏之人，气难化津，津不四布常变为痰浊，痰浊之邪常伴随肺气不足共存，治宜益气化痰，可用生脉散合二陈汤加味；若偏阳虚者，可用加味甘草干姜汤或保元汤合二陈汤化裁；肺阴不足，痰热又蕴遏不化者，治以生脉散（易人参为沙参）合千金苇茎汤，偏脾阳虚者选附子理中汤合二陈汤。

三、温阳化气以行水

肺心病中医病机乃肺脾肾三脏虚损为本，痰浊、水饮、瘀血夹而为患。脾失健运则津液转输无能，水湿内停，化饮生痰；肾阳虚衰不能制水，水湿浸淫肌肤则成水肿，下焦阴寒之气夹水饮上逆于肺。肺心病加重时，患者可无明显恶寒发热之象，渐至唇甲发绀、颜面及下肢水肿，尿少，不能平卧，乃阳虚不能温煦全身，阳虚不能推动血脉运行，瘀血密阻，血不畅利化为水；肺肾阳虚不能蒸化水液而泛滥肌肤，水气凌心，心血瘀阻。治疗忌用峻下逐水之法，宜肃肺健脾补肾，使三脏健旺，水液循其常道，水肿自消。临床常选用真武汤合五苓散、真武汤合苓桂术甘汤等加减应用。温阳化气，以利水湿，是适宜而有效的治法之一。此外，葶苈子、万年青等具有强心利尿作用，也具有良效。注意利水太过必伤津液，反而使痰胶黏难咳，气道阻塞更甚，加重病情。

四、明脏腑经络表里，巧施通腑泻下

肺心病急性发作期，患者多表现为喘咳，胸膈满闷，痰多色黄黏稠，口苦，纳眠差，小便黄，大便秘结，舌红苔黄，脉沉弦。肺为气之主，主宣发肃降，肺与大肠相表里《素

问·灵兰秘典论》云:"大肠者,传导之官,变化出焉。"《素问·六元正纪大论》曰:"金郁泄之……六腑以通为用,以降为顺。"临床中除寒痰证外,多用瓜蒌清热化痰、润肠通便,大黄泻下祛瘀。另肺心病患者大多为老年人,素体肾精亏虚,用肉苁蓉温肾通便,当归补血养血、润肠通便,生地黄、玄参、麦冬滋养阴液以增水行舟,多加厚朴、枳实等调理气机以通腑气。报道称生大黄可抗感染、解热镇痛、活血止血、抗肿瘤,且通腑可减轻肺部炎症,缓解气道痉挛。研究证实,肺由前肠发育而来,气管、支气管是由肠道的皱褶发育而来,呼吸道上皮及腺体由原肠的胚层发育而来,进一步证实了"肺与大肠相表里"这一理论。

肺心病患者多为老年,多合并肠燥津枯、肠道失润、气虚无力等情况,肺气失宣,则脏腑之气不得敛降,则进一步加重肠道不通;根据中医脏腑理论,肺与大肠相表里,两者在生理、病理方面关系密切,相互影响。肺心病急性期,尤其是痰热型,蒙窍型,肺热外传其表,因此大肠热化,并因热生燥。常见腑气不通,肺气壅塞,表现为胸闷,腹胀,大便秘结。此为肺病影响大肠,大肠传导受阻,腑气不通,形成相关脏腑共病。大肠燥热,不能下泄,则燥热上蒸,更使肺气不能宣降,互相影响,恶性循环。故清理肠道亦为治疗肺心病的一个重要环节,通过泻下可以达到宣上的目的。根据"六经之热,急清阳明""急下存阴""六腑以通为用"等理论,临床运用通腑泻热之法,可达到防陷、防厥、防壅的发生。但运用下法治疗肺心病,必须在辨证的基础上见有可下之征,方可使用,否则易患误下之戒。具体应用,一般痰热壅肺兼大便干结者可加大黄、芒硝,大便溏而不爽或腹胀者,加大黄、芒硝、枳实;大便秘结兼痰胶固难咳者用礞石滚痰丸;肺失宣降,津液不行,大肠失于濡润而致阴虚便秘者,加生地黄、麦门冬、玄参、火麻仁、郁李仁、柏子仁、桃仁等,忌用苦寒攻下伤阴之品。

五、活血化瘀以通络

中医学认为,肺主气,心主血脉,肺气有辅心而行血脉的作用,百脉又朝会于肺,肺气壅塞,痰瘀互阻,又可导致心脉运行不畅,气为血帅,肺气虚则不能推动血液运行,血脉瘀阻而累及于心,两者均可导致心脉瘀滞。肺心病以"咳、痰、喘、肿、瘀"为其主要表现,痰瘀内阻是常见病机之一,临床常见心悸,胸闷,唇青、舌紫,脉细涩等症,因此,活血化瘀法在肺心病的治疗具有广泛的应用,也取得满意疗效。活血化瘀也是诸多国医大师治疗肺心病的心得体会集中的一点。临床常用方剂有桃红四物汤、血府逐瘀汤、桂枝茯苓丸等。有研究对于活血化瘀治疗慢性肺心病的机制进行总结:①免疫调节作用:红花、川芎、丹参、赤芍等药物可提高人体免疫功能;②改善微循环;③抗凝促纤溶作用:丹参、毛冬青、鸡血藤等具有此作用;④改善血流变作用:川芎、当归、丹参、水蛭、郁金等具有此作用;⑤改变血流动力学异常:川芎、丹参可明显改善之;⑥抗炎抗感染:丹参、赤芍、川芎、大黄均有不同程度抗抑病毒细菌作用。但要注意的是,因久咳多已伤肺,肺气亏虚是必然存在,病情进一步发展则多脏器受损。因此,此类患者的瘀血证候有别于实证的瘀血证,而如单用行气活血或用纯粹的活血化瘀法治疗则必然犯虚虚实实之戒;因此活血化瘀法在临床治疗中,多联合其他治法以取效,如急性发作期多以痰瘀互结为标,故治疗上多以清热涤痰之法联用活血祛瘀药物以急则治标;缓解期的肺心病患者因久病虚损,且以肺气亏损为甚,而气为血帅,气虚则无力行血,因此,多数医家在益气基础上合用活血祛瘀之法以标本兼治。

六、通气血津液理论，注重化痰活血

肺为水之上源，主通调水道，朝百脉，主治节。肺通过宣发肃降，将水谷精微布散全身，在调节体内水液的运行和排泄方面尤为重要。肺心病大都因肺失宣降，肺气郁滞，"气行则水行，气滞则水停，气行则血行，气滞则血瘀"，津液留而为饮、为痰，痰饮阻滞血行，血脉瘀阻进而痰瘀互结，临床多表现为喘咳，胸膈满闷，痰多，时而胸痛，舌紫暗有瘀斑，苔薄黄，脉沉涩等痰浊血瘀之征《丹溪心法》曰："肺胀而咳，或左或右，不得眠，此痰夹瘀血，碍气而病，痰挟瘀血，遂成案囊。"韩师喜用三子养亲汤合血府逐瘀汤，以紫苏子降气化痰，莱菔子行气消食，白芥子化痰逐饮、散结消肿，桔梗宣肺祛痰，利咽排脓，桃仁、红花活血祛瘀，牛膝引血下行，川芎为血中之气药，活血行气，总以化痰活血行气并用，气行则血行；化瘀与养血并用活血而不伤正；升降同用而使气血和调。

参考文献

[1] 宫晓燕．呼吸病临床诊治(现代中医必备丛书)[M]．北京：科学技术文献出版社，2006.

[2] 张玉英，牛淑亮．呼吸病中医特色诊疗全书[M]．北京：化学工业出版社，2011.

[3] 王有奎．呼吸病中医诊治与调理[M]．北京：人民军医出版社，2010.

[4] 林琳，张忠德．呼吸科专病中医临床诊治(第3版)[M]．北京：人民卫生出版社，2013.

[5] 许光兰，陈平．呼吸内科中西医结合诊疗手册[M]．北京：化学工业出版社，2015.

[6] 田景振，侯林．抗病毒中草药的研究与应用[M]．济南：山东科学技术出版社，2019.

[7] 田景振，崔清华．抗病毒中成药的研究与应用[M]．济南：山东科学技术出版社，2019.

[8] 吴焕林．名老中医治疗优势病种诊疗方案选[M]．北京：人民卫生出版社，2014.

[9] 李建生．中医临床肺脏病学[M]．北京：人民卫生出版社，2015.

[10] 李建生，崔瑛．肺病中药学[M]．北京：中国中医药出版社，2020.

[11] 李建生，龙旭阳．肺病方剂学[M]．北京：中国中医药出版社，2020.

[12] 李建生，李成文．中医肺病方剂辞典[M]．北京：中国中医药出版社，2017.

[13] 肖泓，韦衮政．中医肺病学[M]．北京：科学出版社，2019.

[14] 黎同明．呼吸病名方[M]．北京：中国医药科技出版社，2013.

[15] 邵长荣．邵长荣实用中医肺病学[M]．北京：中国中医药出版社，2009.

[16] 林琳，张忠德．专科专病中医临床诊治丛书 呼吸科专病中医临床诊治(第3版)[M]．北京：人民卫生出版社，2013.

[17] 张伟．中医肺十法[M]．济南：山东科学技术出版社，2019.

[18] 于峥，莫婷婷，邢晓彤，等．肺之生理特性与功能探析[J]．河北中医药学报，2010,25(3):9－11.

[19] 卢绪香，贾新华，朱雪，等．从"肺毒"探析特发性肺纤维化[J]．北京中医药大学学报，2017,40(4):350－352.

[20] 卢绪香．论肺毒[D]．山东中医药大学学位论文，2014.

[21] 张伟，卢绪香．浅析"肺毒"[J]．中医学报，2012,27(175):1556－1560.

[22] 王新陆．"浊"与"血浊"[J]．天津中医药，2019,36(9):833－838.

[23] 赵进喜，庞博．中医学"浊"的涵义及其临床意义[J]．中医杂志，2009,50(7):581－584.

[24] 张卫华，刘舟．论汗法的功效[J]．南京中医药大学学报，2010,26(6):407－409.

[25] 荣妍，杨洁红．论中医汗法[J]．陕西中医药大学学报，2016,39(4):13－14.

[26] 胡承军．"八法"在《伤寒杂病论》中的运用研究[D]．南京中医药大学学位论文，2011.

[27] 詹圆．从《儒门事亲》论吐法的理论及其临床应用[D]．广西中医药大学硕士学位论文，2017.

[28] 段汝钦．吐法应用阐微．杭州：第三届肿瘤阳光论坛暨中华中医药学会肿瘤创新共同体第二届会议，2018.

[29] 党海霞．吐法在哮喘治疗中应用探析[J]．辽宁中医学院学报，2002,4(1):6－7.

[30] 张璋，邱玏，王河宝，等．中医痰病吐法的探讨[J]．中华中医药杂志，2019,34(4):1484－1486.

［31］朱枫．"下法"在支气管扩张咯血治疗中的运用［J］．中医研究，2009，22（6）：5－6．

［32］常雯茜，徐占兴．从"肺与大肠相表里"论泻下法在重症肺炎中的应用［J］．中国中医急症，2016，25（4）：647－649．

［33］姜肖宏，张兴彩．试论中医下法在肺系疾病中的运用［J］．中医研究，2017，30（8）：5－7．

［34］王庆胜，孔祥亮，何新慧．仲景下法论治肺系病证探析［J］．上海中医药杂志，2013，47（9）：31－33．

［35］骆仙芳．实用方剂现代临床解惑［M］．北京：中国中医药出版社，2017．

［36］吕晓东．中医肺病学临床研究［M］．北京：人民卫生出版社，2017．